药学（士）资格考试精讲与历年考点串讲

药学职称考试辅导用书编写组 组织编写

高建　陈纭　主　编

中国健康传媒集团

中国医药科技出版社

内容提要

本书是"全国卫生专业技术资格考试用书系列"之一，由多年从事考前辅导的专家老师按照最新版考试大纲要求，结合命题趋势及考生需求，对历年考试重点、难点进行了归纳总结。书中设有"考试精讲""历年考点串讲""章节练习"等版块，特别向考生提示了历年高频考点、记忆诀窍与解题技巧，还配有名师讲解陪伴考生复习，帮助考生快速明确考点、掌握重点，轻松通关。是参加药学（士）资格考试考生不可多得的考前复习参考书。

图书在版编目（CIP）数据

药学（士）资格考试精讲与历年考点串讲/高建，陈纭主编.—北京：中国医药科技出版社,2020.4
ISBN 978-7-5214-1596-4

Ⅰ.①药… Ⅱ.①高… ②陈… Ⅲ.①药物学–资格考试–自学参考资料 Ⅳ.①R9

中国版本图书馆CIP数据核字(2020)第026542号

美术编辑 陈君杞

版式设计 友全图文

出版 **中国健康传媒集团** | 中国医药科技出版社

地址 北京市海淀区文慧园北路甲 22 号

邮编 100082

电话 发行：010-62227427 邮购：010-62236938

网址 www.cmstp.com

规格 $889 \times 1194mm\ ^1/_{16}$

印张 24

字数 720 千字

版次 2020 年 4 月第 1 版

印次 2020 年 4 月第 1 次印刷

印刷 三河市国英印务有限公司

经销 全国各地新华书店

书号 ISBN 978-7-5214-1596-4

定价 **60.00 元**

获取新书信息、投稿、为图书纠错，请扫码联系我们。

编 委 会

药学专业技术资格考试，又称药学职称考试，旨在考查药学专业人员的职业技能、检验药师的从业能力和专业技术水平。全国药学类初、中级卫生专业技术资格考试从 2001 年开始正式实施，考试通过后才可取得相应的专业技术资格，各用人单位以此作为聘任相应技术职务的必要依据。目前，该考试实行全国统一组织、统一考试时间、统一考试大纲、统一考试命题、统一合格标准的考试制度。

药学职称资格考试设有"基础知识""相关专业知识""专业知识""专业实践能力"4 个科目，考试时间在每年的 5 月份，各科目均以 100 分满分计算，全部是单项选择题，每科目成绩达到 60 分为合格，考试成绩有效期为 2 年。

本书的主编老师多年来应邀在全国各地讲授执业药师、药师职称和临床执业医师辅导面授课程，深受全国考生欢迎。作者结合自己多年来的实战经验以及对药师专业技术资格考试的潜心研究编写了此书，以帮助考生从繁杂的考试科目中抽丝剥茧，迅速抓住考点、重点，掌握难点，了解命题规律。

为帮助考生更好的准备考试，本书依据最新版的考试大纲，按照考试辅导书的体例和顺序，从方便考生复习迎考的角度进行编排，设有"考试精讲""历年考点串讲""章节练习"等版块，样式新颖，结构清晰，符合大多数考生的复习规律，便于理解记忆。全书按章节编写，精讲考试的重要内容，揭示考点及命题规律，对于历年考试重点、要点进行归纳总结，以便让考生明确考点、掌握重点、复习时事半功倍。

"考试精讲"采用表格形式，层次分明，可以很直观地展现出整个章节的知识体系，书中标题后以星号标注内容的重要程度，三星（★★★）为重点易考内容，二星（★★）为熟悉可考内容，一星（★）为了解不常考内容。重要知识点分级可帮助考生合理分配时间和精力，靶向性掌握考试内容。

"历年考点串讲"是在分析了历年考点后，总结出的具有可考性且以记忆为主的知识点。配套搭配的语音讲解，使本书成为了一本"会说话的书"，让名师陪伴您学习，随时随地为您串讲历年考点。

"章节练习"整理了经典习题，小试牛刀。边学边练，帮助考生巩固章节内容，快速掌握考试方向。对于难题易错题，同样设有名师讲解。

另外，本书采用双色印刷，以彩色字体标示重点、难点、易考点和历年真题考点，帮助考生复习时做到有的放矢，轻松备考。双色印刷和名师语音讲解，这两个特色版块堪称本书亮点，定会让您受益匪浅。

天道酬勤！望各位考生巧用功，苦用心。我们相信，选择本书复习备考，一定会帮助您在有限的时间里有针对性地高效复习，抓住考点，顺利通关。

由于编写及出版的时间紧、任务重，书中难免有疏漏、错误和不足之处，敬请广大读者予以批评指正。

最后预祝全国的考生朋友们顺利通过考试！

目录

第二篇　相关专业知识

第三篇　专业知识

第四篇　专业实践能力

第一篇　基础知识

第一章　生理学

第一节　细胞的基本功能

一、细胞膜的结构和物质转运功能（★★★）

（一）膜结构的液态镶嵌模型

细胞膜和细胞器主要由脂质和蛋白质组成。该模型认为膜是以液态的脂质双分子层为基架，其间镶嵌着具有不同结构和功能的蛋白质。

（二）细胞膜的物质转运功能

转运方式	定义	基本原理
单纯扩散	即脂溶性高和分子量小的物质由膜的高浓度一侧向低浓度一侧移动的过程	扩散的方向和速度取决于物质在膜两侧的浓度差和膜对该物质的通透性 ①不需要载体；②不消耗能量；③扩散最终使物质在膜两侧的浓度达到平衡
经载体和通道膜蛋白介导的易化扩散	一些非脂溶性或脂溶性很小的物质，在膜蛋白的帮助下，顺浓度差的跨膜转运	某些带电离子和水溶性分子借助细胞膜上特殊蛋白（载体或通道蛋白）由顺浓度梯度或电位梯度跨膜转运的过程，属于被动扩散，不需要消耗能量
主动转运	分为原发性主动转运和继发性主动转运 ①细胞直接利用代谢产生的能量将物质（带电离子）逆电化学梯度进行的跨膜转运成为原发性主动转运 ②许多物质逆浓度梯度或电位梯度跨膜转运时，间接利用 ATP 能量主动转运的过程称为继发性主动转运	①原发性主动转运：介导该过程的膜蛋白为离子泵，在哺乳动物细胞膜上普遍存在的是钠 - 钾泵，简称钠泵，也称 Na^+，K^+-ATP 酶 ②继发性主动转运：转运体（膜蛋白）利用膜两侧 Na^+ 浓度梯度完成的跨膜转运

二、细胞的跨膜信号传导（★）

调节机体主要是通过信号物质实现的。这些信号物质包括激素、神经递质和细胞因子等。跨膜信号转导的路径大致分为以下三类：G- 蛋白偶联受体介导的信号转导，离子通道受体介导的信号转导和酶偶联受体介导的信号转导。

三、细胞的生物电现象（★★）

	定义	产生机制
静息电位	细胞在安静时存在于细胞膜内、外两侧外正内负的电位差	①钠泵活动造成的细胞膜内、外 Na^+ 和 K^+ 的不均匀分布；②静息电位相当于 K^+ 平衡电位
动作电位	在静息电位基础上，如果给可兴奋细胞一个适当的刺激，能触发膜电位发生可传播的迅速波动，称为动作电位	动作电位上升支主要由 Na^+ 内流形成，K^+ 外流增加形成动作电位的下降支 峰电位：骨骼肌细胞的动作电位由上升支和下降支组成，两者共同形成尖峰状的电位变化，称为峰电位 ①上升支（去极相）：膜内电位从静息电位的 $-90mV$ 去极化达 $+30mV$，形成动作电位的上升支 ②下降支（复极相）：膜内电位迅速从 $+30mV$ 下降至静息电位水平，形成动作电位的下降支 ③峰电位构成动作电位的主要部分，具有动作电位"全或无"和"可传播性"的主要特征

四、肌细胞的收缩（★★）

神经－骨骼肌接头的兴奋传递	骨骼肌的收缩	骨骼肌兴奋－收缩偶联
神经动作电位→接头前膜去极化→ Ca^{2+} 通道开放，Ca^{2+} 内流→突触小泡释放 ACh →与终板膜上的 N_2 型胆碱能受体结合→ Na^+ 内流，引发动作电位	Ca^{2+} 浓度↑→结合细肌丝上肌钙蛋白→肌凝蛋白异构，细肌丝上活化位点暴露→横桥与活化位点结合，分解 ATP 供能→横桥摆动→拖动细肌丝向肌小节中间滑行→肌节缩短，肌肉收缩→钙泵活化→ Ca^{2+} 回流→肌肉舒张	将肌细胞膜上的电兴奋与胞内机械性收缩过程联系起来的中介机制，称为兴奋－收缩偶联。偶联因子是 Ca^{2+}

历年考点串讲

细胞的基本功能历年必考，近几年来考试的频率约 10 次。其中，细胞的生物电为考试重点，应熟练掌握；细胞膜的物质转运功能与神经骨骼肌接头的兴奋传递过程应熟悉。

常考的细节有：

1. 被动转运的特点是物质做顺浓度梯度或电位梯度跨膜转运，不需要细胞消耗能量。包括单纯扩散和易化扩散。

2. 主动转运细胞直接利用代谢产生的能量，为原发性主动转运；间接利用代谢产生的能量为继发性主动转运。

3. 神经细胞的静息电位主要是由细胞内 K^+ 外流形成。

4. 动作电位是细胞兴奋的标志。其特点包括：①具有"全或无"现象；②不衰减性传导：相继产生的动作电位不发生重合。

5. 动作电位去极相主要是由 Na^+ 快速大量内流形成，复极相下降支主要由细胞内 K^+ 快速外流形成。

第二节 血 液

一、血细胞的组成、生理特性、功能及其生成的调节（★★）

血细胞	数量	特点	功能与调节
红细胞	我国成年男性血液中红细胞的数量为 $(4.5～5.5)×10^{12}/L$，女性血液中红细胞的数量为 $(3.5～5.0)×10^{12}/L$	①可塑变形性：正常红细胞在外力作用下发生变形的能力 ②悬浮稳定性：红细胞能相对稳定地悬浮于血浆中的特性。其评价指标是红细胞沉降率（血沉），即抗凝条件下以红细胞在第一小时末下沉的距离表示红细胞沉降的速率 ③渗透脆性：红细胞在低渗盐溶液中发生膨胀破裂的特性	①运输 O_2 和 CO_2 ②缓冲对缓冲血液酸碱度 ③蛋白质和铁是合成血红蛋白的原料，叶酸和维生素 B_{12} 是红细胞成熟必需的物质 ④肾脏产生的促红细胞生成素（EPO）是机体红细胞生成的主要调节物
白细胞	正常成年人血液中白细胞的数量为 $(4.0～10.0)×10^9/L$，其中中性粒细胞占 50%~70%，淋巴细胞占 20%~40%，单核细胞占 3%~8%，嗜酸性粒细胞占 0.5%~5%，嗜碱性粒细胞占 0%~1%	分类：中性粒细胞、嗜酸性粒细胞、嗜碱性粒细胞、单核细胞和淋巴细胞	①中性粒细胞和单核细胞具有吞噬细菌、清除异物、衰老红细胞和抗原-抗体复合物的功能 ②嗜酸性粒细胞限制嗜碱性粒细胞和肥大细胞在速发型过敏反应中的作用，参与对蠕虫的免疫反应 ③嗜碱性粒细胞释放的肝素具有抗凝作用，颗粒内含有组胺和过敏性慢反应物质可使毛细血壁通透性增加，局部充血水肿，并可使支气管平滑肌收缩，从而引起过敏反应 ④淋巴细胞参与免疫应答反应，T 细胞与细胞免疫有关，B 细胞与体液免疫有关
血小板	正常成年人血液中血小板的数量为 $(100～300)×10^9/L$	①黏附：血管内皮损伤→暴露出胶原纤维→血小板粘着在胶原纤维上 ②释放：指血小板受刺激后释放凝血因子，进一步促进血小板的活化、聚集、加速止血过程 ③聚集：血小板彼此黏着形成止血栓的过程 ④收缩：Ca^{2+} 作用下收缩蛋白收缩血凝块回缩 ⑤吸附：吸附凝血因子	①维持血管壁内皮细胞的完整性 ②释放血小板源生长因子，修复受损血管 ③生理性止血作用

二、生理性止血（★★★）

（一）生理性止血的基本过程

正常情况下，小血管受损后引起的出血，在几分钟内就会自行停止，这种现象称生理性止血。主要包括以下三个过程：

血管收缩	其原因包括：①损伤性刺激反射性的引起血管收缩；②血管壁的损伤引起局部血管肌源性收缩；③黏附于损伤处的血小板释放 5-羟色胺等缩血管物质，引起血管收缩
血小板血栓形成	血管局部受损红细胞释放的 ADP 及局部生成的凝血酶均可使血小板活化、聚集、黏附，将伤口堵塞，达到初步止血
血液凝固	血浆中可溶性的纤维蛋白原转变成不溶性的纤维蛋白，形成血凝块，达到永久性止血

（二）血液凝固的基本步骤

定义	血液由流动的液体状态变成不能流动的凝胶状态的过程，称为血液凝固
实质	是由凝血因子按一定顺序相继激活而生成的凝血酶，最终使可溶性纤维蛋白原转变成不溶性的纤维蛋白的过程
过程	凝血过程可分为凝血酶原酶复合物的形成、凝血酶原的激活和纤维蛋白的生成三个步骤

（三）生理性抗凝物质

丝氨酸蛋白酶抑制物	其中最重要的是抗凝血酶Ⅲ，它由肝脏和血管内皮细胞产生，通过与凝血酶和凝血因子 F Ⅸ a、F Ⅹ a、F Ⅺ a，F Ⅻ a 等分子活性中心的丝氨酸残基结合而抑制其活性。肝素主要通过增强抗凝血酶Ⅲ的活性间接发挥抗凝作用
蛋白质 C 系统	蛋白质 C 由肝脏产生，其合成需要维生素 K 的参与，合成后以酶原形式存在于血浆中。活化后的蛋白酶 C 促进纤维蛋白的溶解
组织因子途径抑制物（TFPI）	TFPI 是一种糖蛋白，主要由血管内皮细胞产生，是外源性凝血途径的特异性抑制剂

历年考点串讲

血液历年常考，近几年来考试的频率约 5 次。其中，血细胞的功能为考试重点，应熟练掌握。
常考的细节有：
1. 红细胞的主要生理功能是运输 O_2 和 CO_2。
2. 正常成年人血液中白细胞数目为（4~10）$\times 10^9$/ L。
3. 中性粒细胞的主要功能是吞噬外来病原微生物、异物和机体本身的坏死组织。

第三节 循 环

一、心脏的生物电活动（★）

（一）心肌工作细胞的动作电位及其形成机制

心肌工作细胞包括心房肌和心室肌细胞，通常将心室肌细胞动作电位分为 0 期、1 期、2 期、3 期和 4 期五个时相。

去极化过程	又称动作电位的 0 期。在适宜的外来刺激作用下，心室肌细胞发生兴奋，膜内电位由 –90mV 迅速上升到 +30mV 左右，形成动作电位的升支。是由钠通道开放和 Na^+ 内流引起的

复极化过程	包括动作电位的 1 期、2 期、3 期三个时相 ①复极 1 期：又称快速复极初期，膜内电位由 +30mV 迅速下降到 0mV 左右的这段时间。K^+ 负载的一过性外向电流是该期复极的主要离子基础 ②复极 2 期：又称平台期。在 1 期复极化膜内达到 0mV 左右后，膜电位复极速度变得非常缓慢，动作电位图形比较平坦。该期是由于 K^+ 通道和 L 型 Ca^{2+} 通道被激活，外向 K^+ 电流和内向 Ca^{2+} 电流内流同时存在，K^+ 外流使膜复极化，Ca^{2+} 内流使膜去极化，两者所负载的跨膜电荷量相当，因此膜电位稳定于 1 期复极化所达到的电位水平 ③复极 3 期：又称快速复极末期，在 2 期复极末，复极的速度加快，膜内电位由 0mV 较快地复极到 –90mV。3 期复极是由 L 型 Ca^{2+} 通道失活关闭，K^+ 外流增多所致
静息期	又称复极 4 期，主要依赖细胞膜上分布的 Na^+–Ca^{2+} 交换体和 Ca^{2+} 泵，从而维持细胞膜内外离子的正常分布

（二）心肌自律细胞动作电位及其形成机制

心肌自律细胞是具有自动节律性的细胞，包括窦房结细胞和浦肯野细胞。

浦肯野细胞动作电位及其形成机制	浦肯野细胞动作电位分为 0 期、1 期、2 期、3 期和 4 期五个时相
窦房结细胞动作电位及其形成机制	与心室肌细胞比较，窦房结细胞的跨膜电位的特点是：①最大复极电位为 –70mV，阈电位约 –40mV；②0 期去极化由 –70mV 升至 0～15mV，主要由 Ca^{2+} 内流来完成；③复极无明显的 1 期和 2 期，0 期去极化后直接进入到 3 期复极化过程，主要由 K^+ 外流来完成；④4 期自动去极化速率快，自动节律性高。主要由 Na^+ 内流及 Ca^{2+} 内流完成

二、心脏的泵血功能（★★★）

（一）心动周期的概念

心脏一次收缩和舒张构成的一个机械活动周期称为心动周期。

（二）心脏的泵血过程（左心室）

过程	时期	压力	瓣膜开关	血流	容积
心室收缩	等容收缩期	↑↑	房室瓣关、动脉瓣关	无	不变
	快速射血期	↑	房室瓣关、动脉瓣开	室→动脉	↓↓
	减慢射血期	↓	房室瓣关、动脉瓣开	室→动脉	↓
心室舒张	等容舒张期	↓↓	房室瓣关、动脉瓣关	无	不变
	快速充盈期	↓	房室瓣开、动脉瓣关	房→室	↑↑
	减慢充盈期	↑	房室瓣开、动脉瓣关	房→室	↑
心房收缩	心房收缩期	↑	房室瓣开、动脉瓣关	房→室	↑

（三）心脏的输出量

每搏输出量	一侧心室在一次心搏中射出的血液量。正常成人安静状态下约 70ml（60～80ml）
每分心输出量	一侧心室每分钟射出的血液量，简称心输出量。每分心输出量 = 每搏出量 × 心率。一般健康成年男性在安静状态下的心输出量约 4.5～6.0L／min，女性的心输出量比同体重男性低 10% 左右

三、心血管活动的调节（★★★）

（一）心脏和血管的神经支配及其作用

1. 心脏的神经支配

	心交感神经	心迷走神经
释放递质	去甲肾上腺素（NA）	乙酰胆碱（ACh）
结合受体	β_1 受体	M 受体
生理作用特点	加快心率、房室传导加速、心肌收缩力加强，心输出量增加	心率减慢、房室传导减慢、心肌收缩力减弱

2. 血管的神经支配

分类		生理作用特点
缩血管神经纤维	交感神经纤维	①皮肤血管分布最密、冠状血管最少；同一器官中，动脉中分布的最多，静脉最少 ②释放的递质为去甲肾上腺素 ③去甲肾上腺素与 α 受体结合（结合能力强），可导致血管平滑肌收缩；与 β 受体结合，可导致血管平滑肌舒张
舒血管神经纤维	交感神经纤维	可使骨骼肌血管舒张，血流量增多
	副交感神经纤维	分布于脑膜、唾液腺、胃肠道的外分泌腺和外生殖器等器官，调节局部血流量

（二）颈动脉窦和主动脉弓压力感受性反射

感受器	颈动脉窦和主动脉弓	
传入神经	窦神经和主动脉神经传至延髓	
诱发因素	血压上升	血压下降
神经表现	心迷走神经兴奋，交感缩血管神经减弱	迷走神经紧张减弱，交感神经紧张加强
临床特点	心肌收缩力减弱，心率减慢；心输出量减少，外周阻力下降，血压下降	心率加快，心输出量增加，外周血管阻力增加，血压回升

（三）肾上腺素和去甲肾上腺素

激素	作用部位		受体		生理作用
肾上腺素（约80%）	心脏		β_1 受体	心输出量↑	小剂量兴奋 β_2 受体，引起骨骼肌和肝脏血管舒张，大剂量引起大多数血管收缩。临床应用肾上腺素，作为强心剂，使心率加快，心输出量增加，但对血压影响不大
	血管平滑肌	皮肤、肾脏和胃肠	α 受体	血管收缩	
		骨骼肌和肝	β_2 受体	血管舒张	
去甲肾上腺素	血管		α 受体		全身血管广泛收缩，动脉血压升高，故临床用作升压药
	心肌		β_1 受体		

历年考点串讲

循环历年必考，近几年来考试频率约10次。其中，心脏泵血功能为考试重点，应熟练掌握；心脏的生物电活动和心血管活动的调节应熟悉。

常考的细节有：

1. 心肌兴奋性的特点是有效不应期特别长，所以心肌不会产生强直收缩。

2. 窦房结细胞动作电位4期主要是由于3期复极末期K^+外流随时间进行性衰减，而Na^+内流递增，产生缓慢自动除极。

3. 心室肌细胞动作电位0期主要是由于大量Na^+迅速内流形成；2期平台期主要是由于Ca^{2+}缓慢内流和K^+外流形成。

4. 每分心输出量等于心率与每搏输出量的乘积。

5. 影响心排血量的因素包括：心室舒张末期血液充盈量（即心脏的前负荷）、大动脉血压（即心脏的后负荷）心肌收缩能力、心率。

第四节 呼 吸

一、肺通气（★★）

肺通气是指肺与外界环境之间的气体交换过程。呼吸肌收缩和舒张引起胸廓变化称为呼吸运动，是实现肺通气的原动力。

（一）呼吸运动的形式

腹式呼吸和胸式呼吸	膈肌的收缩和舒张可引起腹腔内的器官移位，造成腹部的起伏	以膈肌舒缩为主的呼吸运动称为腹式呼吸
		以肋间外肌为主的呼吸运动称为胸式呼吸
平静呼吸和用力呼吸	安静状态下的呼吸为平静呼吸，其特点是呼吸运动较为平稳均匀，吸气是主动的，呼气是被动的	
	当进行运动时，或者当吸入气体中的CO_2含量增加或O_2含量减少时，呼吸运动加深加快，这种形式的呼吸运动为用力呼吸	

（二）反映肺通气功能的主要指标

潮气量	每次呼吸时吸入或呼出的气体量
肺活量	尽力吸气后，从肺内所呼出的最大气体量。反映肺一次通气的最大能力，是肺功能测定的常用指标
用力肺活量（FVC）	是指一次最大吸气后，尽力尽快呼气所能呼出的最大气体量
用力呼气量（FEV）	是指一次最大吸气后再尽力尽快呼气时，在一定时间内所能呼出的气体量占用力肺活量的百分比。第1秒用力呼气量，是临床反映肺通气功能最常用的指标
肺通气量	每分钟进肺或出肺的气体总量，等于潮气量×呼吸频率
肺泡通气量	每分钟吸入肺泡的新鲜空气量，等于（潮气量－无效腔气量）×呼吸频率。肺泡通气量是真正有效地进行气体交换的气体量

二、肺换气（★）

肺换气是肺泡与肺毛细血管血液之间的气体交换过程，以扩散的方式进行。

肺泡内外气体的压力差是气体扩散的直接动力。

历年考点串讲

呼吸历年常考，近几年来考试的频率约 6 次。其中，肺通气为考试重点，应熟练掌握；肺换气应熟悉。

常考的细节有：

1. 肺通气的原动力是呼吸运动。

2. 平静呼吸时，吸气过程是主动的，呼气过程是被动的。

3. 肺泡通气量 =（潮气量 − 无效腔气量）× 呼吸频率，是反映肺通气效率的重要指标。

第五节　消　化

一、胃内消化（★★★）

（一）胃液的成分和作用

分泌细胞	产生物质	作用
壁细胞	盐酸	①激活胃蛋白酶原；②杀菌作用；③使食物中的蛋白质变性，易于被消化；④与钙和铁结合，形成可溶性盐，促进它们的吸收；⑤促进胰液、胆汁和小肠液的分泌
	内因子	内因子与食物中维生素 B_{12} 结合，易于被回肠主动吸收
主细胞	胃蛋白酶原	活化的胃蛋白酶水解食物中的蛋白质，生成胨、脲和少量多肽
黏液细胞	黏液和 HCO_3^-	分泌两种类型的黏液：①受迷走神经兴奋和 Ach 刺激分泌可溶性黏液，具有润滑胃内食糜的作用；②受食物刺激分泌大量黏液和 HCO_3^-，在胃黏膜表面构成黏液 – 碳酸氢盐屏障，保护胃黏膜免受食物摩擦、胃蛋白酶及胃酸的损伤

（二）胃的容受性舒张和蠕动

胃的容受性舒张	系指吞咽食物时，刺激咽和食管等处感受器，通过迷走 – 迷走反射引起胃底和胃体平滑肌紧张性降低和舒张，其作用为容纳和暂时储存咽入的食物
胃的蠕动	生理意义在于使食物与胃液充分混合，利于消化，并促进食糜排入十二指肠

二、小肠内消化（★）

胰液的成分和作用	胰液成分包括水、无机物和多种消化酶 主要作用包括：① HCO_3^-：中和盐酸，保护肠黏膜，为小肠内消化酶提供最适 pH 环境；②胰淀粉酶：分解淀粉、糖原；③胰脂肪酶与辅脂酶一起水解中性脂肪为脂肪酸、甘油一酯和甘油；④胰蛋白酶原被肠致活酶激活为胰蛋白酶，分解蛋白质

续表

胆汁的成分和作用	不含消化酶，最主要的作用物质是胆盐 主要作用包括：①弱碱性的胆汁能中和部分胃酸。②胆盐在脂肪的消化和吸收中起重要作用：促进脂肪及脂溶性维生素的消化、吸收；通过胆盐的肝肠循环，刺激胆汁分泌，发挥利胆作用
小肠的分节运动和蠕动	①分节运动是小肠特有的运动形式，主要作用是使食糜与消化液充分混合，以利于消化和吸收 ②蠕动是将分节运动的食糜向前推进，到达新的肠段再进行分节运动

历年考点串讲

消化历年常考，近几年来考试的频率约 5 次。其中，小肠内消化为考试重点，应熟练掌握；胃内消化应熟悉。

常考的细节有：

1. 盐酸由胃腺的壁细胞分泌。其作用包括：①激活胃蛋白酶原；②使蛋白质变性，易于消化；③杀菌作用；④促进胰液、肠液、胆汁分泌；⑤有利于小肠对铁、钙的吸收。

2. 内因子由胃腺的壁细胞分泌，具有促进和保护维生素 B_{12} 在回肠黏膜吸收的作用。

3. 胰蛋白酶原被肠液中的肠致活酶激活为胰蛋白酶。

4. 由于胰液中含有 3 种主要营养成分的消化酶，所以是消化液中最重要的一种消化液。

5. 消化和吸收的主要部位在小肠。

6. 胆汁中不含消化酶，胆汁的作用主要是胆盐的作用，主要功能是促进脂肪的消化和吸收。

7. 分节运动是小肠特有的运动形式，有利于消化和吸收。

第六节 体温及其调节

一、体温的定义和正常生理性变异（★★）

定义	身体深部的平均温度
正常值	腋窝：36.0℃~37.4℃；口腔：36.7℃~37.7℃；直肠：36.9℃~37.9℃
正常生理变动	①昼夜变动：每天波动不超过 1℃ ②性别差异：成年女性的体温高于男性 0.3℃，而且随月经周期而发生变化，排卵前日最低 ③年龄差异：儿童体温较高，新生儿和老年人体温较低 ④肌肉活动、精神紧张和进食等情况也影响体温

二、产热和散热的基本过程（★★）

（一）产热过程

安静时	肝脏是主要的产热器官
运动时	骨骼肌是主要的产热结构

续表

寒冷时	①寒战产热：屈肌和伸肌同时收缩 ②代谢产热（非寒战产热）：通过物质代谢产生的热量，褐色脂肪组织的产热量最大
其他	①甲状腺激素是调节产热活动的最重要体液因素，如果机体暴露于寒冷环境中几周，甲状腺分泌大量的甲状腺激素使代谢率增加 ②肾上腺素、去甲肾上腺素以及生长激素也可刺激产热

（二）散热过程

人体的主要散热部位是皮肤。当环境温度低于人的体表体温时，通过以下方式散热：

辐射散热（最主要）	以红外线的形式散出
传导散热	直接传给与皮肤接触的较冷物体
对流散热	指通过气体流动来交换热量
蒸发散热	指通过体表水分的蒸发而散失体热，当环境温度升高到接近或高于皮肤温度时，蒸发成为唯一有效的散热方式

三、体温的调节（★）

温度感受器的类型	①外周温度感受器：皮肤、黏膜和内脏上神经末梢，分为冷感受器（为主）和热感受器。当局部温度升高时，热感受器兴奋；温度降低时，冷感受器兴奋 ②中枢温度感觉器：中枢神经系统（脊髓、脑干网状结构以及下丘脑）内感受温度变化的神经元，包括冷敏神经元和热敏神经元（为主）
体温调节中枢	调节体温的重要中枢位于下丘脑，视前区－下丘脑前部活动在体温调节的中枢整合中起非常重要的作用 温热刺激使热敏神经元放电频率增加，呼吸加快，皮肤散热过程加强；寒冷刺激使冷敏神经元放电频率增加，导致寒战、皮肤产热过程增强
调定点学说	体温的调节类似于恒温器的调节，在视前区－下丘脑前部存在着类似恒温器的调定点。热敏神经元对温热感受的阈值为37℃，称为体温稳定的调定点。当中枢温度高于调定点，中枢的调节活动使产热降低，散热加强；中枢温度低于调定点，中枢调节活动加强产热，降低散热，直到体温回到调定点水平

历年考点串讲

　　体温历年偶考，近几年来考试的频率约4次。其中，散热方式为考试重点，应熟练掌握；体温的调节应熟悉。

　　常考的细节有：

1. 生理学上所说的体温一般是指机体深部的平均温度。
2. 正常情况下，体温有昼夜变动、性别和年龄差异，并受肌肉活动、精神紧张和进食等因的影响。
3. 机体在安静时主要的产热器官是肝脏。
4. 劳动或运动时主要的产热器官是肌肉。
5. 机体的主要散热部位是皮肤。
6. 当环境温度等于或超过机体皮肤温度时，唯一的散热方式是蒸发散热。
7. 临床上，给高热患者采用酒精擦浴，通过酒精蒸发散热起降温作用。
8. 温度感受器的类型包括外周和中枢温度感受器。
9. 体温调节的基本中枢位于视前区－下丘脑前部，起着调定点的作用。

第七节　尿的生成和排出

一、肾小球的滤过功能（★★）

肾小球的滤过	是指血液流经肾小球毛细血管时，除蛋白分子外的血浆成分被滤过进入肾小囊腔而形成超滤液的过程
肾小球滤过的动力	有效滤过压 = 肾小球毛细血管血压 –（血浆胶体渗透压 + 肾小囊内压）≈ 10mmHg
肾小球滤过率和滤过分数	用来反映肾小球滤过功能 ①肾小球的滤过率：单位时间内（每分钟）两肾生成的超滤液量，正常成人平均值为 125ml/min 和 180L/d ②滤过分数：肾小球滤过率 / 肾血浆流量

二、肾小管和集合管的物质转运功能（★）

肾小管和集合管的物质转运功能包括重吸收和分泌。

重吸收	由肾小球滤过形成的超滤液在流经肾小管时，肾小管上皮细胞选择性地将物质从肾小管液中转运到血液中去的过程
分泌	肾小管上皮细胞将自身产生的物质或血液中的物质转运至小管液的过程
近端小管	吸收 65% ~ 70% 的 Na^+、水和全部葡萄糖。在近端小管的前半段，Na^+ 通过与葡萄糖及氨基酸相偶联，顺浓度差转运进入细胞内。之后 Na^+ 经钠泵，葡萄糖和氨基酸以易化扩散进入细胞间隙
远曲小管和集合管	主细胞基底侧膜上的 Na^+ 泵维持细胞内低的 Na^+ 浓度，小管液中的 Na^+ 顺电化学梯度通过管腔膜上的 Na^+ 通道进入细胞，然后由 Na^+ 泵泵至细胞间液而被重吸收
渗透性利尿	如果小管液溶质浓度高，则渗透压高，妨碍肾小管对水的重吸收，结果尿量增多，这种利尿方式称为渗透性利尿。临床上糖尿病患者的多尿属于渗透性利尿
水利尿	大量饮清水后，体液被稀释，血浆晶体渗透压降低，下丘脑视上核和室旁核神经元合成释放血管升压素（抗利尿激素，ADH）减少或停止，肾小管和集合管对水的重吸收减少，尿量增多，尿液稀释，称水利尿

三、排尿反射（★）

刺激	感受器	传入神经	神经中枢	传出神经	效应器
膀胱内尿量达约 400 ~ 500ml	膀胱壁感受器受牵拉而兴奋	盆神经	脑干和大脑皮层排尿反射的高位中枢	盆神经	逼尿肌收缩，尿道内、外括约肌舒张

历年考点串讲

　　尿的生成和排出历年必考，近几年来考试的频率约 10 次。其中，以肾小球滤过为考试重点，应熟练掌握；小管液中溶质浓度对肾小管功能的调节应熟悉。

常考的细节有：

1. 血浆中的水和小分子溶质滤入肾小囊囊腔形成原尿，此过程称为肾小球滤过。

2. 肾小球有效滤过压 = 肾小球毛细血管压 −（血浆胶体渗透压 + 肾小囊内压），是肾小球滤过的动力。

3. 原尿流经近端小管，滤液中约 67% 的 Na^+、Cl^-、K^+、H_2O，85% 的 HCO_3^-，全部葡萄糖和氨基酸被重吸收。

4. 调节血管升压素释放的主要因素是血浆晶体渗透压，促进远曲小管和集合管上皮细胞对水的重吸收，使尿量减少。

5. 肾小管液溶质浓度增加，渗透压增大，将妨碍肾小管对水的重吸收，引起尿量增多。例如糖尿病患者出现多尿和临床上使用甘露醇，达到利尿和消除水肿的目的，这种利尿方式称为渗透性利尿。

6. 排尿反射属于正反馈。

第八节　神　经

经典的突出传递（★★★）

定义	突触指反射弧的传入神经元与中枢神经元之间、中枢内神经元与神经元之间，以及传出神经元与效应器细胞之间的连接部位
经典突触	经典突触为化学性突触，其信息传递媒介为神经递质
过程	突触前神经元的兴奋（动作电位）→突触前膜去极化→电压门控 Ca^{2+} 通道开放→ Ca^{2+} 流入突触前末梢内→促进突触小胞内递质释放→递质与突触后膜上的特异性受体结合→引起 Na^+ 通道开放→产生突触后电位（EPSP）

历年考点串讲

神经历年常考，近几年来考试的频率约 6 次。其中，以兴奋性突触后电位为考试重点，应熟练掌握。

常考的细节有：动作电位沿着神经轴突传到神经末梢，引起突触前膜兴奋，细胞外 Ca^{2+} 内流诱发神经递质释放到突触间隙，作用于突触后膜相应的受体，引起突触后膜对一价正离子（主要是 Na^+）的通透性升高，引起 Na^+ 内流，产生局部除极的电位变化，这种电位称为兴奋性突触后电位。

第九节　内分泌

一、激素的概念、作用方式和分类（★★）

概念	激素是由内分泌腺或内分泌细胞分泌的高效能生物活性物质。激素包括循环激素，如胰岛素、肾上腺素等；组织激素，如前列腺素，激肽等；局部激素，如生长抑素、神经递质和神经调质等
分类	①蛋白质和肽类激素：主要包括下丘脑调节肽、胰岛素、降钙素、胃肠激素、腺垂体及神经垂体激素、甲状旁腺激素等 ②胺类激素：主要为酪氨酸衍生物，包括甲状腺和肾上腺髓质激素 ③类固醇激素：主要有肾上腺皮质激素与性腺激素、1, 25- 二羟基维生素 D_3 ④脂肪酸衍生物激素：如前列腺素由花生四烯酸转化而成

续表

作用方式	①远距分泌：指大多数激素由内分泌细胞分泌后，经血液运输至远距离的靶组织或靶细胞发挥作用 ②旁分泌：激素直接弥散至邻近靶细胞 ③神经分泌：下丘脑分泌的某些神经激素经神经纤维轴浆运输至末梢释放入血 ④自分泌：有些激素分泌后又反馈作用于本身

二、甲状腺激素（★）

甲状腺激素主要有四碘甲腺原氨酸（T_4）和三碘甲腺原氨酸（T_3）。

（一）甲状腺激素的生理作用

主要作用是促进物质与能量代谢以及生长和发育。

产热效应	加速物质氧化，提高基础代谢率
对物质代谢的影响	①对糖代谢的作用：呈双向性，既可促进糖吸收，增强糖原分解；也可增加胰岛素分泌，促进外周组织对糖的利用，使血糖降低。甲亢时，常表现为血糖升高，有时伴有糖尿 ②对脂肪：加速脂肪酸氧化供能，加速胆固醇降解并增强儿茶酚胺与胰高血糖对脂肪的分解作用 ③对蛋白质：促合成，表现为正氮平衡。甲亢时出现肌肉消瘦乏力，生长发育停滞
生长发育	甲状腺激素是机体正常生长发育成熟所必需的，对儿童期脑和骨的生长发育尤为重要。缺乏甲状腺激素可导致呆小症

（二）下丘脑－腺垂体对甲状腺激素的调节

1. 促甲状腺激素释放激素（TRH）（下丘脑）——→促甲状腺激素（TSH）（腺垂体）——→甲状腺腺泡细胞的增生和甲状腺激素合成及释放。

2. 血液中甲状腺激素浓度升高时，导致 TSH 的合成与释放减少，同时腺垂体细胞膜对 TRH 的反应性减弱，故 TSH 分泌减少，最终导致血液中 T_3、T_4 的浓度降至正常水平（负反馈）。

三、下丘脑和脑垂体（★）

（一）主要下丘脑调节肽的种类和主要作用

种类	英文缩写	化学性质	主要作用
促甲状腺激素释放激素	TRH	3 肽	促进 TSH 和 PRL 释放
促肾上腺皮质激素释放激素	CRH	41 肽	主要促进 ACTH 释放，也促进醛固酮分泌
促性腺激素释放激素	GnRH	10 肽	促进 LH 和 FSH 释放
生长激素释放抑制激素	GHRIH	14 肽	抑制 GH、TSH、LH、FSH、PRL、ACTH 等分泌
生长激素释放激素	GHRH	44 肽	促进 GH 释放
催乳素释放因子	PRF	肽	促进 PRL 释放
催乳素释放抑制因子	PIF	多巴胺	抑制 PRL 释放
促黑激素释放因子	MRF	肽	促进 MSH 释放
促黑激素释放抑制因子	MIF	肽	抑制 MSH 释放

（二）腺垂体的内分泌功能

激素	功能
促甲状腺激素（TSH）、促肾上腺皮质激素（ACTH）、促卵泡激素（FSH）、黄体生成素（LH）	可直接作用于各自的靶腺发挥调节作用
生长激素（GH）、催乳素（PRL）和促黑激素（MSH）	直接作用于靶组织或靶细胞，发挥特定调节作用

历年考点串讲

内分泌历年常考，近几年来考试的频率约5次。其中，以甲状腺激素为考试重点，应熟练掌握；生长激素的生理作用应熟悉。

常考的细节有：

1. 激素是指由内分泌腺或内分泌细胞所分泌的具有高效能的生物活性物质。

2. 促甲状腺激素释放激素促进腺垂体分泌促甲状腺激素。

3. 生长激素的主要作用是促进生长发育，促进骨骼的生长，使身材高大，促进蛋白质合成使肌肉发达。

4. 如幼年时生长激素分泌量过多，使身材发育过于高大，形成"巨人症"。

5. 甲状腺激素具有产热效应促进体内物质氧化，增加机体耗氧量和产热量，甲状腺激素在生理情况下，促进蛋白质的合成。

6. 甲状腺激素主要促进脑、长骨和生殖器官的生长发育。先天性或幼年时缺乏甲状腺激素，可引起"呆小症"。

经典例题

1. 细胞膜内外正常 Na^+ 和 K^+ 浓度差的形成与维持是由于

   A. 膜在安静时对 K^+ 通透性大

   B. 膜在兴奋时对 Na^+ 通透性增加

   C. Na^+、K^+ 易化扩散的结果

   D. 细胞膜上 Na^+–K^+ 泵的作用

   E. 细胞膜上 ATP 的作用

2. 神经－骨骼肌接头处的化学递质是

   A. 肾上腺素　　　　　　B. 去甲肾上腺素

   C. 乙酰胆碱　　　　　　D. 5–羟色胺

   E. γ–氨基丁酸

3. 促红细胞生成素（EPO）的产生部位主要是

   A. 肝　　　　　　　　　B. 肾

   C. 脾　　　　　　　　　D. 骨髓

   E. 血液

4. 血液凝固的步骤是

   A. 凝血酶原的形成 – 凝血酶的形成 – 纤维蛋白原的形成

   B. 凝血酶原激活物的形成 – 凝血酶的形成 – 纤维蛋白的形成

   C. 凝血酶原的形成 – 凝血酶的形成 – 纤维蛋白的形成

   D. 凝血酶原激活物的形成 – 凝血酶原的形成 – 纤维蛋白的形成

   E. 凝血酶的形成 – 凝血酶原的形成 – 纤维蛋白原的形成

5. 在心动周期中，心室内压力上升最快的阶段是

   A. 快速射血期　　　　　B. 等容收缩期

   C. 缓慢射血期　　　　　D. 等容舒张期

   E. 快速充盈期

6. 与心室肌相比，浦肯野细胞动作电位的主要特征是

   A. 平台期时程长　　　　B. 幅值大

   C. 4 期膜电位稳定　　　D. 4 期自动除极

   E. 0 期除极速度快

7. 肺通气的原动力是

   A. 呼吸运动　　　　　　B. 肺的弹性回缩力

   C. 肋间内肌与外肌的收缩　D. 胸内压的变化

   E. 大气压与肺内压之差

8. 某人呼吸频率从 12 次 / 分增加到 24 次 / 分，潮气量

从 500ml 减少到 250ml，则

A. 肺通气量增加　　　　　　B. 肺通气量减少

C. 肺泡通气量减少　　　　　D. 肺泡通气量增加

E. 肺泡通气量不变

9. 下列哪项不属于胃液作用

A. 杀菌　　　　　　　　　　B. 激活胃蛋白酶原

C. 蛋白质变性　　　　　　　D. 对淀粉进行初步消化

E. 促进维生素 B_{12} 的吸收

10. 胆汁中与脂肪消化关系密切的成分是

A. 胆固醇　　　　　　　　　B. 卵磷脂

C. 胆色素　　　　　　　　　D. 胆盐

E. 脂肪酸

11. 从生理学角度出发，体温是

A. 舌下温度　　　　　　　　B. 直肠温度

C. 腋窝温度　　　　　　　　D. 机体表面平均温度

E. 机体深部平均温度

12. 体温调节中枢的调定点位于

A. 脊髓

B. 延髓

C. 脑干网状结构

D. 视前区 – 下丘脑前部

E. 大脑皮层

13. 肾小球滤过率是

A. 一个肾单位生成的原尿量

B. 一个肾生成的原尿量

C. 两肾生成的原尿量

D. 两肾生成的终尿量

E. 一个肾生成的终尿量

14. 糖尿病患者出现尿糖的原因是

A. 部分远曲小管对糖的吸收达到极限

B. 部分近端小管对糖的吸收达到极限

C. 超滤液中出现葡萄糖

D. 部分远曲小管对糖吸收障碍

E. 部分近端小管对糖吸收障碍

15. 正常成年人的肾小球滤过率约为

A. 100ml/min　　　　　　　B. 125ml/min

C. 180ml/min　　　　　　　D. 250ml/min

E. 1000ml/min

16. 兴奋性突触后电位是突触后膜对哪种离子的通透性增加引起的

A. Ca^{2+}　　　　　　　　　B. K^+

C. Na^+　　　　　　　　　　D. HCO_3^-

E. Cl^-

17. 甲状腺激素对下列哪个器官的发育最为重要

A. 肝和肾　　　　　　　　　B. 肾和心

C. 骨和脑　　　　　　　　　D. 肝和脑

E. 心和脑

18. 直接调节甲状腺激素产生与分泌的激素是

A. 糖皮质激素

B. 促甲状腺激素释放激素

C. 促甲状腺激素

D. 甲状旁腺激素

E. 生长激素

参考答案

1.D　2.C　3.B　4.B　5.B　6.D　7.A　8.C　9.D　10.D

11.E　12.D　13.C　14.B　15.B　16.C　17.C　18.C

第二章　生物化学

第一节　蛋白质的结构和功能

一、蛋白质的分子组成

组成蛋白质的元素（★★★）	主要有碳、氢、氧、氮和硫 各种蛋白质中含氮量平均为 16%，据此测定生物样品中的蛋白质大致含量：每克样品含氮的克数 × 6.25= 每克样品蛋白质的克数
组成蛋白质的基本单位（★★★）	氨基酸是组成蛋白质的基本单位，人体内共有 20 种，均为 $L-\alpha-$ 氨基酸。其结构通式为　　$NH_2-\overset{\overset{\text{COOH}}{\mid}}{\underset{\underset{R}{\mid}}{C}}-H$

氨基酸的分类（★）	非极性脂肪族氨基酸	缬氨酸、脯氨酸、异亮氨酸、亮氨酸和丙氨酸
	极性中性氨基酸	半胱氨酸、天冬酰胺、苏氨酸、谷氨酰胺和丝氨酸
	酸性氨基酸	天冬氨酸、谷氨酸
	碱性氨基酸	赖氨酸、精氨酸和组氨酸
	含芳香环的氨基酸	苯丙氨酸、酪氨酸和色氨酸

二、蛋白质的分子结构

蛋白质的一级结构（★★）	多肽链中氨基酸的排列顺序称为蛋白质的一级结构，蛋白质一级结构中的主要化学键是肽键
蛋白质的二级结构（★★）	蛋白质分子中某一段肽链的局部空间结构，也就是该肽链主链骨架原子的相对空间位置。蛋白质二级结构包括 α-螺旋、β-折叠、β-转角和无规则卷曲。维持蛋白质二级结构的化学键是氢键
蛋白质的三级结构（★）	整条肽链中全部氨基酸残基的相对空间位置，即整条肽链所有原子在三维空间的排布位置。蛋白质三级结构的形成和稳定主要靠次级键——疏水作用力、离子键、氢键和范德华力等
蛋白质的四级结构（★）	蛋白质分子中各亚基的空间分布及亚基接触部位的布局和相互作用，称为蛋白质的四级结构。维系四级结构的作用力主要是疏水作用力，氢键和离子键也参与维持四级结构。并非所有蛋白质都有四级结构

三、蛋白质结构与功能的关系

蛋白质一级结构与功能的关系	一级结构是空间构象的基础。一级结构中关键氨基酸的改变或缺失会影响蛋白质的空间结构及功能
蛋白质空间结构与功能的关系	蛋白质空间结构决定蛋白质功能，蛋白质构象的改变必然影响蛋白质的功能。有些蛋白质空间结构的破坏会导致其功能的丧失

四、蛋白质的理化性质

蛋白质的两性电离（★）	在某一 pH 溶液中，蛋白质解离成正、负离子的趋势相等，即成为兼性离子，蛋白质所带的正电荷和负电荷相等，净电荷为零，此溶液的 pH 称为该蛋白质的等电点
蛋白质的亲水胶体性质（★）	蛋白质分子颗粒大小在 1~100nm 胶体范围之内。维持蛋白质溶液稳定的因素有两个：①水化膜：蛋白质颗粒表面大多为亲水基团，可吸引水分子，使颗粒表面形成一层水化膜，防止溶液中蛋白质的沉淀析出；②同种电荷：在 pH ≠ pI 的溶液中，蛋白质带有同种电荷，同种电荷相互排斥，阻止蛋白质颗粒相互聚集、沉淀
蛋白质的变性作用（★★）	①在某些物理和化学因素作用下，维持蛋白质空间结构的次级键断裂，空间构象被破坏，导致其理化性质改变和生物活性丧失，称为变性 ②使蛋白质变性的因素包括：高温、高压、紫外线、超声波等 ③蛋白质变性的实质是次级键断裂，空间构象破坏，但其一级结构未破坏，肽键未断裂 ④蛋白质变性后其理化性质发生较大改变，包括在水中溶解度降低，黏度增加，结晶能力消失等 ⑤蛋白质变性作用在医学上的应用：疫苗、血液制品等放在冰箱中保存以防变性失活；利用高温、高压、紫外线消毒灭菌等
蛋白质的紫外吸收（★）	蛋白质分子含有色氨酸和酪氨酸，在 280nm 波长处有特征性吸收峰，可作蛋白质定量测定

历年考点串讲

　　蛋白质的结构与功能历年常考，近几年来考试的频率约 10 次。其中，蛋白质的性质是考试的重点，应熟练掌握；蛋白质的组成、结构、结构与功能的关系应熟悉。

　　常考的细节有：

　　1. 蛋白质中含氮量平均为 16%。

　　2. 人体内有 20 种氨基酸，均为 $L-\alpha-$ 氨基酸。

　　3. 蛋白质一级结构中的主要化学键是肽键。维持蛋白质二级结构的化学键是氢键。维持蛋白质三级结构的化学键是次级键。

　　4. 蛋白质分子在一定条件下可解离成带正电荷或负电荷的基团。在某一 pH 溶液中，蛋白质解离成正、负离子的趋势相等，即成为兼性离子，蛋白质所带的正电荷和负电荷相等，净电荷为零，此溶液的 pH 称为该蛋白质的等电点。

第二节　核酸的结构与功能

一、核酸的化学组成及一级结构（★★）

核酸的化学组成	核酸包括脱氧核糖核酸（DNA）和核糖核酸（RNA）。核苷酸是核酸的基本组成单位，而核苷酸则包含碱基（嘌呤 A、G，嘧啶 T、C、U）、戊糖和磷酸三种成分。碱基和戊糖通过糖苷键构成核苷。核苷（脱氧核苷）与磷酸通过酯键构成核苷酸（脱氧核苷酸）
核酸的一级结构	在核苷酸链中，核苷酸的排列顺序，称为核酸的一级结构。核苷酸之间通过 3'，5'-磷酸二酯键连接。DNA 的书写应从 5' 端到 3' 端
DNA 与 RNA 在化学组成、结构与生物学功能方面的异同	同：DNA 和 RNA 均含有磷酸 异：DNA 所含碱基为 A、G、C、T；RNA 所含碱基为 A、G、C、U

二、DNA 的空间结构与功能

DNA 的二级结构（双螺旋模型）（★★）	①由反向平行的双链组成的右手螺旋结构，脱氧核糖和磷酸骨架位于双链的外侧，碱基位于内侧，两条链的碱基之间以氢键按碱基互补规律相连接（A=T，G≡C） ②螺旋一周包含 10bp，每个碱基的旋转角度为 36°，碱基平面之间相距 0.34nm，螺距为 3.4nm，螺旋直径为 2nm ③维持双螺旋稳定的主要力是碱基堆积力（疏水性堆积力）（纵向）和氢键（横向）
DNA 的高级结构（★）	DNA 的三级结构为二级结构紧密盘曲形成的超螺旋，其意义在于压缩分子体积，减少所占空间 原核生物的 DNA 大多是以共价封闭的环状双螺旋分子形式存在于细胞中；真核生物细胞中 DNA 和蛋白质构成核小体
DNA 的功能（★）	作为生物遗传信息复制的模板和基因转录的模板，它是生命遗传繁殖的物质基础，也是个体生命活动的基础。一个生物体的全部基因序列称为基因组

三、RNA 的结构与功能（★）

信使 RNA（mRNA）	其功能是在细胞核内转录 DNA 基因序列信息，自身成为遗传信息载体即信使，由核内合成后转移到胞液，指导蛋白质分子的合成
转运 RNA（tRNA）	分子量最小的 RNA，其功能是作为各种氨基酸的转运载体在蛋白质合成中转运氨基酸原料
核蛋白体 RNA（rRNA）	细胞内含量最多的 RNA，其功能是与核蛋白体蛋白组成核蛋白体，在细胞质作为蛋白质的合成场所 原核生物由 30S 小亚基和 50S 大亚基构成 70S 核蛋白体；真核生物由 40S 小亚基和 60S 大亚基构成 80S 核蛋白体

历年考点串讲

核酸的结构与功能历年偶考，近几年来考试的频率约 6 次。其中，核酸的组成、结构、结构与功能的关系是考试的重点，应熟练掌握。

常考的细节有：

1. 核苷酸是核酸的基本组成单位。

2. DNA 与 RNA 组成的异同。①碱基不同：DNA 中含的是 A、T、G、C，RNA 中含的是 A、U、G、C；②戊糖不同：DNA 中是脱氧核糖，RNA 中是核糖。

3. DNA 是一反向平行的双链结构，两条链的碱基之间以氢键相连接。A 与 T，G 与 C 配对。碱基平面与线性分子结构的长轴相垂直。DNA 是右手螺旋结构，螺旋每旋转一周包含 10bp，螺距为 3.4nm。DNA 双螺旋分子存在一个大沟和一个小沟。维持双螺旋稳定的主要力是碱基堆积力（纵向）和氢键（横向）。

4. 转运 RNA 功能是在蛋白质合成中转运氨基酸原料，二级结构是三叶草型结构。

第三节 酶

酶的分子结构与功能	酶的分子组成（★★）	单纯酶	仅由氨基酸残基构成
		结合酶	由蛋白质和非蛋白质组成，全酶＝酶蛋白＋辅助因子。在全酶中，酶蛋白质决定酶的专一性；辅助因子可分为辅酶和辅基，主要决定化学反应的性质
	酶的活性中心（★）		酶分子中与酶活性密切相关的基团称作酶的必需基团，其组成特定空间结构区域，该区域称酶的活性中心。活性中心的必需基团有两种：结合基团（结合底物，形成底物——酶复合物）及催化基团（影响底物中某些化学键的稳定性，催化底物转化为产物）
	酶原与酶原激活（★）		酶的无活性前体，称为酶原。酶原转变为活性酶的过程称为酶原激活 意义：消化管内蛋白酶以酶原形式分泌，保护消化器官不受酶的破坏，且保证酶在特定部位发挥作用。酶原还可以视为酶的储存形式，如凝血酶和纤溶酶等以酶原形式存在
	同工酶（★）		指催化相同的化学反应，但酶的分子结构、理化性质、免疫学性质不同的一组酶
酶促反应的特点（★★★）	酶促反应具有高度的催化效率		
	酶促反应具有高度的特异性：指对底物的选择性 ①相对特异性：指有些酶可作用于一类化合物或一种化学键 ②绝对特异性：指酶只作用于某一种底物，生成一种特定的产物 ③立体异构特异性：指一种酶仅作用于立体异构体中的一种		
	酶活性的可调节性：通过各种调控方式，改变酶的催化活性，机体可以适应不断变化的内外环境和生命活动的需要		
	酶活性的不稳定性：强酸、强碱、有机溶剂、重金属盐等任何使蛋白质变性的理化因素都可使酶蛋白变性，从而影响酶的催化作用，甚至使酶失去活性		
影响酶促反应速度的因素	底物浓度对反应速度的影响（★）		底物浓度很低时，反应速度与底物浓度成正比；底物浓度再增加，反应速度的增加趋缓；当底物浓度达某一值后，反应速度达到最大，反应速度不再增加
	酶浓度对反应速度的影响（★）		当底物浓度远大于酶浓度，使酶达饱和时，反应速度与酶浓度的变化近似成正比关系
	温度、pH 对反应速度的影响（★）		升高温度可加快酶促反应速度，同时也会加速酶蛋白变性，酶促反应速度降低。酶促反应速度最快时的环境温度称为该酶促反应的最适温度。酶促反应速度最快时的环境 pH 称为酶促反应的最适 pH
	抑制剂对反应速度的影响（★★）		能使酶活性下降而不引起酶蛋白变性的物质称酶的抑制剂。抑制剂与酶活性中心内、外的必需基团结合而抑制酶的活性。包括： ①不可逆性抑制作用：抑制剂以共价键与酶活性中心的必需基团牢固结合，使酶失活，不能用透析超滤等简单方法去除 ②可逆性抑制作用：抑制剂以非共价键与酶或酶－底物复合物疏松结合，利用透析或超滤等简单方法可除去其抑制，使酶恢复活性。包括竞争性抑制作用、非竞争性抑制作用和反竞争性抑制作用。其中，竞争性抑制作用指抑制剂与底物结构相似，可与底物竞争酶的活性中心，阻碍酶与底物结合形成中间产物，抑制酶的活性。增加底物浓度，可减弱竞争性抑制剂的抑制作用

历年考点串讲

酶历年常考，近几年来考试的频率约 10 次。其中酶原、酶原激活、变构酶、同工酶的概念是考试的重点，应熟练掌握；酶的分子结构、酶促反应动力学应熟悉；酶促反应的特点、共价修饰、酶含量的调节应了解。

常考的细节有：

1. 酶分子中与酶活性密切相关的基团称作酶的必需基团，其组成特定空间结构区域，该区域称酶的活性中心。

2. 酶促反应的特点。

3. 酶的无活性前体，称为酶原。酶原转变为活性酶的过程称为酶原激活。

4. 同工酶是指催化相同的化学反应，但酶的分子结构、理化性质、免疫学性质不同的一组酶。

第四节 糖代谢

糖的无氧氧化	糖酵解途径（★★★）	糖的无氧分解又称糖酵解，是机体在缺氧情况下，葡萄糖转变为乳酸的过程
	糖酵解的主要过程（★）	葡萄糖（己糖激酶/葡萄糖激酶）→6-磷酸葡萄糖（6-磷酸果糖激酶-1）→1,6-二磷酸果糖→3-磷酸甘油醛→磷酸烯醇式丙酮酸（丙酮酸激酶）→丙酮酸（乳酸脱氢酶）→乳酸
	糖酵解过程中的 3 个重要的酶（★★★）	6-磷酸果糖激酶-1、己糖激酶/葡萄糖激酶、丙酮酸激酶
	糖酵解的生理意义（★★★）	①在无氧、缺氧条件下为机体迅速提供能量。1mol 葡萄糖经糖酵解途径氧化成 2mol 乳酸，净生成 2mol ATP ②即使在有氧条件下，体内一些特殊的组织细胞仍然依赖无氧氧化供给能量 ③生成的乳酸还可以重新被利用
糖的有氧氧化	定义（★★）	葡萄糖在有氧条件下氧化成水和二氧化碳的过程称为有氧氧化。有氧氧化是糖氧化产能的主要方式
	阶段（★）	第一阶段：糖酵解途径，葡萄糖转变成丙酮酸，在胞液中进行 第二阶段：乙酰辅酶 A 的生成，在线粒体进行 第三阶段：三羧酸循环和氧化磷酸化
	三羧酸循环（★★）	整个过程有三个不可逆反应，依次由三个关键酶柠檬酸合成酶、异柠檬酸脱氢酶和 α-酮戊二酸脱氢酶复合体催化
磷酸戊糖途径（★★★）	产物	5-磷酸核糖和 NADPH+H+；关键酶是葡萄糖-6-磷酸脱氢酶
	生理意义	①生成的 5-磷酸核糖可作为合成核苷酸的原料 ②生成的 NADPH+H+ 可作为供氢体，参与体内多种还原反应

糖原合成与分解（★★）	糖原是体内糖的储存形式，主要有肝糖原和肌糖原	
	糖原合成	肝糖原的合成中，UDP-葡萄糖（UDPG）为合成糖原的活性葡萄糖。在糖原合成酶催化下，UDPG 将葡萄糖基转移给小分子的糖原引物，合成糖原。糖原合酶为糖原合成的关键酶
	糖原分解	糖原分解的关键酶是糖原磷酸化酶。肝糖原可直接分解为葡萄糖以补充血糖。由于肌组织中缺乏葡萄糖-6-磷酸酶，肌糖原不能分解成葡萄糖
糖异生	定义（★★★）	由非糖物质乳酸、丙酮酸、甘油、生糖氨基酸等转变成糖原或葡萄糖的过程称为糖异生
	过程（★）	糖异生基本经糖酵解的逆过程进行，但其中 6-磷酸果糖激酶 -1、己糖激酶、丙酮酸激酶催化的是不可逆反应，糖异生需由 4 个关键酶，即丙酮酸羧化酶、PEP（磷酸烯醇式丙酮酸）羧激酶、果糖双磷酸酶 -1 和葡萄糖 -6-磷酸酶
	生理意义（★★★）	①空腹或饥饿时维持血糖浓度相对恒定；②有利于乳酸的再利用；③有利于维持维持酸碱平衡；④协助氨基酸的代谢
血糖及其调节	定义（★）	血糖指血液中的葡萄糖，正常值为 3.9~6.1mmol/L
	血糖的来源与去路（★） / 来源	①食物中淀粉的消化吸收；②肝糖原的分解；③糖异生
	去路	①氧化供能（主要去路）；②合成糖原；③转变成脂肪、氨基酸等其他物质；④随尿排出是葡萄糖的非正常去路
	升高和降低血糖的激素（★★） / 胰岛素降低血糖机制	促进葡萄糖通过葡萄糖载体进入肌肉、脂肪细胞；②促进糖原合成、抑制糖原分解；③加速糖的有氧氧化；④抑制肝内糖异生；⑤减少脂肪动员
	肾上腺素升高血糖机制	①抑制糖原合成；②促进肝糖原分解产生葡萄糖；③促进肌糖原酵解为乳酸后通过乳酸循环间接升高血糖

![历年考点串讲]

糖代谢历年常考，近几年来考试的频率约 10 次。其中，糖异生、血糖及其调节是考试的重点，应熟练掌握；糖的无氧分解、糖的有氧氧化、磷酸戊糖途径、糖原合成与分解应熟悉。

常考的细节有：

1. 糖酵解的过程在细胞内液进行，1mol 葡萄糖最终生成 2mol ATP。

2. 三羧酸循环发生在线粒体中，每次三羧酸循环氧化 1 分子乙酰 CoA。

3. 磷酸戊糖途径的生理意义是产生 $NADPH+H^+$ 和 5-磷酸核糖。

4. UDP-葡萄糖（UDPG）为合成糖原的活性葡萄糖；肝糖原的合成关键酶是糖原合成酶；糖原分解关键酶是磷酸化酶。

第五节 脂类代谢

三酰甘油的代谢	脂肪动员（★★）	储存在脂肪细胞中的脂肪被脂肪酶逐步水解为游离脂酸和甘油并释放入血以供其他组织氧化利用的过程称为脂肪动员。其中激素敏感性三酰甘油脂肪酶（HSL）为限速酶，肾上腺素、胰高血糖素等可激活该酶，促进脂肪动员，为脂解激素，而胰岛素等则为抗脂解激素
	酮体（★★）	①生成：HMG-CoA 合成酶是酮体合成的关键酶，在肝脏合成 ②利用：因肝中缺乏氧化酮体的酶，因此不能氧化利用酮体。酮体代谢特点是肝内生酮肝外用 ③生理意义：酮体是肝输出能源的一种形式，在长期饥饿、糖供不足时，酮体代替葡萄糖成为脑组织的主要能源
	脂肪酸的合成（★）	线粒体中的乙酰 CoA 通过柠檬酸 – 丙酮酸循环转运至胞液中，作为脂肪酸合成的原料。脂肪酸合成过程中由 NADPH 供氢，ATP 供能。乙酰辅酶 A 羧化酶是脂肪酸合成过程中的限速酶
胆固醇的代谢（★★）		①机体所需的胆固醇主要通过自身合成。以乙酰 CoA、NADPH 等为原料合成胆固醇，其中肝脏的合成能力最强 ② HMG-CoA 还原酶是胆固醇合成的限速酶 ③胆固醇可转化为胆汁酸（最主要）、类固醇激素、维生素 D_3 等生理活性物质；也可经肠菌作用转变为类固醇而排出体外
血浆脂蛋白	组成与分类（★）	①组成：由载脂蛋白、三酰甘油（TG）、磷脂（PL）、胆固醇（Ch）及胆固醇酯（CE）等组成 ②分类：采用电泳法将脂蛋白分为 α – 脂蛋白、前 β – 脂蛋白、β – 脂蛋白及乳糜微粒（CM）四类；或采用超速离心法将脂蛋白分为乳糜微粒（CM）、极低密度脂蛋白（VLDL）、低密度脂蛋白（LDL）和高密度脂蛋白（HDL）
	功能（★★）	① α – 脂蛋白 / 高密度脂蛋白（HDL）：转运胆固醇从肝外组织至肝内 ②前 β – 脂蛋白 / 极低密度脂蛋白（VLDL）：转运内源性脂肪 ③ β – 脂蛋白 / 低密度脂蛋白（LDL）：转运胆固醇从肝内至肝外组织 ④乳糜微粒（CM）：转运外源性脂肪

历年考点串讲

脂代谢历年偶考，近几年来考试的频率约 7 次。其中，三酰甘油代谢、胆固醇代谢、血浆脂蛋白功能是考试的重点，需熟练掌握。

常考的细节有：

1. 储存在脂肪细胞中的脂肪被脂肪酶逐步水解为游离脂酸和甘油，并释放入血以供其他组织氧化利用的过程称为脂肪动员。

2. 乙酰乙酸、β – 羟丁酸、丙酮三者统称酮体。肝内合成，肝外利用。

3. 脂肪酸合成的原料为乙酰 CoA，乙酰 CoA 羧化酶是合成的关键酶。

第六节　氨基酸代谢

蛋白质的营养作用	食物中蛋白质的营养价值表现在所含必需氨基酸的种类和数量	
	必需氨基酸（★★）：机体不能自身合成，必须由食物供给的氨基酸称为营养必需氨基酸 人体内有 8 种：即甲硫氨酸（蛋氨酸）、色氨酸、赖氨酸、缬氨酸、异亮氨酸、亮氨酸、苯丙氨酸和苏氨酸	
	氮平衡（★）：体内蛋白质代谢的概况可根据氮平衡实验来确定，即测定尿与粪中的含氮量（排出氮）及摄入食物的含氮量（摄入氮） ①氮总平衡：摄入氮＝排出氮，正常状态下 ②氮正平衡：摄入氮＞排出氮，儿童、孕妇及恢复期病人属于此种情况 ③氮负平衡：摄入氮＜排出氮，饥饿或消耗性疾病患者	
氨的代谢	氨的来源（★）	①组织中氨基酸脱氨基作用，是氨的主要来源；②肠道吸收的氨；③肾小管上皮细胞分泌的氨，主要来自谷氨酰胺的水解
	氨的转运（★）	血液中氨主要以无毒的丙氨酸及谷氨酰胺两种形式运输。肌肉中的氨通过丙氨酸－葡萄糖循环以丙氨酸形式运输到肝脏；谷氨酰胺是体内氨的主要储存形式和转运形式
	氨的去路（★）	体内的氨主要在肝脏合成尿素，只有少部分氨在肾脏以铵盐形式由尿排出
	尿素的合成（★★）	尿素在肝细胞通过鸟氨酸循环合成 主要步骤：①在线粒体内：生成氨基甲酰磷酸，消耗 2 分子 ATP；②关键反应：氨基甲酰磷酸和鸟氨酸缩合成瓜氨酸，瓜氨酸通过线粒体膜至胞液；③精氨酸的生成：在胞液中进行；④尿素的生成：精氨酸释放 1 分子尿素和鸟氨酸，完成鸟氨酸循环

历年考点串讲

　　氨基酸代谢历年常考，近几年来考试的频率约 10 次。其中，氨的代谢、蛋白质的营养作用是考试的重点，应熟练掌握。

　　常考的细节有：

　　1. 机体不能合成，必须由食物供给的氨基酸称为营养必需氨基酸。人体内有 8 种必需氨基酸：缬氨酸、亮氨酸、异亮氨酸、苏氨酸、赖氨酸、色氨酸、苯丙氨酸和蛋氨酸。

　　2. 孕妇及恢复期患者属于氮正平衡。

　　3. 联合脱氨基作用，是氨基酸脱氨基的主要方式。

　　4. 血液中氨主要以无毒的丙氨酸及谷氨酰胺两种形式运输。谷氨酰胺是脑、肌肉等组织向肝脏运输氨的重要形式。

　　5. 尿素合成部位在肝脏，2 分子的 NH_3 和 1 分子 CO_2 经尿素循环生成 1 分子尿素，第 2 分子的 NH_3 来源于天冬氨酸。

第七节　核苷酸代谢

嘌呤核苷酸的分解代谢	分解代谢的产物、关键酶（★★）	主要发生在肝、小肠及肾，代谢终产物是尿酸。黄嘌呤氧化酶是分解代谢中重要的酶
	痛风症（★）	嘌呤代谢异常致尿酸过多引起痛风症。病人血中尿酸含量超过 8mg/dl 时，尿酸盐晶体即可沉积于关节、软组织、软骨及肾脏等处，导致关节炎、尿路结石及肾疾病。临床上常用别嘌醇治疗。别嘌醇抑制黄嘌呤氧化酶，减少嘌呤核苷酸生成，尿酸生成减少

历年考点串讲

核苷酸代谢历年偶考，近几年来考试的频率约 2 次。其中，嘌呤核苷酸分解代谢应掌握。

常考的细节有：

1. 嘌呤核苷酸分解代谢主要发生在肝脏，代谢终产物是尿酸。

2. 嘌呤代谢异常导致尿酸过多引起痛风症。别嘌醇和次黄嘌呤结构类似，可抑制尿酸生产，治疗痛风症。

经典例题

1. 组成人体蛋白质多肽链的基本单位是

　　A. $L-\alpha-$ 氨基酸　　　　B. $D-\alpha-$ 氨基酸

　　C. $L-\beta-$ 氨基酸　　　　D. $D-\beta-$ 氨基酸

　　E. 以上都不是

2. （共用备选答案）

　　A. 蛋白质一级结构　　　　B. 蛋白质二级结构

　　C. 蛋白质三级结构　　　　D. 蛋白质四级结构

　　E. 单个亚基结构

（1）不属于空间结构的是

（2）整条肽链中全部氨基酸的相对空间位置

3. DNA 碱基组成的规律是

　　A. [A]=[C]，[T]=[G]

　　B. [A]+[T]=[C]+[G]

　　C. [A]=[T]，[C]=[G]

　　D. （[A]+[T]）/（[C]+[G]）=1

　　E. [A]=[G]=[T]=[C]

4. 组成多聚核苷酸的骨架成分是

　　A. 碱基与戊糖　　　　　　B. 碱基与磷酸

　　C. 碱基与碱基　　　　　　D. 戊糖与磷酸

　　E. 戊糖与戊糖

5. 下列关于酶结构与功能的描述，正确的是

　　A. 酶只在体内发挥作用

　　B. 酶的催化作用与温度无关

　　C. 酶能改变反应的平衡点

　　D. 酶能大大降低反应的活化能

　　E. 酶的催化作用不受控制

6. 关于酶分子组成的叙述，错误的是

　　A. 单纯酶仅有氨基酸残基构成

　　B. 结合酶由蛋白质和非蛋白质构成

　　C. 辅酶与酶蛋白以非共价键疏松结合，可用透析等简单方法分离

　　D. 辅基与酶蛋白以共价键牢固结合，不能通过透析等简单方法分离

　　E. 辅助因子参与酶的催化过程，在反应中传递电子、质子等一些基团

7. 下列关于酶活性中心的叙述，正确的是

　　A. 所有酶都有活性中心

　　B. 所有酶的活性中心都有辅酶

　　C. 所有酶的活性中心都有金属离子

　　D. 酶的必需基团都位于活性中心之内

　　E. 所有的抑制剂都作用于活性中心

8. 下列哪种酶在糖酵解和糖异生作用中都起作用

　　A. 丙酮酸激酶　　　　　　B. 丙酮酸羧化酶

　　C. 3-磷酸甘油醛脱氢酶　　D. 己糖激酶

　　E. 果糖双磷酸酶-1

9. 胰岛素在体内的作用错误的是

A. 促进葡萄糖进入肌肉、脂肪细胞

B. 降低 cAMP 水平，降低糖原合酶活性，增高磷酸化酶活性

C. 激活丙酮酸脱氢酶加速糖的有氧氧化

D. 抑制肝内糖异生

E. 减少脂肪动员

10. 正常细胞糖酵解过程中，利于丙酮酸生成乳酸的条件是

 A. 缺氧状态 　　　　　B. 酮体产生过多

 C. 缺少辅酶 　　　　　D. 糖原分解过快

 E. 酶活性降低

11. 脂肪酸合成的原料乙酰 CoA 从线粒体转移至胞液的途径是

 A. 三羧酸循环 　　　B. 乳酸循环

 C. 糖醛酸循环 　　　D. 柠檬酸–丙酮酸循环

 E. 丙氨酸–葡萄糖循环

12. 下列关于酮体的描述错误的是

 A. 酮体包括乙酰乙酸、β–羟丁酸和丙酮

 B. 合成原料是丙酮酸氧化生成的乙酰 CoA

 C. 只能在肝的线粒体内生成

 D. 酮体只能在肝外组织氧化

 E. 酮体是肝输出能量的一种形式

13. 胆固醇合成的关键酶是

 A. 柠檬酸裂解酶

 B. HMG-CoA 合成酶

 C. HMG-CoA 裂解酶

 D. HMG-CoA 还原酶

E. 己糖激酶

14. 氨在血中主要是以下列哪种形式运输的

 A. 谷氨酸 　　　　B. 天冬氨酸

 C. 谷氨酰胺 　　　D. 天冬酰胺

 E. 谷胱甘肽

15. 人体内合成尿素的主要脏器是

 A. 脑 　　　　B. 肌组织

 C. 肾 　　　　D. 肝

 E. 心

16. 下述属于人体必需氨基酸的是

 A. 谷氨酸 　　　　B. 天冬氨酸

 C. 苏氨酸 　　　　D. 甘氨酸

 E. 组氨酸

17. 嘌呤碱在体内分解的终产物是

 A. 次黄嘌呤 　　　B. 黄嘌呤

 C. 别嘌呤醇 　　　D. 氨、CO_2 和有机酸

 E. 尿酸

18. 男，51 岁，近 3 年出现关节炎和尿路结石，进食肉类食物时，病情加重。该患者涉及的代谢途径是

 A. 糖代谢 　　　　B. 脂代谢

 C. 嘌呤核苷酸代谢 　　D. 核苷酸代谢

 E. 氨基酸代谢

参考答案

1.A 2.（1）A（2）C 3.C 4.D 5.D 6.E 7.A 8.C
9.B 10.A 11.D 12.B 13.D 14.C 15.D 16.C
17.E 18.C

第三章 病原生物学与免疫学基础

第一节 总 论

一、绪论（★）

病原生物与病原生物学	病原生物	是指能引起人类、动物、植物发生疾病的微生物和寄生虫的总称。微生物引起的疾病包括细菌、病毒等感染性疾病；寄生虫引起的疾病称寄生虫病	
	病原生物学	是研究病原生物的形态、结构、生命活动规律与人类健康及自然界相互关系的综合科学	
医学微生物学	微生物	微生物是存在于自然界的一大群个体微小、结构简单、肉眼直接看不见，必须借助光学显微镜或电子显微镜放大数千倍、甚至数万倍才能观察到的微小生物	
	微生物种类	非细胞型微生物	无典型细胞结构，仅含 RNA 或 DNA 一种核酸，只能在活细胞中繁殖。如：病毒
		原核细胞型微生物	仅有原始核质，无核膜、核仁，有核糖体。如：细菌
		真核细胞型微生物	有核膜、核质和核仁；细胞器完整。如：真菌
	病原微生物	能引起人类和动物发生疾病的微生物称为病原微生物。正常情况下，定居于人体表面和开放性腔道中的微生物是无害的，甚至是有益的，称正常菌群。只是在抵抗力低下时才导致疾病，这类微生物称为条件致病菌或机会致病菌	
	医学微生物学	是研究病原微生物的形态、结构、生命活动规律以及与机体相互关系的一门科学	

二、细菌的基本形态和结构

细菌的基本形态（★★）	球菌	双球菌、链球菌和葡萄球菌等	
	杆菌	外形呈杆状	
	螺形菌	螺菌	菌体有数个弯曲
		弧菌	菌体只有一个弯曲，如霍乱弧菌
细菌的基本结构（★★）	细胞壁	主要成分为肽聚糖，还含有大量的磷壁酸。其功能是维持细菌固有的外形，参与物质交换，决定抗原性	
	细胞膜	位于细胞壁的内侧，紧密包绕在细胞质的外面，是一层半透性薄膜。主要化学成分为脂类、蛋白质及少量多糖，主要功能包括渗透和运输作用、细胞呼吸作用、生物合成作用、参与细菌分裂	
	细胞质	为细胞内侧的胶状物质，基本成分为水、无机盐、核酸、蛋白质和脂类。细胞质是细菌新陈代谢的主要场所	
	核质	是细菌的遗传物质，无核膜、核仁，双股环状 DNA 分子组成，亦称为细菌染色体	

细菌的特殊结构（★★★）	荚膜	大多数细菌的荚膜是由多糖组成，少数细菌为多肽。荚膜具有抗原性，可以帮助鉴别细菌以及作为分型的依据。具有抗吞噬作用、抗有害物质的损伤作用和黏附作用
	鞭毛	是细菌的运动器官，主要化学成分是一种弹性纤维蛋白，具有抗原性
	菌毛	普通菌毛可促使细菌黏附于宿主细胞表面而致病；性菌毛参与 F 质粒的接合传递
	芽孢	某些革兰阳性细菌在一定的环境条件下，在菌体内部形成一个圆形的小体称为芽孢；细菌形成芽孢后失去繁殖能力；不直接引起疾病，当环境适宜时，芽孢又能发育成细菌的繁殖体，繁殖体大量繁殖而致病，一个细菌只能形成一个芽孢，一个芽孢只能形成一个繁殖体；抵抗力强，耐高温

三、细菌和增殖与代谢和人工培养

细菌的生长繁殖（★★）	生长条件	营养物质（包括水分、无机盐类、蛋白胨和糖）、酸碱度、温度、气体等
	生长方式	以简单的二分裂法繁殖
	生长曲线	分为 4 个期，即迟缓期、对数期、稳定期、衰退期
细菌的新陈代谢（★★）	细菌的分解代谢产物	检测细菌对各种基质的代谢作用及代谢产物，借以区别和鉴别细菌种类的生化实验，称为细菌的生化反应
	细菌的合成代谢产物	细菌在新陈代谢中，除合成自身成分外，还能合成一些特殊产物，如抗生素、维生素等
细菌的人工培养（★）	培养基	是由适合细菌生长需要的各种营养物质配制而成，经灭菌后方可使用，其营养组成和用途不同，可分为基础培养基、营养培养基、合成培养基、鉴别培养基、厌氧培养基等。按性状不同，可分为液体培养基，半固体培养基和固体培养基
	细菌在培养基上的生长表现	在液体培养基上，细菌生长后，大多数细菌呈均匀混浊状态，少数出现沉淀和菌膜；在半固体培养基上，有鞭毛的细菌生长后出现混浊，无鞭毛的细菌沿穿刺线生长，主要用于检测细菌的动力和保存菌种；在固体培养基上，单个细胞生长后形成肉眼可见的细菌集团，叫菌落，不同的细菌及其菌落大小、形态、颜色不同，可用来鉴定细菌
	细菌培养方法	取标本或细菌接种于适宜培养基上，置 37℃ 培养箱内孵育 18~24 小时，即有细菌生长繁殖

四、细菌的遗传变异（★）

细菌的变异现象及变异机制	变异现象	①细菌的形态结构变异，包括 L 型变异、荚膜变异等；②抗原性变异；③毒力变异；④耐药性变异；⑤菌落变异等
	变异机制	决定细菌遗传与变异的是遗传物质。细菌变异的机制主要包括基因突变、基因的损伤后修复、基因的转移及重组
细菌变异的实际应用		①影响细菌学诊断：发生变异的细菌可以失去其典型的特征；②预防耐药菌株扩散；③制备疫苗；④检测致癌物；⑤基因工程方面的应用

五、消毒与灭菌

基本概念（★★★）	消毒	指杀死物体上或环境中的病原微生物，并不一定杀死细菌芽孢或非病原微生物的方法
	灭菌	是指杀灭物体上所有微生物的方法，包括杀灭细菌芽孢在内的全部病原微生物和非病原微生物
	无菌	不含活菌的状态，多是灭菌的效果
	无菌操作	防止细菌进入人体或其他物品的操作技术，称为无菌操作。无菌并不单指没有活的细菌，还包括没有活的病毒、真菌等微生物
物理消毒灭菌法（★★）	定义	是指用物理因素进行消毒灭菌的方法
	方法	热力灭菌法、紫外线、电离辐射、超声波、滤过除菌法等
化学消毒灭菌法（★★）	定义	是指用化学药物进行消灭细菌的方法
	化学消毒剂	①使菌体蛋白质变性或凝固：酚类、醇类、醛类等 ②干扰细菌酶系统和代谢、破坏菌体蛋白与核酸：氧化剂、重金属盐类等 ③损伤菌体细胞膜：酚类、脂溶剂等

六、细菌的致病性和机体的抗病毒免疫

细菌的致病性（★★）	细菌的毒力	侵袭力	包括细菌的黏附与定植、侵入、繁殖与扩散 ①菌体表面结构：包括荚膜、菌毛等 ②侵袭性酶：属胞外酶，包括血浆凝固酶、透明质酸酶等
		毒素	①外毒素：主要是革兰阳性菌和部分革兰阴性菌产生并释放到体外的毒性蛋白质。其性质为毒性作用强，具有选择性；对理化因素不稳定，一般不耐热；其抗原性强。根据其种类和作用机制不同分为神经毒素、细胞毒素和肠毒素三大类 ②内毒素：是革兰阴性菌细胞壁的成分，在菌体裂解后才能释放出来的毒性脂多糖，各种细菌的内毒性成分基本相同，其致病作用也相似，主要致病作用有发热反应、白细胞反应、弥散性血管内凝血和内毒素血症与休克
	细菌数量		一次侵入机体的细菌数量越多，致病力越强
	侵入途径		病原菌需通过特定的门户侵入，才能致病
抗细菌感染的免疫（★）	非特异性免疫		又称天然免疫，是机体在发育过程中形成的，经遗传而获得。其作用并非针对某一种病原体，故称非特异性免疫。由屏障结构、吞噬细胞、正常体液和组织等组成
	特异性免疫机制		又称获得性免疫，是个体在生活过程中接受病原微生物等抗原物质刺激后产生的，具有明显的针对性（特异性）和记忆性，当再次接受相同抗原刺激时，可使免疫效应增强，在抗感染免疫中占重要地位。包括体液免疫和细胞免疫
细菌感染的发生发展和结局（★★）	感染来源		①外源性感染是指由来自宿主体外病原体所引起的感染 ②内源性感染是指由自身体内或体表的病原体所引起的感染
	感染途径		呼吸道感染、消化道感染、接触感染、创伤感染、虫媒感染
	感染类型		隐性感染、显性感染和带菌状态

七、病毒学概述

定义 （★★）	病毒是一类体积微小、结构简单、严格细胞内寄生，以复制方式增殖的非细胞型微生物		
形态与 结构 （★★）	病毒的大小与形态：具有典型的形态结构，并有感染性。病毒比细菌小很多，只能在电镜下放大数千至数万倍才能看到。绝大多数病毒小于150nm 病毒的结构：病毒的基本结构有核心和衣壳，两者构成核衣壳。核酸位于病毒体中心，为病毒的复制、遗传和变异提供遗传信息；衣壳是包围在核酸外面的蛋白质外壳，衣壳具有抗原性。有的病毒核衣壳外还有一层包膜，维护病毒的结构完整性		
繁殖方式 （★）	病毒的繁殖方式是复制，此过程必须在易感的活细胞内进行。增殖时以基因组为模板，经过复杂的生化合成过程、复制、转录、翻译等过程完成的。复制周期：从病毒进入宿主细胞开始，经过基因组复制，到最后释放出子代病毒来，即称为一个复制周期。共分为吸附、穿入、脱壳、生物合成、组装与成熟、释放子代病毒，六个步骤		
感染与 免疫 （★）	病毒的感染	传播方式	①水平传播：包括呼吸道、消化道传播等 ②垂直传播：包括胎盘传播、分娩传播等
		致病机制	①细胞损伤：包括杀细胞作用、细胞膜损伤等 ②免疫性损伤：包括体液免疫损伤和细胞免疫损伤
		感染类型	①隐性感染 ②显性感染：急性和持续感染
	病毒感染的免疫	非特异性免疫	主要是靠干扰素和NK细胞的作用： ①干扰素是病毒或干扰素诱生剂刺激人或动物细胞所产生的一类蛋白质，具有抗病毒、抗肿瘤等多种生物学活性，其抗病毒感染的机制是通过诱导抗病毒蛋白产生，间接地抑制病毒的复制，激活细胞免疫应答 ②NK细胞主要是与靶细胞接触裂解靶细胞
		特异性免疫	包括体液免疫和细胞免疫。体液免疫中起作用的主要是中和抗体。病毒进入机体后，受到病毒表面抗原的刺激，体内可产生多种抗体，这些抗体对病毒有中和作用（间接灭活病毒）。细胞免疫主要是通过细胞毒性T细胞来完成的

八、真菌概述

真菌的生物学特性 及致病性（★）	形态与结构	单细胞真菌：芽生方式繁殖 多细胞真菌由孢子与菌丝组成：菌丝是识别不同菌种的依据；孢子是真菌的生殖结构
	培养	真菌对营养要求不高，在成分简单的培养基中生长良好，培养基的温度为22℃~28℃，最适pH为4.0~6.0
	真菌的致病性	大多数真菌对人无害，只有少数能引起人类疾病，即为致病性真菌，如脚癣、皮肤癣等
真菌与药学之间的 关系（★★）	①产生抗生素 ②由于真菌污染导致药物变质 ③有的真菌可直接入药，如灵芝	

九、其他微生物

支原体	没有细胞壁，可用人工培养基培养增殖的最小的原核细胞型微生物
立克次体	体积微小、专性活细胞寄生的原核细胞型微生物
衣原体	体积微小、专性活细胞寄生、有独特发育周期的原核细胞型微生物
螺旋体	一类细长、柔软、弯曲、运动活泼的原核细胞型微生物

十、寄生虫学概述

寄生虫与宿主（★）	寄生生活	在一定条件下，两种生物长期地或暂时地生活在一起，一种生物受益，另一种生物受到损害
	寄生虫	营寄生生活的低等小动物称寄生虫。可分为医学蠕虫、医学原虫、医学节肢动物三大类
	宿主	在寄生生活中被寄生的生物称为宿主 ①终宿主：寄生虫的成虫或有性生殖阶段寄生的宿主 ②中间宿主：寄生虫的幼虫或无性生殖阶段寄生的宿主
	生活史	寄生虫完成一代生长发育、繁殖的全部过程及所需的外界环境条件。感染阶段：寄生虫生活史中能够感染人体的发育阶段
寄生虫对宿主的作用（★★）		寄生虫对宿主的作用表现为寄生虫对宿主的致病能力 ①夺取营养：导致宿主营养不良、免疫力降低，引起疾病 ②机械性损伤：例如梗阻等 ③毒性和抗原物质的作用：寄生虫的分泌物、代谢产物对宿主都能产生毒性作用和超敏反应

十一、免疫学基础

免疫的概念及功能（★★）	免疫	指机体免疫系统识别和排除抗原性异物，维持内环境相对稳定一种生理功能
	功能	①免疫防御：是机体抵抗和清除病原生物或其他异物的功能 ②免疫稳定：是机体清除损伤和衰老的细胞，维持生理功能的平衡 ③免疫监视：是机体识别和清除突变细胞，防止发生肿瘤的能力
抗原、抗体的概念及种类（★★★）	抗原	凡能刺激机体使其产生特异性免疫应答的物质，称为抗原。抗原基本性质包括异物性、特异性和大分子性。抗原主要有： ①病原生物及其代谢产物：包括细菌、病毒等 ②异种动物血清：如破伤风抗毒素等 ③同种异型抗原：如 ABO 血型抗原、HLA 抗原等 ④异嗜性抗原：存在于不同种系生物间的共同抗原，如乙型溶血性链球菌的 M 蛋白等 ⑤自身抗原：包括隐蔽抗原和修饰抗原 ⑥肿瘤抗原：包括肿瘤特异性抗原和肿瘤相关抗原 ⑦某些药物、食物等
	抗体	抗原进入人体内后，诱导机体产生的一种能与相应抗原结合的球蛋白。因为它参与免疫应答，最终清除抗原物质，故称免疫球蛋白。常见的有五种，即 IgG、IgA、IgM、IgE、IgD，其功能各有不同
免疫应答及特异性免疫应答的基本过程（★★）	免疫应答	是免疫细胞接受抗原刺激后活化、分化及产生免疫效应的过程
	特异性免疫	其特点是具有高度的专一性，针对性强，只对引发免疫的相同抗原有作用，对其他类抗原无效，故称特异性免疫。主要包括两种，其一为细胞免疫，主要是抗原进入机体后通过 T 淋巴细胞的杀伤作用来完成的。其二为体液免疫，主要是抗原进入机体后通过免疫球蛋白的多种作用来完成的。特异性免疫应答分为三个阶段：抗原提呈与识别阶段，免疫细胞活化、增殖、分化阶段和效应阶段
	抗体产生规律	①初次应答：是机体初次接触抗原时发生的免疫应答。特点是，潜伏期长、抗体浓度低、半衰期短、最先产生 IgM、亲和力低 ②再次应答：指机体再次接触相同抗原时发生的免疫应答。特点是，潜伏期短、抗体浓度高、半衰期长、产生抗体以 IgG 为主、亲和力高

续表

	概念	指已致敏的机体再次接触相同抗原时，发生的一种以组织损伤或生理功能紊乱为主的特异性免疫应答，称为变态反应或超敏反应。引起变态反应的抗原物质，称为过敏原或变应原，常见的有药物、花粉等
变态反应的概念与分类（★★）	分类	Ⅰ型超敏反应（速发型）：常见的疾病为过敏性休克、过敏性鼻炎、过敏性哮喘、荨麻疹等 Ⅱ型超敏反应：主要是抗原物质进入体内，引起机体的免疫应答，其结果导致靶细胞的破坏，最终发生组织损伤。常见的疾病有输血反应、新生儿溶血症、药物性血细胞减少症 Ⅲ型超敏反应：主要是抗原再次进入体内，与相应抗体形成抗原抗体复合物沉积在血管壁上，或使血小板汇集损伤组织器官，形成免疫损伤。常见的疾病如急性肾小球肾炎、风湿病等 Ⅳ型超敏反应（迟发型）：主要是过敏原再次进入体内，引发细胞免疫而损伤组织所致。特点是发生速度迟缓，一般在24小时后出现症状，故称迟发性超敏反应，常见的疾病为器官、组织移植过程中出现的排斥反应、接触性皮炎等
疫苗及其他生物制品（★）	疫苗	用于人工主动免疫的细菌制剂、病毒制剂及类毒素制剂
	疫苗种类	包括减毒活疫苗、灭活疫苗等
	其他生物制品	①预防用生物制品：包括疫苗、类毒素和 γ - 球蛋白三类 ②治疗用生物制品：包括各种血液制品、免疫制剂等 ③诊断用生物制品：包括体内实验诊断制剂类、一般传染病诊断制剂类等
免疫学诊断的方法（★）		免疫学诊断的方法有两大类： ①抗原或抗体的检测：利用抗原抗体的特异性结合的性质，用已知的抗原测定患者血清中的未知抗体，来诊断患者是否患某种传染病，也可用已知的抗体测定患者血清中是否含有相应的抗体，来诊断疾病 ②免疫细胞及其功能的检测：包括免疫细胞数量检测和免疫细胞功能检测

历年考点串讲

　　绪论、细菌的基本形态和结构、细菌的增殖与代谢、细菌的变异、消毒与灭菌历年常考，近几年来考试的频率约15次。其中，微生物的分类、细菌的基本结构和特殊结构、消毒、灭菌为考试重点，应熟练掌握；细菌的生长繁殖，细菌的新陈代谢等应熟悉。其他作一般了解。

　　细菌的致病性和机体的抗菌免疫、病毒概论、真菌概述、其他微生物、免疫学基础历年必考，近几年考试频率约20次。其中，细菌的致病性、机体的抗感染免疫、病毒的形态结构、繁殖方式、抗原与抗体、变态反应应为考试重点，应熟练掌握；细菌感染的来源与结局、病毒的感染与免疫、真菌与药学的关系、疫苗应熟悉。其他微生物作一般了解。

　　常考的细节有：

1. 微生物的分类。

2. 细菌细胞壁的成分、结构及功能。

3. 细菌特殊结构及功能。

4. 细菌的生长曲线及其分期。

5. 常用的消毒灭菌方法。

6. 细菌的毒力及内外毒素比较。

7. 病毒的概念与结构。
8. 病毒的繁殖特点。
9. 抗原的概念、特性。
10. 抗体的概念及功能。
11. 变态反应的概念及分型。

第二节　各　论

一、病原性球菌

菌属			特点	抗原	致病力	致病物质	所致疾病
葡萄球菌属（★★）			①呈葡萄串状，无鞭毛，无芽孢，一般不形成荚膜 ②革兰染色阳性 ③对外界因素的抵抗力较强，对热、弱酸、弱碱有一定的耐受性	最主要的抗原是葡萄球菌 A 蛋白（SPA），是细菌细胞壁的一种表面蛋白	金黄色葡萄球菌致病力最强	本菌有较强的侵袭力，所产生的毒素和酶类毒力较强。葡萄球菌主要的毒力因子是血浆凝固酶、葡萄球菌溶血毒素、杀白细胞素和肠毒素	主要引起化脓性炎症、食物中毒和葡萄球菌性肠炎
链球菌属（★）	A 群链球菌	甲型溶血性链球菌	产生甲型溶血（α溶血）	—	多为条件致病菌	①细胞壁成分，如脂磷壁酸、M 蛋白等 ②侵袭性酶类 ③外毒素主要有致热外毒素、溶血毒素等	常见的有化脓性感染、猩红热、变态反应性疾病等
		乙型溶血性链球菌	产生乙型溶血（β溶血）		致病力最强，引起多种疾病		
		丙型链球菌	不产生溶血		不致病，常存在乳类和粪便中		
	肺炎链球菌		为革兰阳性菌，在体内或含血清的培养基中能形成较厚的荚膜，具有抗吞噬作用	—	—	荚膜、溶血素、神经氨酸酶等	主要是引起人类大叶性肺炎
脑膜炎球菌（★）			专性需氧菌，对营养要求高，需在含有血清或血液的培养基上生长	荚膜多糖抗原、外膜蛋白抗原、脂多糖抗原以及核蛋白抗原	—	主要是荚膜、菌毛和内毒素	流行性脑脊髓膜炎，简称流脑

二、肠道杆菌

细菌	特点	致病物质	所致疾病
大肠埃希菌（★）	多数有周身鞭毛，能运动，有菌毛，对营养要求不高，多数能发酵乳糖，并产酸、产气，可用于细菌鉴别	黏附素、内毒素、外毒素	主要是肠道外感染，如败血症、泌尿道感染、胆囊炎等；还能引起胃肠炎等腹泻性疾病
伤寒沙门菌（★）	革兰阴性杆菌，多数周身有鞭毛，有菌毛	内毒素、菌毛、Vi抗原，少数细菌产生的肠毒素	主要是肠热症，包括伤寒沙门菌引起的伤寒病和甲、乙、丙副伤寒沙门菌引起的副伤寒
志贺菌（★★）	分解葡萄糖，一般不分解乳糖	侵袭力和内毒素，其内毒素毒性强烈，主要破坏肠黏膜，可形成肠道的炎症和溃疡，产生典型的脓血黏液便	细菌性痢疾

三、分枝杆菌和芽孢杆菌（★）

分枝杆菌（★★）	是一类细长微弯曲有分枝生长趋势的杆菌，又称抗酸杆菌。对人致病的分枝杆菌主要是结核分枝杆菌，是引起人类结核病的病原菌	
	结核分枝杆菌的主要生物学性状	有荚膜。细胞壁含有大量的分枝菌酸，影响染料的穿入。最适pH为6.5~6.8，营养要求高，生长缓慢；对湿热、紫外线、乙醇等敏感；对干燥、酸、碱染料有较强的抵抗力。结核杆菌可发生形态、菌落、毒力、免疫原性和耐药性变异
	结核分枝杆菌的所致疾病	传染源来自于患者、病畜及带菌者；传染途径主要经呼吸道感染；主要致病物质有荚膜、细胞壁成分脂质和蛋白质。所致疾病统称为结核病，最常见是肺结核
	结核分枝杆菌的防治原则	①预防：早期发现，积极治疗；接种卡介苗是有效的方法 ②治疗：采取早治疗、联合用药、坚持正规治疗，彻底治愈
厌氧芽孢杆菌（★）	是一群革兰阳性杆菌，能形成体积较大的芽孢，自然界分布广泛	
需氧芽孢杆菌（★）	引起人类疾病的有：破伤风梭菌导致破伤风；产气荚膜梭菌导致气性坏疽；肉毒梭菌引起物中毒	

四、弧菌属与弯曲菌属（★）

霍乱弧菌	定义	是引起烈性传染病霍乱的病原体，死亡率高
	致病物质	①鞭毛与菌毛，作用是使细菌吸附肠壁细胞上致肠壁损伤；②霍乱肠毒素，作用于肠黏膜细胞的分泌功能，结果使肠液大量分泌导致严重腹泻
弯曲菌属	定义	是一类引起人类肠道及肠外感染的逗点状或"S"形革兰阴性菌，以空肠弯曲菌为主要代表
	传染源	经口感染
	所致疾病	菌血症、心内膜炎、脑膜炎等

五、肠道病毒（★）

特点	属于微小 RNA 病毒科，经消化道传播在肠道内增殖并从肠道排出
代表病毒	①脊髓灰质炎病毒 ②柯萨奇病毒病毒
病毒的防治	一般用干扰素治疗，用注射相应的疫苗预防疾病

六、呼吸道病毒

特点		经飞沫传播，传染性强，多出现各种呼吸道症状，且易发生继发性细菌感染
代表病毒	流行性感冒病毒（★★）	属于 RNA 病毒，是引起人类流行性感冒的病原体，可分为甲、乙、丙型。甲型流感病毒可产生血凝素，使人和动物的红细胞凝集。流感病毒易发生变异，可以通过接种疫苗来预防，也可用干扰素与其他抗生素一起治疗疾病
	风疹病毒（★）	为单股正链 RNA 病毒，主要引起风疹
	麻疹病毒（★）	主要引起麻疹

七、肝炎病毒（★★）

分类	生物学特性	传染途径	传染源	预防
甲型肝炎病毒（HAV）	呈小球状，单股正链 RNA，无包膜。仅有一个血清型	以粪 – 口传播为主，也可经血或血制品及母婴传染	带毒者和甲型肝炎患者	甲肝疫苗
乙型肝炎病毒（HBV）	有三种形式存在，及大球形颗粒、小球形颗粒和管形颗粒。抗原有三种：表面抗原（HBsAg）、核心抗原（HBcAg）、e 抗原（HBeAg）	血液及血液制品、母婴传播	患者和携带者	乙肝疫苗
丙型肝炎病毒（HCV）	呈球形，有包膜，单股正链 RNA	血液及血液制品，也可通过性接触和母婴传播	患者和无症状携带者	无疫苗

八、虫媒病毒（★）

流行性乙型脑炎病毒	特点	通过蚊子传播，引起流行性乙型脑炎
	致病性	乙脑病毒通过蚊子叮咬进入机体后穿过血 – 脑屏障进入脑组织，损伤脑实质和脑膜
	临床表现	高热、剧烈头痛、频繁呕吐、惊厥或昏迷等严重的中枢神经系统症状，死亡率很高。可用疫苗接种的方法预防此病

九、疱疹病毒（★）

人类疱疹病毒是一类中等大小、结构相似、有包膜的 DNA 病毒，种类达 100 多种。与人类感染有关的主要有单纯疱疹病毒 1 型（HSV-1）和 2 型（HSV-2），所致的主要疾病有唇疱疹、角膜结膜炎、咽炎等。

十、其他病毒（★）

病毒	特点
人乳头瘤病毒	为双股环状 DNA 病毒，主要侵犯人的皮肤和黏膜导致不同程度的增生性病变，引起良性疣和纤维乳头瘤
人类微小病毒	是体积最小的 DNA 病毒，呈球形。主要通过呼吸道和密切接触传播。最常见的疾病为儿童的传染性红斑、成人的多发性关节病等
人类免疫缺陷病毒	病毒呈球形，有包膜，基因组为两条相同的单正链 RNA。该病毒可通过性接触、输血、注射、母婴感染等途径传播，病毒感染后损伤免疫系统，引起致死性机会致病菌感染或引发肿瘤

十一、医学原虫

原虫		特点	所致疾病	致病特点
疟原虫（★★）		生长发育阶段分为滋养体，裂殖体和配子体	间日疟、恶性疟、三日疟、卵形疟	致病阶段为潜伏期、发作期、再燃和复发临床表现为贫血、脾大、肾病、黑尿热等
阿米巴原虫（★）	内阿米巴	寄生与人和动物	阿米巴痢疾和肝脓肿	临床上，溶组织内阿米巴引发的病例多，危害大，感染面广
	自由生活阿米巴	生活在水和泥土中，偶入动物体内	耐格里属和棘阿米巴属主要引起脑膜脑炎、角膜炎、口腔感染和皮肤损伤等	
阴道毛滴虫（★）		是寄生在人体阴道和泌尿道的鞭毛虫阴道毛滴虫的生活史只有滋养体阶段而无包囊阶段	主要引起滴虫性阴道炎和尿道炎	通过直接或间接接触方式在人群中传播，以性传播为主

十二、医学蠕虫

线虫概述及似蚓蛔线虫（★★）	线虫	线虫虫体呈线形或圆柱状，不分节，雌雄异体。多数线虫生活史不需中间宿主，其生活史称之为直接型。部分线虫需中间宿主，如丝虫，其生活史称之为间接型
	似蚓蛔线虫	似蚓蛔线虫简称蛔虫，是人体内最常见的寄生虫。成虫寄生于小肠，可引起蛔虫病。虫卵随便排出，在外界发育为感染性卵，被人吞食后，幼虫在小肠里孵出，经血液移行至肺，再入消化道而发育为成虫
吸虫概述和日本血吸虫（★）	吸虫	吸虫属生物源性蠕虫，虫卵必须入水才能发育。第一中间宿主都是淡水螺，第二中间宿主因种而异。吸虫病为人畜共患病
	日本血吸虫	日本血吸虫成虫寄生于人或其他哺乳动物的肠系膜静脉中。其寄生能引起人和动物的血吸虫病。日本血吸虫病变部位主要在结肠及肝脏，较多见的异位损害则在肺及大脑
绦虫概述和猪肉绦虫（★）	绦虫	绦虫虫体呈带状、分节，雌雄同体，无消化道
	猪肉绦虫	链状带绦虫也称猪肉绦虫、猪带绦虫 人是终宿主，人体感染虫卵的方式有三种：①自体内感染：患者反胃、呕吐时，肠道逆蠕动将孕节反入胃中引起感染；②自体外感染：误食自己排出的虫卵；③异体（外来）感染：误食他人排出的虫卵

历年考点串讲

微生物学各论中细菌学部分历年常考。其中，葡萄球菌属、链球菌属为考试重点，应熟练掌握；大肠埃希菌、伤寒沙门杆菌、霍乱弧菌应熟悉；对其他细菌做一般了解。病毒学部分历年必考。其中，肝炎病毒、人类免疫缺陷病毒为考试重点，应熟练掌握；脊髓灰质炎病毒、流行性乙型脑炎病毒应熟悉；对其他病毒做一般了解。

常考的细节有：

1. 葡萄球菌、链球菌的致病物质及所致疾病。

2. 大肠埃希菌的致病物质与所致疾病。

3. 流行性乙型脑炎病毒的传播媒介。

4. 乙型肝炎病毒的形态、传播方式及传染源。

经典例题

1. 有完整细胞核的微生物是

　A. 立克次体　　　　　　　B. 放线菌

　C. 细菌　　　　　　　　　D. 真菌

　E. 衣原体

2. 细菌芽孢最显著的特性是

　A. 抗吞噬性　　　　　　　B. 具有毒素活性

　C. 耐热性　　　　　　　　D. 黏附性

　E. 侵袭性

3. 不属于病毒复制周期的是

　A. 吸附　　　　　　　　　B. 脱壳

　C. 组装　　　　　　　　　D. 成熟

　E. 扩散

4. 不属于肺炎链球菌致病物质的是

　A. M 蛋白　　　　　　　　B. 荚膜

　C. 神经氨酸酶　　　　　　D. 肺炎链球菌溶血素

　E. 脂磷壁酸

参考答案

1. D　　2. C　　3. E　　4. A

第四章　天然药物化学

第一节　总　论

一、绪论（★）

基本含义	运用现代科学理论与方法研究天然药物中化学成分的一门学科		
研究内容	各类天然药物的化学成分的结构特点、理化性质、提取分离方法及主要类型化学成分的结构鉴定知识等	**有效成分**：具有生理活性、能够防病治病的单体物质	
		有效部位：具有生理活性的多种成分的组合物	
天然药物来源	包括植物、动物、矿物和微生物，并以植物为主，种类繁多		
药学事业中的地位	①提供化学药物的先导化合物；②探讨中药治病的物质基础；③为中药炮制的现代科学研究奠定基础；④为中药、中药制剂的质量控制提供依据；⑤开辟药源、创制新药		

二、中草药有效成分的提取方法

溶剂提取法（★★★）	**溶剂选择**	常用的提取溶剂：亲脂性有机溶剂、亲水性有机溶剂和水 常用中药成分提取的溶剂按极性由强到弱的顺序：水＞甲醇＞乙醇＞丙酮＞正丁醇＞乙酸乙酯＞二氯甲烷＞乙醚＞氯仿＞苯＞石油醚			
		各类溶剂所能溶解的成分			
		水	最安全，极性最强	能溶于水	氨基酸、蛋白质、糖类、生物碱盐、有机酸盐、无机盐
		甲醇、乙醇（最常用）、丙酮	亲水性有机溶剂	溶解大极性的成分	苷类、生物碱、鞣质及极性大的苷元
		正丁醇（能与水分层极性最大的有机溶剂）、乙酸乙酯、二氯甲烷、乙醚、氯仿、苯（毒性大，少用）、石油醚（常用于脱脂）	亲脂性有机溶剂	溶解中等极性和小极性的成分	生物碱、有机酸、蒽醌、黄酮、香豆素、强心苷
	溶剂提取方法	煎煮法	亲脂性成分提取不完全，多糖类、且含挥发性成分及加热易破坏的成分不宜使用		
		浸渍法	提取时间长，效率不高。适用于遇热不稳定有效成分的提取		
		渗滤法	溶剂消耗量大，费时长		
		回流提取法	此法提取效率高于渗滤法，但受热易破坏的成分不宜用		
		连续回流提取法	在实验室常采用索氏提取器或连续回流装置。优点是溶剂容量少，但耗时长，对受热易分解的成分不适用		

续表

溶剂提取法（★★★）	溶剂提取方法	超临界流体萃取法	常用的超临界流体是CO_2，常用的夹带剂是乙醇。优点是提取物中不残留溶剂，适于对热不稳定成分的提取
		超声波提取技术	造成植物细胞壁及组织的瞬间破裂，加速有效成分溶解于溶剂。不改变有效成分的结构，缩短了时间，是一种快速、高效的提取方法
水蒸气蒸馏法（★★）	定义		利用药材与水或水蒸气共同加热，药材中所含的挥发性成分能随水蒸气一并蒸馏出，经冷凝分取挥发性成分使之从药材中提出的方法。主要用于挥发油的提取
	特点		适用于具有挥发性、能随水蒸气蒸馏而不被破坏、在水中稳定且难溶或不溶于水的挥发性成分的提取
	分类		共水蒸馏法、通入水蒸气蒸馏法
升华法（★）			物质受热时不经过熔融直接转化为蒸气，遇冷后又凝结成固体。如茶叶中的咖啡因、樟木中的樟脑

三、中草药有效成分的分离与精制（★）

分离方法	具体分类	原理	实例
溶剂萃取法	溶剂分配法	在两相溶剂中分配系数不同	正丁醇 – 水萃取皂苷
沉淀法	溶剂沉淀法	溶剂极性改变，改变溶解度	水 / 醇法：多糖、蛋白质等水溶性大分子被沉淀 醇 / 水法：沉淀除去树脂、叶绿素等脂溶性杂质
	酸碱沉淀法	调节溶液的 pH，改变溶解度	黄酮、蒽醌、有机酸等酸性成分：碱提取酸沉淀法 生物碱：酸提取碱沉淀法
	盐析法	生成盐类沉淀	三颗针中提取小檗碱就是加入氯化钠促使其生成盐酸小檗碱而析出沉淀

历年考点串讲

　　绪论历年偶考，提取方法历年必考，近年来考试频率约 8 次。分离与精制方法历年常考，考试频率约 5 次，其中溶剂提取法为考试重点，要熟练掌握。水蒸气蒸馏法要掌握。升华法，溶剂萃取法和沉淀法要了解。

第二节　苷　类

苷的定义（★★★）	苷类又称配糖体。是糖或糖的衍生物如氨基糖、糖醛酸等与另一类非糖物质通过糖的端基碳原子连接而成的化合物。其中非糖部分称为苷元或配基，其连接的键则称为苷键

苷的分类	按苷元化学结构分类	分为香豆素苷、皂苷、蒽醌苷、黄酮苷、强心苷等	
	按苷在植物体内的存在状况分类	①原生苷：原存在于植物体内的苷 ②次生苷：原生苷水解失去一部分糖后生成的苷称为次生苷（苦杏仁苷是原生苷，水解后形成的野樱苷就是次生苷）	
	按成苷键的原子分类	O-苷（★★）	包括醇苷、酚苷、氰苷、酯苷 ①醇苷：是通过醇羟基与糖端羟基脱水缩合而成。其中强心苷、三萜皂苷和甾体皂苷是醇苷中的重要类型 ②酚苷：通过酚羟基而成的苷，如天麻药 ③氰苷（α-羟基腈）：主要是指一类 α-羟腈的苷，易水解，尤其在酸和酶的催化时水解更快，如苦杏仁苷 ④酯苷：苷元以羧基和糖的端基碳相连接。这种苷的苷键既有缩醛性质由于酯的性质，易为稀酸和稀碱所水解。如山慈菇苷 A
		S-苷（★）	是由苷元上的巯基与糖的端基碳脱水缩合而成。如黑芥子苷
		N-苷（★）	苷元上氮原子与糖的端基碳直接相连而成。如巴豆苷
		C-苷（★）	是由苷元中的碳原子直接与糖的端基碳原子相连的苷类。如芦荟苷
苷的理化性质	性状（★）	分子量较小为无色或白色结晶，分子量较大为非结晶性的白色固体	
	溶解性（★★）	其亲水性随糖基的增多而增大，苷类在甲醇、乙醇、含水的丁醇中溶解度较大	
	旋光性（★）	多数苷类呈左旋，但水解后，由于生成的糖常是右旋，因而使混合物呈右旋	
	苷键的裂解（★★）	①酸催化水解：苷键具有缩醛结构，易为稀酸催化水解。反应一般在水或稀醇溶液中进行。常用的催化剂：盐酸、硫酸、甲酸等，其中盐酸最为常用。按苷键原子的不同，酸水解的易难顺序：N-苷＞O-苷＞S-苷＞C-苷 ②酶催化水解：酶水解具有专属性高，反应温和，可获知苷键的构型，保持苷元结构不变。麦芽糖酶能水解 α-葡萄糖苷；苦杏仁酶能水解 β-葡萄糖苷；纤维素酶是 β-葡萄糖苷水解酶；转化糖酶可水解 β-果糖苷键 ③碱催化水解：适于苷元为酯苷、酚苷	
	苷的检识（Molish 反应）（★）	于供试液中加入 3% α-萘酚乙醇溶液混合后，沿器壁滴加浓硫酸，使酸沉积于下层，在硫酸与供试液的界面处产生紫色环。糖类也有此反应	
提取(★)	原生苷的提取	常用的方法是采用甲醇、乙醇或沸水提取，或在药材原料中拌入一定量的无机盐（如碳酸钙）	
	次生苷的提取	利用酶的活性，在潮湿状态下，30℃～40℃发酵一定时间	

历年考点串讲

　　苷的定义历年偶考，苷的分类、结构特点及典型化合物、理化性质历年常考，考试频率约6次。其中，氧苷和碳苷要掌握；苷键的裂解和检识要熟练掌握；溶解度要掌握；性状和旋光性要了解。

第三节　香豆素类

结构类型 （★★★）	①简单香豆素：如 C-7 位有含氧基团的伞形花内酯常可视为香豆素类的母体 ②呋喃香豆素：香豆素核上的异戊烯基与邻位酚羟基环合成呋喃环，如补骨脂内酯、白芷内酯 ③吡喃香豆素：香豆素的 C-6 或 C-8 位上异戊烯基与邻位酚羟基环合成吡喃环结构，如花椒内酯	
理化性质	①性状：分子量小的游离香豆素类多具挥发性和升华性 ②溶解性：游离香豆素类成分易溶于乙醚、氯仿、乙醇、甲醇等有机溶剂，也能部分溶于沸水，但不溶于冷水 ③与碱的作用：具有内酯结构，碱性条件下可水解开环，酸化即闭环恢复为内酯结构；与碱液长时间加热，再经酸化也不能环合为内酯	
显色反应 （★★）	①荧光性质：香豆素衍生物在紫外光下大多具有荧光，在碱液中荧光增强。香豆素母核无荧光，但羟基衍生物，如 C-7 位上引入羟基呈强烈的蓝色荧光 ②异羟肟酸铁反应：内酯环结构在碱性条件下，与盐酸羟胺缩合成异羟肟酸，再于酸性条件下与三价铁离子结合成盐而显红色。	
提取（★）	溶剂提取法	游离香豆素极性较小，亲脂性，可用低极性有机溶剂如乙醚、醋酸乙酯等提取；香豆素苷极性较大，亲水性强，常用水、醇等极性溶剂加热提取
	碱溶酸沉法	常用 0.5% 氢氧化钠水溶液加热提取，提取液冷却用乙醚等亲脂性有机溶剂萃取除去杂质后，加酸调节 pH 到中性，适当浓缩后，再酸化，香豆素及其苷即可析出。必须注意的是，碱液浓度不宜太浓，加热时间不宜过长

历年考点串讲

　　香豆素历年必考，考试频率约7次。其中，香豆素的理化性质、典型化合物及生物活性要熟练掌握；显色反应和结构类型要掌握。

第四节　蒽醌类化合物

结构与分类及典型化合物（★★★）	羟基蒽醌类	大黄和虎杖中的有效成分大黄素、大黄酸、大黄酚、大黄素甲醚、芦荟大黄素，具有抗菌作用
	蒽酚或蒽酮类	柯桠素，治疗疥癣等皮肤病有效的外用药
	二蒽酮	二蒽酮类成分番泻苷 A、B、C、D 等为大黄及番泻叶中致泻的有效成分
理化性质	性状（★）	蒽醌类化合物多为黄色至橙红色固体，游离蒽醌多有完好的结晶形状，多数蒽醌苷较难得到完好的结晶体
	升华性（★★）	游离蒽醌具有升华性。一般升华的温度随酸性的增强而升高，升华物常具一定的晶型，可用做蒽醌的鉴别
	溶解度（★★）	游离醌类极性较小，一般溶于甲醇、乙醇、丙酮、乙酸乙酯等有机溶剂，几乎不溶于水。与糖结合成苷后极性显著增大，易溶于甲醇、乙醇中，几乎不溶于苯、乙醚、氯仿等极性较小的有机溶剂中
	酸性（★★）	①具有羧基的醌类酸性较强 ②蒽醌苯环上的 β–羟基酸性强于 α–羟基酸性 ③酚羟基数量越多，酸性越强：羟基蒽醌类化合物的酸性由强到弱的顺序如下：含 –COOH ＞ 2 个以上 β-OH ＞含 1 个 β-OH ＞含 2 个 α-OH ＞含 1 个 α-OH。酸性较强的醌类（含 –COOH 或 2 个以上 β-OH）可溶于 5% $NaHCO_3$，其余酸性较弱的蒽醌可依次溶于 5% Na_2CO_3、1% NaOH、5% NaOH 溶液
	碱性（★★）	羰基上的氧原子有微弱的碱性，能溶于浓硫酸中成盐，再转成阳碳离子，同时伴有颜色的显著改变
显色反应		①碱显色反应（Bornträger 反应）（★★）：羟基蒽醌及其苷类遇碱液呈红色或紫红色 ②醋酸镁显色反应（★）：羟基蒽醌类化合物能和 0.5% 醋酸镁甲醇或乙醇溶液生成稳定的橙红色、紫红色或紫色的络合物，生成的颜色随分子中羟基的位置而有所不同
提取（★）		一般先选用甲醇、乙醇作为提取溶剂，可以把不同类型、性质互异的蒽醌类成分提取出来

历年考点串讲

　　蒽醌的结构类型历年常考，考试频率约 5 次。蒽醌的理化性质及显色反应历年常考，考试频率约 4 次。蒽醌的提取历年偶考。其中蒽醌的结构与典型化合物要熟练掌握，理化性质要掌握，显色反应和提取要了解。

第五节　黄酮类化合物

定义（★★★）	黄酮类化合物是泛指两个苯环（A– 环与 B– 环）通过中央三碳链相互连接而成的一系列化合物。具有 $C_6-C_3-C_6$ 的基本骨架，以 2– 苯基色原酮为基本母核

续表

黄酮类化合物的分类及其结构特征（★★★）	黄酮类	以 2- 苯基色原酮为基本母核。最常见的化合物有黄芩中主要抗菌、消炎成分黄芩苷，该成分也是中成药双黄连口服液的主要活性成分
	黄酮醇类	基本母核的 3 位上连有羟基或其他含氧基团。如槐米中的槲皮素及其苷，后者具有维生素 P 样作用，用于治疗毛细血管变脆引起的出血症，并用作高血压的辅助治疗剂
	二氢黄酮（醇）类	基本母核的 2、3 位双键被氢化而成。如陈皮中的橙皮苷具有和芦丁相同的作用，也有维生素 P 样作用，用于治疗冠心病
	异黄酮类	3- 苯基色原酮的结构。如葛根总异黄酮有增加冠状动脉血流量及降低心肌耗氧量等作用，它们均能缓解高血压患者的头痛症状
	查耳酮类	A、B- 环的三碳链不形成环状。如红花中有效成分为红花黄色素，具有治疗心血管疾病的作用
	花色素类	多以苷的形式存在
	黄烷醇类	又称为儿茶素类
理化性质	性状（★）	①形态：多为结晶性固体，少数（如黄酮苷类）为无定形粉末 ②颜色：黄酮、黄酮醇及其苷类多呈灰黄色至黄色；查耳酮为黄至橙黄色；二氢黄酮（醇）不呈黄色，几乎为无色；异黄酮共轭很少显微黄色
	溶解性（★★）	①一般黄酮苷元难溶或不溶于水，易溶于甲醇、乙醇、氯仿、乙醚等有机溶剂及稀碱液中。其中在水中的溶解度：花色素＞二氢黄酮（醇）＞黄酮（醇）、查耳酮 ②黄酮类化合物的羟基糖苷化后，水溶性相应加大，而在有机溶剂中的溶解度则相应减小
	酸性（★★）	黄酮类化合物因分子中具有酚羟基，故显酸性，可溶于碱性水溶液、吡啶中。其酸性强弱与酚羟基数目的多少和位置有关。例如黄酮的酚羟基酸性由强到弱顺序是：7，4′- 羟基＞ 7- 或 4′- 羟基＞一般酚羟基＞ 5- 羟基
显色反应（★★）		①盐酸 – 镁粉反应（最常用）：鉴别黄酮（醇）、二氢黄酮（醇），显红色～紫色。查耳酮、儿茶素类则无该显色反应 ②四氢硼钠（钾）反应：鉴别二氢黄酮（醇），显红～紫红色（见"氢"就选"氢"） ③三氯化铝反应：鉴别黄酮类，生成的络合物多为黄色，并有荧光，可用于定性定量分析
提取（★）	溶剂提取法	乙醇和甲醇是最常用的黄酮化合物提取溶剂
	碱提酸沉法	黄酮类化合物大多具有酚羟基，有弱酸性。芦丁、橙皮苷、黄芩苷均可用此法提取

历年考点串讲

　　黄酮的定义历年偶考，黄酮的结构类型历年常考，考试频率约 6 次；黄酮的理化性质及显色反应历年必考，考试频率约 8 次；黄酮的提取与分离历年常考，考试频率约 4 次。其中，黄酮、黄酮醇、二氢黄酮、异黄酮和查耳酮要掌握；酸性、显色反应和溶解性要掌握；性状要了解。

第六节　萜类与挥发油

定义（★★）		是由甲戊二羟酸衍生，且分子式符号$(C_5H_8)_n$通式的化合物及其衍生物			
萜类化合物（★★★）	单萜	薄荷油	薄荷醇	单环单萜	镇痛、止痒、局部麻醉作用
		芸香草	辣薄荷酮（胡椒酮）	单环单萜	治疗支气管哮喘
		冰片	龙脑	双环单萜	发汗、止痛、镇痉和防虫腐
		地黄	梓醇	环烯醚萜类	降血糖
	倍半萜	青蒿	青蒿素	单环倍半萜	抗恶性疟疾
		莪术、郁金	莪术醇	双环倍半萜	抗肿瘤
			莪术油		抗病毒
	二萜	穿心莲	穿心莲内酯	双环二萜	抗菌、抗炎
		银杏叶	银杏内酯		心血管疾病
		紫杉	紫杉醇	三环二萜	抗癌、抗肿瘤
		甜叶菊	甜菊苷	四环二萜	作为糖尿病患者用药与食品添加剂
挥发油	定义（★★）		挥发油也称精油，是存在于植物体内的一类具有挥发性、可随水蒸气蒸馏、与水不相混溶的油状液体		
	化学组成（★★）	萜类化合物	单萜、倍半萜及其含氧衍生物	樟脑油中的樟脑，桉叶油中的桉油精	
		芳香族化合物	苯丙素类含氧衍生物	丁香油中抑菌、镇静作用的丁香酚，桂皮油中的桂皮醛	
		脂肪族化合物	小分子的脂肪族	癸酰乙醛（鱼腥草素出现过敏休克反应被禁用）	
	一般性质（★★）	性状	多为无色或淡黄色的油状液体；常温下为透明液体，多有香味		
		挥发性	水蒸气蒸馏，可区别脂肪油，还可用于提取		
		溶解性	挥发油难溶于水，而易溶于各种有机溶剂		
		物理常数	①比重：一般在 0.850～1.065 之间，多数挥发油比水轻，习称为"轻油"；也有少数挥发油比水重，习称为"重油"。如丁香油、桂皮油为"重油" ②旋光性：比旋度一般在 +97°～+117° 范围内 ③折光性：折光率一般在 1.43～1.61 之间 ④沸点：一般在 70℃～300℃ 之间		

续表

挥发油	一般性质（★★）	不稳定性	装入棕色瓶内密塞并低温保存

挥发油	一般性质（★★）	检识（★）	挥发油的气味、挥发性、物理常数等均可作为挥发油质量检查的指标
			①一般检查：将样品制成石油醚溶液滴在滤纸上，如油斑在空气中能挥散，可能含有挥发油；如油斑不消失，可能含油脂
			②物理常数测定：折光率、比旋度和相对密度
			③化学检识：显色剂是香草醛－浓硫酸试剂或香草醛－浓盐酸试剂，喷后105℃加热，挥发油各成分显不同的颜色
	提取方法（★）	水蒸气蒸馏法	对热不稳定的挥发油不能用此法提取
		超临界流体提萃法	优点：防止氧化热解及提高品质

![历年考点串讲]

　　萜的结构与分类历年常考，考试频率约6次；挥发油历年必考，考试频率约9次。其中，萜的定义、倍半萜、二萜和单萜要掌握；挥发油的定义、化学组成和通性要掌握，提取方法要了解。

第七节　甾体及其苷类

一、强心苷

结构与分类（★★★）	特点	可分为甾体母核、不饱和内酯环两部分
	类型	①23个碳原子组成，C$_{17}$侧链为五元不饱和内酯环，称强心甾烯类，即甲型强心苷元。大多属于此类。如洋地黄毒苷元 ②24个碳原子组成，C$_{17}$侧链为六元不饱和内酯环，称海葱甾二烯类或蟾酥甾烯类，即乙型强心苷元。如海葱苷元等
	组成糖	强心苷的糖除了常见的葡萄糖外，还有2,6-二去氧糖，如D-洋地黄毒糖、D-加拿大麻糖等
	连接方式	Ⅰ型：苷元-（2,6-二去氧糖）$_x$-（D-葡萄糖）$_y$，如毛花苷丙 Ⅱ型：苷元-（6-去氧糖）$_x$-（D-葡萄糖）$_y$，如真地吉他林 Ⅲ型：苷元-（D-葡萄糖）$_y$，如绿海葱苷
理化性质（★★）	性状	强心苷大多是无色结晶或无定形粉末，具有旋光性，味苦，对黏膜有刺激性
	溶解性	原生苷由于所含糖基数目多且具有葡萄糖，可溶于水、醇等溶剂，次生苷亲水性减弱，可溶于乙酸乙酯、含水氯仿等溶剂
	水解性	若强心苷分子的苷元或糖部分有酰基，一般用稀碱如碳酸氢钠（钾）、稀氢氧化钙溶液等可使酰基脱去而内酯环不受影响
显色反应（★）		①甾体母核的反应：醋酐浓硫酸反应 ②不饱和五元内酯环呈色反应：亚硝酰铁氰化钠（Legal）反应 ③2-去氧糖的鉴别反应：三氯化铁－冰醋酸反应

提取	从中药中提取分离单体强心苷有一定的难度。在药材采收直至提取分离过程中，都要特别注意如酸、碱、酶等因素的影响
典型化合物及生物活性（★★★）	强心苷是治疗心力衰竭不可缺少的药物 ①洋地黄毒苷：亲脂性强，多口服用于慢性病例 ②异羟基洋地黄毒苷：在 C-12 位引入羟基，亲脂性降低，可制成注射液用于急性病例 ③去乙酰毛花苷：适于注射，作用基本与地高辛相似，毒性小，安全性大，为一种速效强心苷

二、甾体皂苷

皂苷的结构及典型化合物生物活性与用途		①甾体皂苷：具有降血糖、降血脂、抗菌、抗肿瘤、杀灭钉螺及扩张冠状动脉等活性。例如薯蓣皂苷与原薯蓣皂苷是地奥心血康制剂中八种甾体皂苷的主要成分 ②三萜皂苷：从黄芪、人参中分离的数种皂苷均属于此类。如人参皂苷 Rg_1 有轻度中枢神经兴奋作用及抗疲劳作用。甘草酸及其苷元甘草次酸都具有促肾上腺皮质激素（ACTH）样活性 皂苷具有治疗心血管疾病、降血糖、抗菌、抗肿瘤、杀灭钉螺及免疫调节作用等活性。菝葜皂苷：抗真菌；蜘蛛抱蛋皂苷：杀螺活性
理化性质（★★）	性状	皂苷分子量较大，不易结晶，多为无色、白色无定形粉末，具有吸湿性。多数皂苷具苦和辛辣味，对人体黏膜有刺激性
	溶解性	多数皂苷一般可溶于水，易溶于热水、稀醇，甾体皂苷元则难溶或不溶于水，易溶于甲醇、乙醇、氯仿、乙醚等有机溶剂
	表面活性	皂苷水溶液经强烈振摇能产生持久性泡沫，且不因加热而消失。但有些皂苷起泡性不明显
	溶血性	各种皂苷的溶血作用强弱不同，可用溶血指数表示。溶血指数：是指在一定条件下（同一来源红细胞、等渗、恒温等）能使血液中红细胞完全溶解的最低皂苷溶液浓度
提取（★）	皂苷的提取通法	酸性皂苷常采用碱提酸沉法，如甘草酸易溶于碱水，再加酸酸化使其又析出沉淀
	皂苷元的提取	酸水解有机溶剂提取法，工业生产中常用此方法获得甾体皂苷元用以合成甾体类药物
皂苷的检识（★）		①泡沫试验：取皂苷的水溶液 2ml 于试管中，密塞后强烈振摇 1 分钟，如产生持久性泡沫，可能含有皂苷。含蛋白质和黏液质的水溶液虽也能产生泡沫，但很快消失 ②溶血试验：取供试液 1ml，于水浴上蒸干，以 0.9% 生理盐水溶解，加入几滴 2% 红细胞悬浮液，于 37℃ 下观察，如溶液由浑浊变为澄清，则可能含有皂苷存在。但某些皂苷没有溶血作用。植物中的某些萜类、胺类也有溶血作用，一般应先以胆甾醇沉淀法，如果经胆甾醇沉淀后滤液不再有溶血作用，而沉淀溶解后具有溶血活性，说明是皂苷引起的溶血现象 ③呈色反应（醋酐 - 浓硫酸反应）：甾体皂苷反应液产生黄 - 红 - 紫 - 蓝 - 绿 - 污绿等颜色，最后逐渐褪色；三萜皂苷最终只能显示出红紫色或蓝色，再逐渐褪色

历年考点串讲

　　强心苷历年常考，考试频率约 5 次；甾体皂苷历年常考，考试频率约 7 次。其中，强心苷的结构特点与分类要掌握，理化性质、代表性化合物要掌握；甾体皂苷的结构分类和理化性质要熟练掌握，提取和显色反应要了解。

第八节 生物碱

定义 (★★★)	天然产的一类含氮有机化合物（低分子胺类、氨基酸、肽类、蛋白质等除外）
分类 (★★★)	有机胺类：麻黄碱、秋水仙碱 麻黄碱有平喘的作用；伪麻黄碱有解热镇痛作用。秋水仙碱临床上用于治疗急性痛风，并有抑制癌细胞生长的作用
	莨菪烷（颠茄烷类）衍生物：莨菪碱为左旋体，消旋化后成为阿托品，两者均有解痉镇痛和散瞳、解有机磷中毒作用；东莨菪碱与莨菪碱生物活性相似，常作为防晕和镇静药物应用
	异喹啉衍生物：如存在于黄连、黄柏、三棵针中，具有抗菌作用的小檗碱，防己中的汉防己甲素、乙素，具有强镇痛作用的吗啡碱，可待因
	喹啉类生物碱：如奎宁碱和喜树碱，前者具有抗疟作用，喜树碱具有很强的抗肿瘤作用
性状 (★)	生物碱多数为结晶形固体，少数为非晶形粉末；个别为液体，如烟碱、槟榔碱。个别小分子生物碱如麻黄碱等具挥发性，可用水蒸气蒸馏提取
旋光性 (★)	多数生物碱具有旋光性，且多呈左旋。一般左旋体活性显著强于右旋体，如左旋莨菪碱的散瞳作用比右旋莨菪碱的作用约大 100 倍
碱性 (★★)	①碱性的来源：生物碱分子中含有氮原子，氮原子上有一孤对电子，能接受质子，因而表现出碱性。 ②表示方法：pK_a 表示，pK_a 越大，碱性越强。K_a 是指碱的共轭酸（即生物碱盐）的解离常数。 碱性的强弱顺序：①强碱：$pK_a>12$，如胍类、季铵碱类；②中强碱：pK_a 7～12，如脂胺类、脂氮杂环类；③弱碱：pK_a 2～7，如芳胺类、六元芳氮杂环类；④近中性碱（极弱碱）：$pK_a<2$，如酰胺类、五元芳香氮杂环类生物碱
溶解性 (★★)	①亲脂性生物碱的溶解性：易溶于极性小的有机溶剂如氯仿、乙醚、乙酸乙酯等 ②水溶性生物碱：季铵碱如小檗碱，氧化苦参碱（N→O），分子量较小而极性又较大的生物碱如麻黄碱等易溶于水 ③特殊官能团生物碱：含有酚羟基的吗啡除了溶于酸水外，还可溶于氢氧化钠溶液 ④生物碱盐：一般能溶于水。多数生物碱及其盐在极性大的溶剂，如甲醇、乙醇、丙酮中一般都能溶解。一般生物碱无机酸盐的水溶性大于有机酸盐
沉淀反应 (★★)	①生物碱沉淀试剂：最常用碘化铋钾试剂，产生橘红色沉淀 ②沉淀反应的条件：生物碱沉淀反应是在酸水溶液中进行的

提取与分离 (★)	总生物碱的提取方法及特点	酸水提取法	1%～5% 的硫酸、盐酸或醋酸 使生物碱成盐而溶于水
		醇类溶剂提取法	常用甲醇或乙醇 渗漉法、浸渍法、回流法、连续回流法
	亲脂性有机溶剂提取法		氯仿等亲脂性有机溶剂 采用回流法、连续回流法提取

![历年考点串讲]

　　生物碱的含义与分类历年常考，考试频率约 4 次；理化性质历年必考，考试频率约 10 次；提取和分类历年必考，考试频率约 9 次；典型化合物历年常考，考试频率约 4 次。其中生物碱的类型要熟练掌握，含义要掌握，旋光性、碱性、溶解性和沉淀反应要掌握，生物活性与用途要熟练掌握，性状要了解，提取方法要了解。

第九节　其他成分

鞣质	定义（★）	为一类结构比较复杂的多元酚类化合物。鞣质能与蛋白质相结合形成不溶于水的沉淀，故能与生兽皮中的蛋白质结合形成致密、柔韧、不易腐败又难以透水的皮革，所以称为鞣质
	结构与分类（★★）	①可水解鞣质：是由酚酸与多元醇通过苷键和酯键形成的化合物，基本单位是没食子酸，可水解鞣质可被酸、碱和酶催化水解。如：中药五倍子鞣质 ②缩合鞣质：不能被酸水解，又称鞣红。基本单元是黄烷 -3- 醇类，最常见的是儿茶素
	除鞣质的方法（★★）	①热处理冷藏法；②石灰沉淀法；③明胶沉淀法
有机酸（★）	定义	有机酸是一类含羧基的化合物，多数与金属离子或生物碱结合成盐的形式存在，也有结合成酯的形式存在
	结构与分类	①芳香族有机酸：如绿原酸为 3- 咖啡酰奎宁酸，是金银花抗菌有效成分和茵陈利胆有效成分。水杨酸以其二乙胺盐或镁盐的形式作为消炎镇痛非甾体抗感染药应用于临床 ②脂肪族有机酸：如柠檬酸、苹果酸、酒石酸、琥珀酸等普遍存在于中药中 ③萜类有机酸：属于萜类化合物，如甘草次酸、齐墩果酸等
	提取与分离	①有机溶剂提取法；②离子交换法
氨基酸、蛋白质（★）	氨基酸	氨基酸为酸碱两性化合物，一般能溶于水，易溶于酸水和碱水，难溶于亲脂性有机溶剂。可用茚三酮作为氨基酸检识的试剂
	蛋白质	天花粉中的天花粉蛋白有引产作用；半夏鲜汁中的半夏蛋白具有抑制早期妊娠作用。蛋白质是一种由氨基酸通过肽键聚合而成的高分子化合物，分子量可达数百万。如采用水煮醇沉法使蛋白质沉淀除去
多糖（★）	定义	多糖是由十个以上的单糖基通过苷键连接而成的聚糖
	功能	黄芪多糖可增强机体的免疫功能；香菇多糖、灵芝多糖等有抗肿瘤的作用；昆布中的昆布素有治疗动脉粥样硬化的作用
	理化性质	无甜味，大多不溶于水，也不溶于稀醇等有机溶剂。有的多糖可以溶于热水或碱水，所以采用水提醇沉法从植物中提取多糖或除去多糖

鞣质历年偶考；有机酸历年偶考；氨基酸、蛋白质历年偶考；多糖历年偶考。其中，鞣质的结构与分类、除鞣质的方法要掌握，定义要了解；有机酸的结构与分类要了解。

经典例题

1. 主要用于挥发油的提取方法是
   A. 水蒸气蒸馏法
   B. 浸渍法
   C. 超临界流体萃取法
   D. 升华法
   E. 渗漉法

2. 下列属于不需要加热的提取方法是
   A. 回流法
   B. 煎煮法
   C. 分馏法
   D. 渗漉法
   E. 沉淀法

3. 下列属于甲基五碳糖的是
   A. 甘露糖
   B. 山梨糖
   C. 葡萄糖
   D. 果糖
   E. 鼠李糖

4. 不属于氧苷的是
   A. 酚苷
   B. 吲哚苷
   C. 氰苷
   D. 硫苷
   E. 醇苷

5. 下列反应属于糖的检识反应的是
   A. 菲林反应
   B. 多伦反应
   C. Molish 反应
   D. Smith 降解法
   E. Feigl 反应

6. 下列属于呋喃香豆素的是
   A. 伞形花内酯
   B. 七叶内酯
   C. 补骨脂内酯
   D. 紫花前胡素
   E. 茵陈内酯

7. 下列属于蒽醌的是
   A. 丹参醌
   B. 丹参新醌
   C. 紫草素
   D. 大黄酚
   E. 辅酶 Q10

8. 下列显色反应专用于检识羟基蒽醌的显色反应
   A. 金属离子反应
   B. Bornträger 反应
   C. Kesting-Craven
   D. 无色亚甲蓝显色试验
   E. 金属离子反应

9. 结构属于 3- 苯基色原酮的结构是
   A. 黄酮
   B. 黄酮醇
   C. 异黄酮
   D. 二氢黄酮
   E. 花色素

10. 萜类的基本母核是
    A. 苯骈 α - 吡喃酮
    B. 碳水化合物
    C. 2- 苯基色原酮
    D. 苯丙素类
    E. 异戊二烯

11. 可区别挥发油与脂肪油的性质的是
    A. 稳定性
    B. 溶解性
    C. 挥发性
    D. 酸性
    E. 极性

12. 麻黄碱的结构类型属于
    A. 简单异喹啉类
    B. 吲哚类
    C. 萜类
    D. 有机胺类
    E. 双苄基异喹啉类

13. 下列生物碱中碱性最强的是
    A. 小檗碱
    B. 麻黄碱
    C. 番木鳖碱
    D. 新番木鳖碱
    E. 秋水仙碱

14. 作为氨基酸检识的试剂是
    A. α - 萘酚
    B. 茚三酮
    C. 双缩脲
    D. Gibb's 试剂
    E. 盐酸镁

参考答案

1.A 2.D 3.E 4.D 5.C 6.C 7.D 8.B 9.C 10.E
11.C 12.D 13.A 14.B

第五章 药物化学

第一节 绪论（★）

药物化学的定义及研究内容	药物化学是一门发现与发明新药、合成化学药物、阐明药物化学性质、研究药物分子与机体细胞（生物大分子）之间相互作用规律的综合性学科，是化学与生命科学的交叉学科	
	研究内容包括化学药物的化学结构、理化性质、合成工艺、构效关系、体内代谢、作用机制以及寻找新药的途径与方法	
药物化学的任务	①为有效利用现有化学药物提供理论基础；②为生产化学药物提供先进、经济的方法和工艺；③为创制新药探索新的途径和方法	
药物名称	通用名	列入国家药品标准的药品名称，又称为药品法定名称。中国药典收载的中文药品名称均为法定名称。若该药物在世界范围内使用，则采用国际非专利药名（INN）
	化学名	中文化学名：命名原则可以参考《英汉化学化工辞典》。在母核前的基团次序应按立体化学中的次序规则进行命名，小的原子或基团在先，大的在后
	商品名	生产厂家为了保护自己的利益，利用商品名以促进药品的使用而使用的药物名称，经工商行政管理部门批准成为该药品的专用商品名称，又称专利名

历年考点串讲

药物化学的研究内容与任务历年偶考，药物名称的通用名与化学名历年偶考，考试频率约0次。

第二节 麻醉药

全身麻醉药（★）	分类	根据给药途径可分为吸入性麻醉药和非吸入性麻醉药（静脉麻醉药）	
	重点药物	氟烷	本品为无色澄明易流动的液体，不易燃、易爆，遇光、热和湿空气能缓慢分解 本品用于全身麻醉和诱导麻醉，但对肝脏有一定损害

全身麻醉药（★）	重点药物	氯胺酮	本品结构中含有手性碳原子，具旋光性，右旋体的活性强，但常用其外消旋体。氯胺酮主要代谢为有活性的去甲氯胺酮由于本品麻醉作用时间短，易产生幻觉，现属Ⅰ类精神药品管理	
		羟丁酸钠	本品为白色结晶性粉末，有引湿性。本品麻醉作用较弱，但毒性小，可配合其他麻醉药或安定药使用，用于诱导麻醉或维持麻醉	
局部麻醉药	分类（★）		局部麻醉药按化学结构可分为芳酸酯类、酰胺类、氨基醚类、氨基酮类及其他类	
	构效关系（★）		此类药物的基本骨架由三部分构成：即亲脂性部分（Ⅰ）、中间连接链（Ⅱ）和亲水性部分（Ⅲ）	
			①亲脂性部分：必需部位，有效的局麻药多为带有不同取代基的苯环或芳杂环，但芳杂环取代的活性均小于苯环取代。苯环上引入给电子基作用均增强，而引入吸电子基则作用减弱 ②中间连接链部分：与麻醉药作用持续时间及作用强度有关。当X以电子等排体 –CH$_2$–、–NH–、–S– 或 –O– 取代时，形成不同的结构类型 其作用时间顺序为：–CH$_2$– > –NH– > –S– > –O– 其麻醉作用强度顺序为：–S– > –O– > –CH$_2$– > –NH– ③亲水性部分：大多为叔胺，易形成可溶性的盐。伯胺、仲胺的刺激性较大，季铵由于表现为箭毒样作用而不再使用；亲水性部分如为杂环，以哌啶环作用最强	
	重点药物	盐酸普鲁卡因（★★★）	 分子中含有酯键，易被水解。水解后生成对氨基苯甲酸和二乙氨基乙醇，局麻作用消失。在一定条件下对氨基苯甲酸可进一步脱羧生成有毒的苯胺；有芳伯氨基，易被氧化变色。本品为局麻药，作用较强，毒性较小，时效较短。临床主要用于浸润麻醉和传导麻醉。因其穿透力较差，一般不用于表面麻醉	
		盐酸丁卡因（★）	结构中不含芳伯氨基，一般不易氧化变色，亦不能采用重氮化–偶合反应鉴别。麻醉作用较普鲁卡因强 10～15 倍，穿透力强，作用迅速，多用于黏膜麻醉和硬膜外麻醉	
局部麻醉药	重点药物	盐酸利多卡因（★★★）	 含有酰胺键，但由于酰胺键的邻位有两个甲基，产生空间位阻作用而阻碍其水解；麻醉作用较强，为普鲁卡因的 2 倍，穿透力强，起效快，被认为是较理想的局麻药，用于各种麻醉，又用于治疗心律失常	

全身麻醉药历年偶考，考试频率约 1 次；局部麻醉药历年常考，考试频率约 2 次。其中，全身麻醉药的分类及氟烷、盐酸氯胺酮和羟丁酸钠分别属于其中哪一类药物是考试重点，应熟练掌握；局部麻醉药的分类、局麻药盐酸普鲁卡因与盐酸利多卡因的结构特征与性质是考试的重点，应熟练掌握。

第三节　镇静催眠药、抗癫痫药和抗精神失常药

一、镇静催眠药

分类（★）		镇静催眠药按化学结构可分为巴比妥类、苯二氮䓬类、氨基甲酸酯类及其他类	
巴比妥类结构特点、理化通性及构效关系	结构特点	巴比妥类药物为丙二酰脲的衍生物，丙二酰脲也称巴比妥酸。当 C5 位上的两个氢原子被烃基取代时才呈现活性	
	理化通性（★★）	①在空气中较稳定，遇酸、氧化剂和还原剂，在通常情况下其环不会破裂 ②弱酸性：由于巴比妥类药物的弱酸性比碳酸的酸性弱，所以该类药物的钠盐水溶液遇 CO_2 可析出沉淀 ③水解性：巴比妥类药物具有酰亚胺结构，易发生水解开环反应，所以其钠盐注射剂要配成粉针剂 ④成盐反应：巴比妥类药物的水溶性钠盐可与某些重金属离子形成难溶性盐类，可用于鉴别巴比妥类药物	
	构效关系（★）	巴比妥类药物属于结构非特异性药物，其作用强弱、快慢和作用时间长短主要取决于药物的理化性质，与药物的解离程度、脂水分配系数和代谢失活过程有关	
苯二氮䓬类理化通性和作用机制		在酸或碱中加热则 1，2 位酰胺键和 4，5 位的亚胺键均可发生水解反应而开环。4，5 位开环为可逆性水解，在酸性条件下开环，在中性和碱性条件下闭环。三唑安定类因 1，2 位骈合三氮唑环，稳定性增加	
重点药物	苯巴比妥（★★）	结构中具有酰亚胺结构，易水解。其钠盐水溶液易水解。为避免水解失效，其钠盐注射剂要配成粉针剂。临床上用于治疗失眠、惊厥和癫痫大发作	
	硫喷妥钠（★）	本品系戊巴比妥 2 位氧原子被硫原子取代而得到的药物。可溶于水，做成注射剂，用于临床。由于硫原子的引入，使药物的脂溶性增大，易通过血脑屏障，可迅速产生作用；但同时在体内也容易被脱硫代谢，生成戊巴比妥，所以为超短时作用的巴比妥类药物常用于静脉麻醉、诱导麻醉、基础麻醉、抗惊厥以及复合麻醉等	
重点药物	地西泮（★★）	又名安定，口服地西泮后，在胃酸作用下，水解反应在 4，5 位上进行所得的开环化合物进入肠道，因 pH 升高，又闭环成原药。因此，4，5 位间开环，不影响生物利用度 本品主要用于治疗焦虑症、一般性失眠和神经官能症以及用于抗癫痫和抗惊厥	

二、抗癫痫药

分类（★）	可分为巴比妥类、乙内酰脲类、苯二氮䓬类、二苯并氮杂䓬类、脂肪羧酸类和其他类	
重点药物	苯妥英钠（★★）	又名大仑丁钠，本品水溶液呈碱性，露置空气中呈现浑浊。因本品具有酰亚胺结构，易水解。故本品及其水溶液应密闭保存或新鲜配制。本品适用于治疗癫痫的全身性和部分性发作，也用于控制癫痫持续状态
	卡马西平（★）	本品需避光密闭保存。本品为广谱抗惊厥药，可用于治疗三叉神经痛，对癫痫大发作最有效
	丙戊酸钠（★）	白色结晶性粉末或颗粒，易溶于水，吸湿性极强。广谱抗癫痫药，能抑制脑内 γ-氨基丁酸的代谢，提高其浓度，从而发挥抗癫痫作用，多用于治疗其他抗癫痫药无效的各型癫痫

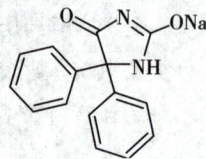

三、抗精神失常药

分类（★）	吩噻嗪类、二苯并氮杂䓬类和丁酰苯类
吩噻嗪类药物（★★）	①结构与稳定性：该类药物在空气中放置，渐变为红棕色，日光及重金属离子有催化作用，遇氧化剂则被破坏 ②吩噻嗪类重点药物 盐酸氯丙嗪：本品具有吩噻嗪环结构，易被氧化，在空气或日光中放置，渐变为红棕色。本品主要用于治疗精神分裂症和躁狂症，亦可治疗神经官能症的焦虑和紧张状态，还可用于镇吐、低温麻醉和人工冬眠等
二苯并氮杂䓬类重点药物（★）	氯氮平：存在首过效应，主要代谢产物有 N-去甲基氯氮平和氯氮平 N-氧化物等。本品是上市的第一个非经典抗精神病药，锥体外系反应少，可用于治疗多种类型的精神分裂症。本品的毒副作用主要由代谢产物引起，严重不良反应为粒细胞缺乏症。因此本品使用时需要监测白细胞数量，一般不宜作为首选药
丁酰苯类重点药物（★）	氟哌啶醇：本品主要用于治疗急、慢性精神分裂症和躁狂症，反应性精神病及其他具有兴奋、躁动、幻觉和妄想等症状的重症精神病

四、抗抑郁药

　　盐酸阿米替林　主要有去 N-甲基、氮氧化和羟基化。三环类药物的 N-单脱甲基代谢物为活性代谢物，它们本身常被用作抗抑郁药，例如去甲替林和地昔帕明。适用于治疗焦虑性或激动性抑郁症。

历年考点串讲

镇静催眠药历年必考，考试频率约 4 次；抗癫痫药历年常考，考试频率约 2 次；抗精神病药历年常考，考试频率约 2 次；抗抑郁药历年常考，考试频率约 1 次。其中，巴比妥类与苯二氮䓬类药物的理化通性、苯巴比妥的结构与性质、地西泮的结构特征是考试重点，应熟练掌握。镇静催眠药的分类、巴比妥类药物的构效关系、苯巴比妥与地西泮的用途应熟悉。苯妥英钠的结构、稳定性和用途是考试重点，应熟练掌握，抗癫痫药物的分类以及丙戊酸钠的性质和用途应熟悉。盐酸氯丙嗪的结构、稳定性和用途是考试重点，应熟练掌握，盐酸氯丙嗪的代谢途径应熟悉。盐酸阿米替林的作用用途是考试重点，应熟练掌握，稳定性、代谢途径应熟悉。

第四节 解热镇痛药、非甾体抗炎药和抗痛风药

一、解热镇痛药

水杨酸类（★★★）	阿司匹林：又名乙酰水杨酸。结构中存在酯键能缓慢水解，水解后水杨酸氧化变色。本品为环氧化酶的不可逆抑制剂，通过阻断前列腺素的生物合成起到解热、镇痛、抗炎的作用，也可减少血小板血栓素 A_2 的生成，起到抑制血小板聚集和防止血栓形成的作用。在临床上除用于治疗感冒发热、头痛、牙痛、神经痛和肌肉痛等外，还有一定的抗风湿作用	
乙酰苯胺类（★★★）	对乙酰氨基酚：又名扑热息痛。易水解，生成对氨基酚。主要在肝脏代谢，少量生成有毒的 N- 羟基乙酰氨基酚。在正常情况下，它可与肝内谷胱甘肽结合而解毒。若应用本品过量时，N- 乙酰半胱氨酸可用作为解毒剂。可用于治疗发热疼痛等，但无抗感染抗风湿作用	

二、非甾体抗炎药

分类（★）	按化学结构又可分为吡唑酮类、芳基烷酸类、N- 芳基邻氨基苯甲酸类（灭酸类）、1，2- 苯并噻嗪类和其他类	
重点药物	芳基烷酸类（★★）	芳基乙酸类	吲哚美辛：又名消炎痛。本品含有酰胺键，水解产物可进一步脱羧；水解产物与脱羧产物均含有吲哚环，都可进一步氧化成有色物质。对胃肠道刺激性较大，对肝脏和造血系统亦有损害作用。本品对炎症性疼痛作用显著，对痛风性关节炎疗效较好

续表

重点药物	芳基乙酸类		双氯芬酸钠：本品适用于治疗类风湿关节炎、神经炎及各种原因引起的发热 （化学结构式）
	芳基烷酸类（★★）	芳基丙酸类	布洛芬：又名为异丁苯丙酸。本品以消旋体给药，通常在消化道吸收过程中经酶作用转化成 S-（+）-异构体。本品消炎作用与阿司匹林相似，但副作用相应较小，可用于风湿性及类风湿关节炎和骨性关节炎等的治疗 （化学结构式）
			萘普生：临床使用中应用其 S-（+）-异构体。抗炎作用较布洛芬进一步提高，适用于治疗风湿性和类风湿关节炎、痛风等疾病，也可用于缓解肌肉骨骼扭伤、挫伤和损伤等所致的疼痛 （化学结构式）
	1，2-苯并噻嗪类（★）		本类药物也称为昔康类，其化学结构中含有烯醇型结构，半衰期较长，为长效消炎镇痛药。该类药物中第一个在临床上使用的是吡罗昔康，具有服用量小，疗效显著，起效迅速且作用持久等特点，长期服用耐受性较好，副作用较小
			美洛昔康：本品具有酰胺结构，可发生水解，需密封保存。本品是优良的长效抗风湿药，对慢性风湿性关节炎的抗感染、镇痛效果与吡罗昔康相同，但诱发胃及十二指肠溃疡的作用较吡罗昔康弱，可长期用于类风湿关节炎的治疗

三、抗痛风药（★）

痛风	痛风是由于体内嘌呤代谢紊乱而引起的一种疾病，主要表现为血中尿酸过多，尿酸盐在关节及肾等组织中析出，引起痛风性关节炎及肾脏损害
重点药物	丙磺舒：促进尿酸的排泄。适用于治疗慢性痛风和痛风性关节炎等。能抑制青霉素、对氨基水杨酸等的排泄，可延长它们的药效，故为其增效剂 （化学结构式）

![历年考点串讲]

解热镇痛药历年必考，考试频率约3次；非甾体抗炎药历年常考，考试频率约2次；抗痛风药历年常考，考试频率约1次。其中，阿司匹林与对乙酰氨基酚的结构、性质和用途是考试的重点，应熟练掌握；解热镇痛药的分类与对乙酰氨基酚的代谢应熟悉。非甾体抗炎药的分类以及布洛芬、萘普生、吲哚美辛、双氯芬酸钠的结构类型与结构特征是考试重点，应熟练掌握；以上药物的用途和美洛昔康的作用特点应熟悉。丙磺舒的体内药物相互作用是考试重点，应熟练掌握；丙磺舒的药理作用及用途应熟悉。

第五节 镇痛药

	分类	天然生物碱类、半合成镇痛药、合成镇痛药和内源性多肽类
概述（★）	结构特点	①分子中具有一个平坦的芳环结构，与受体平坦区通过范德华力相互作用 ②有一个碱性中心，并能在生理pH下部分电离成阳离子，可与受体表面的阴离子部位相结合 ③分子中的苯环以直立键与哌啶环相连接，使得碱性中心和苯环处于同一平面上，以便与受体结合；哌啶环的乙撑基突出于平面之前，与受体上一个方向适合的空穴相适应
天然生物碱类（★★★）		盐酸吗啡：本品为白色、有丝光的针状结晶或结晶性粉末，能溶于冷水，极易溶于沸水。结构中有5个手性碳原子，故具有旋光性。天然存在的吗啡为左旋体。本品因结构中含有酚羟基和叔氮原子，显酸碱两性 吗啡与盐酸或磷酸等溶液共热，可脱水，经分子重排，生成阿扑吗啡。阿扑吗啡对呕吐中枢有很强的兴奋作用，可用于误食毒物而不宜洗胃患者的催吐。吗啡为μ受体强效激动剂，镇痛作用强，但对中枢神经系统有抑制作用。临床上主要用作镇痛药，还可作麻醉辅助药。本品连续使用可成瘾，产生耐受性和依赖性，并有呼吸抑制等副作用，禁忌持续用药 吗啡的构效关系：17位的叔胺氮原子是影响镇痛活性的关键基团，不同取代基的引入，可使药物对阿片受体的作用由激动剂变为拮抗剂。修饰3位酚羟基、6位醇羟基以及7~8位双键得到的化合物，镇痛作用提高，成瘾性也增强

合成镇痛药		盐酸哌替啶（★★）：又名度冷丁。苯基哌啶类的第一个合成镇痛药。主要代谢物有去甲哌替啶、哌替啶酸和去甲哌替啶酸等，其中仅去甲哌替啶有弱的镇痛活性，但它也是造成哌替啶中毒时可能出现惊厥的原因。本品为 μ 受体激动剂，镇痛作用约为吗啡的 1/10，起效快，但作用时间较短，时效 2～4 小时。临床上主要用于创伤、术后和癌症晚期等引起的剧烈疼痛，亦可麻醉前给药起镇静作用，有成瘾性，但较吗啡弱，不宜长期使用	
		盐酸美沙酮（★）：有旋光性，仅左旋体有效，临床用其外消旋体。适用于各种剧烈疼痛的治疗，但常用有成瘾性，毒性较大。临床主要用于吗啡、海洛因成瘾者的脱毒治疗	
半合成镇痛药（★）		磷酸可待因：本品为白色细微的针状结晶性粉末。无游离酚羟基，比吗啡稳定，但遇光逐渐变质，需避光保存。主要在肝脏代谢，有 10% 脱甲基转变为吗啡。临床上用于中等疼痛的止痛。可待因是中枢麻醉性镇咳药，适用于各种剧烈干咳的治疗，有轻度成瘾性	

历年考点串讲

　　镇痛药的结构特点历年偶考，考试频率约 0 次；天然生物碱类镇痛药历年常考，考试频率约 2 次；合成镇痛药历年常考，考试频率约 2 次。半合成镇痛药历年常考，考试频率约 1 次。其中，应熟悉镇痛药的结构特点。盐酸吗啡的性质及构效关系是考试重点，应熟练掌握，盐酸吗啡的结构特点、代谢和用途应熟悉。盐酸哌替啶的结构和性质及盐酸美沙酮的性质和用途是考试重点，应熟练掌握；盐酸哌替啶的代谢和用途应熟悉。磷酸可待因的用途是考试重点，应熟练掌握；磷酸可待因的性质应熟悉。

第六节　拟胆碱药和胆碱能受体阻断剂

拟胆碱药（★★）	M 胆碱能受体激动剂	硝酸毛果芸香碱：对汗腺和唾液腺的作用较大，造成瞳孔缩小、眼压降低。临床上用于治疗原发性青光眼
拟胆碱药（★★）	乙酰胆碱酯酶抑制剂与胆碱酯酶复活剂	乙酰胆碱酯酶（AChE）抑制剂能抑制 AChE，使乙酰胆碱在突触处的浓度增高，结果产生毒蕈碱（M）样和烟碱（N）样反应，增强并延长了乙酰胆碱的作用。临床上用于治疗重症肌无力
		乙酰胆碱酯酶抑制剂包括可逆性和不可逆性两类 ①可逆性乙酰胆碱酯酶抑制剂：毒扁豆碱、溴化新斯的明和氢溴酸加兰他敏等 ②不可逆性乙酰胆碱酯酶抑制剂：其结果导致 ACh 在体内堆积，发生一系列中毒症状，使用时应特别小心防护，一旦发生中毒，需及时用胆碱酯酶复活剂救治
		重点药物 ①碘解磷定：本品为有机磷中毒解毒剂 ②溴新斯的明：本品为抗胆碱酯酶药，由于为季铵类化合物，胃肠道难于吸收临床上用于重症肌无力及手术后腹气胀、尿潴留等症的治疗 ③加兰他敏：作用与新斯的明相似，为一种长效胆碱酯酶抑制剂。临床上用于治疗小儿麻痹后遗症及重症肌无力。本品易透过血-脑屏障，可用于治疗老年性痴呆

M 胆碱能受体阻断剂	类型（★）	包括茄科生物碱和全合成 M 胆碱能受体阻断剂。茄科生物碱是从茄科植物颠茄、曼陀罗、莨菪及山莨菪等中分离提取的生物碱，有阿托品、（-）-东莨菪碱、山莨菪碱和樟柳碱
	茄科生物碱类构效关系（★）	氧桥使分子亲脂性增大，中枢作用增强。羟基使分子极性增强，中枢作用减弱。东莨菪碱有氧桥，中枢作用最强。阿托品无氧桥，无羟基，仅有兴奋呼吸中枢作用。樟柳碱虽有氧桥，但莨菪酸 α 位还有羟基，中枢作用弱于阿托品。山莨菪碱有 6 位羟基，中枢作用是最弱的
	重点药物	硫酸阿托品（★★★） 分子中含有酯键，在碱性条件下易水解，而在弱酸性和近中性条件下较稳定，pH 3.5～4.0 最稳定。阿托品能解除平滑肌痉挛，可用于治疗各种类型的内脏绞痛、麻醉前给药及散瞳等；可抑制腺体分泌，可用于治疗盗汗；有抗心律失常和抗休克作用，临床用于治疗各种感染中毒性休克和心动过缓；还可以用于有机磷中毒时的解救
		哌仑西平（★）：哌仑西平是一种选择性 M 胆碱能受体阻断剂。与其他经典抗胆碱药不同，治疗剂量时选择性地阻断黏膜上的 M 受体，控制胃酸分泌，而对胃肠道平滑肌、唾液腺分泌、心血管、瞳孔和泌尿功能影响很小。由于它难透过血 - 脑屏障，对中枢神经系统副作用小
N₁、N₂ 胆碱能受体阻断剂（★）	分类	①非去极化型结构类型：主要药物有 d- 筒箭毒碱和泮库溴铵 ②去极化型神经肌肉阻断剂：主要药物有氯化琥珀胆碱
	N₂ 胆碱能受体阻断剂重点药物	①泮库溴铵：本品为长效非去极化型神经肌肉阻断剂，可作为 d- 筒箭毒碱的替代品，用于外科手术时使肌肉松弛 ②氯化琥珀胆碱：本品结构中有酯键，易发生水解反应。氯琥珀胆碱为二元羧酸酯，水解时分步进行，最后生成 2 分子氯化胆碱和 1 分子琥珀酸。起效快，持续时间短，易于控制。临床上用于需肌肉松弛的外科小手术和气管插管

历年考点串讲

　　拟胆碱药历年常考，考试频率约 1 次；胆碱能受体阻断剂历年常考，考试频率约 2 次。其中，应熟悉拟胆碱药的分类、硝酸毛果芸香碱、碘解磷定、溴化新斯的明和加兰他敏的作用与用途。茄科生物碱类的构效关系、硫酸阿托品的结构特点、性质和用途是考试重点，应熟练掌握。胆碱能受体阻断剂的分类、哌仑西平与泮库溴铵的用途、氯琥珀胆碱的稳定性及用途应熟悉。

第七节　肾上腺素能药物

一、肾上腺素能受体激动剂

结构类型 （★）	肾上腺素能受体激动剂按化学结构类型可分为苯乙胺类和苯异丙胺类 ①苯乙胺类主要有肾上腺素、去甲肾上腺素、异丙肾上腺素、多巴胺、去氧肾上腺素等 ②苯异丙胺类主要有麻黄碱和甲氧明等
构效关系 （★）	 ①苯环和氨基相隔两个碳原子，作用最强，碳链增长为三个碳原子，作用又下降 ②氨基上的取代基显著影响 α 和 β 受体效应；随取代基增大，α 受体效应减弱，β 受体效应增强 ③苯环上酚羟基的存在一般使作用增强。苯环上无酚羟基，使时效延长，但作用减弱 ④多数药物在氨基的 β 位有羟基，产生光学异构体，活性有显著差别，一般 $R-$ 构型光学异构体具有较大活性 ⑤在氨基的 α 位引入甲基，可使 $β_2$ 受体效应增强
重点药物	肾上腺素（★★★）：临床上使用的肾上腺素为 $R-$ 构型，具左旋性。本品为酸碱两性化合物，临床上使用其盐酸盐。本品含有邻苯二酚结构，具有较强的还原性，在酸性介质中相对稳定，在中性或碱性溶液中不稳定，若空气中的氧或弱氧化剂，均能使其氧化变质，生成醌型化合物肾上腺素红呈红色，并可进一步聚合成棕色多聚物。本品性质不稳定，故不能口服。本品对 α 和 β 受体都有激动作用，临床上用于急性心力衰竭、支气管哮喘的治疗及心脏骤停的抢救
	盐酸异丙肾上腺素（★★★）：又名喘息定。本品为 β 受体激动药，有舒张支气管的作用。可用于支气管哮喘、过敏性哮喘、慢性肺气肿及低血压等的治疗
	重酒石酸去甲肾上腺素（★★）：临床上使用的去甲肾上腺素为 $R-$ 构型，具左旋性；本品主要兴奋 α 受体，具有很强的血管收缩作用。临床上主要用其升压作用，静脉滴注用于治疗各种休克，口服用于治疗消化道出血
	盐酸多巴胺（★★）：本品为多巴胺受体激动药，临床上用于治疗各种类型休克
	盐酸甲氧明（★★）：本品为 α 受体激动剂，有收缩血管和升高血压作用，可用于外伤和周围循环功能不全时低血压的急救
	盐酸麻黄碱（★）：其水溶液具有强碱性。麻黄碱结构中有两个手性碳原子，四个光学异构体，只有（−）−麻黄碱（$1R, 2S$）有显著活性。本品对 α 和 β 受体均有激动作用，主要用于治疗慢性轻度支气管哮喘，预防哮喘发作，治疗鼻塞等
	沙美特罗（★）：本品为新型选择性长效 $β_2$ 受体激动剂，常用剂型为喷雾剂。可用于哮喘（包括夜间哮喘和运动性哮喘）、喘息性支气管炎和可逆性气道阻塞

二、肾上腺素能受体拮抗剂

类型	分为 α 受体阻断剂和 β 受体阻断剂。在 β 受体阻断剂中，按基本结构不同，可分为芳氧丙醇胺类和苯乙醇胺类两类；芳氧丙醇胺类药物常用有：普萘洛尔、阿替洛尔、美托洛尔等；苯乙醇胺类常用药物有拉贝洛尔等；临床上主要用于治疗心律失常、心绞痛、高血压等心血管疾病
重点药物	①盐酸哌唑嗪：用于治疗轻、中度高血压或肾性高血压，也适用于治疗顽固性心功能不全 ②盐酸普萘洛尔：又名心得安。含有手性碳原子，临床上用其外消旋体，其左旋体活性强。本品是一种非选择性的 β 受体阻断剂，对 β_1 和 β_2 受体的选择性较差，故支气管哮喘患者忌用。临床上用于心绞痛、心房扑动及颤动等的治疗 ③阿替洛尔：对心脏的 β_1 受体有较强的选择性。用于治疗高血压、心绞痛及心律失常

历年考点串讲

肾上腺素能受体激动药历年常考，考试频率约 3 次；肾上腺素能受体阻断药历年常考，考试频率约 2 次。其中，肾上腺素能受体激动药的结构类型、构效关系，肾上腺素的结构、性质和用途以及盐酸麻黄碱的性质和用途是考试重点，应熟练掌握。盐酸异丙肾上腺素、重酒石酸去甲肾上腺素、盐酸多巴胺、盐酸甲氧明、沙美特罗的用途应熟悉。盐酸哌唑嗪、盐酸普萘洛尔、阿替洛尔的性质与用途应熟悉。

第八节　心血管系统药物

一、调血脂药

分类（★）	①苯氧乙酸及其类似物；②烟酸类；③羟甲戊二酰辅酶 A（HMG-CoA）还原酶抑制剂；④其他类
苯氧乙酸类（★）	构效关系 ①羧基或易于水解的烷氧羰基的存在是这类降脂药物具有活性的必要条件 ②叔碳原子是必需，决定其分子的亲脂性 ③分子的芳基部分保证了亲脂性，增加苯基数目，活性有增强的趋势 ④芳环对位的其他取代基，特别是环烷基，能增强对乙酰辅酶 A 羧化酶的抑制作用，降低或完全控制游离脂肪酸的合成
HMG-CoA还原酶抑制剂	HMG-CoA 还原酶抑制剂可竞争性抑制胆固醇合成过程中的限速酶 HMG-CoA 还原酶，从而降低内源性合成胆固醇的水平，选择性强，疗效确切。这类药物能显著降低 LDL 中胆固醇水平，并能提高 HDL 中胆固醇水平，是目前治疗高胆固醇血症中疗效较好的药物。临床常用药物有辛伐他汀等
贝特类	代表药物非诺贝特等
重点药物（★★）	①吉非罗齐：又名吉非贝齐。非卤代的苯氧戊酸衍生物，能显著降低三酰甘油和总胆固醇水平，其特点是降低 VLDL，提高 HDL，但对 LDL 影响较小，本品用于高胆固醇血症和混合型高脂血的治疗 ②洛伐他汀：临床主要用于治疗高胆固醇血症和混合型高脂血症

二、抗心绞痛药

分类（★）	亚硝酸酯类	是治疗心绞痛的可靠药物。主要有硝酸甘油和硝酸异山梨酯等
	钙通道阻滞剂	①二氢吡啶类：主要药物有硝苯地平等 ②芳烷基胺类：主要有维拉帕米，其分子中有手性碳，左旋体是室上性心动过速患者的首选药，右旋体用于治疗心绞痛 ③苯并硫氮杂䓬类：主要有地尔硫䓬，是一种具有高度特异性的钙通道阻滞剂，用于抗心绞痛和抗心律失常 ④二苯哌嗪类：主要有氟桂利嗪和桂利嗪等，对血管平滑肌有直接扩张作用，能显著改善脑循环和冠状动脉循环
重点药物（★★）	硝苯地平：又心痛定。本品有较低的首过效应，口服吸收好，可发生歧化反应；体内代谢物均无活性，80% 由肾脏排出。临床用于预防和治疗冠心病、心绞痛，对顽固性、重度高血压也有疗效	
	尼群地平：目前临床仍用其外消旋体。临床适应于治疗冠心病及高血压，也可用于治疗充血性心力衰竭	
	盐酸地尔硫䓬：本品分子中有 2 个手性碳原子，具有 4 个光学异构体。本品是一高选择性的钙离子通道阻滞剂，具有扩张血管作用，特别是对大冠状动脉和侧支循环均有较强的扩张作用。临床用于治疗冠心病中各型心绞痛，也有减缓心率的作用	
	硝酸异山梨酯：名消心痛。本品在受到撞击和高热时有爆炸的危险。本品有冠脉扩张作用，属于长效抗心绞痛药，临床用于心绞痛、冠状循环功能不全和心肌梗死等病的预防	

三、抗高血压药

分类（★）	作用于自主神经系统的药物	①作用于神经末梢的药物：其特点是缓慢、温和而持久。主要药物有利血平和胍乙啶 ②作用于中枢神经系统的药物：作用于中枢 α_2 受体（激动剂），减少外周交感神经末梢去甲肾上腺素的释放而产生降压作用。主要药物有可乐定和甲基多巴 ③作用于毛细小动脉的药物：直接扩张毛细小动脉，降低外周阻力而降低血压。主要药物有肼屈嗪和地巴唑 ④神经节阻断药：阻断乙酰胆碱能受体，切断神经冲动的传导，血压下降 ⑤肾上腺素 α_1 受体阻断剂：阻断 α_1 受体，扩张血管，降低血压。主要药物为哌唑嗪

分类（★）	作用于 RAS 系统的药物	包括血管紧张素转化酶抑制剂（ACEI）、血管紧张素Ⅱ受体拮抗剂和肾素抑制剂 ① ACEI：血管紧张素Ⅱ具有很强的血管收缩作用，引起血压升高 ②血管紧张素（Ⅱ）受体拮抗剂：AⅡ是 RAS 发挥作用的活性物质，阻断 AⅡ与受体结合就可阻断 RAS 的生物效应 ③肾素抑制剂：肾素能使血管紧张素转化成血管紧张素Ⅰ，进而转化成血管紧张素Ⅱ，而肾素抑制剂能阻止血管紧张素Ⅰ的形成，从而达到降压目的
	作用于离子通道的药物	①钙通道阻滞剂 ②钾通道开放剂：增加钾离子通透性的药物，促使 K^+ 外流，导致细胞膜超极化而产生强大的血管平滑肌松弛作用，引起血压下降。临床上主要用于治疗高血压、心绞痛、心肌缺血、心力衰竭及血管痉挛性疾病
重点药物		①卡托普利（★★）：结构中的 –SH 有还原性。本品用于治疗高血压和充血性心力衰竭 ②甲基多巴（★★）：本品适用于治疗轻度、中度原发性高血压，对严重高血压也有效；静脉滴注可控制高血压危象；与利尿药合用可增加降压效果；有脑卒中、冠心病或尿潴留的高血压患者更宜于使用 ③氯沙坦（★）：第一个上市的血管紧张素Ⅱ受体拮抗剂。疗效与常用的 ACE 抑制剂相似，具有良好的抗高血压、抗心衰和利尿作用。无 ACE 抑制剂的干咳副作用

四、抗心律失常药

分类（★）	分为四类：Ⅰ类为钠通道阻滞剂，即ⅠA、ⅠB和ⅠC；Ⅱ类为β受体阻断剂；Ⅲ类为延长动作电位时程药物；Ⅳ类为钙通道阻滞剂
构效关系（★）	①非特异性作用药物：药物结构差别较大。非特异性抗心律失常药物大多具有三个结构特征，分别与膜的三个部分作用：芳香环或环系统，这一部分插入膜磷脂的烷基链中；氨基（形成阳离子）与膜多肽的阴离子基结合；具有极性的取代基与膜磷脂的极性端形成氢键 ②特异性作用药物：特异性地作用于β受体，属受体阻断剂
重点药物（★★）	胺碘酮：半衰期长，故服药次数少，治疗指数大，抗心律失常谱广。本品属Ⅲ类抗心律失常药

五、强心药

分类及作用原理	强心药是可以加强心肌收缩力的药物，又称正性肌力药。临床常用的药物有强心苷类、拟交感胺（β受体激动剂）类、磷酸二酯酶抑制剂和钙敏化剂等 ①强心苷类：强心苷是目前治疗心衰的重要药物。小剂量时有强心作用，使心肌收缩加强，脉搏加快，但大剂量时会使心脏中毒而停止跳动。主要缺点是安全范围小、个体差异大等 ②磷酸二酯酶抑制剂：磷酸二酯酶抑制剂使 cAMP 水平增高，达到强心的作用。临床应用的药物有氨力农、米力农等 ③β受体激动剂：多巴胺衍生物多巴酚丁胺曾用于治疗心力衰竭，但作用时间短、口服无效。对其进行结构改造得到了可口服的药物 ④钙敏化剂：钙敏化剂是一类能增加肌纤维丝对 Ca^{2+} 敏感性的药物。伊索马唑具有强心作用，毒性反应少，其作用机制是增加肌丝对钙敏感性和延长钠通道开放

历年考点串讲

　　调血脂药历年常考，考试频率约 1 次；抗心绞痛药历年常考，考试频率约 2 次；抗高血压药历年常考，考试频率约 2 次；抗心律失常药历年常考，考试频率约 1 次；强心苷类药历年偶考，考试频率约 1 次。

　　其中，调血脂药的分类与洛伐他汀的性质和用途是考试重点，应熟练掌握；氯贝丁酯的性质和用途应熟悉。硝苯地平、尼群地平的结构及与盐酸地尔硫革和硝酸异山梨酯的性质和用途是考试重点，应熟练掌握；抗心绞痛药的分类应熟悉；卡托普利和甲基多巴的稳定性和用途以及氯沙坦的作用用途是考试重点，应熟练掌握；抗高血压药的分类应熟悉；普鲁卡因胺的性质和用途是考试重点、应熟练掌握；抗心律失常药的分类应熟悉。

第九节　中枢兴奋药和利尿药

一、中枢兴奋药

分类（★）	按其作用可分为大脑皮层兴奋药、延髓兴奋药、脊髓兴奋药、反射性兴奋药和用于治疗老年性痴呆的药物	
中枢兴奋药	咖啡因能加强大脑皮质的兴奋过程，同时又兴奋延髓呼吸中枢。用于治疗中枢性呼吸衰竭、循环衰竭以及麻醉药、催眠药等中毒引起的中枢抑制。同类药还有可可碱和茶碱，但作用强度各不相同	
	咖啡因（★★★）：小剂量能增加大脑皮层的兴奋过程，清醒凝神，消除疲劳，改善思维活动。加大剂量使呼吸加深加快，血压上升，用于对抗麻醉药、镇静催眠药的中毒和抢救各种疾病引起的呼吸、循环衰竭，并可促进患者从昏迷中苏醒。若继续加大剂量则会产生惊厥作用。与麦角胺合用用于治疗偏头痛	
	安钠咖（★★★）：学名苯甲酸钠咖啡因，常为针剂，是由苯甲酸钠和咖啡因以近似 1∶1 的比例配成的，其中咖啡因起兴奋神经作用，苯甲酸钠起助溶作用以帮助人体吸收。安钠咖作为兴奋型的精神药品，临床上用于治疗中枢神经抑制以及麻醉药引起的呼吸衰竭和循环衰竭等症，它通过兴奋中枢神经调节大脑皮层的活动。安钠咖属我国严格管制的精神药品	
	尼可刹米（★★）：又名可拉明。本品为无色或淡黄色的澄明油状液体，有引湿性，能与水任意混合。本品分子中含酰胺结构，虽可被水解，但在一般条件下稳定。本品为中枢兴奋药，用于治疗中枢性呼吸及循环衰竭	
治疗老年性痴呆的药物（★）	吡拉西坦：又名脑复康。本品具有五元杂环内酰胺类结构，为 GABA 的衍生物。精神兴奋作用弱，无精神药物的副作用，无成瘾性。本品可改善轻度及中度老年痴呆患者的认知能力，但对重度痴呆患者无效。还可用于治疗脑外伤所致记忆障碍及儿童智力低下	

二、利尿药

分类 (★)	磺酰胺及苯并噻嗪类	苯并噻嗪类利尿药的构效关系 ①环外磺酰胺基为利尿作用的必要基团，处于 7 位时疗效最好 ②6 位引入 Cl、CF_3 等吸电子基团，可增强疗效；引入 $-NH_2$，利尿作用丧失；3、4 位为饱和键，较相应不饱和键化合物疗效显著提高	
	含氮杂环类	主要包括嘌呤类、蝶啶类、吡啶并哒嗪类等。代表药物是氨苯蝶啶	
	苯氧乙酸类	代表药物是依他尼酸	
	醛固酮拮抗剂	代表药物是螺内酯	
重点 药物	氢氯噻嗪 (★★★)	又名双氢克尿噻。本品主要是通过抑制髓袢升支粗段皮质部和远曲小管前段对 Na^+、Cl^- 和 H_2O 的再吸收而发挥作用；临床上用于多种类型的水肿及高血压的治疗，大剂量或长期应用时应与氯化钾同服	(结构图)
	呋塞米(★)	又名速尿。本品为强效利尿药，作用强而快。临床上用于其他利尿药无效的严重病例。还可用于预防急性肾衰和药物中毒，可加速药物的排泄	
	甘露醇(★)	化学名为 D- 甘露糖醇。本品为单糖，在体内不被代谢，经肾小球滤过后在肾小管内甚少被重吸收，起到渗透利尿的作用。临床主要用于渗透性利尿药、治疗组织脱水、降低眼内压等	
	螺内酯(★)	又名安体舒通。口服后大约有 70% 的螺内酯立即被吸收，在肝脏极易被代谢，脱去乙酰巯基，生成坎利酮和坎利酮酸，坎利酮为活性代谢物，也是醛固酮受体拮抗剂；临床上用于治疗与醛固酮升高有关的顽固性水肿，还可用于消除腹水和心脏性水肿等，与氢氯噻嗪合用效果好	

![历年考点串讲]

中枢兴奋药历年常考，考试频率约 2 次；利尿药历年偶考，考试频率约 1 次。

其中，咖啡因的结构、性质、代谢和用途以及安钠咖的组成是考试重点，应熟练掌握。尼可刹米的结构、性质和用途以及吡拉西坦的性质与用途应熟悉。利尿药的类型和氢氯噻嗪、呋塞米、甘露醇及螺内酯的结构特征和作用是考试重点，应熟练掌握，以上药物的性质应熟悉。

第十节　抗过敏药和抗溃疡药

一、抗过敏药

分类(★)	分为 H_1 受体拮抗剂、过敏介质释放抑制剂、白三烯受体拮抗剂、缓激肽拮抗剂。其中 H_1 受体拮抗剂的结构分为： ①经典的 H_1 受体拮抗剂：存在一定的中枢镇静副作用；按化学结构分为：乙二胺类、氨基醚类（苯海拉明）、丙胺类（氯苯那敏）、哌嗪类（西替利嗪）、三环类 ②非镇静性 H_1 受体拮抗剂：20 世纪 80 年代后上市的第二代抗组胺药具有对 H_1 受体选择性高、无镇静作用、抗组胺作用与中枢神经系统作用分离和副作用少等特点，被称为非镇静性 H_1 受体拮抗剂

续表

重点药物（★★）	盐酸西替利嗪：本品结构中存在一个手性中心，左旋体对 H_1 受体的拮抗活性比右旋体强，临床用其消旋体。可选择性作用于 H_1 受体，作用强而持久。因结构中有羧基，易离子化，不易透过血-脑屏障，故基本上无镇静作用，为临床常用的抗过敏药
	马来酸氯苯那敏：又名扑尔敏。氯苯那敏有两个对映异构体，药用其消旋体，但右旋体（S）活性高于左旋体（R）；本品为常用抗过敏药物，主要用于治疗过敏性鼻炎、皮肤黏膜过敏和药物或食物引起的过敏性疾病
	盐酸赛庚啶：本品可与组织中释放出来的组胺竞争效应细胞上的 H_1 受体，从而阻止过敏反应的发作，解除组胺的致痉和充血作用。临床用于过敏性疾病，如荨麻疹、丘疹性荨麻疹、湿疹、皮肤瘙痒

二、抗溃疡药

分类（★）	H_2 受体拮抗剂、乙酰胆碱能受体拮抗剂（如阿托品）和胃泌素受体拮抗剂（如丙谷胺）分别与 H_2 受体、乙酰胆碱能受体和胃泌素受体竞争性结合而拮抗其生理作用，导致胃酸分泌减少
	质子泵抑制剂为直接抑制质子泵 H^+，K^+-ATP 酶的作用，故对胃酸的分泌有直接影响 ①苯并咪唑类：代表药物奥美拉唑和兰索拉唑 ②杂环并咪唑类
	前列腺素本身具有抑制组胺、胃泌素和食物引起的胃酸分泌和保护胃壁的作用。通常前列腺素的稳定类似物成为抗酸作用的抗溃疡药物 ① PGE_1（米索前列醇）；② PCE_2（恩前列素）；③前列烷酸（罗沙前列醇）
重点药物	①奥美拉唑（★★★）：奥美拉唑本身是无活性的前药。本品对胃酸分泌皆有强而持久的抑制作用，在治疗消化道溃疡方面，比 H_2 受体拮抗剂的疗效更好。具有迅速缓解疼痛、疗程短和病变愈合率高等优点 ②法莫替丁（★★）：临床上用于治疗十二指肠溃疡、良性胃溃疡和术后溃疡等 ③米索前列醇（★★）：米索前列醇是 PGE_1 衍生物。其稳定性能好，抑制胃酸分泌作用强，能扩张血管、促进胃黏液和碳酸氢盐的分泌，起到黏膜保护作用

历年考点串讲

抗过敏药历年常考，考试频率约 2 次；抗溃疡药历年常考，考试频率约 2 次。

其中，抗过敏药物的分类，H_1 受体拮抗药的结构类型、盐酸西替利嗪的结构特点与作用用途、马来酸氯苯那敏与盐酸赛庚啶的性质和用途是考试的重点，应熟练掌握。抗溃疡药的分类、盐酸雷尼替丁、奥美拉唑、法莫替丁和米索前列醇的性质与用途是考试重点，应熟练掌握。

第十一节　降血糖药

胰岛素（★★）	胰岛素是胰岛B细胞受内源或外源性物质如葡萄糖、乳糖、核糖、精氨酸和胰高血糖素等的激动而分泌的一种蛋白激素，是治疗糖尿病的有效药物。胰岛素类似物是利用重组DNA技术，通过对人胰岛素的氨基酸序列进行修饰生成的一类胰岛素，具有与普通胰岛素不同的药代动力学特性，因而延长或缩短了胰岛素的作用时间，如赖脯胰岛素、门冬胰岛素和甘精胰岛素	
口服降血糖药	分类（★）	磺酰脲类、双胍类、α-葡萄糖苷酶抑制剂、噻唑烷二酮类
	作用机制	①磺酰脲类药物：第一代口服降糖药，对肝脏的毒性较大而被停用。第二代降低血糖药主要药物有格列本脲、格列齐特、格列吡嗪、格列喹酮和格列波脲等。其特点是吸收迅速，与血浆蛋白的结合率高，作用强，长效，毒性低。磺酰脲类降血糖药对正常人与糖尿病患者均有降血糖作用 ②双胍类药物：其降血糖作用主要是促进脂肪组织摄取葡萄糖，使肌肉组织无氧酵解增加，增加葡萄糖的利用。主要药物有二甲双胍 ③α-葡萄糖苷酶抑制剂：可降低多糖及蔗糖分解生成葡萄糖，减少并延缓吸收，因此有降低饭后高血糖作用，临床上用于治疗1型和2型糖尿病患者。主要药物有阿卡波糖和伏格列波糖等 ④噻唑烷二酮类：胰岛素增敏剂，通过激活肌肉组织中脂肪细胞核上靶受体，增加其对胰岛素的敏感性，适用于长期治疗。主要药物有吡格列酮和罗格列酮等
	重点药物（★★）	①吡格列酮：本品为噻唑烷二酮类口服降糖药。临床上用于2型糖尿病，可与饮食控制和体育锻炼联合以改善和控制血糖 ②盐酸二甲双胍：本品用于成人非胰岛素依赖型糖尿病及部分胰岛素依赖型糖尿病

历年考点串讲

胰岛素历年偶考，考试频率约1次；口服降糖药历年偶考，考试频率约1次。

其中，胰岛素的用途是考试重点，应熟练掌握；胰岛素的结构特征应熟悉。口服降糖药的分类和格列本脲、罗格列酮的类型与用途是考试重点，应熟练掌握；以上药物的性质应熟悉。

第十二节　甾体激素

结构特点	（★）甾体激素具有环戊烷骈多氢菲母核，由A、B、C、D四个环稠合而成。在A/B环和C/D环稠合处各有一个甲基，在D环的17位上常有一个碳链或一个含氧基团。甾体母核分别为：5α-孕甾烷、5α-雄甾烷和5α-雌甾烷。结构如下： 5α-雌甾烷　　　5α-雄甾烷　　　5α-孕甾烷

分类		甾体激素包括肾上腺皮质激素和性激素，肾上腺皮质激素分为糖皮质激素和盐皮质激素	
肾上腺皮质激素		分类 （★★）	糖皮质激素和盐皮质激素
		作用 （★★）	①糖皮质激素的作用：主要影响糖代谢，增加肝糖原，增加对冷冻及毒素等的抵抗力；同时，还具有抗风湿的作用。主要药物有氢化可的松、地塞米松和泼尼松等 ②盐皮质激素的作用：主要影响电解质代谢，促使钠的潴留和钾的排泄，从而调节机体内钾钠平衡。主要药物有醛固酮
		结构特点 （★★）	①有孕甾烷母核，4-烯-3，20-二酮 ②糖皮质激素，C_{17} 有羟基，C_{11} 有羰基或羟基 ③盐皮质激素，C_{17} 无羟基，C_{11} 上无羟基或有氧与 C_{18} 相连成环
		结构改造 （★）	在可的松的结构上可进行下列改造： ①引入双键：C_1 上引入双键，抗感染活性高于母核 3~4 倍，如泼尼松和泼尼松龙 ②卤素的引入：9α、6α 引入 F 原子，使糖皮质激素活性增加 10 倍；9α、7α、21 引入 G_1 均可使糖皮质激素和抗感染活性增加 ③引入羟基：16α–OH 使钠排泄，而不是钠潴留；将 16α 与 17α–OH 与丙酮缩合，作用更强 ④引入甲基：16α、16β 甲基的引入，减少了 17β– 侧链的降解，增加稳定性，显著降低钠潴留。如倍他米松，6α 甲基引入，抗炎活性增强 ⑤ C_{21}–OH 酯化：增加稳定性，与琥珀酸成酯后，再成盐可制成水溶性制剂
		重点药物	醋酸地塞米松（★★★）：主要用于抗感染、抗过敏，如活动性风湿病、类风湿关节炎和全身性红斑狼疮等结缔组织病，严重支气管哮喘、皮炎等各种过敏性疾病，以及急性白血病等的治疗。用量大易引起糖尿病和类库欣综合征，长期应用可引起精神症状和精神病
			醋酸氢化可的松(★★)：本品能使血液中白细胞、红细胞和血小板增加，具有抗炎、抗过敏、抗休克和免疫抑制作用，用于肾上腺皮质功能不足的补充替代疗法及自身免疫性疾病和过敏性疾病。主要用于抢救危重中毒感染
性激素	雄激素	结构特征 （★★）	母核是雄甾烷，3 位酮，4-烯，17β– 羟基
		稳定性 （★★）	雄激素睾酮不稳定，作用时间短，口服无效。为增加其稳定性和延长作用时间可以进行如下结构修饰： ① 17β–OH 成丙酸酯和庚酸酯可作用时间延长 ② 17α 位引入甲基，使其成为叔醇而难于氧化，稳定性增加，称甲睾酮

性激素	雄激素	结构改造 （★）	为使睾酮蛋白同化作用增强，雄性化作用下降，得到一类蛋白同化激素。对睾酮结构改造如下： ① 19- 去甲基睾酮：雄性激素活性下降，同化作用不变。如苯丙酸诺龙，为肌内注射同化激素 ② A 环修饰：可增加蛋白同化激素降低雄性化作用，如 2 位取代的羟甲烯龙同化作用增加 2 倍多，而雄激素活性仅为 1/2。A 环骈合上一个咪唑环，得司坦唑醇；蛋白同化作用增加 30 倍
	雌激素	结构特征 （★★）	A 环为芳环，母体为雌甾烷，C_{19} 无甲基，C_3 有羟基
		稳定性 （★★）	天然雌激素口服无效
		结构改造 （★）	① C_{17}-OH 酯化延长作用时间，减慢代谢，但不能口服。C_{17} 引入乙炔基可增大空间位阻，减慢代谢，口服有效，如炔雌醇 ② C_3-OH 醚化后，代谢稳定，为长效制剂 ③雌激素要求甾环两端的羟基之间的距离应在 1.45nm。反式己烯雌酚符合这个条件，是这类非甾体化合物中上市最早、最典型的代表
	孕激素	结构特征 （★★）	母体为孕甾烷，天然的孕激素主要有黄体酮，也称孕酮，口服无效
		结构改造 （★）	①在黄体酮的 $C_{17}\alpha$ 引入烷酰氧基（酯） ②同时在 C_6 引入甲基、双键和卤素
	重点药物 （★★）		炔雌醇：又名乙炔雌二醇本品与孕激素合用有抑制排卵协同作用，并可减轻突发性出血等副作用，可与炔诺酮或甲地孕酮配伍制成口服避孕药
			黄体酮：本品为孕激素，临床用于治疗黄体功能不全引起的先兆性流产和月经不调等。本品口服无效，制成油注射剂使用
			己烯雌酚：临床上主要用于雌激素低下或缺乏症及激素平衡紊乱引起的功能性出血、闭经，还可用于死胎引产前，以提高子宫肌层对催产素的敏感性，以及前列腺癌的姑息疗法
			米非司酮：本品是孕激素拮抗剂，妊娠早期就可诱发流产，与前列腺素药物合用可使完全流产率达到 90% ~ 95%。主要用途是抗早孕

历年考点串讲

　　甾体激素的基本母核和分类历年偶考，考试频率约 1 次；肾上腺皮质激素历年偶考，考试频率约 2 次；性激素历年常考，考试频率约 2 次。

　　其中，应熟悉甾体激素的基本母核。肾上腺皮质激素的结构特点和分类、醋酸地塞米松的结构和用途以及醋酸氢化可的松的用途是考试重点，应熟练掌握。炔雌醇、黄体酮、己烯雌酚及米非司酮的性质和用途应熟悉。

第十三节 抗肿瘤药物

烷化剂	类型（★）	烷化剂类药物按化学结构可分为氮芥类、乙撑亚胺类、甲磺酸酯及多元醇类、亚硝基脲类等
		氮芥类 ①分子结构：烷基化部分（氮芥基部分）和载体部分。烷基化部分是抗肿瘤活性的功能基；载体部分可以用以改善药物在体内的吸收、分布，提高选择性及抗肿瘤活性 ②分类：根据载体结构的不同可分为脂肪氮芥、芳香氮芥、氨基酸及多肽氮芥、杂环氮芥和甾体氮芥
		乙撑亚胺类：脂肪氮芥类药物在体内转变为乙撑亚胺活性中间体而发挥烷基化作用，为了降低乙撑亚胺基团的反应性，在氮原子上引入吸电子基团，以达到降低毒性的目的。此类药物中有塞替派和替派
		亚硝基脲类：将 β-氯乙基与亚硝基脲相连，即得亚硝基脲类抗肿瘤药物
	重点药物	①环磷酰胺（★★★）：属前体药物，抗癌谱较广。（出血性膀胱炎——美司钠）主要用于恶性淋巴瘤、急性淋巴细胞白血病、多发性骨髓瘤、肺癌和神经细胞瘤等的治疗，毒性比其他氮芥类药物小 ②卡莫司汀（★）：亚硝基脲类。本品具有广谱抗肿瘤活性。适用于治疗脑瘤、转移性脑癌、中枢神经系统肿瘤及恶性淋巴瘤等 ③塞替派（★）：由于含有体积较大的硫代磷酰基，脂溶性大，对酸不稳定，不能口服，在胃肠道吸收较差，须通过静脉注射给药。本品可直接注入膀胱，是治疗膀胱癌的首选药物
抗代谢药	嘧啶类抗代谢药	嘧啶类抗代谢物主要有尿嘧啶和胞嘧啶；代表药物为氟尿嘧啶、卡莫氟和阿糖胞苷
		氟尿嘧啶（★★）：化学名 5-氟尿嘧啶。本品抗瘤谱比较广，对绒毛膜上皮癌及恶性葡萄胎有显著疗效，是治疗实体肿瘤的首选药物
		卡莫氟（★）：本品侧链的酰胺键在体内水解，释放出氟尿嘧啶，因此是 5-氟尿嘧啶的前药，所以抗瘤谱较广，化疗指数较高。临床上可用于胃癌、结肠癌、直肠癌和乳腺癌等的治疗，特别是对结肠癌和直肠癌的疗效较高
		盐酸阿糖胞苷（★）：在体内转化为活性的三磷酸阿糖胞苷，发挥抗癌作用。主要用于治疗急性粒细胞白血病
	嘌呤类抗代谢药（★★）	巯嘌呤：本品对急性淋巴细胞性白血病效果较好
金属铂配合物（★）	顺铂	临床用于治疗膀胱癌、前列腺癌、肺癌、头颈部癌、乳腺癌、恶性淋巴癌和白血病等
天然抗肿瘤药（★）	抗肿瘤抗生素	博来霉素（对宫颈癌、脑癌都有效）；丝裂霉素 C（对各种腺癌有效）；多柔比星（又称阿霉素，广谱抗肿瘤药物）；抗肿瘤的植物药有效成分如长春新碱（对淋巴细胞白血病有较好的治疗作用）、紫杉醇（对难治性卵巢癌及乳腺癌有效）

　　烷化剂历年偶考，考试频率约 2 次；抗代谢药历年常考，考试频率约 2 次；金属铂配合物历年偶考，考试频率约 1 次；天然抗肿瘤药历年偶考，考试频率约 1 次。其中，烷化剂的类型、氮芥与环磷酰胺的性质、代谢和用途是考试重点，应熟练掌握，氮芥类药物的结构特点和作用原理、卡莫司汀与塞替派的性质和用途应熟悉。抗代谢类药物的类型、氟尿嘧啶与巯嘌呤的结构、性质和用途以及卡莫氟与盐酸阿糖胞苷的代谢和用途是考试重点，应熟练掌握。应熟悉顺铂的性质和用途。

第十四节　抗感染药物

一、β－内酰胺类抗生素

β－内酰胺类抗生素基本结构和分类（★★）	结构特点	①都具有一个四元的 β－内酰胺环。青霉素的稠合环是氢化噻唑环，头孢菌素是氢化噻嗪环 ②除单环 β－内酰胺外，与 N 相邻的碳原子（2 位）连有一个羧基 ③青霉素类、头孢菌素类、头霉素类和单环 β－内酰胺类的 β－内酰胺环 N 原子的 3 位都有一个酰胺侧链 ④β－内酰胺环具有一个平面结构，但两个稠合环不共平面 ⑤青霉素类有 3 个手性碳原子，8 个旋光异构体中只有绝对构型为 $2S$、$5R$、$6R$ 的具有活性，这是全合成十分困难的原因之一。头孢菌素类有 4 个旋光异构体，绝对构型是 $6R$、$7R$
	分类	青霉素类、头孢菌素类、碳青霉烯类、单环 β－内酰胺类、β－内酰胺酶抑制剂
天然青霉素和半合成青霉素（★★）	天然青霉素的化学性质、稳定性及特点	天然青霉素中青霉素 G 抗菌作用强，用于各种球菌和革兰阳性菌感染的治疗，但也存在较大缺点，主要是化学性质不稳定。β－内酰胺环是这类化合物结构中最不稳定的部分，在酸、碱或 β－内酰胺酶存在下，均易发生水解和分子重排反应，使 β－内酰胺环破坏而失去抗菌活性。天然青霉素存在如下特点： ①不耐酸和碱：胃酸的酸很强，可以导致酰胺侧链的水解和 β－内酰胺环开环而使青霉素失活。所以青霉素 G 不能口服，需肌内注射。青霉素 G 钠或钾的水溶液显碱性，室温条件下很快被破坏，因此青霉素 G 钠或钾不能以水针剂供药用，必须制成粉针，用时现配 ②不耐酶：青霉素使用一段时间后，抗菌作用下降。主要原因是金黄色葡萄球菌或其他一些细菌产生一种叫 β－内酰胺酶的物质，这种酶能使 β－内酰胺环开环降解，失去抗菌活性 ③抗菌谱窄：青霉素 G 只对革兰阳性菌及少数革兰阴性菌效果好，对大多数阴性菌则无效
	半合成青霉素的类型及结构特点	①耐酸青霉素：天然青霉素 V，具有耐酸性质，不易被胃酸破坏，可以口服 ②耐酶青霉素：苯唑西林是第一个耐酸耐酶青霉素，口服、注射均可 ③广谱青霉素：氨苄西林是临床上第一个使用的广谱口服抗菌药物
头孢菌素类	结构特点（★★）	头孢菌素的基本结构是 7－氨基头孢烷酸（7-ACA），是抗菌活性的基本母核，由 β－内酰胺环与氢化噻嗪环骈合而成。头孢菌素是四元－六元环稠合系统，β－内酰胺环分子内张力较小，因此比青霉素稳定

头孢菌素类	半合成头孢菌素的构效关系（★）	从头孢菌素的结构出发，可进行结构改造的位置有四处： ①7位酰基侧链的取代基是抗菌谱的决定基团，可扩大抗菌谱，并提高活性 ②7位氢原子以甲氧基取代可增加 β-内酰胺的稳定性 ③环中的S原子可影响抗菌效力，提高活性 ④3位取代基既能提高活性，又能影响药物代谢动力学性质
		头孢菌素类抗生素的构效关系如下： ①7位侧链引入亲脂性基团，如苯环、噻吩含氮杂环，并在3位引入杂环，可扩大抗菌谱，增强抗菌活性 ②7位酰胺的 α 位引入亲水性基团 $-SO_3$、$-NH_2$、$-COOH$，可扩大抗菌谱，得到广谱头孢菌素。该类药物对铜绿假单胞菌的外壁渗透性强。引入亲水基团不仅增加了口服吸收，还极大地改善抗菌活性和对酶的稳定性 ③具有 7β-顺式甲氧亚氨基-2-氨噻唑侧链，可提高对 β-内酰胺酶的稳定性，扩大抗菌谱 ④把7位侧链肟型的甲氧基改变成羧基，可避免交叉过敏 ⑤3位改造，如乙酰氧甲基被 $-CH_3$、$-Cl$ 等基团取代时可增强抗菌活性，并改善药代动力学性质 ⑥2位羧基是抗菌活性必需基团，不能改变 ⑦7位引入甲氧基可得到头霉素类抗生素，由于甲氧基的空间位阻作用，阻止内酰胺环与酶分子接近，增加了药物对 β-内酰胺酶的稳定性 ⑧5位S用生物电子等排体 $-O-$、$-CH_2-$ 取代时，分别得到氧头孢菌素和碳头孢烯。碳头孢烯是一类新的 β-内酰胺抗生素，由于立体位阻作用使药物耐 β-内酰胺酶，有广谱、耐酶和长效作用。$-CH_2-$ 取代S原子后，还增加了药物在体内的稳定性
	四代头孢菌素类	第一代的代表药物是头孢氨苄和头孢拉定 第二代为头孢呋辛 第三代为头孢曲松、头孢噻肟、头孢哌酮 第四代为头孢吡肟
β-内酰胺类	重点药物	青霉素G钠（★★★）：本品为白色结晶性粉末，有吸潮性，极易溶于水。青霉素G又称苄青霉素，是第一个用于临床的抗生素；本品在酸、碱条件下均不稳定，因此不能口服，须制成粉针剂，临用时现配。青霉素G临床上主要用于治疗革兰阳性菌，如链球菌、葡萄球菌等所引起的全身感染或严重的局部感染。但是青霉素及 β-内酰胺抗生素在临床使用时，对某些患者易引起过敏反应，严重时会导致死亡。在临床应用中需严格按要求，进行皮试后再使用 青霉素类抗生素之间能发生强烈的交叉过敏反应

β–内酰胺类	重点药物	苯唑西林钠（★★）：又名苯唑青霉素钠。本品主要用于治疗耐青霉素的金黄色葡萄球菌和表皮葡萄球菌感染。可以口服，抗菌谱类似青霉素，毒性低。侧链含有苯甲异噁唑环青霉素的发现，被认为是耐酶青霉素的一大进展，这类化合物不仅能耐酶，而且耐酸，抗菌作用也比较强
		阿莫西林（★★）：又名羟氨苄青霉素。临床用其右旋体，其构型为 R 构型。临床上主要用于治疗敏感菌所致泌尿系统、呼吸系统和胆道等感染，口服吸收较好
		头孢哌酮（★★）：本品是第三代广谱抗生素，对 β–内酰胺酶稳定。用于治疗敏感菌所致的呼吸道、尿路和肝胆系统感染
		头孢曲松（★★）：本品为第三代头孢菌素类抗生素。临床用于敏感致病菌所致的下呼吸道感染、尿路、胆道感染，以及腹腔感染、盆腔感染、皮肤软组织感染、骨和关节感染、败血症、脑膜炎等及手术期感染预防
碳青霉烯类		亚胺培南（★）：碳青霉烯类与青霉素类结构的差别是在噻唑环上以碳原子取代了硫原子，并在 2 位和 3 位之间有一不饱和键。它不仅是 β–内酰胺酶抑制剂，而且还具有广谱抗菌活性
单环 β–内酰胺类		氨曲南（★）：氨曲南对需氧革兰阴性菌有很强的抗菌活性，对各种 β–内酰胺酶稳定，能透过血–脑屏障，副作用少。临床上用于治疗呼吸道感染、尿路感染、软组织感染和败血症等，疗效良好
β–内酰胺酶抑制剂（★）	结构类型	氧青霉烷类的主要药物有克拉维酸 青霉烷砜类的主要药物舒巴坦
	重点药物	①克拉维酸：又名棒酸，本身抗菌活性弱，但有独特的抑制 β–内酰胺酶的活性，是第一个 β–内酰胺酶抑制剂。它与 β–内酰胺类抗生素联合使用起协同作用，可使阿莫西林增效 130 倍，使头孢菌素类增效 2~8 倍 ②舒巴坦：舒巴坦的抑制活性比克拉维酸稍差，但化学结构却稳定得多。它是一种广谱的酶抑制剂，口服吸收差，一般注射用药

二、氨基糖苷类（★）

结构特点	氨基糖苷类抗菌药物是由氨基糖（单糖或双糖）与氨基环醇形成的苷。水溶性较大，胃肠道不易吸收，一般需注射给药。氨基糖苷类抗菌药物抗菌谱广，抗菌活性强，是临床上使用较多的一类抗菌药物
分类	按作用可分为四类： ①抗结核作用的药物，有硫酸链霉素和卡那霉素 A ②抗铜绿假单胞菌活性的药物，有庆大霉素、妥布霉素、西索米星和半合成品阿米卡星、地贝卡星和异帕米星 ③抗革兰阴性菌和阳性菌的药物，有核糖霉素和卡那霉素 B ④特定用途的药物，有新霉素 B（局部用药）和巴龙霉素（肠道用药）
重点药物的用途	硫酸链霉素主要用于结核杆菌感染，也可用于布氏杆菌病、鼠疫及其他敏感菌所致的感染。阿米卡星主要用于对卡那霉素或庆大霉素耐药的革兰阴性杆菌所致的尿路、下呼吸道、腹腔、软组织、骨和关节、生殖系统等部位的感染，以及败血症等

三、大环内酯类

基本结构特征（★★）	有一个大环内酯为母体，通常为 12～20 元环。多数药物为 14 元环和 16 元环两个系列。14 元环以红霉素及其衍生物为主，16 元环主要有天然产物吉他霉素、螺旋霉素、麦迪霉素及其半合成酰化衍生物
稳定性（★★）	其化学性质不稳定，在酸性条件下易发生苷键的水解，遇碱内酯环则易破裂
重点药物	①红霉素：本品为耐药的金黄色葡萄球菌和溶血性链球菌感染的首选药物 ②罗红霉素：是红霉素 9 位的衍生物，对酸稳定，口服吸收迅速，具有较好的疗效，副作用小，多用于儿科 ③克拉霉素（★★）：是红霉素 6 位羟基甲基化得到的衍生物。体内活性明显高于红霉素，可耐酸，对需氧菌、厌氧菌、支原体和衣原体均有效，活性比红霉素高 2～4 倍 ④阿奇霉素（★★）：第一个环内含氮的 15 元大环内酯类抗菌药物，半衰期长。由于具有较好的药代动力学性质，可用于治疗各种病原微生物所致的感染，特别是性传染疾病如淋球菌等的感染

四、喹诺酮类抗菌药

特点（★）	第一代喹诺酮类药物的代表药物有萘啶酸和吡咯酸，仅对大多数革兰阴性菌有抗菌作用，与其他抗菌药物之间无交叉耐药作用 第二代喹诺酮类的代表药物有西诺沙星和吡哌酸，虽然它们只对革兰阳性菌有作用，但却较第一代喹诺酮类药物有明显的优点 第三代喹诺酮类的代表药物有诺氟沙星、依诺沙星、环丙沙星、氧氟沙星、洛美沙星等。这类药物抗菌谱更广，不仅对革兰阴性菌有较强的抑菌作用，而且对革兰阳性菌也显示出较强的活性 第四代喹诺酮类代表药物有莫西沙星、克林沙星和吉米沙星等，可称为超广谱抗菌药物
作用机制（★★）	喹诺酮类抗菌药在细胞体外能够选择性地抑制 DNA 合成中起作用的两种酶：拓扑异构酶Ⅱ（又称为 DNA 促旋酶）和Ⅳ，从而干扰细胞 DNA 的复制、转录和修复重组，使细菌无法传代从而被抑制
构效关系（★★）	 ①A 环是抗菌作用必需的基本药效基因。其中 3 位 COOH 和 4 位 C＝O 为抗菌活性不可缺少的部分 ②B 环可作较大改变，可以是骈合的苯环（X＝CH，Y＝CH）、吡啶环（X＝N，Y＝CH）和嘧啶环（X＝N，Y＝N）等 ③1 位取代基为烃基或环烃基活性较佳，此部分结构与抗菌强度相关 ④5 位可以引入氨基，虽对活性影响不大，但可提高吸收能力或组织分布选择性 ⑤6 位引入氟原子可使抗菌活性增大，增加对 DNA 促旋酶的亲和性，改善对细胞的通透性 ⑥7 位引入五元或六元杂环，抗菌的活性均增加，但也增加了对中枢的作用 ⑦8 位以氟、甲氧基取代或与 1 位以氧烷基成环，可使活性增加
重点药物	①环丙沙星（★★★）：环丙氟哌酸。本品的化学性质诺诺氟沙星。本品对铜绿假单胞菌、大肠埃希菌、淋球菌、链球菌和金黄色葡萄球菌等所致的呼吸系统、泌尿系统、消化系统、皮肤、软组织和耳鼻喉等部位感染有效，可口服 ②左氧氟沙星（★★）：左氧氟沙星是氧氟沙星的左旋光学异构体，其活性是右旋体的 8～12 倍，其不良反应比氧氟沙星低，且水溶性大，为外消旋体的 8 倍。临床上主要用于治疗革兰阴性菌所致的呼吸系统、泌尿系统、消化系统和生殖系统感染

五、磺胺类药物

特点	磺胺类药物的基本结构为对氨基苯磺酰胺。作用靶点是细菌的二氢叶酸合成酶，使其不能充分利用对氨基苯甲酸合成叶酸。	
构效关系 （★★）	①芳伯氨基与磺酰氨基在苯环上必须互成对位，邻位及间位异构体均无抑菌作用 ②苯环用其他环代替，或在苯环上引入其他基团，都将使抑菌作用降低或消失 ③磺酰氨基 N– 单取代化合物可使抑菌作用增强，而杂环取代时，抑菌作用均明显增加。N– 双取代化合物一般均丧失活性 ④如果 4 位氨基上的取代基在体内可分解为游离氨基，则仍有活性	
抗菌增效剂（★）	甲氧苄啶（TMP）阻碍二氢叶酸还原为四氢叶酸，抑制细菌的生长繁殖 磺胺类药物和甲氧苄啶合用后，可产生协同抗菌作用，使细菌体内叶酸代谢受到双重阻断，抗菌作用增强数倍至数十倍，故甲氧苄啶又被称为磺胺增效剂	
重点药物	磺胺嘧啶（★★★）：磺胺嘧啶的抗菌作用和疗效均较好，其优点为血药浓度较高，血清蛋白结合率低，易于渗入脑脊液，为治疗和预防流脑的首选药物	
	磺胺甲噁唑（★★★）：又名新诺明、磺胺甲基异噁唑。主要用于治疗尿路感染，外伤及软组织感染，呼吸道感染等。本品与甲氧苄啶合用其作用增强，为目前应用较广的磺胺类药物，名称为百炎净	

六、抗结核病药

抗生素类抗结核病药（★）	抗结核抗生素主要有硫酸链霉素和利福霉素类等。链霉素为氨基糖苷类抗菌药物。利福霉素类药物主要有利福平和利福喷丁	
合成抗结核病药	异烟肼（★★★）：本品酰肼结构不稳定，在酸或碱存在下，均可水解。游离肼的存在使毒性增加；微量金属离子的存在，可使异烟肼分解，故配制注射剂时，应避免与金属容器接触。本品的肼基具有较强的还原性，可被多种弱氧化剂氧化。常与链霉素、卡那霉素和对氨基水杨酸钠合用，可减少结核杆菌耐药性的产生	
	盐酸乙胺丁醇（★）：本品含 2 个构型相同的手性碳原子，有 3 个旋光异构体。主要用于治疗对异烟肼、链霉素有耐药性的结核杆菌所引起的各型肺结核及肺外结核	
	利福平（★）：代谢物具有色素基团，因而尿液、粪便、唾液、泪液、痰液及汗液常呈橘红色。本品对结核分枝杆菌和部分非结核分枝杆菌（包括麻风分枝杆菌等）在宿主细胞内外均有明显的杀菌作用。临床主要与其他抗结核药合用，治疗各种结核病以及麻风、非结核分枝杆菌等引起的感染	

七、其他抗菌药物（★★）

氯霉素	氯霉素是早期用于临床的一种广谱抗菌药物。主要缺点是毒性大，抑制骨髓造血系统，可引起再生障碍性贫血，所以临床应用受到限制 氯霉素具有1,3-丙二醇结构；含有两个手性碳原子，有四个旋光异构体，其中只有 $1R,2R$-D（-）异构体有抗菌活性
万古霉素	本品通过抑制细菌细胞壁的合成而发挥速效杀菌作用。主要为抑制细胞壁糖肽的合成。细菌对其不易产生耐药性，和其他抗菌药物之间不会发生交叉耐药性。本品主要对革兰阳性菌有效。临床主要用于葡萄球菌（包括耐青霉素和耐新青霉素株）、艰难梭状芽孢杆菌等所致的系统感染和肠道感染，如心内膜炎、肺炎链球菌、败血症、假膜性肠炎等

八、抗真菌药（★★）

分类	真菌感染性疾病按感染部位可分为浅表真菌感染（主要侵犯皮肤、毛发和指甲）及深部真菌感染（侵犯内脏器官引起炎症）两大类。按化学结构可分为：①抗真菌抗生素；②唑类抗真菌药物；③其他抗真菌药物
唑类抗真菌药物的构效关系	①分子中至少含有一个唑环（咪唑或三氮唑） ②以唑环1位氮原子通过中心碳原子与芳烃基相连，芳烃基一般为一卤或二卤取代苯环
重点药物	①氟康唑：本品对白色念珠菌及其他念珠菌、黄曲菌、烟曲菌、皮炎芽生菌、粗球孢子菌和荚膜组织胞浆菌等有抗菌作用 ②特比萘芬：本品是丙烯胺类药物，对于皮肤、毛发和指甲的致病性真菌有广泛的抗真菌活性。临床主要用于治疗手癣、足癣、股癣、体癣、花斑癣及皮肤念珠菌病等

九、抗病毒药

核苷类和非核苷类抗病毒药物	核苷类	主要有嘧啶核苷类化合物和嘌呤核苷类化合物。代表药物有利巴韦林、齐多夫定和拉米夫定等
	非核苷类	①三环胺类有盐酸金刚烷胺等 ②开环核苷类有阿昔洛韦、更昔洛韦和法昔洛韦等
	重点药物	盐酸金刚烷胺（★）：在临床上用于预防和治疗各种 A 型流感病毒感染，对亚洲A-2型流感病毒感染特别有效
		阿昔洛韦（★★）：阿昔洛韦是第一个上市的开环鸟苷类似物，为广谱抗病毒药，主要用于治疗疱疹性角膜炎、生殖器疱疹、全身性带状疱疹和疱疹性脑炎，也可用于治疗乙型肝炎
		利巴韦林（★）：又名三氮唑核苷、病毒唑。本品是核苷类广谱抗病毒药，对多种病毒如呼吸道合胞病毒、流感病毒、单纯疱疹病毒和带状疱疹病毒等有抑制作用，也可抑制免疫缺陷病毒（HIV）感染者出现艾滋病的前期症状
抗艾滋病药（★）	逆转录酶抑制剂	逆转录酶抑制剂主要分为核苷类和非核苷类。核苷类主要有齐多夫定，它是美国 FDA 批准的第一个用于艾滋病及其相关症状治疗的药物。非核苷类主要有奈韦拉平，它是专一性的 HIV-Ⅰ 逆转录酶抑制剂，与核苷类抑制剂机制不同
	蛋白酶抑制剂	沙奎那韦是第一个批准上市治疗艾滋病的蛋白酶抑制剂

β-内酰胺类抗菌药物历年必考，考试频率约4次；氨基糖苷类抗菌药物历年偶考，考试频率约1次；大环内酯类抗菌药物历年偶考，考试频率约1次；喹诺酮类药历年常考，考试频率约2次；磺胺类药物历年偶考，考试频率约1次；抗结核药历年常考，考试频率约1次；其他抗菌药物历年偶考，考试频率约0次；抗病毒药历年常考，考试频率约1次。

其中，半合成青霉素的类型和结构特点、青霉素的结构、稳定性和用途、苯唑西林钠、阿莫西林、头孢哌酮和头孢噻肟钠的性质和用途以及亚胺培南、氨曲南、克拉维酸和舒巴坦的用途是考试重点，应熟练掌握。硫酸链霉素、阿米卡星的用途应熟悉。红霉素的性质、用途及结构改造应熟悉。喹诺酮类抗菌药物的作用机制，诺氟沙星的结构、性质和用途是考试重点，应熟练掌握；四代喹诺酮类抗菌药的特点、构效关系以及环丙沙星与左氧氟沙星的用途应熟悉。磺胺类药物的基本结构与作用机制、磺胺甲噁唑的结构、性质和用途应熟练掌握。四环素类抗菌药物的性质和用途应熟悉。异烟肼的结构、性质、代谢和用途以及盐酸乙胺丁醇与利福平的性质和用途是考试重点，应熟练掌握。氯霉素的性质和用途应熟悉。阿昔洛韦的结构、性质和用途以及盐酸金刚烷胺与利巴韦林的用途应熟悉。

第十五节 维生素

维生素是一类参与机体多种代谢过程所必需的微量有机物。维生素按溶解度可分为水溶性维生素和脂溶性维生素。常用的水溶性维生素包括维生素B类（B_1，B_2，B_6，B_{12}等）、烟酸等；脂溶性维生素包括维生素A、D、E、K等。（★）

一、脂溶性维生素

维生素A （★★）	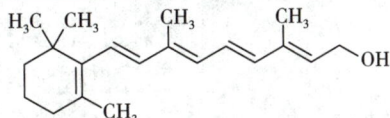 维生素A是一类维生素的总称，包括维生素A_1、维生素A_2和新维生素A。现在临床使用的维生素A主要是维生素A_1 ①来源：维生素A存在于动物来源的食物如肝、奶和蛋黄中，尤以海洋鱼类肝油中含量最丰富 ②立体异构：维生素A的侧链上有四个双键，维生素A最稳定的结构为全反式结构 ③稳定性：维生素A结构中含有共轭多烯醇侧链，分子结构高度不饱和，易氧化失活。维生素A醇为烯丙醇结构，对酸不稳定。维生素A长期储存，可部分发生异构化反应，活性降低 ④体内代谢：本品在体内可被脱氢酶氧化，生成视黄醛，其活性与维生素A相同，然后被脱氢酶进一步氧化生成视黄酸，即维生素A酸（又称维甲酸），有预防早期癌变的作用。 ⑤构效关系：维生素A的结构专属性强，增长或缩短脂肪链，增加环己烯的双键，均使生物活性降低；侧链上四个双键必须与环己烯的双键共轭，否则失去活性 ⑥用途：临床上用于防治维生素A缺乏症，如角膜软化症、眼干症、夜盲症等
维生素D_3 （★★）	本品本身不具有生物活性，进入人体内后，首先被肝脏内D-25羟化酶催化形成25-（OH）维生素D_3，再经肾脏的1α-羟化酶催化形成1α，25-（OH）$_2$维生素D_3，即活性维生素D，才能发挥作用。 临床上主要用于治疗佝偻病、骨软化病和老年性骨质疏松症

维生素 E （★）	又名 α-生育酚醋酸酯。天然维生素 E 都为右旋体，3 个手性碳原子均为 R 构型。维生素 E 对氧敏感；维生素 E 具有抗不孕作用，用于治疗习惯性流产、不育症、进行性肌营养不良等。亦用于抗衰老，以及治疗心血管疾病、脂肪肝和新生儿硬肿症
维生素 K$_1$ （★）	临床上用于治疗凝血酶过低症、维生素 K$_1$ 缺乏症、新生儿自然出血症以及因过量服用双香豆素、水杨酸等引起的出血。还具有镇痛、解痉挛的作用
维生素 B$_1$ （★★）	又名盐酸硫胺。本品由一个含硫的噻唑环和一个含氨基的嘧啶环组成。本品在临床上要避免与碱性药物配伍使用。临床上用于治疗脚气病和促进消化功能
维生素 B$_2$ （★★）	又名核黄素。本品对光极不稳定，易分解。本品临床上用于治疗因缺乏维生素 B$_2$ 而引起的各种黏膜及皮肤炎症等
维生素 B$_6$ （★★）	又名吡哆辛、吡哆醇。本品临床上用于治疗妊娠呕吐、脂溢性皮炎和糙皮病等
维生素 C （★★★）	又名抗坏血酸。本品水溶液久置色渐变微黄，是由于易被空气中的氧所氧化所致。本品临床上用于防治坏血病，预防冠心病，大量静脉注射用于治疗克山病

历年考点串讲

　　脂溶性维生素历年常考，考试频率约 1 次；水溶性维生素历年常考，考试频率约 3 次。

　　其中，维生素的分类应熟练掌握，维生素 A、维生素 D$_3$、维生素 E 和维生素 K$_3$ 的性质与用途应熟悉。维生素 C 的结构、性质和用途是考试重点，应熟练掌握。维生素 B$_1$、维生素 B$_2$ 和维生素 B$_6$ 的性质和用途应熟悉。

经典例题

1. 下列属于静脉麻醉药物的是
   A. 氟烷
   B. 盐酸普鲁卡因
   C. 盐酸利多卡因
   D. 盐酸氯胺酮
   E. 苯巴比妥

2. 具有挥发性、燃烧性，应避火贮存的是
   A. 麻醉乙醚
   B. 苯甲酸
   C. 氧化锌
   D. 水杨酸
   E. 硼酸

3. 阿司匹林性质不稳定的主要原因是
   A. 水解
   B. 氧化
   C. 还原
   D. 聚合
   E. 挥发

4. 盐酸普鲁卡因含有下列哪种功能基而易水解失效
   A. 芳伯氨基
   B. 酯键
   C. 醚键
   D. 酚羟基
   E. 酰胺键

5. 氨茶碱水溶液吸收空气中的 CO_2 可产生的变化是
   A. 放出氮气
   B. pH 值升高
   C. 析出茶碱沉淀
   D. 析出乙二胺沉淀
   E. 没有变化

6. 地西泮的结构属于
   A. 丙二酰脲类
   B. 苯并二氮杂䓬类
   C. 乙内酰脲类
   D. 吩噻嗪类
   E. 醛类

7. 盐酸氯丙嗪易被氧化是因为含有
   A. 酯键
   B. 酚羟基
   C. 吩噻嗪环
   D. 芳伯氨基
   E. 酰胺键

8. 吲哚美辛属于
   A. 非甾体抗炎药
   B. 降血糖药
   C. 抗肿瘤药
   D. 解痉药
   E. 肌松药

9. 盐酸哌替啶又名
   A. 吗啡
   B. 度冷丁
   C. 双氢克尿噻
   D. 扑热息痛
   E. 退嗽

10. 下列不能口服的药物是
    A. 氢氯噻嗪
    B. 甲苯磺丁脲
    C. 胰岛素
    D. 氨茶碱
    E. 扑热息痛

11. 盐酸雷尼替丁属于下列哪类药物
    A. 抗过敏药
    B. 抗溃疡药
    C. 解痉药
    D. 解热镇痛药
    E. 利尿药

12. 氯苯那敏常与下列哪种酸成盐后供药用
    A. 盐酸
    B. 枸橼酸
    C. 马来酸
    D. 硫酸
    E. 醋酸

13. 肾上腺素的氧化变色是因为含有
    A. 酚羟基
    B. 巯基
    C. 芳香伯氨基
    D. 醛基
    E. 羧基

14. 盐酸异丙肾上腺素遮光、密封在干燥处保存是为了防止
    A. 水解
    B. 氧化
    C. 差向异构化
    D. 聚合
    E. 吸收二氧化碳

15. 氯贝丁酯为
    A. 抗高血压药
    B. 抗心绞痛药
    C. 降血脂药
    D. 抗心律失常药
    E. 强心药

16. 遇高温或撞击有爆炸性的药物是
    A. 硝苯地平
    B. 硝酸异山梨酯
    C. 盐酸普萘洛尔
    D. 氯贝丁酯
    E. 卡托普利

17. 复方新诺明中含有的磺胺类药物是
    A. 磺胺嘧啶银
    B. 磺胺嘧啶
    C. 磺胺嘧啶钠
    D. 磺胺甲噁唑
    E. 磺胺醋酰钠

18. 诺氟沙星属于下列哪类抗菌药
    A. 异喹啉类
    B. 季铵盐类
    C. 喹诺酮类
    D. 重金属类
    E. 磺胺类

19. 属耐酶青霉素的是
    A. 青霉素 V 钾
    B. 氨苄西林钠
    C. 苯唑西林钠
    D. 阿莫西林
    E. 磺苄西林钠

20. 下列属于大环内酯类抗生素的是
    A. 苯唑西林钠
    B. 阿莫西林
    C. 硫酸阿米卡星
    D. 红霉素
    E. 氯霉素

21. 酮康唑属于
    A. 抗疟药
    B. 抗丝虫病药
    C. 抗真菌药
    D. 抗血吸虫病药
    E. 抗滴虫药

22. 属于烷化剂类的抗肿瘤药物为
    A. 环磷酰胺
    B. 氟尿嘧啶
    C. 硫酸长春新碱
    D. 放线菌素 D
    E. 顺铂

23. 具有抗厌氧菌作用的药物是
    A. 磷酸氯喹
    B. 阿苯达唑
    C. 甲硝唑
    D. 青蒿素
    E. 吡喹酮

24. 下列哪种维生素在碱性下可被铁氰化钾氧化生成硫色素，溶于正丁醇显蓝色荧光
    A. 维生素 B_1
    B. 维生素 B_2
    C. 维生素 B_6
    D. 维生素 B_{12}
    E. 维生素 C

25. 核黄素是指下列哪种维生素
    A. 维生素 B_1
    B. 维生素 B_2
    C. 维生素 B_6
    D. 维生素 B_{12}
    E. 维生素 C

26. 人工合成雌激素代用品为
    A. 米非司酮
    B. 雌二醇
    C. 黄体酮
    D. 己烯雌酚
    E. 甲睾酮

参考答案

1.D　2.A　3.A　4.B　5.C　6.B　7.C　8.A　9.B　10.C
11.B　12.C　13.A　14.B　15.C　16.B　17.D　18.C
19.C　20.D　21.C　22.A　23.C　24.A　25.B　26.D

第六章　药物分析

第一节　药品质量标准

一、概述

药品质量控制目的与质量管理的意义(★)	目的	为了保证用药的安全、合理和有效
	指导作用的法规文件	《药物非临床研究质量管理规范》（GLP） 《药物生产质量管理规范》（GMP） 《药物经营质量管理规范》（GSP） 《药物临床试验质量管理规范》（GCP）
全面控制药品质量（★★）	①在药物的研制、生产、供应以及临床使用各个环节进行全面的质量控制 ②在药物研发过程中，研究活性成分的高通量和高内涵筛选技术；研究创新药物的质量和稳定性，保证新药质量可控 ③在药物的生产过程中，积极开展药物及其制剂在生产过程中的质量控制，严格控制中间体的质量，并发现影响药品质量的主要工艺，从而优化生产工艺条件，促进生产和提高质量 ④在药物的供应过程中，注意药物在贮藏过程中的质量与稳定性考察，以便采取科学合理的贮藏条件各管理方法，保证药品的质量	

二、药品质量标准

药品质量标准（★）	定义	药品质量标准是国家对药品质量、规格及检验方法所做的技术规定，是药品生产、供应、使用、检验和药政管理部门共同遵循的法定依据
	我国的药品标准	国务院药品监督管理部门颁布的《中华人民共和国药典》和药品标准
	国外的药品标准	美国药典（USP）–美国国家处方集（NF）、英国药典（BP）、日本药局方（JP）、欧洲药典（Ph.Eup）和国际药典（Ph.Int）
中国药典（Ch.P.）（★★）	《中华人民共和国药典》，简称《中国药典》 现行版为《中国药典》（2015年版）：2015年版于2015年12月1日正式执行，本版药典分为一、二、三、四部。一部：药材和饮片、植物油脂和提取物、成方制剂和单味制剂；二部：化学药品、抗生素、生化药品、放射性药品；三部：生物制品；四部：制剂通则、药用辅料	

中国药典（Ch.P.）（★★）	凡例	检查方法和限度	为解释和使用中国药典，正确进行质量检验提供的指导原则
			标准中规定的各种纯度和限度数值以及制剂的重量差异，系包括上限和下限两个数值本身及中间数值。规定的这个数值不论是百分数还是绝对数字，其最后一位数字都是有效位
			试验结果在运算过程中，可比规定的有效数字多保留一位数，而后根据有效数字的修约规则进舍至规定的有效位。计算所得的最后数值或测定读数值均可按修约规则进舍至规定的有效数位，取此数值与标准中规定的限度数值比较，以判断是否符合规定的限度
			原料药的含量（%），除另有注明者外，均按重量计。如未规定上限时，系指不超过 101.0%
		标准品与对照品	标准品系指用于生物检定或效价测定的标准物质，其特性值一般按效价单位（或 μg）计，以国际标准品进行标定；对照品系指采用理化方法进行鉴别、检查或含量测定时所用的标准物质。其特性量值一般按纯度（%）计
		精确度	如称取"0.1g"，系指称取重量可为 0.06～0.14g；称取 2g，系指称取重量可为 1.5～2.5g；称取"2.0g"，系指称取重量可为 1.95～2.05g；称取"2.00g"，系指称取重量可为 1.995～2.005g
			"精密称定"指称取重量应准确至所取重量的千分之一；"称定"指称取重量应准确至所取重量的百分之一；"精密量取"指量取体积的准确度应符合国家标准中对该体积移液管的精密度要求；"量取"系指可用量筒或按照量取体积的有效数位选用量具。取用量为"约"若干时，指取用量不得超过规定量的 ±10%
			"恒重"指除另有规定外，系指供试品连续两次干燥或炽灼后的重量差异在 0.3mg 以下的重量；干燥至恒重的第二次及以后各次称重均应在规定条件下继续干燥 1 小时后进行；炽灼至恒重的第二次称重应再继续炽灼 30 分钟后进行
			试验中规定"按干燥品（或无水物，或无溶剂）计算"时，除另有规定外，应取未干燥的供试品进行试验，并将计算中的取用量按检查项下测得的干燥失重扣除
			"空白试验"系指在不加供试品或以等量溶剂替代供试液的情况下，按同法测得的结果。含量测定中的"并将滴定的结果用空白试验校正"系指按供试品所消耗滴定液的量与空白试验中所消耗滴定液的量之差进行计算
			试验时的温度未注明者，系指在室温下进行；除另有规定外，应以 25℃ ±2℃为准
		试药、试液与指示剂	试验用水，除另有规定外，均系指纯化水。酸碱度检查所用的水，均系指新沸并放冷至室温的水。进行酸碱性试验时，如未指明用何种指示剂，均系指石蕊试纸
		计量	滴定液和试液的浓度以 mol/L 表示者，其浓度要求精密标定的滴定液用"XXX 滴定液（YYYmol/L）"表示；作其他用途不需精密标定其浓度时，用"YYYmol/L XXX 溶液"表示，以示区别
			百分比用"%"符号表示，系指重量的比例，但溶液的百分比，除另有规定外，系指溶液 100ml 中含有溶质若干克。乙醇未指明浓度时，均系指 95%（ml/ml）的溶液

续表

中国药典（Ch.P.）（★★）	凡例	计量	溶液后标示的"（1→10）"等符号，系指固体溶质 1.0g 或液体溶质 1.0ml 加溶剂使成 10ml 的溶液
	正文		药品标准内容一般包括：名称（包括中文名、汉语拼音名和英文名）、有机药物的结构式、分子式与分子量；来源或有机药物的化学名称；含量或效价规定；处方；制法；性状；鉴别；检查；含量或效价测定；类别；剂量；规格；贮藏；制剂等
	通则		包括制剂通则、通用检测方法和指导原则等
制定药品质量标准的基本原则与依据（★）			①检测项目的制订要有针对性 ②标准限度的规定要有合理性 ③检测方法的选择应根据"准确、灵敏、简便、快速"的原则

历年考点串讲

　　药品质量标准历年偶考。其中，全面控制药品质量和《中国药典》相关内容应掌握，药品质控目的与质管意义和质量标准基本原则与依据应了解。

第二节　药品检验的主要任务和方法

一、药品检验的任务和一般程序

药检的定义（★）		运用物理学、化学、物理化学和生物学的方法，对各种药物及其制剂进行质量检验，判断其质量是否符合药品质量标准的规定
药检的任务（★）		药检工作不仅仅包括常规的检验，还应包括工艺流程、反应历程、生物体内代谢过程等方面的监测。药品检验可分为：抽检、委托检验、复核检验、注册检验、仲裁检验和进出口检验
药检的程序（★★）	取样	科学性、真实性和代表性
	检验	是指以药品质量标准为依据，按性状、鉴别、检查、含量测定顺序进行检验 ①药品的鉴别：依据药物的化学结构和理化性质进行某些化学反应，测定某些理化常数或光谱特性来判断药物及其制剂的真伪。每种药品一般选用 2~4 种方法 ②药物的检查：药典中检查项下包括有效性、均一性、纯度要求与安全性四个方面 ③药物含量测定：测定药物中的主要有效成分的含量
	留样	留样数量不得少于一次全项检验用量。留样检品保存一年，进口检品保存一年，中药材保存半年，医院制剂保存 3 个月
	检验记录与报告	检验记录必须真实、完整、科学。报告内容包括所有记录内容及检验结果和结论

二、鉴别方法（定性方法）（★）

化学鉴别法	呈色反应鉴别反应	①三氯化铁呈色反应：适用于具有酚羟基或水解后产生酚羟基药物的鉴别 ②异羟肟酸铁反应：适用于芳胺及其酯类药物或酰胺类药物的鉴别 ③茚三酮呈色反应：适用于具有脂肪氨基或 α–氨基酸结构药物的鉴别 ④重氮化–偶合显色反应：具有芳伯氨基或水解后产生芳伯氨基药物的鉴别 ⑤氧化还原显色反应：适用于具有还原基团药物的鉴别
	沉淀生成反应鉴别法	①与重金属离子的沉淀反应 ②与硫氰化铬铵的沉淀反应 ③其他沉淀反应
	气体生成反应鉴别法	①胺类、酰脲类、酰胺类药物经强碱处理后，产生氨气 ②含硫的药物经强酸处理后，产生 H_2S 气体 ③含碘的有机药物，加热，生成紫色碘蒸气 ④含醋酸酯、乙酰胺类药物水解后，加乙醇，产生醋酸乙酯的香味
	荧光反应法	①药物本身在可见光（或紫外光）下发射荧光 ②药物溶液加硫酸使呈酸性后，在可见或紫外光下发射荧光 ③药物与某些试剂如溴、间苯二酚、衍生化试剂等反应，于可见光下发射荧光
光谱鉴别法	紫外–可见分光光度法	适用于具有共轭双键结构药物的鉴别。 ①测定最大吸收波长（λ_{max}），或同时测定最小吸收波长（λ_{min}） ②规定一定浓度的供试液在最大吸收波长处的吸收度 ③规定吸收波长和吸收系数法 ④规定吸收波长和吸收度比值法 ⑤经化学处理后测定其反应产物的吸收光谱特性
	红外分光光度法	《中国药典》采用标准图谱对照法。参照国家药典委员会编订的《药品红外光谱集》，比较被测药物的红外光谱图与对照图谱是否一致。主要用于原料药的鉴别
色谱鉴别法	TLC 法	一般采用对照品（标准品）比较法，要求供试品斑点的比移值（R_f）与对照品的一致
	HPLC 法和 GC 法	一般也采用对照品（标准品）比较法，要求供试品溶液中药物色谱峰的保留时间（t_R）与对照品的一致

三、杂质检查方法与原理

（一）药物中的杂质（★）

来源	生产过程中引入的（原料不纯或未反应完全、反应的中间体与反应副产物在精制时未能完全除去而引入杂质）
	贮藏过程中，在温度、湿度、日光、空气等外界条件影响下，或因微生物的作用，引起药物发生水解、氧化、聚合、潮解和发霉等变化，使药物中产生有关的杂质
一般杂质	广泛，多种药物生产和贮藏容易引入的，如酸、碱、氯化物等
特殊杂质	是指在个别药物的生产和贮藏过程中引入的杂质

续表

杂质限量	指药物中所含杂质的最大允许量，通常用百分之几或百万分之几（ppm）来表示 $$杂质限量 = \frac{杂质最大允许量}{供试品量} \times 100\%$$
限量检查	指取一定量的被检杂质标准溶液和一定量供试品溶液，在相同条件下处理，比较反应结果，以确定杂质含量是否超过限量。杂质限量（L）的计算为： $$杂质限量 = \frac{标准溶液的浓度 \times 标准溶液的体积}{供试品量} \times 100\%$$ 或 $$L=(C \times V)/S \times 100\%$$

（二）一般杂质检查方法与原理（★★★）

重金属检查法（以铅做代表）	第一法硫代乙酰胺法	该法适用于溶于水、稀酸和乙醇的药物，为最常用的方法
		原理： $CH_3CSNH_2+H_2O \rightarrow CH_3CONH_2+H_2S$ $H_2S+Pb^{2+} \xrightarrow{pH\,3.5} PbS \downarrow +2H^+$
		条件：每 1ml 含 10μg Pb 的标准铅溶液，适宜比色范围为 10～20μg/ml 的 Pb^{2+} 用醋酸盐缓冲液（pH 3.5）控制溶液 pH 值为 3.0～3.5
	第二法炽灼后的硫代乙酰胺法	用于含芳环、杂环以及难溶于水、稀酸及乙醇的有机药物
		500℃～600℃炽灼后的残渣，经处理后，依第一法检查
	第三法硫化钠法	溶于碱溶液，而不溶于酸溶液的药物，如磺胺类、巴比妥类药物等
		原理：$Pb^{2+}+Na_2S \xrightarrow{NaOH} PbS$ 黄色～棕黑色
砷盐检查法	古蔡法	原理：利用金属锌与酸作用产生新生态的氢——药物中微量砷盐反应——生成具有挥发性的砷化氢气体——遇溴化汞试纸，产生黄色至棕色的砷斑，与一定量标准砷溶液在相同条件下所生成的砷斑比较，来判断药物中砷盐的含量
	二乙基二硫代氨基甲酸银法	原理：砷化氢与 Ag-DDC 吡啶溶液作用，使 Ag-DDC 中的银还原为红色胶态银，直接比色或于 510nm 波长处测定吸收度，进行比较
氯化物的检查	①标准 NaCl 溶液（10μg Cl⁻/ml） ②试剂：硝酸银 50ml 供试溶液中含稀硝酸 10ml 为宜 ③加硝酸：避免弱酸银盐沉淀干扰，加速沉淀生成 ④比浊方法：同置于黑色背景上，自上向下观察 ⑤避光、暗处放置 5 分钟后比浊，目的：防止 AgCl 见光分解	

续表

硫酸盐检查法	①标准 K_2SO_4 溶液（100μg SO_4^{2-}/ml） ②试剂：氯化钡 50ml 供试溶液中含稀盐酸 2ml 为宜 ③加盐酸：可防止碳酸钡或磷酸钡等沉淀的生成 ④比浊方法：同置于黑色背景上，自上向下观察	
铁盐检查法	①标准铁溶液（10μg Fe^{3+}/ml） ②试剂：硫氰酸铵 ③加盐酸：防止 Fe^{3+} 的水解 ④加过量硫酸铵可氧化 Fe^{2+} 为 Fe^{3+}，同时可防止光线使硫氰酸铁还原或分解褪色	
铵盐检查法	将供试品中的铵盐碱化后蒸馏出来，与碱性碘化汞钾试液反应而呈色，与标准氯化铵溶液同法显色进行比较	
水分的测定	作用	费休水分测定法可以准确地测定药物中的结晶水、吸附水和游离水，不包括其他挥发性物质
	原理	利用碘氧化二氧化硫时，需要一定量的水参加反应，为非水溶液中的氧化还原滴定法之一。指示终点的方法有两个，一个是用费休试液中碘的颜色变化指示终点，另一个是永停法
干燥失重	定义	指药物在规定的条件下，经干燥至恒重后所减失的重量，通常以百分率表示
	方法	①常压恒温干燥法：适用于受热较稳定的药物 ②干燥剂干燥法：适用于受热分解或易于挥发的供试品 ③减压干燥法：适用于熔点低、受热不稳定或难赶除水分的药物 ④热分析法：广泛用于物质的熔点、多晶型、纯度、溶剂化物、水分及热解产物的测定
		干燥失重计算： $$干燥失重\% = \frac{供试品干燥至恒重后减失的重量}{供试品取样量} \times 100\%$$

四、药物制剂通则检查

（一）片剂与胶囊剂（★★）

片剂	含片	需要检查溶化性
	口腔贴片	应进行溶出度或释放度及微生物限度检查
	咀嚼片	不进行崩解时限检查
	分散片	应进行溶出度和分散均匀性检查
	阴道泡腾片	检查发泡量和微生物限度
	阴道片	在阴道内应易溶化、溶散或融化、崩解释放药物，需检查融变时限和微生物限度检查
	肠溶片	检查释放度
	缓释片与控释片	均应检查释放度
	外用可溶片	检查微生物限度
	口崩片	进行崩解时限检查

胶囊剂	分类	硬胶囊、软胶囊、缓释胶囊、控释胶囊、肠溶胶囊	
	检查	装量差异和崩解时限检查。缓、控释胶囊和肠溶胶囊应做释放度检查	
检查项目	**重量差异检查**	①定义：重量差异是指按规定称量方法测得每片的重量与平均片重之间的差异程度 ②检查意义：在片剂生产中，由于颗粒的均匀度、流动性及生产设备等原因可使片剂重量产生差异影响临床用药，所以应规定该项检查 ③取样 20 片检查，精密称定总重量，求得平均片重，再分别精密称定每片的重量，计算每片片重与平均片重差异的百分率 ④结果判断：超出重量差异限度的不得多于 2 片，并不得有一片超出限度 1 倍	
	含量均匀度	①定义：是指小剂量或单剂量固体制剂、胶囊剂、膜剂或注射用无菌粉末中的每片（个）含量符合标示量的程度 ②检查意义：当片剂中药物的含量较低时，如每片含几毫克或零点几毫克，药物在颗粒中的均匀度较难控制，仅靠重量差异检查不能完全反映药物含量的均匀程度，所以需做检查 ③凡检查含量均匀度的制剂不再检查重（装）量差异	
	崩解时限（★）	定义	指口服固体制剂在规定的介质中，以规定的方法进行检查全部崩解、溶散或成碎粒并通过筛网所需时间的限度
		检查意义	固体制剂经口服后在胃肠道中先崩解，药物才能被释放、吸收。如果不能崩解，药物就无法吸收，也就起不到治病的作用
		结果判断	各片应该在规定时间内全不崩解。如有 1 片不能崩解，应另取 6 片复试，均应符合规定
		凡检查溶出度、释放度或融变时限的制剂，不再进行崩解时限检查	
		①普通压制片：应在 15min 内全部崩解 ②薄膜衣片：应在 30min 内全部崩解 ③糖衣片：应在 60min 内全部崩解 ④舌下片：应在 5min 内全部崩解或溶化 ⑤结肠定位肠溶片：pH 为 7.8~8.0 的磷酸盐缓冲液中 60min 内全部释放或崩解 ⑥含片：应在 30min 内全部崩解或溶化 ⑦肠衣片：pH 为 6.8 的磷酸盐缓冲液中 1h 内应全部崩解	
	溶出度	①定义：系指药物从片剂或胶囊剂等固体制剂在规定溶剂中溶出的速率和程度 ②方法：第一法为篮法，第二法为桨法，第三法为小杯法，第四法为桨碟法，第五法为转筒法 ③检查意义：固体制剂经口服后在胃肠道中需崩解、溶解、吸收等过程，才能产生药效。崩解是药物溶出的前提，固体制剂需要进行溶出度检查	
	释放度	①定义：系指药物从缓释制剂、控释制剂、肠溶制剂及透皮贴剂等在规定溶剂中释放的速率和程度 ②缓、控释制剂至少应测定 3 个时间点的释放量	
	融变时限	是检查栓剂或阴道片等固体制剂在规定条件下的融化、软化或溶散的情况	

检查项目	微生物限度	①定义：是检查非规定灭菌制剂及其原料、辅料受微生物污染程度的方法，检查项目包括细菌数、霉菌数、酵母菌数及控制菌检查 ②检查方法：供试品应随机抽样，一般抽样量为检验用量（2个以上最小包装单位）的3倍量。凡能从药品瓶口（外盖内侧及瓶口周围）外观看出发霉、变质的药品，可直接判为不合格，无须再抽样检查。检查的全部过程均应严格遵守无菌操作，严防再污染 细菌、霉菌、酵母菌与控制菌的检查方法：采用平皿法、薄膜过滤法和最可能数法（MPN） ③微生物限度标准：非无菌药品的微生物限度标准是根据给药途径及对患者健康潜在的危害制定的。不同给药途径的各种制剂有各自不同的标准

（二）注射剂（★）

注射剂应进行装量、装量差异、渗透压摩尔浓度、可见异物、不溶性微粒、无菌、热原或细菌内毒素检查。注射剂及注射用浓溶液检查装量，注射用无菌粉末检查装量差异，凡规定检查含量均匀度的注射用无菌粉末，一般不再进行装量差异检查。

装量检查	标示装量为50ml以上的注射液及注射用浓溶液照最低装量检查法检查。注射用无菌粉末检查装量差异
可见异物	①定义：是指存在于注射液、滴眼液中，在规定条件下目视可以观察到的不溶性物质，其粒径或长度通常大于50μm ②检查意义：注射液中若有不溶性微粒，使用后可能引起静脉炎、过敏反应，甚至堵塞毛细血管 ③检查方法：灯检法、光散射法
不溶性微粒	①定义：是在可见异物检查符合规定后，用以检查静脉注射用溶液型注射液、静脉注射用无菌粉末、静脉注射用浓溶液以及供静脉注射用无菌原料药中不溶性微粒的大小及数量 ②检查方法有光阻法和显微计数法，可检出2~100μm的微粒
热原检查与细菌内毒素	①热原检查：热原是能引起体温升高的杂质，来自细菌内毒素。检查方法为家兔法 ②细菌内毒素主要来自革兰阴性细菌，主要成分为脂多糖。细菌内毒素检查采用鲎试剂法 ③热原或细菌内毒素的检查，二者选一
渗透压摩尔浓度	静脉用注射液及椎管内注射液应尽可能与血液等渗
要求	①溶液型注射液应澄明 ②注射用混悬液中药物粒度应控制在15μm以下，含15~20μm（间有个别20~50μm）者，不应超过10%，若有可见沉淀，振摇时应容易分散均匀 ③静脉用乳状液型注射液中乳滴的粒度90%应在1μm以下，不得有大于5μm的乳滴。
容器检漏	注射剂在灭菌时或灭菌后应进行容器检漏，可采用减压法检查，利用有颜色的水在负压状态下渗透进有缝隙的安瓿而将其检出

（三）滴眼剂（★）

除另有规定外，眼用制剂应做可见异物、粒度、沉降体积比、装量、渗透压摩尔浓度和无菌检查。剂型不同，检查项目有所不同，例如混悬型滴眼剂检查粒度和沉降体积比；水溶液型滴眼剂、洗眼剂和眼内注射溶液应检查渗透压摩尔浓度。

无菌检查	①定义：是检查药品、医疗器具、原料、辅料等无菌品种是否被微生物污染 ②检查应在环境洁净度 10000 级下的局部洁净度 100 级的单向流空气区域内进行，并严格遵守无菌操作 ③检查方法有薄膜过滤法和直接接种法

（四）栓剂（★）

栓剂的常规检查项目包括重量差异、融变时限和微生物限度。

融变时限检查	意义是栓剂放入腔道后，在适宜的温度下应能融化、软化或溶散，才能产生局部或全身作用，所以应作融变时限检查

（五）软膏剂和眼膏剂（★）

软膏剂	检查项目：粒度、装量、无菌和微生物限度
眼膏剂	①检查项目：粒度、金属性异物、重量差异、装量和无菌 ②混悬型眼用半固体制剂检查粒度；眼用半固体制剂检查金属性异物
意义	软膏剂和眼膏剂应均匀细腻，故应检查粒度

（六）颗粒剂（★）

干燥失重	因水分的存在会严重影响颗粒剂的质量。故《中国药典》（2015 年版）规定应测定颗粒剂的干燥失重
溶化性	因颗粒剂的主要特点是溶出和吸收速度比较快，可直接吞服或冲入水中饮用。因此《中国药典》（2015 年版）规定测定其溶化性
粒度	主药是以固体微粒形式存在的，分散粒径的大小影响制剂疗效的正常发挥，药物粒径越小，则药物更容易发挥药效，因此应进行粒度检查

（七）滴耳剂、滴鼻剂、洗剂、搽剂、凝胶剂（★）

共同检查项目	装量、微生物限度检查
无菌检查	用于手术、耳部伤口、耳膜穿孔的滴耳剂、洗耳剂；用于手术或创伤的鼻用制剂；用于烧伤或严重创伤的凝胶剂

五、含量测定方法（定量方法）

定量方法	滴定分析法	分类	酸碱滴定法、氧化 – 还原滴定法、非水溶液滴定法、沉淀滴定法和配位滴定法
		滴定度（T）的计算	滴定度为每 1ml 某摩尔浓度的滴定液相当于被测物质的重量（mg） $$aA+bB \Longleftrightarrow cC+dD$$ $$T=M*\frac{a}{b}*B$$ 式中，M 为滴定液的摩尔浓度，a 为被测药物的摩尔数，b 为滴定液的摩尔数，B 为被测药物的毫摩尔质量（分子量，以 mg 表示）
			直接滴定法： $$含量\% = \frac{V \times T \times F}{W} \times 100\%$$ 剩余滴定法： $$含量\% = \frac{(V_0-V) \times T \times F}{W} \times 100\%$$ 式中，V 为供试品测定试验消耗滴定液的体积，V_0 为空白试验消耗滴定液的体积，W 为供试品取量，F 为滴定液浓度校正因数

续表

定量方法	分光光度法	紫外－可见分光光度法	该法的定量依据是 Lambert–Beer 定律： $$A=-\lg T=E*C*L$$ 式中，A 为吸光度，T 为透光率，E 为吸收系数，C 为被测物质溶液的浓度，L 为液层厚度 测定时，除另有规定外，应以配置供试品溶液的同批溶剂为空白对照，采用 1cm 的石英吸收池，在规定的吸收峰波长 ±2nm 以内测试几个点的吸收度。一般供试品溶液的吸光度应在 0.3~0.7 之间，在此范围内，仪器的测定误差较小，常用的定量方法： ①对照品比较法 $$\frac{A_X}{A_R}=\frac{C_X}{C_R}$$ 被测组分的含量为： $$含量\%=\frac{C_X \times D}{W} \times 100\%$$ 式中，D 为稀释倍数；W 为供试品取样量。 ②吸收系数法： $$C=\frac{A}{E_{1cm}^{1\%} \cdot L}$$
		荧光分光光度法	该法的定量依据是当激发光的波长、强度、溶剂、温度等条件一定时，物质在低浓度范围内的荧光强度与溶液中该物质的浓度成正比
	色谱法	高效液相色谱法 — 正相 HPLC	正相 HPLC 法主要用于极性和中等极性化合物的分离，常用的固定相为硅胶，流动相为有机溶剂混合液，一般为非极性或弱极性的溶剂（如烃类溶剂）加入适量的极性溶剂（如氯仿、醇、乙腈等），组分的洗脱顺序为极性弱的先出峰（k 小），极性强的后出峰（k 大）
		反相 HPLC 法	反相 HPLC 法主要用于非极性、弱极性及中等极性化合物的分离．最常用的填料为十八烷基硅烷键合硅胶，流动相为甲醇水和乙腈－水系统，首选甲醇－水系统，采用紫外末端检测时，首先选乙腈－水系统。洗脱顺序为极性强的组分先出峰（k 小），极性弱的组分后出峰（k 大）
			HPLC 仪主要由流动相储瓶、输液泵、进样器、色谱柱、检测器、数据处理系统组成。常用的检测器有紫外检测器、二极管阵列检测器、蒸发光散射检测器以及质谱检测器（液－质联用）。《中国药典》中各品种项下规定的条件除固定相种类、流动相组成、检测器类型不得任意改变外，其余如色谱柱内径、长度、载体粒度流动相流速、混合流动相中各组分的比例、柱温、进样量检测器的灵敏度等，均可适当改变，以适应具体色谱系统，并达到系统适用性试验的要求
		气相色谱法	气相色谱仪包括气源系统、进样系统、色谱柱、检测系统和数据处理系统常用的检测器为火焰离子化检测器（FID）
		HPLC 法和 GC 法的系统适用性试验 — 理论板数	$$n=5.54\left(\frac{t_m}{W_{h/2}}\right)^2 或 n=16\left(\frac{t_m}{W}\right)^2$$
		分离度	除另有规定外定量分析分离度应大于 1.5 $$R=\frac{2(t_{R_2}-t_{R_1})}{W_1+W_2}$$
		重复性	峰面积测量值的相对标准差应不大于 2.0%
		拖尾因子（T）	$$T=\frac{W_{0.05h}}{2d_1}$$
		HPLC 法和 GC 法中常用的定量方法 — 内标法	$$含量（C_X）=f \cdot \frac{A_X}{A_S'/C_S'}$$
		外标法	$$含量（C_X）=\frac{A_X}{A_R} \times C_R$$

六、复方制剂分析（★）

定义	是含有两种及两种以上的有效成分的药物制剂
分析方法	①若各有效成分之间互不干扰，利用各成分的物理化学性质的差异，用专一性较强方法，可不经分离直接分别测定各成分 ②若各有效成分之间互相干扰，可采用 HPLC 法测定或计算分光光度法 ③《中国药典》（2015 年版）中复方制剂的含量测定多采用 HPLC 法

七、药物分析方法的要求

准确度（★）	概念	是指用该方法的测定结果与真实值或参考值接近的程度。准确度一般用回收率（%）来表示 $$回收率（\%）= \frac{测得量}{加入量} \times 100\%$$
	杂质定量测定中的准确度	采用原料药或制剂中加入已知量杂质进行测定；如不能得到杂质或降解产物，测定结果可与另一成熟方法进行比较，如《中国药典》（2015 年版）中的方法或经过验证的方法
准确度（★）	含量测定中的准确度	测定原料药时，可用已知纯度的对照品或样品进行测定，或用本法所得结果与建立准确度的另一方法测定的结果进行比较 测定制剂时，用含已知量被测物的各组分混合物进行测定，或者与建立准确度的另一方法测定的结果进行比较
	数据要求	测定高、中、低三个浓度，n=3，共 9 个数据来评价回收率的 RSD，应＜2%；用 UV 和 HPLC 法时，一般回收率可达 98% ~ 102%；滴定法可达 99.7% ~ 100.3%
精密度（★）	概念	精密度是指在规定的条件下，同一个均匀样品，经过多次取样测定所得结果之间的接近程度
	重复性、中间精密度、重现性	①重复性：在相同条件下，由一个分析人员测定所得结果的精密度。在规定的范围内，至少用 9 个测定结果进行评价 ②中间精密度：考察随机变动因素对精密度的影响。变动因素为不同日期、不同分析人员、不同设备 ③重现性：在不同实验室由不同分析人员测定结果的精密度。通过协同检验得出重现性结果
	数据要求	应报告标准偏差（SD）、相对标准偏差（RSD）和可信限
专属性（★）	概念	专属性是指在其他成分（如杂质、降解产物、辅料等）可能存在的情况下，采用的方法能准确测定出被测物的特性，能反映分析方法在有共存物时对被测物准确而专属的测定能力；用于复杂样品分析时相互干扰程度的度量
	鉴别反应	应能与其他共存的物质或相似化合物区分，不含被测组分的样品均应呈现负反应
	含量测定以及杂质检查	杂质可获得的情况下，含量测定可向供试品中加入一定量的杂质或辅料，证明杂质与共存物质能得到分离，并具适当的准确度与精密度
检测限（★）	概念	检测限是指试样中被测物能被检测出的最低量，用以表示测定方法在所述条件下对样品中供试物的最低检出浓度
	测定	信噪比法：一般以信噪比（S/N）为 3：1 或 2：1 时相应的浓度或注入仪器的量确定检测限

续表

定量限（★）		定量限是指样品中被测物能被定量测定的最低量，其测定结果应具一定的准确度和精密度。常用信噪比法，以 S/N=10 时相应的浓度进行测定
线性（★）	概念	在设计范围内，测试结果和试样中被测物浓度直接成正比关系的程度
	数据要求	应列出回归方程、相关系数和线性图
范围（★）	概念	范围是指能达到一定精密度、准确度和线性的条件下，测试方法适用的高低浓度或量的区间
	相关规定	原料药和制剂含量测定的范围应为测试浓度的 80%～100% 或更宽 制剂含量均匀度检查，范围应为测试浓度的 70%～130%
耐用性（★）		耐用性系指在测定条件稍有变动时，测定结果不受影响的承受程度，为常规检验提供依据

历年考点串讲

　　药品质量控制通则历年必考，考试频率约 8 次；各种制剂的质量要求历年必考，考试频率约 7 次；药物的杂质检查历年必考，考试频率约 6 次；药物分析方法历年必考，考试频率约 5 次。

　　其中，药品检验的基本程序应熟悉。一般杂质和特殊杂质的概念、杂质限量的定义为考试重点，重金属、砷盐、氯化物、铁盐、硫酸盐检查也为考试重点，应熟练掌握；铵盐、干燥失重检查应熟悉。常用定量定性分析方法应熟悉。片剂常规检查项目、注射剂常规检查项目的规定应熟悉。准确度、精密度、专属性、检测限、定量限、线性和范围的概念为考试重点，应熟练掌握。

第三节　典型药物的分析

苯巴比妥	鉴别 （★★★）	丙二酰脲反应：与重金属离子的反应 ①银盐反应：取供试品约 0.1g，+ 碳酸钠 1ml+ 水 10ml，振摇 2 分钟，滤过，滤液 + 硝酸银 = 白色沉淀（振摇溶解）+ 硝酸银（沉淀不溶解）。巴比妥类药物的一银盐可溶于水，而二银盐不溶 ②铜盐反应：取供试品约 50mg+ 吡啶溶液 5ml 溶解后 + 铜吡啶试液 1ml= 显紫色或生成紫色沉淀
	有关物质检查 （★）	检查项目：干燥失重、炽灼残渣、酸度、乙醇溶液的澄清度、中性或碱性物质、有关物质
	含量测定 （★★）	银量法：反应原理同"银盐的反应" 在无水碳酸钠溶液中用硝酸银滴定液（0.1mol/L）滴定，以电位法指示终点
阿司匹林	鉴别（★★）	三氯化铁反应：阿司匹林分子中具有酯结构，加水煮沸水解后生成水杨酸，水杨酸可与三氯化铁反应生成紫堇色的配位化合物
	游离水杨酸的检查（★★）	采用 HPLC 法检查
	含量测定 （★★★）	酸碱滴定法：中性乙醇为溶剂，酚酞为指示剂，氢氧化钠（0.1mol/L）做滴定液，每 1ml 氢氧化钠滴定液（0.1mol/L）相当于 18.02mg 的 $C_9H_8O_4$

	鉴别（★★★）	重氮化－偶合反应：又称芳香第一胺反应。芳伯氨基，在盐酸介质中与亚硝酸钠作用，生成重氮盐，重氮化盐进一步与 β－萘酚偶合，生成由粉红到猩红色的沉淀
普鲁卡因	对氨基苯甲酸的检查（★★）	特殊杂质：对氨基苯甲酸——反相 HPLC 法
	含量测定（★★★）	亚硝酸钠滴定法：盐酸普鲁卡因分子结构中含有芳香伯胺，《中国药典》（2015 年版）采用亚硝酸钠滴定法进行含量测定，用永停法指示终点 溴化钾的作用：加快重氮化反应 滴定液：亚硝酸钠滴定液 终点判断：永停法 反应摩尔：1∶1
地高辛	鉴别（★★）	Keller-Kiliani 反应：鉴别 α－去氧糖的反应。将甾体强心苷溶于含有微量 $FeCl_3$ 的冰醋酸 1~2ml 中，沿管壁缓缓加入浓硫酸 1~2ml，使成两液层。两液层接界面显棕色；醋酸层显靛蓝色
	有关物质检查（★）	HPLC 法
	含量测定（★）	HPLC 法
青霉素钠（★）	鉴别	HPLC 法
	青霉素聚合物的检查	β－内酰胺类抗菌药物所致速发型过敏反应主要与其中存在的高分子杂质有关。检查方法采用以葡聚糖凝胶 G-10 为基础的凝胶色谱分析系统
	含量测定	HPLC 法。用十八烷基硅烷键合硅胶为填充剂，青霉素对照品，外标法定量
氢化可的松	鉴别反应（★★）	能与硫酸发生呈色反应，并形成绿色荧光
	含量测定（★）	HPLC 法广泛用于甾体激素类药物原料和制剂的含量测定还可用作甾体激素原料药中"其他甾体"的检查

历年考点串讲

巴比妥类药物的分析历年偶考；芳酸及芳胺类药物的分析历年必考，考试频率约 6 次；生物碱类历年偶考，维生素类药物的分析历年偶考；抗生素类药物的分析历年偶考。

其中，巴比妥类药物的丙二酰脲结构及性质为考试重点，应熟练掌握。三氯化铁反应、重氮化－偶合反应、亚硝酸钠滴定法、阿司匹林的含量测定方法是考试重点，应熟练掌握。

经典例题

1. （共用备选答案）

   A. BP   B. Ch.P.

   C. JP   D. Ph.Eup

   E. USP

（1）《美国药典》的缩写是

（2）《中国药典》的缩写是

（3）《英国药典》的缩写是

（4）《日本药局方》的缩写是

2. 国家药品标准中，原料药的含量限度，如未规定上限时，系指上限不超过

   A. 95.0%   B. 99.0%

   C. 100.0%   D. 101.0%

   E. 105.0%

3. 含芳香伯氨基药物的鉴别反应是

   A. 与硝酸银反应   B. 重氮化－偶合反应

   C. 与三氯化铁反应   D. 铜吡啶反应

   E. 维他利反应

4. 每1ml某摩尔浓度的滴定液相当于被测物质的重量（mg）称为

   A. 准确度   B. 精密度

   C. 比旋度   D. 滴定度

   E. 吸光度

5. 为使所取样品具有代表性，当产品总件数为100时，则取样件数为

   A. 100   B. 50

   C. 11   D. 10

   E. 9

6. 《中国药典》（2015年版）规定，凡检查溶出度的制剂，可不再进行

   A. 崩解时限检查   B. 主药含量测定

   C. 热原检查   D. 含量均匀度检查

   E. 重（装）量差异检查

7. 需做释放度检查的药物制剂是

   A 普通片   B. 分散片

   C. 泡腾片   D. 缓释片

   E. 含片

8. 薄膜衣片的崩解时限为

   A. 5分钟   B. 15分钟

   C. 30分钟   D. 90分钟

   E. 120分钟

9. 需要做无菌检查的药物制剂室

   A. 片剂   B. 胶囊剂

   C. 注射剂   D. 栓剂

   E. 气雾剂

10. 注射剂的细菌内毒素检查方法采用

   A. 酸碱滴定法   B. 紫外分光分度法

   C. 动物实验法   D. 高效液相色谱法

   E. 鲎试剂法

11. 《中国药典》（2015年版）中，用古蔡法可检查药物中微量的

   A. 重金属   B. 砷盐

   C. 铁盐   D. 氯化物

   E. 铵盐

12. 费休水分测定法的原理是

   A. 酸碱滴定   B. 氧化还原滴定

   C. 配位滴定   D. 沉淀滴定

   E. 电位滴定

13. 可用于检查的杂质为

   A. 氯化物   B. 砷盐

   C. 铁盐   D. 硫酸盐

   E. 重金属

（1）在酸性溶液中与氯化钡生成浑浊液的方法

（2）在酸性溶液中与硫氰酸盐生成红色的方法

（3）在实验条件下与硫代乙酰胺形成均匀混悬溶液的方法

14. 对于滴定法进行准确度考查时，回收率一般要求达

   A. 99.7% ~ 100.3%   B. 98% ~ 102%

   C. 80% ~ 120%   D. 100%

   E. 不低于90%

15. 阿司匹林分子中具有羧基，含量测定可采用

   A. 酸碱滴定法   B. 沉淀滴定法

   C. 氧化还原滴定法   D. 非水溶液滴定法

   E. 电位滴定法

16. 盐酸普鲁卡因应检查

   A. 水杨酸   B. 对氨基苯甲酸

   C. 对氨基酚   D. 间氨基酚

   E. 苯甲酸

参考答案

1. （1）E（2）B（3）A（4）C 2. D 3. B 4. D 5. C 6. A
7. D 8. C 9. C 10. E 11. B 12. B 13. （1）D（2）C
（3）E 14. A 15. A 16. B

第二篇　相关专业知识

第一章　药剂学

第一节　绪　论

一、药剂学概述

概念 （★★★）		是研究药物制剂的基本理论、处方设计、制备工艺、质量控制与合理应用等内容的综合性技术学科
任务 （★★★）	基本任务	是将药物制成适于临床应用的剂型，能批量生产，制剂安全、有效、稳定
	具体任务	①药剂学基本理论研究，包括处方设计、制备工艺、质量控制、合理应用等方面的基本理论 ②新剂型的研究与开发 ③新技术的研究与开发，例如近几年兴起的微囊化技术、固体分散技术等 ④新辅料的研究与开发 ⑤中药新剂型的研究与开发 ⑥生物技术药物制剂的研究与开发 ⑦制剂新机械和新设备的研究与开
剂型、制剂、制剂学 （★★★）	药物剂型	根据疾病的诊断、治疗或预防的需要而制备的不同给药形式
	药物制剂	指各剂型中的具体药品名称
	制剂学	研究制剂理论和制备工艺
分支 学科	工业药剂学	是研究剂型及制剂生产的基本理论、工艺技术、生产设备和质量管理，以便为临床提供安全、有效、稳定和便于使用的优质产品
	物理药剂学	是运用物理化学原理、方法和手段，研究药剂学中有关剂型、制剂的处方设计、制备工艺、质量控制等内容的边缘学科
	药用高分子材料学	主要介绍药剂学的剂型设计和制剂处方中常用的合成或天然高分子材料的结构、制备、物理化学特征及其功能与应用
	生物药剂学	是研究药物在体内的吸收、分布、代谢与排泄的机制与过程，阐明药物因素、剂型因素和生理因素与药效之间关系的边缘学科
	药物动力学	是采用数学的方法，研究药物的吸收、分布、代谢与排泄的体内过程与药效之间的关系的学科
	临床药剂学	是以患者为对象，研究合理、有效、安全用药等，是与临床治疗学紧密联系的新学科，也称调剂学或临床药学

二、药物剂型与药物传递系统（DDS）

<table>
<tr><td rowspan="10">药物剂型</td><td rowspan="5">重 要 性（★★★）</td><td>改变作用性质</td><td colspan="2">例如硫酸镁口服有泻下作用，而静脉滴注作用为镇静</td></tr>
<tr><td>改变药物作用速度</td><td colspan="2">注射作用速度最快，缓释制剂可延长作用时间，控释制剂可以控制作用速度，植入剂作用缓慢</td></tr>
<tr><td>改变药物的毒副作用</td><td colspan="2">例如氨茶碱治疗哮喘，制成栓剂可消除心跳加快的副作用，缓、控释制剂避免血药浓度出现峰－谷现象</td></tr>
<tr><td>使药物产生靶向作用</td><td colspan="2">例如制成脂质体、微球、微囊后可以定向的作用于肝或脾</td></tr>
<tr><td>可以影响疗效</td><td colspan="2">例如制备工艺不同，会影响药物释放</td></tr>
<tr><td rowspan="5">分 类（★★★）</td><td rowspan="2">按给药途径分类（与临床使用密切相关）</td><td>胃肠道给药</td><td>口服的散剂、片剂、颗粒剂、胶囊剂、溶液剂、乳剂和混悬剂</td></tr>
<tr><td>非胃肠道给药</td><td>注射剂，呼吸道给药如气雾剂，皮肤给药如外用溶液剂、洗剂，黏膜给药如贴剂；腔道给药如栓剂</td></tr>
<tr><td>按分散系统分类（便于应用物理化学原理阐明制剂特征）</td><td colspan="2">溶液型、胶体溶液型、乳剂型、混悬型、气体分散型、微粒分散型、固体分散型</td></tr>
<tr><td rowspan="1">按形态分类</td><td>液体制剂</td><td>如溶液剂、注射剂</td></tr>
<tr><td></td><td>固体制剂</td><td>如散剂、丸剂、片剂、膜剂</td></tr>
</table>

<table>
<tr><td></td><td rowspan="4">按形态分类</td><td>半固体制剂</td><td>如软膏剂、栓剂、糊剂</td></tr>
<tr><td></td><td>气体</td><td>如气雾剂、喷雾剂</td></tr>
<tr><td></td><td colspan="1">按制法分类</td><td colspan="2">不能包含全部剂型，不常用</td></tr>
</table>

注：表格合并后的完整结构如下：

药物剂型	重要性（★★★）	改变作用性质	例如硫酸镁口服有泻下作用，而静脉滴注作用为镇静	
		改变药物作用速度	注射作用速度最快，缓释制剂可延长作用时间，控释制剂可以控制作用速度，植入剂作用缓慢	
		改变药物的毒副作用	例如氨茶碱治疗哮喘，制成栓剂可消除心跳加快的副作用，缓、控释制剂避免血药浓度出现峰－谷现象	
		使药物产生靶向作用	例如制成脂质体、微球、微囊后可以定向的作用于肝或脾	
		可以影响疗效	例如制备工艺不同，会影响药物释放	
	分类（★★★）	按给药途径分类（与临床使用密切相关）	胃肠道给药	口服的散剂、片剂、颗粒剂、胶囊剂、溶液剂、乳剂和混悬剂
			非胃肠道给药	注射剂，呼吸道给药如气雾剂，皮肤给药如外用溶液剂、洗剂，黏膜给药如贴剂；腔道给药如栓剂
		按分散系统分类（便于应用物理化学原理阐明制剂特征）	溶液型、胶体溶液型、乳剂型、混悬型、气体分散型、微粒分散型、固体分散型	
		按形态分类	液体制剂	如溶液剂、注射剂
			固体制剂	如散剂、丸剂、片剂、膜剂
			半固体制剂	如软膏剂、栓剂、糊剂
			气体	如气雾剂、喷雾剂
		按制法分类	不能包含全部剂型，不常用	
药物的传递系统	设计理念：把药物在必要时间以必要的量输送到必要的部位，以达到最大的疗效和最小的毒副作用			
	三种基本技能：①时间的控制；②量的控制，即改善药物的吸收量；③空间的控制，即靶向给药的技术			

三、辅料在药剂中的应用

药剂中使用辅料的目的（★）	①有利于制剂形态的形成 ②使制备过程顺利进行 ③提高药物的稳定性 ④调节有效成分的作用或改善生理要求
辅料在药剂中的地位（★）	①新辅料意味着新制剂、新剂型 ②辅料不同，剂型不同，疗效不同 ③辅料改变药物的理化性质 ④辅料增加制剂的可接受性

四、药典与药品标准简介

（一）药典（★★★）

中国药典	定义	是国家记载药品质量规格、标准的法典。是由国家药典委员会组织编纂，由政府颁布执行，具有法律的约束力
	版本	《中华人民共和国药典》，简称《中国药典》 1953 年颁布了第一部《中国药典》 1957 年编印了《中国药典》（1953 年版）第一增补本 1963 年颁布了《中国药典》（1963 年版）分为一、二部，一部专门收载中药，二部收载化学药品、抗生素、生物制品及其制剂 1977 年增加了气雾剂、冲剂、滴丸剂和滴耳液等剂型 从 1985 年起每五年修订出版一次 现行版《中国药典》2015 年版
	现行版《中国药典》	2015 年版于 2015 年 12 月 1 日正式执行，本版药典分为一、二、三、四部。2015 年版药典首次将通则、药用辅料单独作为《中国药典》四部	一部：药材和饮片、植物油脂和提取物、成方制剂和单味制剂 二部：化学药品、抗生素、生化药品、放射性药品 三部：生物制品 四部：制剂通则、药用辅料
国外供参考的药典	《美国药典 38-国家处方集 33》	USP 38-33
	《英国药典》	BP
	《日本药局方》	JP
	《国际药典》	Ph.Int.，对各国无法律约束力，仅作为各国编纂药典时的参考标准

（二）药品标准（★）

药品标准	是国家对药品的质量、规格和检验方法所作的技术规定
	是保证药品质量，进行药品生产、经营、使用、管理及监督检验的法定依据
	药品的国家标准指《中华人民共和国药典》和原国家食品药品监督管理总局颁布的药品标准

（三）处方药与非处方药

处方药	必须凭执业医师或执业助理医师的处方才可调配、购买，并在医生指导下使用的药品
非处方药	不需凭执业医师或执业助理医师的处方，消费者可以自行判断购买和使用的药品

（四）GMP（★）

GMP	定义	药品生产质量管理规范（GMP）是控制与保持药品生产过程的一致性和确保产品优质水平的管理制度，是药品生产过程中，用科学、合理、规范化的条件和方法来保证生产优良药品的一整套系统的、科学的管理规范，是药品生产和管理的基本准则

续表

GMP	检查对象	人、生产环境、制剂生产的全过程
	三大要素	①人为产生的错误减小到最低；②防止对医药品的污染和低质量医药品的产生；③保证产品高质量的系统设计
	实施主要内容	建设或改造厂房、设施设备、环境等硬件的建设与改造 明确建立和执行管理制度、操作规程（SOP）、生产记录等软件；维护验证工艺
	认证内容	认证申请报送资料；资料审查与现场审查、审批发证、监督管理；明确了认证程序

历年考点串讲

　　药剂学绪论历年常考，近几年来考试的频率特别高。其中，药剂学的概念与任务，剂型、制剂、制剂学等名词的含义，药物剂型的重要性，药物剂型的分类及药典相关内容，应熟练掌握，是考试重点。国外常用药典以及 GMP 概念应熟悉。

　　常考的细节有：

　　1. 一种药物可以制备多种剂型，给药途径不同可能产生不同的疗效。不同剂型改变药物的作用性质、作用速度、毒副作用、产生靶向作用、生物利用度等。

　　2. 剂型、制剂、制剂学以及药典的定义。

　　3. 第一版《中华人民共和国药典》为 1953 年版，现行版为 2015 年版，应重点关注。

第二节　液体制剂

一、药物溶液的形成理论

（一）药物溶剂的种类和性质（★★★）

种类	水	水是最常用的极性溶剂，根据制剂的需要可制成注射用水、纯化水与制药用水	
	非水溶剂	药物在水中溶解度过小时可选用适当的非水溶剂或使用混合溶剂，可以增大药物的溶解度，以制成溶液	
		常用的有：醇与多元醇类，如乙醇、丙二醇、甘油等；醚类，如二乙二醇二甲醚等；酰胺类如二甲基甲酰胺、二甲基乙酰胺等；酯类，如三醋酸甘油酯和肉豆蔻酸异丙酯等；植物油类，花生油、玉米油、芝麻油、红花油等；亚砜类，如二甲基亚砜，能与水和乙醇混溶	
性质	介电常数	①溶剂的介电常数表示将相反电荷在溶液中分开的能力，它反映溶剂分子水团的极性大小 ②通过电容测定仪测得。介电常数大的溶剂极性大，介电常数小的溶剂极性小	溶剂的极性直接影响药物的溶解度。溶剂的极性大小常以介电常数和溶解度参数的大小来衡量

续表

| 性质 | 溶解度参数 | ①溶解度参数是表示同种分子间的内聚力，也是表示分子极性大小的
②两种组分的 δ 值越接近，越能互溶
③若两组分不形成氢键也无其他复杂的相互作用，且两组分的溶解度参数 δ 值相等，则该溶液为理想溶液 | |

（二）药物的溶解度与溶出度（★★★）

溶解度的表示方法		①溶解度系指在一定温度（气体在一定压力）下，在一定量溶剂中达饱和时溶解的最大药量，溶解度是反映药物溶解性的重要指标 ②常用一定温度下 100g 溶剂中（或 100g 溶液或 100ml 溶液）溶解溶质的最大克数来表示。也可用物质的摩尔浓度 mol/L 表示 ③《中国药典》（2015 年版）中把溶解度分为极易溶解、易溶、溶解、略溶、微溶、极微溶解、几乎不溶和不溶
影响药物溶解度的因素	药物	极性大小：对溶解度影响很大。相似相溶：若药物分子间的作用力大于药物分子与溶剂分子间的作用力，则溶解度小；反之，则溶解度大
		药物晶型：无定型为无结晶结构的药物，无晶格束缚，自由能大，所以溶解度和溶解速度较晶型大溶解度和溶解速度按：无定型＞亚稳定型＞稳定型排列
		粒子大小：可溶性药物无影响，影响不大；难溶性药物粒径在 0.1~100nm 时溶解度随粒径减小而增加
	溶剂	溶剂化作用和水合作用：药物离子的水合作用与离子性质有关，阳离子和水之间的作用力很强，以至于阳离子周围保持有一层水。离子的水合数目随离子半径增大而降低。药物的溶剂化作用会影响药物在溶剂中的溶解度
	温度	①溶解过程吸热，也就是 $\Delta H_s > 0$ 时，溶解度随温度升高而升高 ②溶解过程放热，也就是 $\Delta H_s < 0$ 时，溶解度随温度升高而降低
	pH 有机弱酸、弱碱及其盐类溶解度受 pH 影响很大	弱酸性药物：$pH_m = pK_a + \lg \dfrac{(S - S_0)}{S_0}$
		弱碱性药物：$pH_m = pK_a + \lg \dfrac{S_0}{(S - S_0)}$
	第三种物质	同离子效应：向难溶性盐类饱和溶液中加入含有相同离子化合物时，其溶解度会降低，这是由于同离子效应
		助溶剂：助溶剂是指难溶性药物欲加入的第三种物质在溶剂中形成可溶性络合物、复盐或络合物等，以增加药物在溶剂（主要是水）中的溶解度，这第三种物质称为助溶剂
		增溶剂：表面活性剂可在水中形成胶束，增加难溶性药物在水中的溶解度

续表

增加药物溶解度的方法	加入增溶剂	增溶剂为表面活性剂
	使用助溶剂	如碘化钾为助溶剂，增加碘溶解度的机制是 KI 与碘形成分子间的络合物 KI_3
	应用混合溶剂（潜溶剂）	如苯巴比妥中加入 90% 乙醇
	改变部分化学结构	制成盐类：弱酸、弱碱，如乙酰水杨酸制成钙盐 引进与溶剂有较强亲和力的基团：如维生素 K_3 引入亚硫酸氢钠
药物溶出速度	Noyes–Whitney 方程	$$\frac{\mathrm{d}C}{\mathrm{d}t}=KS\,(C_S-C)$$ $\mathrm{d}C/\mathrm{d}t$：溶出速度；C：t 时间溶液中溶质的浓度；K：溶出速度常数；S：固体的表面积；C_S：溶质在溶出介质中的溶解度；
	影响因素	固体的表面积（S）：同一重量的固体药物，其粒径越小，表面积越大；对同样大小的固体药物，孔隙率越高，表面积越大；对于颗粒状或粉末状的药物，如在溶出介质中结块，可加入润湿剂以改善固体粒子的分散度，增加溶出界面，这些都有利于提高溶出速度
		温度（T）：温度升高，药物溶解度 C_S 增大、扩散增强、黏度降低，溶出速度加快
		溶出介质的体积（V）：溶出介质的体积小，溶液中药物浓度高，溶出速度慢；反之则溶出速度快
		扩散系数（D）：药物在溶出介质中的扩散系数越大，溶出速度越快。在温度一定的条件下，扩散系数大小受溶出介质的黏度和药物分子大小的影响
		扩散层的厚度（h）：扩散层的厚度愈大，溶出速度愈慢。扩散层的厚度与搅拌程度有关，搅拌速度快，扩散层薄，溶出速度快

二、表面活性剂

（一）表面活性剂的概念与特点

概念（★★★）	具有很强表面活性、能使液体的表面张力显著下降的物质称为表面活性剂
特点（★★★）	①由极性基团和非极性烃链组成，烃链长度一般在 8 个碳原子以上，极性基团可以是解离的离子，也可以是不解离的亲水基团 ②具有增溶、乳化、润湿、去污、杀菌、消泡和起泡等作用
分类（★★）	阴离子型表面活性剂（活性部分是阴离子）	高级脂肪酸盐：系肥皂类，以硬脂酸、油酸、月桂酸等较常见，可分碱金属皂（一价皂）碱土金属皂（二价皂）和有机胺皂（三乙醇胺皂）等。它们均具有良好的乳化性能和分散油的能力，但易被酸破坏，碱金属皂还可被钙镁盐等破坏电解质可使之盐析。一般只用于外用制剂

分类 （★★）	阴离子型表面活性剂（活性部分是阴离子）	硫酸化物：主要是硫酸化油和高级脂肪醇硫酸酯类。硫酸化油的代表是硫酸化蓖麻油，俗称土耳其红油，可与水混合，为无刺微性的去污剂和润湿剂，可代替肥皂洗涤皮肤，也可用于挥发油或水不溶性杀菌剂的增溶。高级脂肪醇硫酸酯类常用的是十二烷基硫酸钠（SDS，又称月桂硫酸钠，SLS）、十六烷基硫酸钠、十八烷基硫酸钠等。它们的乳化性也很强，较肥皂类稳定，对黏膜有一定的刺激性，主要用做外用软膏的乳化剂，有时也用于片剂等固体制剂的润湿剂或增溶剂	
		磺酸化物：系指脂肪族磺酸化物和烷基芳基磺酸化物等，常用的品种有二辛基琥珀酸磺酸钠、十二烷基苯磺酸钠等	
	阳离子型表面活性剂	也称季铵化物。其特点是水溶性大，在酸性与碱性溶液中较稳定，具有良好的表面活性和杀菌作用。例如苯扎氯铵（洁尔灭），苯扎溴铵（新洁尔灭）	
	两性离子型表面活性剂	①天然：卵磷脂 ②合成：氨基酸型、甜菜碱型，这两类表面活性剂为合成化合物，阴离子部分主要是羧酸盐，其阳离子部分为季铵盐或胺盐	
	非离子型表面活性剂	脂肪酸甘油酯	单硬脂酸甘油酯，主要做 W/O 型辅助乳化剂
		多元醇型	①蔗糖脂肪酸酯：主要用做水包油型乳化剂、分散剂 ②脂肪酸山梨坦类：（司盘）例如，司盘 20、司盘 40、司盘 60、司盘 80、司盘 85 等 作用：W/O 型乳化剂、O/W 型辅助乳化 ③聚山梨酯：（吐温）吐温 20、吐温 40、吐温 60、吐温 80 等 作用：增溶剂、O/W 乳化剂、润湿剂、分散剂
		聚氧乙烯型	①聚氧乙烯脂肪酸酯（卖泽）：O/W 型乳化剂 ②聚氧乙烯脂肪醇醚（苄泽）：O/W 型乳化剂 ③聚氧乙烯－聚氧丙烯共聚物：泊洛沙姆 188，商品名为普朗尼克 F68，O/W 乳化剂，可用于静脉乳剂
基本性质和应用（★★★）	临界胶束浓度（CMC）	表面活性剂分子缔合形成胶束的最低浓度 胶束：亲油基团向内、亲水基团向外、在水中稳定分散、大小在胶体粒子范围（1~100nm）。具有相同亲水基的同系列表面活性剂，若亲油基团越大，则 CMC 越小。在 CMC 时，溶液的表面张力基本上到达最低值。在 CMC 到达后的一定范围内，单位体积内胶束数量和表面活性剂的总浓度几乎成正比	
	亲水亲油平衡值（HLB）	①表面活性剂分子中亲水和亲油基团对油或水的综合亲和力：0~40 非离子表面活性剂：0~20 完全由疏水碳氢基团组成的石蜡分子：0 完全由亲水性的氧乙烯基组成的聚氧乙烯：20 ②HLB 值不同应用不同：3~6：W/O 乳化剂；8~18：O/W 乳化剂；7~9：润湿剂；13~18：增溶剂 ③计算：非离子型表面活性剂 HLB 具有加和性 $$HLB = \frac{HLB_a \times W_a + HLB_b \times W_b}{W_a + W_b}$$	

基本性质（★★★）	增溶作用	胶束增溶	表面活性剂在水溶液中达到 CMC 后，一些水不溶性或微溶性物质在胶束溶液中的溶解度可显著增加，形成透明胶体溶液，这种作用称为增溶，属热力学稳定体系。当表面活性剂用量为 1g 时增溶药物达到饱和的浓度即为最大增溶浓度（MAC）。CMC 越低，MAC 越高
		温度对增溶的影响	影响胶束形成、增溶质溶解以及表面活性剂溶解度 ① Krafft 点：是离子型表面活性剂的特征值，Krafft 点也是表面活性剂应用温度的下限，或者说，只有在温度高于 Krafft 点时表面活性剂才能更大限度地发挥作用 ②起昙与昙点：因加热聚氧乙烯型非离子型表面活性剂溶液而发生浑浊的现象称为起昙，此时的温度称为浊点或昙点。当聚氧乙烯链相同时，碳氢链越长，浊点越低；在碳氢链长相同时，聚氧乙烯链越长则浊点越高 很多聚氧乙烯类非离子型表面活性剂在常压下观察不到浊点，如泊洛沙姆 108、泊洛沙姆 188 等
实际应用（★★★）			①解离型药物的增溶：对于弱酸性药物而言，在偏酸性环境中有较大程度的增溶；对于弱碱性药物，则在偏碱性条件下有更多的增溶；作为两性离子则在等电点时有最大增溶量 ②多组分增溶质的增溶，制剂中存在多种组分时，对主药的增溶效果取决于各组分与表面活性剂的相互作用，例如多种组分与主药竞争同一增溶位置而使增溶量减小；或者某一组分吸附或结合表面活性剂分子造成对主药的增溶量减小；但某些组分也可扩大胶束体积而增加对主药的增溶等。一般认为，将增溶质与增溶剂先行混合要比增溶剂先与水混合的效果好 ③抑菌剂的增溶，抑菌剂或其他抗菌药物在表面活性剂溶液中往往被增溶而降低活性在这种情况下必须增加用量 ④其他：乳化、润湿、助悬、起泡、消泡、去污、消毒杀菌
复配			表面活性剂相互间或与其他化合物配合使用。配伍适宜，可大大增加增溶能力，减少其用量 ①加入中性无机盐 ②与有机添加剂配伍：如脂肪醇可与表面活性剂分子形成混合胶束，烃核体积增大，对碳氢化合物的增溶量增加 ③与水溶性高分子配伍：如明胶、聚乙二醇 PEG、聚维酮 PVP

（二）表面活性剂的生物学性质（★）

影响药物吸收	增加或减少
与蛋白质的相互作用	电性结合、变性
毒性	阳＞阴＞非
刺激性	长期或高浓度使用可导致皮肤黏膜损害

三、液体制剂的简介

液体制剂的特点（★★★）	优点：①药物分散度大，吸收快、起效快；②给药途径多，可内服外用；③服用方便，适于老幼；④能减少刺激性；⑤固体药物制成液体制剂，生物利用度提高
	缺点：①药物分散度大，受分散介质影响，易化学降解，药效降低甚至失效；②体积大，携运贮不方便；③水性制剂易霉变，需加防腐剂；④非均相，物理稳定性问题多

液体制剂的分类（★）	按分散系统分类	均相液体制剂（分子状态）：低分子溶液剂、高分子溶液剂——稳定 非均相液体制剂：溶胶剂、乳剂、混悬剂——不稳定	
	按给药途径分类	内服：合剂、糖浆剂、乳剂、混悬液、滴剂 外用：皮肤（洗、搽）、五官（洗、滴、含漱）、直肠、阴道、尿道	
液体制剂的质量要求（★）	均相液体制剂：澄明 非均相液体制剂：分散均匀，浓度准确 口服液体制剂：外观良好，口感适宜 外用液体制剂：无刺激性 所有液体制剂应该有防腐能力，包装方便携带、使用		
液体制剂的溶剂和附加剂（★★）	常用溶剂	极性溶剂：水、甘油、二甲基亚砜（DMSO） 半极性溶剂：乙醇、丙二醇、聚乙二醇（PEG 300~600） 非极性溶剂：脂肪油、液体石蜡、乙酸乙酯	
	常用附加剂	增溶剂	增溶是指某些难溶性药物在表面活性剂的作用下，在溶剂中增加溶解度并形成溶液的过程。具有增溶能力的表面活性剂称增溶剂，常用的增溶剂为聚山梨酯类（吐温类）和聚氧乙烯脂肪酸酯类（司盘类）等
		助溶剂	系指难溶性药物与加入的第三种物质在溶剂中形成可溶性分子间的络合物、复盐或缔合物等，以增加药物在溶剂中的溶解度。第三种物质称为助溶剂，如碘化钾可增加碘溶解度
		潜溶剂	在混合溶剂中各溶剂达到某一比例时，药物的溶解度出现极大值，这种现象称潜溶，这种溶剂称潜溶剂。与水形成潜溶剂的有乙醇丙二醇、甘油、聚乙二醇等
		矫味剂	甜味剂、芳香剂、胶浆剂、泡腾剂
		着色剂	天然和合成色素
		其他	抗氧剂、pH 调节剂、金属离子络合剂
		防腐剂	①对羟基苯甲酸酯类（尼泊金类） ②苯甲酸 / 苯甲酸钠 ③山梨酸 / 山梨酸钾 ④苯扎溴铵（新洁尔灭）（阳离子表面活性剂） ⑤醋酸氯己定 ⑥其他：邻苯基苯酚、桉叶油、桂皮油、薄荷油

四、低分子溶液剂与高分子溶液剂

（一）低分子溶液剂（★★）

溶液剂	药物溶解于溶剂中所形成的澄明液体制剂	根据需要可加入助溶剂、抗氧剂、矫味剂、着色剂等附加剂。有些药物虽然易溶，但溶解缓慢，药物在溶解过程中应采用粉碎、搅拌、加热等措施；易氧化的药物溶解时，宜将溶剂加热放冷后再溶解药物，同时应加适量抗氧剂，以减少药物氧化损失；对易挥发性药物应在最后加入，以免因制备过程而损失；处方中如有溶解度较小的药物，应先将其溶解后加入其他药物；难溶性药物可加入适宜的助溶剂或增溶剂使其溶解。溶液剂的制备有两种方法，即溶解法和稀释法	
芳香水剂	指芳香挥发性药物的饱和或近饱和水溶液	芳香挥发性药物多数为挥发油。在制备芳香水剂时，如果以挥发油和化学药物做原料多采用溶解法和稀释法，以药材做原料时多用水蒸气蒸馏法提取挥发油 芳香水剂应澄明，与原有药物具有相同的气味，不得有异臭沉淀和杂质；芳香水剂多数易分解、变质甚至霉变，所以不宜大量配制和久贮；芳香水剂浓度一般都很低，可矫味、矫臭并作为分散剂使用	
醑剂	系指挥发性药物的浓乙醇溶液，供内服或外用	溶解法、蒸馏法制备	
甘油剂	系指药物溶于甘油中制成的专供外用溶液剂，密闭保存	溶解法、化学反应法制备	用于口耳鼻喉科疾病
糖浆剂	指含有药物的浓蔗糖水溶液。纯蔗糖的近饱和水溶液称为单糖浆或糖浆。浓度为85%（g/ml）或64.7%（g/g）	糖浆剂含糖量应不低于45%（g/ml）；应澄清，在贮存期间不得有酸败、异臭、产生气体或其他变质现象。制备方法有溶解法（冷、热溶法）、混合法制备	严格灭菌操作；选用药用白砂糖制备；生产中宜用蒸气夹层锅加热；严格控制温度及时间；应在30℃以下密封贮存
涂剂	系指用纱布、棉花蘸取后涂搽皮肤或口腔、喉部黏膜的液体制剂。多数为甘油溶液		
酊剂	系指药物用规定浓度乙醇浸出或溶解而制成的澄清液体制剂，也可用流浸膏稀释，供内服或外用	溶解法或稀释法、浸渍法、渗漉法	①乙醇浓度不同对药材中各成分的溶解性不同，制备酊剂时，应根据有效成分的溶解性选用适宜浓度的乙醇以减少酊剂中杂质含量，酊剂中乙醇最低浓30%（ml/ml）；②酊剂久贮会发生沉淀，可过滤除去，再测定乙醇含量、有效成分含量，并调整至规定标准，仍可使用

（二）高分子溶液剂

概念（★★）	指高分子化合物溶解于溶剂中制成的均匀分散的液体制剂，属于热力学稳定系统。以水为溶剂制备的高分子溶液剂称为亲水性高分子溶液剂；以非水溶剂制备的高分子溶液剂称为非水性高分子溶液剂

制备（★）	制备高分子溶液剂时首先要经过溶胀过程。溶胀是指水分子掺入到高分子化合物分子间的空隙中，与高分子中的亲水基团发生水化作用而使体积膨胀，结果使高分子空隙间充满了水分子，这一过程称有限溶胀。由于高分子空隙间存在水分子降低了高分子间的作用力（范德华力），溶胀过程继续进行，最后高分子化合物完全分散在水中形成高分子溶液剂，这一过程称为无限溶胀。形成高分子溶液剂的这一过程称为胶溶
性质（★★）	荷电性：如琼脂、明胶带正电，淀粉带负电；蛋白质溶液的 pH 大于等电点时带负电荷；pH 小于等电点时带正电，等电点不带电，性质发生改变
	渗透压高
	高分子溶液剂是黏稠性流体，通过测定黏度，可以确定分子量。公式：$[\eta]=KM^a$ K、a 分别为高分子化合物与溶剂之间的特有常数
	聚结特性： ①向溶液中加入大量的电解质，由于电解质的强烈水化作用，破坏高分子的水化膜，使高分子凝结而沉淀，这一过程称为盐析 ②向溶液中加入脱水剂，如乙醇、丙酮等也能破坏水化膜而发生聚结 ③其他原因，如盐类、pH、絮凝剂、射线等的影响，使高分子化合物凝结，进而沉淀，称为絮凝现象 ④带相反电荷的两种高分子溶液剂混合时，由于相反电荷中和而发生凝结，进而沉淀等
	胶凝性：一些亲水性高分子溶液剂，如明胶水溶液、琼脂水溶液，在温热条件下为黏稠流动液体，当温度降低时，高分子溶液剂就形成网状结构，分散介质水被全部包含在网状结构中，形成了不流动的半固体状物，称为凝胶，如软胶囊的囊壳就是这种凝胶。形成凝胶的过程称为胶凝。凝胶失去水分，体积缩小，形成干燥固体，称为干胶

五、溶胶剂

概念（★★）	系指固体药物微细粒子分散在水中形成的非均匀状态的液体分散体系，又称疏水胶体溶液。溶胶剂中分散的微粒在 1～100nm 之间，属热力学不稳定系统
性质（★★）	①光学：丁达尔效应，混浊程度用浊度表示，浊度越大表明散射光越强 ②电学：界面动电现象，电泳现象 ③动力学：布朗运动（胶粒不规则运动） ④稳定性：热力学不稳定体系，聚结不稳定性
制备（★）	分散法：机械分散法、胶溶法、超声分散法 凝聚法：物理凝聚法、化学凝聚法

六、混悬剂

概念（★★★）	混悬剂系指难溶性固体药物以微粒状态分散于分散介质中形成的非均相的液体制剂。属于热力学不稳定的粗分散体系，所用分散介质大多数为水，也可用植物油 干混悬剂：按混悬剂的要求将药物用适宜的方法制成粉末状或颗粒状制剂，使用时加水即迅速分散成混悬剂

物理稳定性 （★★）	混悬粒子的沉降速度	混悬剂中的微粒受重力作用产生沉降时，*其沉降速度服从 Stokes 定律*		
		Stokes 定律	$V=\dfrac{2r^2\,(\rho_1-\rho_2)\,g}{9\,\eta}$	V 为沉降速度，cm/s；r 为微粒半径，cm；ρ_1 和 ρ_2 分别为微粒和介质的密度，g/ml；g 为重力加速度，cm/s^2；η 为分散介质的黏度
		增加混悬剂的动力稳定性的主要方法	①减小微粒半径，以减小沉降速度 ②增加分散介质的黏度，以减小固体微粒与分散介质间密度差，这就要向混悬剂中加入高分子助悬剂，在增加介质黏度的同时，也减少了微粒与分散介质之间的密度差	
	微粒的荷电与水化	混悬剂中微粒具有双电层结构，即有 ζ-电势。由于微粒表面荷电，水分子可在微粒周围形成水化膜，这种水化作用的强弱随双电层厚度而改变。微粒荷电使微粒间产生排斥作用，加之有水化膜的存在，阻止了微粒间的相互聚结，*使混悬剂稳定*		
	絮凝与反絮凝	加入适当电解质，使 ζ-电势降低一定程度后，混悬剂中的微粒形成疏松的絮状聚集体使混悬剂处于稳定状态，一般控制 ζ-电势在 20~25mV 范围内，使其恰好能产生絮凝作用。*混悬微粒形成疏松聚集体的过程称为絮凝，加入的电解质称为絮凝剂*。向絮凝状态的混悬剂中加入电解质，阴离子絮凝作用大于阳离子。使絮凝状态变为非絮凝状态这一过程称为反絮凝，加入的电解质称为反絮凝剂。*反絮凝剂所用的电解质与絮凝剂相同*		
絮凝与反絮凝	结晶增长与转型	混悬剂在放置过程中，小的微粒数目不断减少，大的微粒不断增大，微粒的沉降速度加快，结果必然影响混悬剂的稳定性。这时必须加入抑制剂以阻止结晶的溶解和生长，以保持混悬剂的物理稳定性		
	分散相的浓度和温度	在同一分散介质中分散相的浓度增加，混悬剂的稳定性降低。温度对混悬剂的影响更大，温度变化不仅改变药物的溶解度和溶解速度还能改变微粒的沉降速度絮凝速度沉降容积，从而改变混悬剂的稳定性。*冷冻可破坏混悬剂的网状结构，也使稳定性降低。*		
稳定剂 （★★★）	助悬剂	增加分散介质黏度或增加微粒亲水性 低分子助悬剂：甘油、糖浆 高分子助悬剂：①*天然的高分子助悬剂*，主要是树胶类（如阿拉伯胶、西黄蓍胶）；②合成或半合成高分子助悬剂：纤维素类（如甲基纤维素、羧甲基纤维素钠）；③硅皂土；④触变胶		
	润湿剂	HLB 值在 7~11 的表面活性剂（如吐温、泊洛沙姆）		
	絮凝剂与反絮凝剂	枸橼酸盐、酒石酸盐		
制备（★★）	分散法（药物粉碎、分散）	小量制备可用乳钵，大量生产可用乳匀机、胶体磨等机械		

质量评价(★)	①微粒大小的测定 ②沉降容积比（F）的测定：沉降物的体积与沉降前混悬剂的体积之比。$0 \sim 1$，F值愈大愈稳定 ③絮凝度的测定：β值愈大，絮凝效果好 ④重新分散试验 ⑤ζ – 电位测定：$< 25\mathrm{mV}$ 絮凝，$50 \sim 60\mathrm{mV}$ 反絮凝 ⑥流变学测定

七、乳剂

概念 （★★★）	互不相溶的两种液体混合，其中一相液体以液滴状态分散于另一相液体中形成的非均匀相液体分散体系 液滴：分散相、内相、非连续相 互不相溶的另一液体：分散介质、外相、连续相 分散度大，属热力学不稳定体系	
基本组成 （★★）	油相：O；水相：W；乳化剂：乳化膜	
特点 （★★★）	①分散度大：吸收起效快，生物利用度高 ②油性药物：制成乳剂剂量准确，使用方便 ③O/W 型：掩盖不良臭味，加入矫味剂 ④外用：改善对皮肤、黏膜的渗透性，减少刺激性 ⑤静脉注射：分布快、药效高、靶向性 ⑥静脉营养乳剂：营养输液	
乳化剂 （★★★）	分类	①表面活性剂：阴离子型，如硬脂酸钠、十二烷基硫酸钠；非离子型，脂肪酸山梨坦、聚山梨酯 ②天然高分子化合物：多分子膜，O/W。阿拉伯胶 / 西黄蓍胶 / 明胶 / 杏树胶 / 卵黄，需加防腐剂 ③固体粉末乳化剂：不溶性的固体粉末可用作水油两相的乳化剂。硅藻土、氢氧化镁、氢氧化铝等被水更多润湿，可用于制备 O/W 型乳剂；氢氧化钙、氢氧化锌等可用于 W/O 型乳剂 ④辅助乳化剂：提高乳剂黏度，但本身乳化能力很弱或无乳化能力常用的有：增加水相黏度，如甲基纤维素、羧甲基纤维素钠；增加油相黏度，如鲸蜡醇、蜂蜡等
	选择	①根据乳剂类型：乳化剂性质决定乳剂类型。O/W 乳剂选择 O/W 乳化剂；W/O 乳剂选择 W/O 乳化剂 ②根据乳剂给药途径：口服无毒，外用无刺激性、无毒，注射磷脂、泊洛沙姆 ③根据乳化剂性能 ④混合乳化剂的选择：阴、阳离子型不能混合
稳定性 （★★★）	①分层：密度差造成，振摇后能恢复均匀 ②絮凝（乳滴发生可逆聚集）：电解质、离子型乳化剂存在，电荷减少，使 ζ – 电位降低，乳滴产生聚集而絮凝 ③转相（改变乳剂类型）：由于某些条件的变化而改变乳剂类型的称为转相，由 O/W 型转变为 W/O 型或由 W/O 型转变为 O/W 型。转相主要是由于乳化剂的性质改变而引起的。向乳剂中加入相反类型的乳化剂也可使乳剂转相，特别是两种乳化剂的量接近相等时更容易转相	

稳定性 （★★★）	④合并与破裂：乳化膜破裂导致乳滴变大称为合并。合并进一步发展使乳剂分为油、水两相称为破裂。稳定性与乳滴大小有关 ⑤酸败：油相、乳化剂变质
制备 （★★★）	方法（油中乳化剂法、水中乳化剂法、新生皂法、两相交替加入法、机械法）和设备（搅拌乳化装置、乳匀机、胶体磨、超声波乳化装置） 干胶法、湿胶法初乳油水胶比例：植物油∶水∶胶＝4∶2∶1；液状石蜡∶水∶胶＝3∶2∶1；挥发油∶水∶胶＝2∶2∶1 药物加入方法：药物溶于油相，先溶油相；溶于水相，先溶水相；两相都不溶，用亲和性大的液体研磨药物

八、不同给药途径用液体制剂（★）

搽剂	系指专供揉搽皮肤表面用的液体制剂
涂膜剂	系指将高分子成膜材料及药物溶解在挥发性有机溶剂中制成的可涂布成膜的外用液体制剂
洗剂	系指专供涂抹、敷于皮肤的外用液体制剂
滴鼻剂	系指专供滴入鼻腔内使用的液体制剂
滴耳剂	系指专供滴入外耳道内的外用液体制剂，常用混合溶剂
含漱剂	系指用与咽喉，口腔清洗的液体制剂。一般用药物的水溶液，可含有少量甘油和乙醇，常加入适量着色剂以示外用
合剂	系指以水为溶剂含有1种或1种以上药物成分的内服液体制剂。可以是溶液型、混悬型、乳剂型的液体制剂
滴牙剂	系指用于局部牙孔的液体制剂。因其刺激性大，不能直接接触黏膜

历年考点串讲

　　液体制剂历年必考，近几年来考试的频率较高。其中，各类液体制剂的分类，概念及特点、常用溶剂和附加剂、混悬剂和乳剂的制备应熟悉。乳剂稳定性是考试的重点，应熟练掌握。

　　常考的细节有：

　　1.按分散系统分类，均相和非均相液体制剂中的药物粒径区分；按给药途径分类，各种常用液体制剂的概念。

　　2.混悬剂微粒的沉降速度服从Stokes定律，微粒沉降速度与微粒半径平方、微粒与分散介质的密度差成正比，与分散介质的黏度成反比。

　　3.决定乳剂类型的主要因素有乳化剂的性质和相体积比。

　　4.乳剂在放置后常发生分层（乳析）、絮凝、转相、合并与破裂、酸败等现象，以及引起上述现象的原因。干胶法与湿胶法制备乳剂，初乳如以植物油、鱼肝油为油相时，油、水、胶的比例是4∶2∶1。

　　5.助溶剂系指难溶性药物与加入的第三种物质在溶剂中形成可溶性分子间的络合物、复盐或缔合物等，以增加药物在溶剂（主要是水）中的溶解度，这第三种物质称为助溶剂。如碘化钾为助溶剂，可增加碘溶解度。

第三节 灭菌制剂与无菌制剂

一、灭菌与无菌制剂常用的技术

（一）灭菌制剂与无菌制剂的定义与分类（★★★）

定义	灭菌制剂与无菌制剂主要是指直接注入体内或直接接触创伤面、黏膜等的一类制剂	
相关概念	灭菌：系指用物理或化学等方法杀灭或除去所有致病和非致病微生物繁殖体和芽孢的手段	
	灭菌法：系指杀灭或除去所有致病和非致病微生物繁殖体和芽孢的手段	
	消毒和消毒剂：系指用物理或化学方法杀灭或除去病原微生物的手段；对病原微生物具有杀灭或除去作用的物质称消毒剂	
	防腐和防腐剂：系指用物理或化学方法抑制微生物生长与繁殖的手段，亦称抑菌；对微生物的生长与繁殖具有抑制作用的物质称为抑菌剂或防腐剂	
	无菌：物体、介质、环境不存在任何活的微生物	
	无菌操作法：系指在整个操作过程中利用或控制一定条件，使产品避免被微生物污染的一种操作方法或技术	
	灭菌制剂：系指采用某一物理、化学方法杀灭或除去所有活的微生物繁殖体和芽孢的一类药物制剂	
	无菌制剂：系指采用某一无菌操作方法或技术制备的不含任何活的微生物繁殖体和芽孢的一类药物制剂	

（二）物理灭菌技术（★★★）

干热灭菌法（温度一般高于湿热灭菌法）	火焰灭菌法	火焰直接灼烧（适用于耐火焰材质如金属、玻璃及瓷器等，不适合药品的灭菌）
	干热空气灭菌法	高温干热空气灭菌（适用于耐高温的玻璃和金属器具以及不允许湿气穿透的油脂类如油性软膏基质、注射用油等和耐高温的粉末化学药品灭菌，不适合于橡胶、塑料及大部分药品的灭菌）
湿热灭菌法	分类	热压灭菌法

热压灭菌法内容：

最可靠的灭菌方法
特点：强灭菌效果、可靠、杀灭所有细菌繁殖体和芽孢
适用：耐高温、耐高压蒸汽的药物制剂、玻璃/金属容器、瓷器、橡胶塞、滤膜过滤器
条件：115℃（67kPa）×30min；121℃（97kPa）×20min；126℃（139kPa）×15min
注意事项：
①必须使用饱和蒸汽
②必须排尽灭菌柜内空气
③灭菌时间以全部药液温度达到所要求温度时开始计时
④灭菌完毕先停止加热，逐渐减压至压力表指针为"0"后，放出柜内蒸汽，使柜内压力与大气压相等，稍稍打开灭菌柜，10~15min后全部打开。以免柜内外压力差和温度差太大，造成被灭菌物冲出或玻璃瓶炸裂，确保安全生产

湿热灭菌法	分类	流通蒸汽灭菌法	非可靠的灭菌法 条件：100℃流通蒸汽，30～60min 适用：消毒、不耐高热制剂灭菌
		煮沸灭菌法	效果较差的灭菌法 条件：沸水，30～60min，必要时加入适量抑菌剂 适用：注射器、注射针消毒
		低温间歇灭菌法	费时、功效低、灭菌效果差 适用：不耐高温、热敏感物料／制剂灭菌
	影响因素		微生物的种类与数量、蒸汽性质、药品性质、灭菌时间、其他物质如介质、pH 对微生物的生长和活力具有较大影响
过滤除菌法	无菌条件下进行操作 适用：对热不稳定的气体、药液、水等 常用滤器（孔径小于芽孢体积且 >0.5μm）：微孔滤膜滤器（0.22μm/0.3μm）、垂熔玻璃滤器（G6）		
射线灭菌法	①辐射灭菌法：^{60}Co、^{137}Cs-γ 射线 适用：热敏——维生素、抗生素、激素、生物制品、中药材和中药制剂、医疗器械、药用包装材料及药用高分子材料 ②微波灭菌法——液态、固体物料（兼干燥） ③紫外线灭菌法——最强 254nm 适用：物体表面、无菌室空气、蒸馏水 不适于：药液、固体物料深部		

（三）化学灭菌法（★★）

气体灭菌法	气态杀菌剂如环氧乙烷、甲醛、丙二醇等 适用：环境消毒、不耐加热的医用器具、设备、设施消毒、粉末注射剂灭菌。不适合对产品质量有损害的场合
液体灭菌法	杀菌剂溶液如 75% 乙醇、1% 聚维酮碘溶液、0.1%～0.2% 苯扎溴铵（新洁尔灭）溶液、酚或煤酚皂溶液 适用：皮肤、无菌器具、设备消毒

（四）无菌操作法（★）

特点	整个过程控制在无菌条件下进行，产品一般不再灭菌，特殊可再灭菌（青霉素 G 耐热）
适用	不耐热药物的注射剂、眼用制剂、皮试液、海绵剂和创伤制剂

续表

无菌操作室的灭菌	甲醛溶液加热熏蒸法	彻底、常用 过程：蒸汽加热→液态甲醛变蒸气甲醛→送入总进风道→吹入无菌室→持续 3 小时→密熏 12~24 小时→ 25% 氨水加热→进入无菌室→清除甲醛蒸气→开启排风设备→直至排尽甲醛 条件：湿度 >60%，温度 >25℃
	紫外线灭菌	常规 适用：间歇和连续操作过程 条件：工作前开启紫外灯 1 小时，间歇开启 0.5~1 小时
	液体灭菌法	辅助 适用：无菌室的空间、墙壁、地面、用具等 溶液：3% 酚溶液、0.2% 苯扎溴铵或 75% 乙醇
无菌操作	场所：无菌操作室、层流洁净工作台、无菌操作柜等 注意：所用一切物品、器具及环境均需灭菌；操作人员先洗澡并更换灭菌衣鞋，不得外露头发内衣，以免污染	
灭菌参数	D 值：指一定温度下，杀灭 90% 微生物（或残存率为 10%）所需的灭菌时间，杀灭微生物符合一级动力学过程 注：D 值随微生物的种类、环境和灭菌温度变化而异	
	Z 值：指降低 1 个 lg$D$ 值所需升高的温度，即灭菌时间减少到原来的 1/10 所需升高的温度或在相同灭菌时间内，杀死 99% 的微生物所需升高的温度 注：110℃灭菌 1 分钟与 121℃灭菌 0.079 分钟的灭菌效果相当	
	F 值：指在一定灭菌温度（T）下给定的 Z 值所产生的灭菌效果与在参比温度（T_0）下给定的 Z 值所产生的灭菌效果相同所相当的时间 适用：干热灭菌，以分钟为单位	
	F_0 值：在一定灭菌温度（T）、Z 值为 10℃所产生的灭菌效果与 121℃、Z 值为 10℃所产生的灭菌效果相同所相当的时间（分钟），可认为是相当于 121℃热压灭菌时，杀灭容器中全部微生物所需要的时间 适用：仅限于热压灭菌 ① F_0 值影响因素：容器大小、形状及热穿透性等；灭菌产品溶液的性质、充填量等容器在灭菌器内的数量及分布等 ②测定 F_0 注意事项：选择灵敏度高，重现性好；灭菌时应将热电偶的探针置于被测样品的内部，经灭菌器通向灭菌柜外的温度记录仪（一般附有 F_0 显示器）；对灭菌工艺和灭菌器进行验证，灭菌器内热分布应均匀，重现性好 ③设置 F_0 值时，一般增加理论值的 50% ④ F 值与 F_0 值可作为验证灭菌可靠性的参数	

二、注射剂（小容量注射剂）

（一）注射剂的分类和给药途径（★★）

分类	①溶液型：包括水溶液、油溶液如安乃近注射液、二巯丙醇注射液等 ②混悬型：水难溶性或要求延效给药的药物，可制成水或油的混悬液，如醋酸可的松注射液、鱼精蛋白胰岛素注射液、喜树碱静脉注射液等 ③乳剂型：水不溶性药物根据需要可制成乳剂型注射液，如静脉营养脂肪乳注射液等 ④注射用无菌粉末（粉针）：指采用无菌操作法或冻干技术制成的注射用无菌粉末或块状制剂，如青霉素、蛋白酶类粉针剂等

给药途径	①皮内注射（表皮－真皮）：一次剂量＜0.2ml，常用于过敏性试验、疾病诊断 ②皮下注射（真皮－肌肉）：一般用量为1～2ml，主要是水溶液 ③肌内注射（肌肉组织中）：一次剂量为1～5ml，注射用油溶液、混悬液、乳浊液具有延效作用，乳浊液具有一定的靶向作用 ④静脉注射（静脉内）：一次剂量为几毫升至几千毫升，静推、静滴，多为水溶液，油溶液、混悬液、乳浊液不宜静注以免毛细血管栓塞 ⑤脊椎腔注射（脊椎四周蜘蛛膜下隙内）：一次剂量≤10ml ⑥动脉内注射（靶区动脉末端）：诊断用动脉造影剂、肝动脉栓塞剂等 ⑦其他：心内注射、关节内注射、滑膜腔内注射、穴位注射、鞘内注射等

（二）注射剂的特点和一般质量要求和工艺流程

特点 （★★★）	优点：药效迅速、作用可靠；可用于不宜口服给药的患者；可用于不宜口服的药物；发挥局部定位作用 缺点：使用不便、注射疼痛；安全性不及口服制剂；制造过程复杂，生产成本高，价格较高
一般质量要求（★★★）	①无菌 ②无热原 ③澄明度（可见异物）：不得有肉眼可见的浑浊或异物 ④安全性：不能引起对组织的刺激性或发生毒性反应 ⑤渗透压：血浆等渗或稍高，静滴等张 ⑥pH：4～9（血液7.4） ⑦稳定性好 ⑧降压物质符合规定
工艺流程 （★）	原辅料和容器的前处理、称量、配制、过滤、灌封、灭菌、质量检查、包装等步骤 总流程：由制水、安瓿前处理、配料、成品

（三）注射剂处方组成（★★★）

注射用水	①注射用水为纯化水经蒸馏所得的蒸馏水，故又称重蒸馏水。蒸馏法是制备注射用水最经典的方法 ②灭菌注射用水为经灭菌后的注射用水 ③纯化水为原水经蒸馏法、离子交换法、电渗析法及反渗透法或其他适宜的方法制得的供药用的水
注射用油	植物油（大豆油、芝麻油、茶油）、苯甲酸苄酯、油酸乙酯 质量要求：无异臭，无酸败味；色泽不得深于黄色6号标准比色液；在10℃时应保持澄明；碘值为79～128；皂化值为185～200；酸值不得大于0.56
其他注射用非水溶剂	乙醇、甘油、丙二醇、聚乙二醇300/400（PEG 300/400） 二甲基乙酰胺，与水混溶，增加药物溶解度或稳定性

附加剂	增溶剂、润湿剂、乳化剂	聚山梨酯、聚维酮、聚乙二醇-40、蓖麻油、卵磷脂、PluronicF-68	增加主药溶解度
	抗氧剂	亚硫酸钠、硫代硫酸钠 亚硫酸氢钠、焦亚硫酸钠	防止主药氧化
	惰性气体	N_2、CO_2	
	螯合剂	乙二胺四乙酸（EDTA）	
	抑菌剂	甲酚、苯酚、三氯叔丁醇、硫柳汞	抑制微生物生长
	缓冲剂	醋酸（钠）、枸橼酸（钠）、酒石酸（钠）、乳酸、磷酸氢二钠、磷酸二氢钠、碳酸氢钠、碳酸钠	调节 pH（4~9）
	等渗调节剂	NaCl、葡萄糖、甘油	调节渗透压
	助悬剂	明胶、甲基纤维素	提高混悬剂的稳定性
	填充剂	乳糖、甘氨酸	稀释作用
	稳定剂	肌酐、甘氨酸	提高注射剂稳定性
	保护剂	乳糖、蔗糖	保护主药
	局麻剂	利多卡因、盐酸普鲁卡因、苯甲醇、三氯叔丁醇	减轻疼痛
等渗与等张调节	等渗溶液	与血浆渗透压相等的溶液	①注入机体内的液体一般要求等渗，否则易产生刺激性或溶血等 ②0.9% 氯化钠溶液：等渗溶液 + 等张溶液 ③等渗溶液不一定等张，等张溶液一定等渗
	等张溶液	渗透压与红细胞膜张力相等的溶液	

渗透压的调节方法

冰点降低数据法	任何溶液其冰点降低到 0.52℃，即与血浆等渗 $$W = \frac{0.52-a}{b}$$ W：配成 100ml 等渗溶液所需加入等渗调节剂的量，（%，g/ml）；a：未经调整的药物溶液引起的冰点下降度数；b：等渗调节剂溶液所引起的冰点下降度数
氯化钠等渗当量法	氯化钠等渗当量：1g 药物相当于具有相同等渗效应的氯化钠的质量 $$W = 0.9\%V - E \cdot X$$ W：配成体积为 V 的等渗溶液需加入氯化钠的量（g）；V：欲配药液体积（ml）；E：1g 药物的氯化钠等渗当量（查表或给出）；X：溶液中药物的量（g）

（四）注射用水的质量要求及其制备（★★）

质量要求	①药典中要求的物质均应符合规定 ② pH 在 5.0~7.0 ③氨含量 ≤ 0.00002% ④热原检查符合规定，于制备后 12 小时内使用			
制备	原水处理	离子交换法	利用离子交换树脂可以除去阴、阳离子，对热原、细菌也有一定的清除作用 优点：水质化学纯度更高，所需设备简单，耗能小，成本低 缺点：可能存在热原等问题 适用：蒸馏法制备注射用水使用，也可用于洗瓶，但不得用来配制注射液	
		电渗析法	依据在电场作用下离子定向迁移及交换膜的选择性透过而设计的 优点：广泛用于原水预处理，供离子交换法使用，减轻离子交换树脂的负担，可以不用酸碱处理，故较离子交换法经济，原水含盐量高达 3000mg/L 时，电渗析法仍适用	
		反渗透法	主要用于原水处理，但若装置合理，也能达到注射用水的质量要求。除去有机物微粒、胶体物质和微生物的原理一般认为是机械的过筛作用 优点：广泛用于原水预处理，供离子交换法使用，减轻离子交换树脂的负担	
	蒸馏法	最经典的方法		
		分类	塔式蒸馏水器	蒸发锅、隔沫装置及冷凝器三部分，一般有 50~200L/h 等多种规格
			多效蒸馏水器	圆柱形蒸馏塔、冷凝器及一些控制元件组成 优点：耗能低、产能高、质量优 影响因素：加热蒸气的压力和级数成正比
			气压式蒸馏水器	利用离心泵将蒸气加压，以提高蒸气的利用率 缺点：无需冷却水，耗能大，目前较少用

（五）热原（★★★）

定义	微生物产生的内毒素，存在于细菌的细胞膜和固体膜之间，是磷脂、脂多糖和蛋白质的复合物，其中脂多糖为主要成分、致热活性强。可大致认为内毒素 = 热原 = 脂多糖。注射后能引起人体体温异常升高的物质
性质	①耐热性：60℃加热 1 小时不受影响，100℃加热也不降解，但加热在 180℃下 3 ~ 4h，200℃下 60min，250℃下 30 ~ 45min 可使热原彻底破坏 ②过滤性：体积小，为 1 ~ 5nm，可被活性炭吸附 ③水溶性：磷脂结构上连接有多糖，可溶于水 ④不挥发性：热源本身不挥发，但蒸馏时可随水蒸气中的雾滴带入蒸馏水，故应设法防止 ⑤其他：在强酸、强碱、强氧化剂、超声波、某些表面活性剂（如去氧胆酸钠）等作用下可使之失活
污染途径	①从注射用水中带入（主要来源）：空气或空气中微生物污染 ②从原、辅料带入：生物制药，如右旋糖酐、抗生素 ③从容器、用具、管道和设备带入：未按 GMP 清洗处理 ④从制备过程与生产环境带入：室内卫生差，操作时间长，产品灭菌不及时或不合格等 ⑤从输液器具带入

去除方法	容器或用具	①高温法：针头、针筒、玻璃，250℃，30min 以上 ②酸碱法：重铬酸钾硫酸清洗液、稀 NaOH，强氧化剂
	药液或溶剂	①吸附法：活性炭；②离子交换法；③凝胶过滤法；④反渗透法：三醋酸纤维膜；⑤超滤法：3～15nm 超滤膜；⑥其他：多次湿热灭菌、微波

（六）注射剂容器的处理方法（★★）

安瓿种类和样式	式样：有颈安瓿、粉末安瓿、曲颈易折安瓿 规格：1、2、5、10、20ml
安瓿的质量与注射剂稳定性的关系	①应无色透明，以利于检查药液的澄明度、杂质以及变质情况 ②应具有低的膨胀系数、优良的耐热性，使之不易冷爆破裂 ③熔点低，易于熔封 ④不得有气泡、麻点及砂粒 ⑤应有足够的物理强度，能耐受热压灭菌时产生的较高压力差，并避免在生产、装运和保存过程中所造成的破损 ⑥应具有高度的化学稳定性，不与注射液发生物质交换
安瓿的检查	物理检查内容主要包括安瓿外观、尺寸应力、清洁度、热稳定性等；化学检查内容主要有容器的耐酸碱性和中性检查等 装药试验主要是检查安瓿与药液的相容性，证明无影响方能使用
安瓿的切割与圆口	安瓿需先经过切割，使安瓶颈具有一定的长度，便于灌药与熔封。圆口系利用强烈火焰喷烘颈口截面，使熔融光滑
安瓿的洗涤	安瓿般使用离子交换水灌瓶蒸煮，质量较差的安瓿须用 0.5% 的醋酸水溶液灌瓶蒸煮（100℃、30 分钟）热处理。蒸瓶的目的是使得瓶内的灰尘、砂砾等杂质经加热浸泡后落入水中，容易洗涤干净，同时也是一种化学处理，使安瓿的化学稳定性提高
安瓿的干燥与灭菌	安瓿洗涤后，一般置于 120℃～140℃烘箱内干燥。需无菌操作或低温灭菌的安瓿在 180℃干热灭菌 1.5 小时

（七）典型注射剂处方与制备工艺分析（★）

典型注射剂	处方及制备工艺	处方及工艺分析
维生素 C 注射液	维生素 C　　　　　　（主药）　　　104g 依地酸二钠　　　　　（络合剂）　　0.05g 碳酸氢钠　　　　　　（pH 调节剂）　49.0g 亚硫酸氢钠　　　　　（抗氧剂）　　2.0g 注射用水　　　加至　　　　　　1000ml 制备工艺：在配制容器中，加处方量 80% 的注射用水，通 CO_2 至饱和，加 VC 溶解后，分次缓缓加入碳酸氢钠，搅拌使完全溶解，加入预先配制好的依地酸二钠和亚硫酸氢钠溶液，搅拌均匀，调节药液 pH 6.0～6.2，添加二氧化碳饱和的注射用水至足量，用垂熔玻璃漏斗与膜滤器过滤，溶液中通二氧化碳，并在二氧化碳气流下灌封，最后于 100℃流通蒸汽 15 分钟灭菌	① V_c：烯二醇结构，显强酸性→pH 调节剂（碳酸氢钠 / 碳酸钠）→避免疼痛，增强稳定性 ②易氧化水解→抗氧剂（亚硫酸氢钠）、金属离子络合剂（EDTA-2Na）、pH 调节剂、充惰性气体（溶液中通 CO_2） ③稳定性与温度有关：100℃流通蒸汽灭菌 15min

续表

典型注射剂	处方及制备工艺	处方及工艺分析
维生素 B_2 注射液	维生素 B_2　　（主药）　　2.575g 烟酰胺　　　　（助溶剂）　　77.25g 乌拉坦　　　　（局麻剂）　　38.625g 苯甲醇　　　　（抑菌剂）　　7.5ml 注射用水　　　加至　　　　1000ml 100℃流通蒸气灭菌 15min	①水中溶解度小→0.5% 的浓度为过饱和溶液加入大量的烟酰胺作为助溶剂 ②对光不稳定→酸碱性溶液中变成酸性或碱性感光黄素→避光操作、保存 ③水杨酸钠和酰脲可防止维生素 B_2 的水解和光解作用

三、输液（大容量注射剂：滴注 > 100ml）

分类 （★★★）	①电解质输液：补充体内水分、电解质，纠正体内酸碱平衡等，氯化钠、复方氯化钠、乳酸钠 ②营养输液：不能口服吸收营养，糖、氨基酸、脂肪乳 ③胶体输液：调节体内渗透压，右旋糖酐、淀粉衍生物、明胶、PVP ④含药输液：含有治疗药物的输液，如甲硝唑
质量要求及 质量检查 （★★）	无菌、无热原、澄明度（无可见异物）——要求更加严格 安全性、渗透压、pH、稳定性、降压物质 不得添加抑菌剂（对比注射剂记忆）
制备工艺 流程（★）	原料与辅料→称量→滤过→灌装→加膜→压胶塞→盖铝盖→轧铝盖→灭菌→质量检查→贴标签→包装→成品
主要存在的 问题及解决 方法（★★）	三大问题包括染菌、热原、澄明度问题。解决方法依次为减少污染、严格灭菌、严密包装；尽量使用全套或一次性输液器；严格控制原辅料，合理安排工序，加强管理，输液器中安置终端过滤器

典型输液处方及制备工艺分析（★）

典型注射剂	处方	处方及工艺分析
葡萄糖输液	注射用葡萄糖　50g　100g　250g　500g 盐酸　　　　　适量　适量　适量　适量 注射用水　　　加至　　　　1000ml 热压灭菌	①澄明度不合格的质量问题：原料不纯或过滤操作不当→浓配法，加适量盐酸加热、煮沸使糊精水解，并中和胶粒电荷，使蛋白质凝聚，用活性炭滤除 ②颜色变黄、pH 下降：葡萄糖降解生成酸性产物；严格控制灭菌温度和时间，调节 pH 为 3.8 ~ 4.0
静脉注射用脂肪乳肠外营养液	精制大豆油　　（油相）　　150g 精制大豆磷脂　（乳化剂）　15g 注射用甘油　　（等渗调节剂）25g 注射用水　　　加至　　　1000ml 121℃灭菌 15 分钟	①选用高纯度的原料及毒性低、乳化能力强的乳化剂。所用油必须精制提高纯度，减少副作用，并应有质量控制标准 ②注射用乳剂除应符合注射剂项下各规定外，还应符合以下条件：乳滴直径 <1μm，大小均匀，也允许有少量粒径达 5μm；成品能耐受高压灭菌；在贮存期内乳剂稳定，成分不变；无副作用，无抗原性，无降压作用和溶血反应

四、注射用无菌粉末（粉针）（★）

使用注意	临用前用灭菌注射用水配制成注射液
	适用于对湿热敏感的抗生素、酶、血浆
分类	冷冻干燥制品	预冻、减压、升华、干燥，此外药液冻干前还需经过滤、灌装等处理过程如生物制品（辅酶类）
	无菌分装产品	无菌药物粉末分装于洁净灭菌的小瓶或安瓿中密封而成，如抗生素（青霉素）

冷冻干燥中存在的问题及处理方法	①含水量偏高：装入容器的药液过厚、升华干燥过程中供热不足、冷凝器温度偏高或真空度不够，均可能导致含水量偏高。可采用旋转冷冻机及其他相应的方法解决 ②喷瓶：如果供热太快、受热不匀或预冻不完全，则易在升华过程中使制品部分液化，在真空减压条件下产生喷瓶。为防止喷瓶，必须控制预冻温度在共熔点以下10℃~20℃，同时加热升华，温度不宜超过共熔点 ③产品外形不饱满或萎缩可在处方中加入适量甘露醇、氯化钠等填充剂，并采取反复预冻法，以改善制品的通气性，产品外观即可得到改善

五、眼用液体制剂

滴眼剂与洗眼剂（★★）	滴眼剂——最佳眼用制剂	①滴眼用澄明水性/油性溶液、混悬液、乳状液 ②杀菌、消炎、收敛、缩瞳、麻醉、诊断、滑润、代替泪液
	洗眼剂	①药物无菌澄明水溶液，眼部冲洗、清洁、中和外来化学物质 ②生理盐水、2%硼酸溶液

典型滴眼剂的处方及制备工艺

典型滴眼剂	处方及制备工艺	处方及制备工艺分析
醋酸可的松滴眼液（混悬液）	醋酸可的松（微晶）　（主药）　　　5.0g 聚山梨酯80　　　（表面活性剂）　0.8g 硝酸苯汞　　　　（抑菌剂）　　　0.02g 硼酸　　　　　　（等渗调节剂）　20.0g 羧甲基纤维素钠　（助悬剂）　　　2.0g 注射用水　　　加至　　　　　　1000ml 制备工艺：取硝酸苯汞溶于处方量50%的蒸馏水中，加热至40℃~50℃，加入硼酸、聚山梨酯80使溶解，3号垂熔玻璃漏斗过滤待用；另将羧甲基纤维素钠溶于处方量30%的蒸馏水中，用垫有200目尼龙布的布氏漏斗过滤，加热至80℃~90℃，加醋酸可的松微晶搅匀，保温30分钟，冷至40℃~50℃，再与硝酸苯汞等溶液合并，加蒸馏水至足量，200目尼龙筛过滤两次，分装，封口，100℃流通蒸汽灭菌30分钟	①醋酸可的松微晶的粒径应在5~20μm之间，过粗易产生刺激性，降低疗效，甚至会损伤角膜 ②羧甲基纤维素钠为助悬剂，配液前需精制。本滴眼液中不能加入阳离子型表面活性剂，因与羧甲基纤维素钠有配伍禁忌 ③为防止结块，灭菌过程中应振摇，或采用旋转无菌设备，灭菌前后均应检查有无结块 ④硼酸为pH与等渗调节剂，不仅改善降低黏度的缺点，且能减轻药液对眼黏膜的刺激性

历年考点串讲

灭菌制剂与无菌制剂之输液剂、注射用无菌粉末、眼用制剂部分历年常考，近几年来考试的频率比较高。其中，输液的概念和质量要求应熟练掌握。

常考的细节有：

1. 输液是由静脉滴注输入体内的大剂量（1次给药在100ml以上）注射液。通常不含防腐剂或抑菌剂。

2. 葡萄糖注射液颜色变黄和pH下降的原因。

3. 眼用液体制剂的药物溶液滴入结膜囊内后主要经过角膜和结膜两条途径吸收，增加黏度可使药物与角膜接触时间延长，有利于药物的吸收。

第四节 固体制剂

一、粉体学基础

粉体的密度	真密度（ρ）	是指粉体质量 W 除以不包括颗粒内外空隙的体积（真体积 V_t）求得的密度，即 $\rho = W/V_t$
	颗粒密度（ρ_g）	是指粉体质量除以包括开口细孔与封闭细孔在内的颗粒体积 V_g 所求得的密度。常采用水银置换法测定，即 $\rho_g = W/V_g$
	松密度（ρ_b）	是指粉体质量除以该粉体所占总体积 V_b 所求的密度，亦称堆密度，即 $\rho_b = W/V_b$ 填充粉体时经一定规律振动或轻敲后测得的密度称振实密度
粉体的流动性（★）	评价方法： ①休止角 θ：休止角是粉体堆积层的自由斜面与水平面所形成的最大角。休止角小，摩擦力小，流动性好，流速大，填充重量差异小；$\theta \leqslant 30°$ 流动性好，$\theta \leqslant 40°$ 满足生产需要 ②流出速度：用全部物料流出所需时间来描述。可加入直径为 $100\mu m$ 的玻璃球助流，加入量越多流动性越差 ③压缩度：是粉体流动性的重要指标，其大小反映粉体的凝聚性、松软状态。压缩度20%以下时流动性较好，压缩度增大时流动性下降，当压缩度值达到40%~50%时粉体很难从容器中自动流出	
	影响因素：粒子间的黏着力、摩擦力、范德华力、静电力阻碍粒子自由流动	
	改善方法：增大粒子大小（造粒），改善粒子形态及表面粗糙度（球形光滑），适当干燥降低含湿量，加入助流剂（滑石粉、微粉硅胶等）	

二、散剂

概念（★★）	散剂系指一种或数种药物与适宜的辅料经粉碎、过筛均匀混合而制成的粉末状制剂。根据应用方法与用途不同可分为溶液散、煮散、内服散、外用散、眼用散等
特点（★★）	①粒径小，比表面积大，易分散，起效快 ②外用覆盖面大，具保护、收敛等作用 ③生产、携带、运输、贮存、使用方便——五方便 ④便于婴幼儿服用 ⑤缺点：分散度大，易吸湿

续表

制备（★★★）		工艺流程	物料→粉碎→过筛→混合（加辅料）→分剂量→质量检查→包装
	粉碎	目的	减少粒径、增加比表面积 ①有利于提高难溶性药物的溶出速度以及生物利用度 ②有利于各成分的混合均匀 ③有利于提高固体药物在液体、半固体、气体中的分散度 ④有助于从天然药物中提取有效成分
		机制	粉碎过程主要依靠外加机械力的作用破坏物质分子间的内聚力来实现的。 干法（单独/混合）、湿法（水飞/加液）、低温
		粉碎的方法	混合粉碎、单独粉碎、干法粉碎、湿法粉碎、低温粉碎
		设备	①研钵：一般用瓷、玻璃、玛瑙、铁或铜制成，但以瓷研钵和玻璃研钵最为常用，用于小剂量、实验室 ②球磨机：干、湿；毒剧、贵重、吸湿、刺激性、易氧化或爆炸性药物 ③冲击式粉碎机（万能粉碎机）：脆、韧、碎 ④流能磨（气流粉碎机）：适用于低熔点及热敏物料、3～20μm 超微粉碎、无菌粉末，但费用高
	筛分		①药筛分为两种：冲眼筛多用于粗颗粒的筛分，编织筛可用于细粉的筛分 ②药筛分等：常用"目"表示筛号，μm 表示 ③标准药筛：一到九号筛，筛孔逐渐减小
	混合		混合机制：一般来说，在混合开始阶段以对流与剪切混合为主导作用，随后扩散的混合作用增加
			影响因素和采取措施： ①各组分比例量：等量递增法（配研法） 倍散：指在小剂量的剧毒药中添加一定量的填充剂制成的稀释散。稀释倍数由剂量而定，采用逐级稀释法 0.1g～0.01g：10 倍散（即 9 份）；0.01g～0.001g：100 倍散；< 0.001g：1000 倍散 ②常用的稀释剂有：乳糖、糖粉等 ③各组分密度：先轻后重。当粒径小于 30μm 时粒子的密度大小将不会成为导致分离的因素 ④各组分黏附性与带电性：量大不易吸附垫底，加硬脂酸镁、十二烷基硫酸钠抗静电 ⑤含液体或易吸湿成分：固体组分吸收或加吸收剂。常用吸收剂有：磷酸钙、白陶土等 ⑥形成低共熔混合物：樟脑 + 麝香草酚 / 薄荷脑
			混合方法（搅拌、研磨、过筛）和设备（容器旋转型和容器固定型）
	分剂量		①目测法；②重量法；③容量法：机械化生产常用
质量检查（★）			外观均匀度，干燥失重（≤ 2.0%），装量差异和粒度

三、颗粒剂

概念（★★★）	颗粒剂是将药物与适宜的铺料混合而制成的颗粒状制剂。既可直接吞服，又可冲入水中饮服。根据颗粒剂在水中的溶解情况可分类为可溶性颗粒剂，混悬性颗粒剂及泡腾性颗粒剂

特点 （★★★）	①飞散性、附着性、团聚性、吸湿性等均较小；②服用方便，根据需要可制成色香、味俱全的颗粒剂；③必要时对颗粒进行包衣，根据包衣材料的性质可使颗粒具有防潮性、缓释性或肠溶性等；④注意多种颗粒的混合物，如各种颗粒的大小或粒密度差异较大时易产生离析现象，从而导致剂量不准确
制备工艺 （★★★）	①制软材：手握成团，轻压即散 ②制湿颗粒：挤压过筛网、流化沸腾一步制粒 ③干燥 ④整粒与分级 ⑤质量检查：粒度、干燥失重、溶化性

四、片剂

（一）片剂的概念，特点与分类

概念 （★★★）		片剂是指药物与辅料均匀混合后压制而成的片状制剂，其外观有圆形的，也有异形的（如椭圆形、三角形、菱形等）
特点（★★）	优点	①剂量准确，含量均匀，以片数作为剂量单位 ②化学稳定性好，体积较小、致密，受外界空气、光线、水分等因素的影响较少，必要时通过包衣加以保护 ③携带、运输、服用均较方便 ④生产机械化、自动化程度高，产量大、成本及售价低 ⑤可以制成不同类型的各种片剂，满足不同临床医疗的需要
	不足之处	①幼儿及昏迷患者不易吞服 ②压片时加入的辅料有时影响药物的溶出和生物利用度 ③如含有挥发性成分，久贮含量有所下降
分类（★★）		①口服片：普通片、包衣片、泡腾片、咀嚼片、分散片、口崩片、缓释片、控释片、肠溶片、多层片 ②口腔用片：含片、舌下片、口腔贴片 ③外用片：阴道片、植入片 ④其他：溶液片、皮下注射用片

（二）片剂常用辅料

常用辅料 （也称赋 形剂） （★★）	稀释剂（填充剂）	增加片剂重量或体积——助成型，如淀粉、糊精、可压性淀粉（预胶化淀粉）、乳糖、微晶纤维素以及一些无机钙盐等
	润湿剂、黏合剂	润湿剂：本身无黏性，但能诱发黏性，如蒸馏水、乙醇及水醇的混合物 黏合剂：给予黏性，如淀粉浆（8%~15%）、纤维素衍生物（甲基纤维素、羧甲基纤维素钠、羟甲基纤维素、乙基纤维素等）、聚乙二醇（PEG）、胶浆、聚维酮（PVP）

续表

常用辅料（也称赋形剂）（★★）	崩解剂	碎裂，除了缓控释片、口含片、咀嚼片、舌下片、植入片等有特殊要求的片剂外，一般均需加入 如干淀粉、羧甲基淀粉钠（CMS-Na）、低取代羟丙基纤维素（L-HPC）、交联聚维酮（PVPP）、交联羧甲基纤维素钠（CC-Na）、泡腾崩解剂 崩解速率：外加法＞内外加法＞内加法 溶出速率：内外加法＞内加法＞外加法
	润滑剂	润滑（压片前加入） ①助流剂：增加颗粒流动性，改善颗粒填充状态 ②抗黏剂：防止物料黏冲 ③润滑剂：降低颗粒间／颗粒与冲模的摩擦 常用的有硬脂酸镁、微粉硅胶、滑石粉、氢化植物油、聚乙二醇类（PEG 4000，PEG 6000）、月桂硫酸钠（镁）等
	其他	着色、矫味：提高患者用药的顺应性
常见辅料缩写（★★）		甲基纤维素（MC）、乙基纤维素（EC）、羟丙基纤维素（HPC）、低取代羟丙基纤维素（L-HPC）、羟丙基甲基纤维素（HPMC）、羧甲基淀粉钠（CMS-Na）、羧甲基纤维素钠（CMC-Na）、微晶纤维素（MCC）聚乙烯吡咯烷酮（PVP）、交联羧甲基纤维素钠（CCMC-Na）、交联聚乙烯吡咯烷酮（PVPP）

（三）片剂的制备方法与分类（★）

压片过程三大要素		①流动性好：使流动、充填等粉体操作顺利进行，可减小片重差异 ②压缩成形性好：不出现裂片、松片等现象 ③润滑性好：片剂不黏冲，可得到完整、光洁的片剂
制粒压片法（制粒目的：改善物料流动性、可压性）		湿法制粒压片：不适用于热敏性、湿敏性、易溶性物料
		干法制粒压片（压大片法）
直接压片法		粉末或结晶直接压片法：MCC、可压性淀粉乳糖、微粉硅胶
		半干式颗粒压片法（药物＋空白颗粒）

（四）湿法制粒技术（★）

湿法制粒技术（★）	主药＋辅料→粉碎和过筛→混合（＋黏合剂、崩解剂、填充剂）→制软材→制湿粒→干燥→整粒→混合（＋润滑剂、崩解剂、挥发物）→压片
	内加法、外加法
	①挤压制粒 ②转动制粒 ③高速搅拌制粒 ④流化床制粒（一步制粒，在一台设备中完成混合、制粒、干燥过程） ⑤复合型制粒 ⑥喷雾制粒

（五）片重的计算与片剂制备中的可能问题（★）

片重的计算——按主药含量计算	片重 = $\dfrac{每片含主药量（标示量）}{颗粒中主药的百分含量（实测值）}$
片重的计算——按干颗粒总重计算	片重 = $\dfrac{干颗粒量 + 压片前加入的辅料量}{预定的应压片数}$
片剂制备过程中可能发生的问题	裂片、松片、黏冲、片重差异超限、崩解迟缓、溶出超限、药物含量不均匀

（六）片剂的质量检查（★）

①外观性状；②片重差异；③硬度和脆碎度；④崩解度；⑤溶出度（一般片剂）或释放度（缓、控释片剂）；⑥含量均匀度。

五、包衣片剂

包衣种类(★)	糖包衣（传统）、薄膜包衣（现代）、压制包衣	
包衣的作用（★）	①避光、防潮：提高药物的稳定性 ②遮盖药物的不良气味：增加患者的顺应性 ③隔离配伍禁忌成分：防止配伍变化 ④采用不同颜色包衣：改善片剂的外观、便于识别，增加用药的安全性 ⑤包衣后表面光洁，提高流动性 ⑥改变药物释放的位置及速度：胃溶，肠溶，缓、控释	
糖包衣工艺与材料（★★）	工艺：隔离层→粉衣层→糖衣层→有色糖衣层→打光 ①隔离层：防止糖衣被破坏；不透水，防止后续操作有水浸入片芯→玉米朊（常用）/虫胶/邻苯二甲酸醋酸纤维素（CAP）（肠溶性）乙醇溶液，防爆防火、低温干燥、3~5层 ②粉衣层：消除片剂棱角→糖浆（浓）+ 滑石粉 15~18次 ③糖衣层：使表面光滑平整、细腻坚实→糖浆（稀）10~15层 ④有色糖衣层：有色糖浆 8~15层 ⑤打光：川蜡	
薄膜包衣工艺与材料(★★)	高分子包衣材料	按衣层的作用分为胃溶（普通）、肠溶、水不溶（缓释） 普通型包括 HPMC、MC、HEC、HPC 等 缓释型常用中性的甲基丙烯酸酯共聚物和乙基纤维素 肠溶型常用醋酸纤维素酞酸酯（CAP）、聚乙烯醇酞酸酯（PVAP）、甲基丙烯酸共聚物，醋酸纤维素苯三酸酯（CAT）、羟丙基纤维素酞酸酯（HPMCP）、丙烯酸树脂等
	添加剂	①增塑剂：丙二醇、甘油、聚乙二醇 ②释放速度调节剂（致孔剂）：薄膜衣材料包括蔗糖、氯化钠、表面活性剂、PEG 等水溶性物质时，一旦遇到水，水溶性材料迅速溶解，留下一个多孔膜作为扩散屏障。薄膜的材料不同，调节剂的选择也不同，如吐温、司盘作为乙基纤维素薄膜衣的致孔剂；黄原胶作为甲基丙烯酸酯薄膜衣的致孔剂 ③固体物料及色料：加入固体粉末防止粘连；加入色料便于鉴别、美观，遮光
	溶剂	能溶解、分散薄膜衣材料及增塑剂，并使薄膜衣材料在片剂表面均匀分布，且具有一定的挥发性
包衣的方法与设备（★）	方法：滚转包衣法、流化包衣法、压制包衣法 设备：倾斜包衣锅、埋管包衣锅、高效水平包衣锅、转动包衣装置、流化包衣装置	

六、胶囊剂

概念 （★★★）	系指将药物填装于空心硬质胶囊中或密封于弹性软质胶囊中而制成的固体制剂	
分类 （★★★）	①硬胶囊剂：将一定量的药物及适当的辅料（也可不加辅料）制成均匀的粉末或颗粒，填装于空心硬胶囊中而制成 ②软胶囊剂：将一定量的药物（或药材提取物）溶于适当液体辅料中，再用压制法（或滴制法）使之密封于球形或橄榄形的软质胶囊中。其他还有根据特殊用途命名的肠溶胶囊剂和结肠靶向胶囊剂 不宜制成胶囊剂的药物：水溶液或稀乙醇溶液。易风干的药物、易潮解的药物、易溶性的刺激性药物	
特点 （★★）	①掩盖不良臭味、提高稳定性；②能迅速分散、溶出、吸收，起效快；③液态药物固体剂型化；④延缓释药、定位释药	
制备（★）	空胶囊	明胶是主要成囊材料。由囊体、囊帽组成 制备工艺：溶胶→蘸胶（制坯）→干燥→拔壳→切割→整理 空胶囊的规格共 8 种，常用 0~5 号，容积由大到小 空胶囊的附加剂：增塑剂如甘油、山梨醇、CMC–Na；增稠剂如琼脂；遮光剂如二氧化钛；着色剂如食用色素；防腐剂如尼泊金
	硬胶囊剂	工艺流程：空胶囊的制备→填充物料的制备→填充→封口
	软胶囊剂	制法：滴制法、压制法 囊材：干明胶：干增塑剂（甘油、山梨醇）：水 =1：（0.4 ~ 0.6）：1 增塑剂：甘油、山梨醇或两者的混合物
	肠溶胶囊剂	①明胶与甲醛作用生成甲醛明胶，使明胶无游离氨基存在，失去与酸结合能力，只能在肠液中溶解 ②在明胶壳表面包被肠溶衣料，如用 PVP 作底衣层，然后用蜂蜡等作外层包衣
质量检查（★）	外观、水分、装量差异、崩解时限、溶出度	

七、滴丸剂

概念（★★★）	固体或原料药物与适宜基质加热熔融混匀后，滴入不相混溶、互不作用的冷凝介质中制成的球形或类球形制剂
特点（★★★）	①生产方便、生产率高 ②易氧化、挥发药物溶于基质后，可增加其稳定性 ③基质容纳液态药物的量大，可使液态药物固形化 ④固体分散技术制备，吸收迅速、生物利用度高 ⑤发展了多种剂型，可延效
制备（★）	滴制法 ①水溶性基质：PEG、肥皂类、硬脂酸钠、甘油明胶 冷凝液选择：液状石蜡、植物油、二甲硅油 ②脂溶性基质：硬脂酸、单硬脂酸甘油酯、氢化植物油、虫蜡 冷凝液选择：水、乙醇、酸或碱性水溶液

八、膜剂

组成（★）	①主药；②成膜材料；③增塑剂、表面活性剂（吐温、十二烷基硫酸钠、豆磷脂）、填充剂（CaCO₃、SiO₂、淀粉）、着色剂（色素、TiO₂）；④脱膜剂（液状石蜡）
制法（★）	匀浆制膜法、热塑制膜法、复合制膜法
膜剂质量要求	①膜剂外观应完整光洁，厚度一致，色泽均匀，无明显气泡；②膜剂所用的包装材料应无毒性、易于防止污染、方便使用；③除另有规定外，膜剂宜密封保存，并符合微生物限度检查要求；④膜剂的重量差异应符合要求

历年考点串讲

固体制剂历年必考，近几年来考试的频率很高。其中，片剂的概念、特点、片剂辅料的分类及常用辅料的缩写、性质、特点和应用；湿法制粒的目的和方法；片剂成型的影响因素及压片中可能出现的问题及解决的方法；片制包衣的目的和种类、片剂包衣方法及包糖衣和包薄膜衣的材料，应熟练掌握。干燥的基本原理及影响因素、其他制粒的方法、片剂包衣工艺过程及片剂的质量检查，应熟悉。

常考的细节有：

1. 片剂常用的稀释剂（填充剂），如淀粉、乳糖、微晶纤维素等。

2. 常用的润湿剂有蒸馏水、乙醇及水醇的混合物等，黏合剂有淀粉浆、聚维酮（PVP）溶液、糖粉与糖浆、聚乙二醇、胶浆及纤维素衍生物，如甲基纤维素（MC）、羟丙甲纤维素（HPMC）等。

3. 常用崩解剂有：干淀粉、羧甲基淀粉钠（CMS-Na）。

4. 湿法制粒是将药物和辅料的粉末混合后加入液体黏合剂制备颗粒的方法，制粒的目的是改善可压性和流动性。

5. 糖包衣中的隔离层不透水可防止在后面的包衣过程中水分浸入片芯。

第五节　半固体制剂

一、软膏剂

概念（★★★）	软膏剂系指药物与适宜基质混合均匀制成具有适当稠度的半固体外用制剂。其中乳剂型基质制成易于涂布的软膏剂称乳膏剂
特点（★★★）	局部治疗为主，主要由药物和基质组成，软膏剂的基质是形成软膏的重要组成部分，除此之外处方中还常加入抗氧化剂、防腐剂等
分类（★★★）	按分散系统分为溶液型、混悬型和乳剂型 按基质的性质和特殊用途分为油膏剂、乳膏剂、凝胶剂、糊剂和眼膏剂

基质 （★★）	油脂性 基质	烃类	①凡士林：常用，适用于遇水不稳定的药物，不适用有多量渗出液的患处，凡士林中加入适量羊毛脂、胆固醇或某些高级醇类可提高其吸水性能 ②石蜡与液体石蜡：可以调节稠度
		类脂类	①羊毛脂：一般指无水羊毛脂，为淡黄色黏稠微具特臭的半固体，熔程 36℃ ~ 42℃，具有良好的吸水性，为取用方便常吸收 30% 的水分以改善黏稠度，称为含水羊毛脂，常与凡士林合用，以改善凡士林的吸水性与渗透性 ②蜂蜡和鲸蜡：属较弱 W/O 型乳化剂，调节稠度或增加稳定性 ③二甲硅油：或称硅油或硅酮，对大多数化合物稳定
	乳剂型 基质		乳膏剂的分类：O/W、W/O O/W 乳膏剂的特点：对皮肤正常功能影响较小 常需加防腐剂和保湿剂（甘油、丙二醇、山梨醇） 不适于：遇水不稳定药物
		常用乳化剂	皂类 （1）一价皂：（钠皂、三乙醇胺皂）O/W 型乳剂型基质 （2）多价皂：系由二、三价的金属（钙、镁、锌、铝）氧化物与脂肪酸作用形成的多价皂
			脂肪醇硫酸酯 / 钠类：十二烷基硫酸钠
			高级脂肪酸及多元醇酯类 ①十六醇及十八醇：十六醇即鲸蜡醇；十八醇即硬脂醇。均不溶于水，但有一定的吸水能力，吸水后可形成 W/O 型乳剂型基质的油相，可增加乳剂的稳定性和稠度 ②硬脂酸甘油酯：即单双硬脂酸甘油酯的混合物，不溶于水，溶于热乙醇及乳剂型基质的油相中。是一种较弱的 W/O 型乳化剂，与较强的 O/W 型乳化剂合用时，则制得的乳剂型基质稳定 ③脂肪酸山梨坦与聚山梨酯类：均为非离子型表面活性剂，脂肪酸山梨坦即司盘类为 W/O 型乳化剂；聚山梨酯即吐温类，为 O/W 型乳化剂
			聚氧乙烯醚的衍生物类 ①平平加 O：即以十八（烯）醇聚乙二醇 –800 醚为主要成分的混合物。为非离子型表面活性剂，属 O/W 型乳化剂 ②乳化剂 OP：即以聚氧乙烯（20）月桂醚为主的烷基聚氧乙烯醚的混合物，非离子 O/W 型乳化剂，常与其他乳化剂合用
	水溶性 基质		聚乙二醇（PEG）类高分子物，以其不同分子量配合而成 固体 PEG 与液体 PEG 适当比例混合可得半固体的软膏基质，且较常用，可随时调节稠度。此类基质易溶于水，能与渗出液混合且易洗除，能耐高温不易霉变。但由于其较强的吸水性，用于皮肤常有刺激感，且久用可引起皮肤脱水干燥感，不宜用于遇水不稳定的药物的软膏，对季铵盐类、山梨醇及羟苯酯类等有配伍变化
制备与举例 （★★★）			①研磨法：基质各组分及药物在常温下能均匀混合时可采用此法 ②熔融法：适用于常温下不能与药物均匀混合，特别是含固体成分的基质 ③乳化法：是专门用于制备乳膏剂的方法

二、眼膏剂

概念（★★）	系指供眼用的灭菌软膏
组成（★★）	常用基质一般用凡士林 8 份，液体石蜡、羊毛脂各 1 份混合而成 用于眼部手术或创伤的眼膏剂应灭菌或无菌操作，且不添加抑菌剂或抗氧剂
制备（★）	制备与一般软膏剂制法基本相同，但必须在净化条件下进行。所用基质、药物、器械与包装容器等均应严格灭菌，以避免微生物污染而致眼睛感染的危险 眼膏配制时，如主药易溶于水而且性质稳定，先配成少量水溶液，用适量基质研合和吸尽水后，再逐渐递加其余基质制成眼膏剂，灌装于灭菌容器中严封

三、凝胶剂

概念（★★）	系指药物与适宜的辅料制成均匀或混悬的透明或半透明的半固体制剂，供内服或外用
分类（★★）	凝胶剂分为单相凝胶和双相凝胶，按基质溶解性能又分为水性凝胶和油性凝胶。 水性凝胶的基质一般由西黄蓍胶、明胶、淀粉、纤维素衍生物、聚羧乙烯和海藻酸钠等加水、甘油或丙二醇等制成油性凝胶的基质常由液状石蜡与聚氧乙烯或脂肪油与胶体硅或铝皂、锌皂构成。在临床上应用较多的是水凝胶为基质的凝胶剂
水性凝胶的基质（★★）	①卡波姆：是一种引湿性很强的白色粉末，可以在水中迅速溶胀，但不溶解，适于脂溢性皮肤病，在 pH 6 ~ 11 有最大稠度和黏度 ②纤维素衍生物（MC、CMC-Na）两者常用的浓度为 2% ~ 6%。前者缓缓溶于冷水，不溶于热水，但湿润，放置冷却后可溶解；后者在任何温度下均可溶解。制成的基质中均需加入防腐剂，常用 0.2% ~ 0.5% 的羟苯乙酯
水性凝胶剂制备（★）	药物溶于水者常先溶于部分水或甘油中，必要时加热，其余处方成分按基质配制方法制成水凝胶基质，再与药物溶液混匀加水至足量搅匀即得。药物不溶于水者，可先用少量水或甘油研细，分散，再混于基质中搅匀即得

四、栓剂

概念（★★★）	指药物和适宜的基质制成的均有一定形状供腔道给药的固体状外用制剂		
分类（★★★）	直肠栓、尿道栓、阴道栓、喉道栓、鼻用栓，常用直肠栓和阴道栓		
质量要求（★★★）	①药物与基质应混合均匀，栓剂外形应完整光滑 ②常温下为固体，塞入人体腔道后应无刺激性，应能融化、软化或溶解，并与分泌液混合，逐步释放出药物，产生局部或全身作用 ③有适宜的硬度，以免在包装、贮藏或使用时变形		
处方组成（★★）	药物	细粉或最细粉	
	基质	要求	①在体温下易软化、融化，能与体液混合并溶于体液；②具有润湿或乳化能力，水值较高；③不因晶形的软化而影响栓剂的成型；④基质的熔点与凝固点的间距不宜过大，油脂性基质的酸价在 0.2 以下，皂化值应在 200 ~ 245 之间，碘价低于 7；⑤应用于冷压法及热熔法制备栓剂，且易于脱模。基质不仅赋予药物成形，且影响药物的作用。局部作用要求释放缓慢而持久，全身作用要求引入腔道后迅速释药

处方组成（★★）	基质	常用基质	油脂性基质： ①可可豆脂：可可豆脂有 α、β、β'、γ 四种晶型，其中以 β 型最稳定，熔点为 34℃。通常应缓缓升温加热待熔化至 2/3 时，停止加热，让余热使其全部熔化，以避免上述异物体的形成 ②半合成 / 全合成脂肪酸甘油酯（椰子 / 山苍子 / 棕榈）
			水溶性及亲水性基质： ①甘油明胶：常用于阴道栓，不融化可软化 ②聚乙二醇（PEG）：对黏膜有一定刺激性，加入约 20% 的水，则可减轻刺激性 ③聚氧乙烯（40）单硬脂酸酯类（卖泽） ④泊洛沙姆
	添加剂		①硬化剂：若制得的栓剂在贮藏或使用时过软，可加入适量的硬化剂，如白蜡、鲸蜡醇、巴西棕榈蜡等 ②增稠剂：当药物与基质混合时，因机械搅拌情况不良或生理上需要时，栓剂制品中可酌加增稠剂，常用的增稠剂有氢化蓖麻油、单硬脂酸甘油酯、硬脂酸铝等 ③乳化剂：当栓剂处方中含有与基质不能相混合的液相，特别是在此相含量较高（大于 5%）时，可加适量的乳化剂 ④吸收促进剂：起全身治疗作用的栓剂为了增加全身吸收，可加入吸收促进剂以促进药物被直肠黏膜吸收。常用的有月桂氮䓬酮等 ⑤着色剂：可选用脂溶性着色剂，也可选用水溶性着色剂 ⑥抗氧化剂：对易氧化的药物应加入抗氧化剂，如叔丁基羟基茴香醚（BHA）、叔丁基对甲酚（BHT）、没食子酸酯类等 ⑦防腐剂：当栓剂中含有植物浸膏或水性溶液时，可使用防腐剂及抗菌剂，如对羟基苯甲酸酯类
制备（★）	制法		冷压法、热熔法
	栓孔内需涂润滑剂		①脂肪性基质：软肥皂 + 甘油 +95% 乙醇（1：1：5） ②水溶性 / 亲水性基质：液状石蜡、植物油 ③可可豆脂、PEG：不用润滑剂
	基质用量		模型容量固定，栓剂重量不同 置换价（DV）：药物的重量与同体积基质重量的比值
栓剂的治疗作用及临床应用（★★）	全身（速释）		应根据药物性质选择与药物溶解性相反的基质，有利于药物释放，增加吸收
			要避免或减少肝脏首过效应： ①栓剂在应用时塞入距肛门口约 2cm 处为宜（50% ~ 75% 药物不经过肝） ②双层栓剂（抑制栓剂上移）
			直肠给药吸收途径： ①直肠上静脉→肝脏→体循环 ②直肠下静脉 + 肛门静脉→髂内静脉（绕过肝脏）→下腔大静脉→大循环
	局部（释药慢，吸收少）		水溶性基质制成的栓剂溶解速度受限，释药慢，较脂肪性基质更有利于发挥局部药效

半固体制剂历年常考，近几年来考试的频率较高。其中，软膏剂的常用基质、制备方法、质量要求，眼膏剂的概念、特点，凝胶剂的概念和常用基质，栓剂的常用基质和影响栓剂中药物吸收的因素，应熟练掌握。软膏剂的概念，凝胶剂的质量检查与包装储存，软膏剂的概念，栓剂的制备与质量要求，应熟悉。

常考的细节有：

1. 软膏剂基质的要求。

2. 羊毛脂可增加基质吸水性及稳定性，羊毛脂有表面活性作用、具有较强的吸水性和黏附性。

3. 凡士林性质稳定，不易长菌，适用于遇水不稳定的药物。

4. 栓剂用药时不宜塞得太深，距肛门 2cm 为宜。

第六节　气雾剂、喷雾剂与粉雾剂

一、气雾剂

概念 （★★★）		药物和附加剂与适宜抛射剂封装于具有特制阀门系统的耐压容器中制成的制剂。使用时，借助抛射剂的压力将内容物以定量或非定量喷出，药物喷出多为雾状气溶胶，气雾剂可在呼吸道、皮肤或其他腔道起局部或全身作用
特点 （★★★）	优点	①速效、定位，如治疗哮喘，药物粒子直接吸入肺部，2min 见效 ②容器密闭保持药物清洁无菌，容器不透明，避光且不与空气中的氧或水分直接接触，增加了药物的稳定性 ③使用方便，可避免胃肠道的破坏和肝脏首过作用 ④可以用定量阀门准确控制剂量
	缺点	①气雾剂需要耐压容器、阀门系统和特殊的生产设备，生产成本高 ②抛射剂有高度挥发性因而具有制冷效应，多次使用于受伤皮肤上可引起不适与刺激 ③氟氯烷烃类抛射剂致心律失常，对心脏病患者不适宜
分类 （★★★）	按分散系统	①溶液型：系指药物（固体或液体）溶解在抛射剂中形成均匀溶液喷出后抛射剂挥发，药物以固体或液体微粒状态达到作用部位 ②混悬型：药物（固体）以微粒状态分散在抛射剂中形成混悬液喷出后抛射剂挥发，药物以固体微粒状态达到作用部位。此类气雾剂又称为粉末气雾剂 ③乳剂型：药物水溶液和抛射剂按一定比例混合可形成 O/W 型或 W/O 型乳剂。O/W 型乳剂以泡沫状态喷出，因此又称为泡沫气雾剂。W/O 型乳剂喷出时形成液流
	按气雾剂组成	①二相气雾剂：一般指溶液型气雾剂，由气－液两相组成。气相是抛射剂所产生的蒸气，液相为药物与抛射剂所形成的均相溶液 ②三相气雾剂：一般指混悬型气雾剂与乳剂型气雾剂，由气－液－固或气－液－液三相组成。在气－液－固中，气相是抛射剂所产生的蒸气，液相是抛射剂，固相是不溶性药粉；在气－液－液中，两种不溶性液体形成两相，即 O/W 型或 W/O 型
	按医疗用途	呼吸道吸入用、皮肤和黏膜用、空间消毒用

续表

气雾剂的吸收	肺部的吸收	气雾剂主要通过肺部吸收，吸收的速度很快，不亚于静脉注射，如异戊肾上腺素气雾剂吸入后 1~2 分钟即可起平喘作用
	影响药物在呼吸系统分布的因素	包括呼吸的气流、微粒的大小、药物的性质等因素
组成（★★）	抛射剂：是喷射的动力，也是药物的溶剂，抛射剂多为液化气体，在常压下沸点低于室温，加压状态下才为液体	
	药物与附加剂：①药物：液体、固体药物均可制备气雾剂，目前应用较多的药物有呼吸道系统用药、心血管系统用药、解痉药及烧伤用药等；②附加剂：为制备质量稳定的溶液剂、混悬剂或乳化型气雾剂应加入附加剂，如潜溶剂、润湿剂、乳化剂、稳定剂，必要时还添加矫味剂、防腐剂等	
	耐压容器：气雾剂的容器必须不与药物和抛射剂起作用、耐压、轻便、价廉等。耐压容器有金属容器和玻璃容器，以玻璃容器较常用	
	阀门系统：是控制药物和抛射剂从容器喷出的主要部件	

二、喷雾剂（★）

定义	原料药物或与适宜辅料填充于特制的装置中，使用时借助手动泵的压力、高压气体、超声振动或其他方法将内容物呈雾状物释出的制剂
特点	由于喷雾剂的雾粒粒径较大，不适用于肺部吸入，多用于舌下、鼻腔黏膜给药。吸入喷雾剂的雾滴（粒）大小应控制在 10μm 以下，其中大多数应在 5μm 以下。喷雾剂应置凉暗处贮存，防止吸潮。配制喷雾剂时，可按药物的性质添加适宜的附加剂。所加入附加剂应对呼吸道、皮肤或黏膜无刺激性、无毒性。烧伤、创伤用喷雾剂应采用无菌操作或灭菌

三、粉雾剂（★）

定义	微粉化药物与载体以胶囊、泡囊或以多剂量贮库形式，采用特制的干粉吸入装置（粉末雾化器），由患者主动吸入雾化药物至肺部的制剂，又称干粉末吸入剂
特点	①与气雾剂相比较，吸入粉雾剂不受定量阀门的限制，最大剂量一般高于气雾剂；②可避免气雾剂使用氟氯烷烃类抛射剂所造成的人体副作用和环境污染，也不存在像气雾剂那样在使用中阀门撤压与吸入动作必须同步的问题；③吸入粉雾剂中药物粒子的大小应控制在 10μm 以下，其中大多数应在 5μm 以下

历年考点串讲

气雾剂、喷雾剂与粉雾剂历年常考，近几年来考试的频率较高。其中，气雾剂的概念、特点、分类、组成和质量要求，应熟练掌握。喷雾剂，吸入粉雾剂的概念，应熟悉。

常考的细节有：

1. 吸入气雾剂的药物粒径大小应控制在 10μm 以下，其中大多数应为 5μm 以下。

2. 气雾剂是由抛射剂、药物与附加剂、耐压容器和阀门系统所组成。抛射剂多为液化气体，在常压下沸点低于室温。

3. 抛射剂一般可分为氟氯烷烃（又称氟利昂）、碳氢化合物及压缩气体 3 类。

4. 控制药物和抛射剂从容器喷出的主要部件是阀门系统。目的是改善可压性和流动性。

第七节　浸出制剂

一、浸出操作与设备（★）

（一）药材的预处理

药材品质检查	①药材的来源与品种的鉴定 ②有效成分或总浸出物的测定 ③含水量测定
药材的粉碎	主要是借机械力将大块固体物质碎成适用程度的操作过程。药材粉碎的目的主要是增加药材的表面积，加速药材中有效成分的浸出
	药材的性质不同，粉碎的要求不同，可采用不同的粉碎方法： ①极性的晶形物质均具有相当的脆性，较易粉碎，粉碎时一般沿晶体的结合面碎裂成小晶体 ②非极性的晶形物质如樟脑等则缺乏脆性，粉碎时通常可加入少量液体 ③非晶形药物如树脂、树胶等具有一定的弹性，一般可用降低温度来增加非晶形药物的脆性，以利粉碎 ④容易吸潮的药物应避免在空气中吸潮，容易风化的药物应避免在干燥空气中失水 ⑤贵重药物及刺激性药物为了减少损耗和便于劳动防护，亦应单独粉碎 ⑥若处方中某些药物的性质及硬度相似，则可以将它们掺和在一起粉碎 ⑦含糖类较多的黏性药物黏性大，吸湿性强，必须先将处方中其他干燥药物粉碎，然后取一部分粉末与此类药物掺研，在60℃以下充分干燥后再粉碎（俗称串研法） ⑧含脂肪油较多的药物，如杏仁、桃仁、苏子等需先捣成稠糊状，再与已粉碎的其他药物掺研粉碎（俗称串油法） ⑨药物要求有特别细度，或有刺激性，毒性较大者，则宜用湿法粉碎

（二）浸出过程（★★）

浸出（萃取）过程系指溶剂进入细胞组织溶解其有效成分后变成浸出液的全部过程。一般药材浸出过程包括下列相互联系的几个阶段：浸润与渗透阶段；解吸、溶解阶段；扩散阶段；置换阶段。

（三）影响浸出过程的因素（★★）

浸出溶剂	溶剂的用量、溶解性能等理化性质对浸出的影响较大。常用水和乙醇。不同浓度的乙醇适用于不同成分的浸出；亦可加辅助剂
药材的粉碎粒度	扩散面积 F 越大，扩散越快，因此药材应予粉碎。但过细粉末不适于浸出
浸出温度	温度升高，扩散系数 D 增大，因而扩散速度加快，有利于加速浸出。但温度必须控制在药材有效成分不被破坏的范围内
浓度梯度	是指药材块粒组织内的浓溶液与外面周围溶液的浓度差，梯度越大浸出速度越快
浸出压力	药材组织坚实，提高浸出压力有利于加快浸润过程，使药材组织内更快地充满溶剂而形成浓溶液，较早发生溶质的扩散过程
药材与溶剂相对运动速度	在流动的介质中进行浸出时药材与溶剂的相对运动速度加快，能使扩散边界层变薄或边界层更新加快，而有利于浸出过程。但速度要适当，不宜过快
新技术的应用	超声波、流化、电磁、脉冲、超临界

（四）浸出方法与设备（★）

煎煮法	是将药材加水煎煮，去渣取汁的操作过程。以醇为浸出溶剂时应采用回流提取法以免醇损失。适用于有效成分溶于水、遇湿热稳定的药材及有效成分不明确的药材
浸渍法	取适当粉碎的药材，置于有盖容器中，加入规定量的溶剂密盖，搅拌或振摇，浸渍3~5天或规定时间，使有效成分浸出，倾取上清液，滤过，压榨残渣，合并滤液和压榨液，静置24小时，滤过即得 适于：黏性、无组织结构、新鲜易于膨胀的药材 不适于：贵、毒剧、有效成分含量低的药材
渗漉法	是将药材粉末装于渗漉器内，浸出溶剂从渗漉器上部添加，溶剂渗过药材层往下流动过程中浸出有效成分的方法。适用于有效成分含量低及高浓度浸出制剂的制备
工艺和设备	单级浸出与间歇式提取器、多级浸出、连续逆流浸出工艺

（五）浸出液的蒸发与干燥（★）

蒸发	提高溶液浓度 加热除去部分溶剂：自然蒸发、沸腾蒸发（多用）
干燥	获得干燥物品 利用热能除去湿分（水分或其他溶剂） 方法：常压干燥、减压干燥、喷雾干燥、冷冻干燥

二、常用的浸出制剂

（一）浸出制剂概念、特点及分类（★★）

概念	浸出技术系指用适当的溶剂和方法，从药材（动植物）中浸出有效成分的工艺技术。以获得的有效成分为原料制成的制剂称为浸出制剂
特点	具有药材各浸出成分的综合作用，有利于发挥某些成分的多效性；作用缓和持久，毒性较低，提高有效成分的浓度，减少剂量，便于服用
分类	①水浸出剂型：指在一定加热条件下用水浸出的制剂，如汤剂、中药合剂等 ②含醇浸出剂型：指在一定条件下用适当浓度的乙醇或酒浸出的制剂，如酊剂、酒剂、流浸膏剂、浸膏剂 ③含糖浸出剂型：一般系在水浸出剂型的基础上，经浓缩等处理后，加入适量蔗糖（蜂蜜）或其他赋形剂制成的制剂，如内服膏剂（膏滋）、颗粒剂等 ④精制浸出剂型：指采用适当溶剂浸出后，将浸出液经过适当处理（如大孔树脂洗脱、超临界萃取等）后而制成的制剂，如由中药材提取的有效部位制得的注射剂、片剂、气雾剂等

（二）汤剂、酒剂与酊剂（★）

剂型	汤剂	酒剂（药酒）	酊剂
原料	中药材	饮片	饮片、流浸膏、浸膏
溶剂	水	蒸馏酒（糖、蜂蜜）	乙醇
浓度	-	-	毒性药：100ml → 10g 其他：100ml → 20g
制法	煎煮法	浸渍、渗漉	渗漉、浸渍、溶解、稀释
给药途径	内服，外用	多内服，少外用	内服、外用

（三）流浸膏剂与浸膏剂（★★）

制剂	流浸膏剂	浸膏剂	煎膏剂（也称膏滋）
溶剂	多为乙醇，少数为水	–	糖或炼蜜
浓度	1ml 相当于 1g 原有药材（蒸去部分溶剂）	1g 相当于 2～5g 原有药材（蒸去全部溶剂）	–
制法	渗漉	煎煮、渗漉	煎煮法

（四）浸出制剂的质量

提高浸出制剂的质量对保证浸出制剂的有效性、安全性、稳定性极为重要。应采取以下措施控制并提高浸出制剂的质量：①控制药材的质量；②严格控制提取过程；③控制浸出制剂的理化指标。

历年考点串讲

浸出制剂历年常考，近几年来考试的频率较高。其中，浸出过程以及影响浸出的因素历年常考，需要掌握。常考的细节有：

1.浸出（萃取）过程系指溶剂进入细胞组织溶解其有效成分后变成浸出液的全部过程。

2.一般药材浸出过程包括下列相互联系的几个阶段：浸润与渗透阶段；解吸、溶解阶段；扩散阶段；置换阶段。

3.影响浸出的因素：①浸出溶剂；②药材的粉碎粒度；③浸出温度；④浓度梯度；⑤浸出压力；⑥药材与溶剂相对运动速度。

第八节　制剂新技术与药物新剂型

一、固体分散体的制备技术

概念（★★）	固体分散体系指药物高度分散于适宜的载体材料中形成的固态分散物
特点（★★）	增加难溶性药物的溶解度和溶出速率，从而提高药物的生物利用度；延缓或控制药物释放；可延缓药物的水解和氧化，提高药物的稳定性；掩盖药物的不良嗅味和刺激性；使液体药物固体化等。主要问题是不稳定，久贮后易发生老化现象
类型（★★）	主要有简单低共熔混合物、固体溶液与共沉淀物 3 种类型
载体材料（★）	水溶性、难溶性与肠溶性三种类型
制备方法（★）	①熔融法；②溶剂法；③溶剂－熔融法；④溶剂－喷雾（冷冻）干燥法；⑤研磨法；⑥双螺旋挤压法

二、包合物

概念（★）	又称分子胶囊，是一种分子包嵌在另一种分子的空穴结构中而形成的包合体，具有空穴结构的为主分子（饱和材料），被包嵌的分子称为客分子（药物）。是物理过程
包合材料（★）	①环糊精（CD）：β–CD 最常用，大多数与药物可达到摩尔比 1:1 包合 ②环糊精衍生物：提高难溶性药物溶解度。水溶性环糊精衍生物：甲基、羟丙基、葡萄糖（注射用）–β–CD；疏水性环糊精衍生物：降低水溶性药物溶解度，缓释。常用乙基–β–CD

特点（★）	①溶解度增大，提高药物的生物利用度；②液体药物可粉末化，可防止挥发性成分挥发；③稳定性提高；④掩盖药物的不良气味或味道；⑤调节释放速率；⑥降低药物的刺激性与毒副作用
制备方法（★）	①饱和水溶液法：又称重结晶法或共沉淀法，将β-CD制成饱和水溶液，加入药物搅拌混合30min以上，使药物被β-CD包合；②研磨法；③冷冻干燥法；④喷雾干燥法；⑤超声法

三、缓释、控释制剂

概念（★★★）		①缓释制剂：系指在规定的释放介质中按要求缓慢地非恒速释放药物，与其相应的普通制剂比较，给药频率至少减少一半或给药频率比普通制剂有所减少，且能显著增加患者顺应性的制剂 ②控释制剂：系指在规定释放介质中按要求缓慢地恒速或接近恒速地释放药物，与其相应的普通制剂比较，给药频率至少减少一半或给药频率比普通制剂有所减少，血药浓度比缓释制剂更加平稳，且能显著增加患者顺应性的制剂
特点（★★★）		①减少给药次数，避免夜间给药，增加患者用药的顺应性 ②血药浓度平稳，避免"峰-谷"现象 ③增加药物治疗的稳定性 ④减少用药总剂量，可用最小剂量达到最大药效
载体材料（★）	阻滞剂	脂肪类、蜡类（疏水性强） 常用：动物脂肪、蜂蜡等；常用肠溶包衣：CAP、HPMCP等
	骨架材料	①亲水凝胶：天然胶（藻琼）、纤维素衍生物（CMC-Na、MC、HPMC、HEC）、非纤维素多糖类（甲壳素、卡波姆）、高分子聚合物（PVP、PVA）——形成凝胶屏障 ②生物溶蚀：动物脂肪、蜂蜡、巴西棕榈蜡、氢化植物油、硬脂醇、单甘油酯 ③不溶性：EC、无毒聚氯乙烯、硅橡胶
	包衣材料	①不溶性：醋酸纤维素（CA）、EC ②肠溶性：纤维醋酸酯（CAP）、羟丙甲纤维素酞酸酯（HPMCP）、醋酸羟丙甲纤维素琥珀酸酯（HPMCAS）、丙烯酸树脂（Eudragit L/R）
	增稠剂	延长口服液体制剂疗效：明胶、聚维酮（PVP）、羧甲基纤维素（CMC）、聚乙烯醇（PVA）
释药原理与方法		原理包括：溶出原理、扩散原理、溶蚀与扩散相结合的原理、渗透压原理和离子交换作用

四、靶向制剂

概念（★★★）			系指载体将药物通过局部给药或全身血液循环而选择性地浓集定位于靶组织、靶器官、靶细胞或细胞内结构的给药系统
被动靶向制剂（★）			系利用药物载体，使药物被生理过程自然吞噬而实现靶向的制剂
	脂质体	概述：系指药物被类脂双分子层包封成的微小囊泡	
		特点：①靶向性；②缓释性；③降低药物毒性；④提高药物稳定性	
		制备：①注入法；②薄膜分散法；③超声波分散法；④逆相蒸发法；⑤冷冻干燥法	

被动靶向制剂（★）	微囊与微球	概述：系指固态或液态药物被载体辅料包封成的微小胶囊
		药物微囊化得目的：①掩盖药物的不良气味及口味；②提高药物的稳定性；③防止药物在胃内失活或减少对胃的刺激；④使液态药物固态化便于应用与储存；⑤减少复方药物的配伍变化；⑥可制备缓释或控释制剂；⑦使药物浓集于靶区，提高疗效，降低毒副作用；⑧可将活细胞或生物活性物质包囊
		微囊的组成：①囊心物：除主药外还可以提高微囊化质量而加入的附加剂；②囊材：用于包囊所需的材料称为囊材
		微囊的制备：①物理化学法；②物理机械法；③化学法
主动靶向制剂（★）	将修饰的药物载体和前体药物、药物大分子复合物定向运送到靶区浓集发挥药效	
物理化学靶向制剂（★）	磁性（磁性微球、磁性纳米囊）、热敏感、pH 敏感、栓塞	

五、透皮给药制剂（TDDS、TTS）

概念（★★）	该制剂经皮肤敷贴的方式给药，药物透过皮肤由毛细血管吸收进入全身血液循环达到有效血药浓度，并在各组织或病变部位起治疗或预防疾病的作用
特点（★★）	①避免肝脏首过效应及胃肠灭活；②维持恒定的最佳血药浓度或生理效应，减少胃肠给药的副作用；③延长有效作用时间，减少用药次数；④通过改变给药面积调节给药剂量，减少个体间差异，且患者可以自主用药，也可以随时停止用药
分类（★★）	主要有膜控释型、黏胶分散型、骨架扩散型、微贮库型等类型
透皮给药制剂常用的吸收促进剂（★★）	①表面活性剂：阴阳两非 ②有机溶剂类：乙醇、丙二醇、醋酸乙酯，二甲基亚砜、二甲基甲酰胺 ③月桂氮䓬酮（azone） ④有机酸、脂肪醇：油酸、亚油酸及月桂醇 ⑤角质保湿与软化剂：尿素、水杨酸、吡咯酮类 ⑥萜烯类：薄荷醇、樟脑、柠檬烯
透皮给药制剂的吸收途径及影响因素（★★★）	药物透皮吸收的途径：透过角质层和表皮进入真皮，扩散进入毛细血管，转移至体循环，这是药物经皮吸收的主要途径；通过毛囊、皮脂腺和汗腺等附属器官吸收 影响药物透皮吸收的因素 ①生理因素：包括皮肤的水合作用、角质层的厚度（大致的顺序，足底和手掌＞腹部＞前臂＞背部＞前额＞耳后和阴囊）、皮肤条件、皮肤的结合作用与代谢作用 ②剂型因素：包括药物剂量和药物的浓度、分子大小及脂溶性、pH 与 pK_a、TDDS 中药物的浓度、熔点与热力学活度
经皮给药系统的高分子材料（★★）	①膜聚合物和骨架聚合物：常用的有乙烯 - 醋酸乙烯共聚物（EVA）、聚氯乙烯（PVC）、聚丙烯（PP）、聚乙烯（PE）、聚对苯二甲酸乙二醇酯（PET）等 ②压敏胶：常用的有聚异丁烯（PIB）类压敏胶、丙烯酸类压敏胶、硅橡胶压敏胶等 ③背衬材料：常用多层复合铝箔，即由铝箔、聚乙烯或聚丙烯等膜材复合而成的双层或三层复合膜 ④防黏材料：常用的防黏材料有聚乙烯、聚苯乙烯、聚丙烯、聚碳酸酯、聚四氟乙烯等高聚物的膜材，有时也使用表面经石蜡或甲基硅油处理过的光滑厚纸 ⑤药库材料：卡波姆、HPMC、PVA 等均较为常用，各种压敏胶和骨架膜材也同时可以是药库材料
促进药物经皮吸收的新技术（★★）	包括离子导入技术、超声波技术、无针注射系统等

六、生物技术药物制剂

概念（★★）	①生物技术（生物工程）：应用生物体（微生物、动物细胞、植物细胞）或其组成部分（细胞器和酶）在最适条件下，生产有价值的产物或进行有益过程的技术。包括基因工程、细胞工程、酶工程、发酵工程（微生物工程）、生化工程 ②生物技术药物：采用生物技术，借助微生物、植物或动物生产的药品。采用DNA重组技术或其他生物新技术研制的蛋白质或核酸类药物
蛋白质类药物制剂的处方工艺（★★）	液体剂型中蛋白质类药物的稳定化：改造结构、加入适宜辅料（稳定剂） 稳定剂分类：①缓冲液；②表面活性剂；③糖和多元醇；④盐类；⑤聚乙二醇类；⑥大分子化合物；⑦组氨酸、甘氨酸、谷氨酸、赖氨酸的盐酸盐；⑧金属离子
	固体状态蛋白药物的稳定性与工艺：①冷冻干燥蛋白质药物制剂；②喷雾干燥蛋白质药物制剂
蛋白质类药物新型给药系统（★★）	新型注射（植入）给药系统：①控释微球制剂；②脉冲式给药系统
	非注射给药系统：①鼻腔给药系统；②口服给药系统；③直肠给药系统；④口腔黏膜给药系统；⑤经皮给药系统；⑥肺部给药系统

历年考点串讲

制剂新技术与药物新剂型历年常考，近几年来考试的频率较高。其中，固体分散体、包合技术的概念与特点、缓（控）释制剂的概念和特点、靶向制剂概念和应用、经皮给药系统特点，应熟练掌握。包合材料和包合方法、经皮吸收促进剂应熟悉。

常考的细节有：

1. 包合物又称分子胶囊，是一种分子包嵌在另一种分子的空穴结构中而形成的包合体，包合主要是一种物理过程。

2. 靶向制剂的分类。

3. 缓释、控释制剂的特点。

4. 常用的经皮吸收促进剂。

5. 生物技术药物制剂概念。

第九节　药物制剂稳定性

一、基本概念

药物制剂稳定性的意义（★★★）	药物制剂稳定性一般包括化学、物理和生物学三个方面 ①化学：水解、氧化（含量、效价、色泽变化） ②物理：混悬剂颗粒结块、结晶生长，乳剂分层、破裂，胶体老化，片剂崩解度、溶出速度的改变（质量下降，引起化学、生物变化） ③生物：微生物污染、发霉、腐败分解

续表

药物制剂稳定性的化学动力学基础（★）	浓度对反应速度的影响	①零级反应：$C=C_0-kt$。速度与浓度无关 ②一级反应：$\lg C=\dfrac{kt}{2.303}+\lg C_0$ C：经过t时间后反应物的浓度；C_0：起始浓度；t：时间；k：反应速度常数；反应速度与反应物浓度一次方成正比 ③n级反应：与反应物浓度的n次方成正比
	温度对反应速率的影响	反应温度越高，药物的降解速度也就越快 Arrhenius方程：稳定性预测理论依据 $k=Ae^{-E/RT}$　　$\lg k=-\dfrac{E_a}{2.303RT}+\lg A$ k：反应速度常数；R：摩尔气体常数；A：频率因子；E：活化能；T：绝对温度
	药物稳定性的预测	根据Arrhenius方程以$\lg k$对$1/T$作图得一直线，可求出室温时的速度常数（k_{25}）由k_{25}可求出分解10%所需的时间（$t_{0.9}$）或室温贮藏若干时间以后残余的药物的浓度 目的：预试验研究，预估药物制剂的有效期，其结果仅供药物制剂稳定性试验参考
化学降解途径（★★★）	水解（酸碱催化，反应加速）	①酯类（内酯）：酯键水解为醇和酸，盐酸普鲁卡因、硫酸阿托品 ②酰胺类（内酰胺）：酰胺水解为酸和胺，青霉素、头孢、氯霉素、巴比妥
	氧化	①酚类（酚羟基）：肾上腺素、左旋多巴、吗啡、水杨酸钠 ②烯醇类：维生素C ③其他：芳胺类、吡唑酮类、噻嗪类

二、影响药物制剂降解的因素（★★★）

处方因素及稳定化	pH	药物的pH_m值随温度变化而变化。pH调节除了考虑制剂的稳定性外，还要考虑药物的溶解度和药效以及人体的适应性三个方面
	广义酸碱催化	给出质子的物质叫广义的酸，接受质子的物质叫广义的碱。药物被广义的酸碱催化水解，这种催化作用叫广义的酸碱催化或一般酸碱催化。液体制剂处方中，往往加入大量的缓冲剂，常用的缓冲剂如磷酸盐、醋酸盐、硼酸盐、枸橼酸盐及其相应的酸均为广义酸碱。缓冲剂的浓度越大，催化速度也越快
	溶剂	在水中很不稳定的药物，可采用乙醇、丙二醇、甘油等极性较小，即介电常数较低的溶剂
	离子强度	相同电荷离子间的反应，离子强度增大，反应速度增大；相反电荷离子间的反应，离子强度增大，反应速度降低；若药物是中性分子，离子强度增加对反应速度无影响
	加入表面活性剂	由于胶束的"屏障"作用，阻碍OH^-或H^+进入胶束，使药物稳定性提高
	处方中的赋形剂和附加剂	赋形剂和附加剂统称辅料。制剂的处方应在实验基础上正确选用辅料

外界因素及稳定化	温度（低温保存）、光线（避光保存）、空气/氧、金属离子、湿度和水分（CRH 小易吸湿）、包装材料（玻璃、塑料、橡胶、金属）
	抗氧化措施： ①配液时使用新鲜煮沸放冷的注射用水 ②在溶液中和容器空间通入惰性气体如二氧化碳或氮气，置换其中的空气。对于固体药物，也可采取真空包装等 ③为了防止易氧化药物的自动氧化，在制剂中必须加入抗氧化剂
	常用的抗氧化剂： 水溶性抗氧化剂：焦亚硫酸钠、亚硫酸氢钠、亚硫酸钠等；油溶性抗氧化剂：叔丁基对羟基茴香醚（BHA）、二丁甲苯酚（BHT）、维生素 E 等，用于油溶性维生素类（如维生素 A、D）制剂有较好效果。另外维生素 E、卵磷脂为油脂的天然抗氧化剂；精制油脂时若将其除去，就不易保存。油溶性抗氧化剂具有阻化剂的作用。酒石酸、枸橼酸、磷酸等能显著增强抗氧化剂的效果，通常称为协同剂
稳定化的其他方法	①改进剂型与生产工艺：制成固体：如青霉素粉针；直接压片：粉末直接压片、结晶药物压片、干法制粒压片；制成微囊/包合物；包衣 ②制成衍生物：盐类、酯类、酰胺类、前体药物

历年考点串讲

　　药物制剂的稳定性历年常考，近几年来考试的频率较高。其中，药物制剂降解的影响因素及解决方法，应熟练掌握。药物制剂稳定性的化学动力学基础，应熟悉。

　　常考的细节有：

1. 药物制剂稳定性一般包括化学，物理和生物学三个方面。

2. 化学降解途径有水结合氧化。

3. 药物制剂降解的因素。

经典例题

1. 下列关于剂型的表述错误的是
   A. 剂型系指为适应治疗或预防的需要而制备的不同给药形式
   B. 同一种剂型可以有不同的药物
   C. 剂型系指某一药物的具体品种
   D. 同一药物也可以制成多种剂型
   E. 阿司匹林片、扑热息痛片的剂型均为片剂

2. 非经胃肠道给药的剂型不包括
   A. 栓剂　　　　　　　　B. 舌下片剂
   C. 气雾剂　　　　　　　D. 贴剂
   E. 肠溶胶囊剂

3. 主要用作消毒剂或杀菌剂的表面活性剂是
   A. 十二烷基硫酸钠　　　B. 聚山梨酯
   C. 卵磷脂　　　　　　　D. 泊洛沙姆
   E. 苯扎溴铵

4. 下列有关表面活性剂的说法正确的是
   A. 在 CMC 以下时，具有增溶作用
   B. HLB 值越小，亲水性越大
   C. 用作乳化剂时，浓度必须达到临界胶团浓度
   D. 阳离子型表面活性剂可用作杀菌剂和防腐剂
   E. 具有毒性、溶血性，只能外用

5. 有关紫外线灭菌的叙述，不正确的是
   A. 紫外线进行直线传播，穿透力强
   B. 紫外线作用于核酸蛋白质，使蛋白质变性而起杀菌作用
   C. 空气受紫外线照射产生微量的臭氧起协同杀菌作用
   D. 灭菌力最强的紫外线波长为 254nm
   E. 一般用作空气灭菌和物体表面灭菌

6. 下述关于注射剂质量要求的不正确表述是
A. 无菌
B. 无热原
C. 无色
D. 澄明度检查合格（不得有肉眼可见的浑浊或异物）
E. pH 要与血液的 pH 相等或接近

7. 下列对休止角表述正确的是
A. 粒子表面粗糙的物料休止角小
B. 休止角越大，流动性越好
C. 休止角大于 30°，物料流动性好
D. 休止角大于 40°，可满足生产过程对流动性的需要
E. 休止角是检验粉体流动性好坏的最简便方法

8. 有关片剂的正确表述是
A. 咀嚼片含有碳酸氢钠和枸橼酸作为崩解剂
B. 泡腾片临用前溶解于水，口服、漱口、消毒或洗涤伤口
C. 薄膜衣片以丙烯酸树脂或蔗糖为主要包衣材料
D. 口含片是专用于舌下的片剂
E. 分散片遇水迅速崩解并均匀分散后口服，也可咀嚼或含服

9. 凡士林基质中加入羊毛脂是为了
A. 增加药物的溶解度
B. 防腐与抑菌
C. 增加药物的稳定性
D. 减少基质的吸水性
E. 增加基质的吸水性

10. 下列关于全身作用的栓剂说法错误的是
A. 一般要求迅速释放药物
B. 应用时塞入距肛门口约 2cm 处
C. 应根据药物性质选择与药物溶解性相同的基质
D. 吸收促进剂可改变生物膜的通透性，从而加快药物的转运过程
E. 脂溶性药物选择水溶性基质，有利于药物吸收

11. 适用于呼吸道给药的速效剂型是
A. 注射剂
B. 滴丸
C. 气雾剂
D. 舌下片
E. 栓剂

12. 处方为肾上腺素、丙二醇、无菌蒸馏水，属于
A. 粉雾剂
B. 喷雾剂
C. 吸入型气雾剂
D. 吸入型粉雾剂
E. 乳剂型气雾剂

13. 为提高浸出效率，采取的正确措施是
A. 选择适宜的溶剂
B. 高温提取
C. 减少浓度差
D. 将药材粉碎成极细粉
E. 避免加入酸或碱，否则会破坏药物成分

14. 浸膏剂是指药材用适宜的方法浸出有效成分，调整浓度至规定标准，通常为
A. 1g 相当于原有饮片 2～5g
B. 1g 相当于原有饮片 1g
C. 1g 相当于原有饮片 5g
D. 1ml 相当于原有饮片 1g
E. 1ml 相当于原有饮片 2～5g

15. 下列不属于 β–CD 包合物优点的是
A. 增大药物的溶解度
B. 提高药物的稳定性
C. 使液态药物粉末化
D. 使药物具靶向性
E. 提高药物的生物利用度

16. 以下不属于主动靶向制剂的是
A. 长循环脂质体
B. 免疫纳米球
C. 免疫微球
D. 修饰微球
E. 微囊

17.（共用备选答案）
A. 稳定剂
B. 增稠剂
C. 增塑剂
D. 致孔剂
E. 角质保湿与软化剂
（1）透皮给药系统中加入水杨酸
（2）蛋白类药物加入赖氨酸
（3）缓、控释制剂中加入聚乙烯醇
（4）片剂包衣材料中加入氯化钠
（5）胶囊剂囊壳中加入山梨醇

18. 关于药品稳定性的正确叙述是
A. 盐酸普鲁卡因溶液的稳定性受湿度和水分影响，与 pH 值无关
B. 药物的降解速度与离子强度无关
C. 固体制剂的稳定性和赋形剂无关
D. 药物的降解速度与溶剂无关
E. 零级反应的反应速度与反应物浓度无关

19. 酚类药物易产生
A. 水解反应
B. 氧化反应
C. 聚合反应
D. 变旋反应
E. 差向异构

参考答案

1.C　2.E　3.E　4.D　5.A　6.C　7.E　8.E　9.E　10.C
11.C　12.B　13.A　14.A　15.D　16.E　17.（1）E（2）A
（3）B（4）D（5）C　18.E　19.B

第二章　医院药事管理

第一节　医院药事与医院药事管理

一、医院药事

医院药事 （★★）	定义	泛指医院中一切与药品和药学服务有关的事物（项），是药事在医院的具体表现
	包括	①医院药品的采购、储存、保管、调剂、制剂，药品的质量管理、药品的临床应用、经济核算、临床药学、药学教学、科研和监督管理 ②医院药学部门内部的组织机构、人员配备、设施设备和规章制度（体制、法制） ③医院药学部门与外部的沟通联系、信息交流等事项
医院药事管理 （HPA） （★）	定义	是对医院药学事业的综合管理，是应用管理科学的基本原理和研究方法对医院药学事业各部门的活动进行研究，总结其管理活动规律，并用以指导医院药事健康发展的实践活动
	工作内容	医院药事管理是指医疗机构以患者为中心，以临床药学为基础，对临床用药全过程进行有效的组织实施与管理，促进临床科学、合理用药的药学技术服务和相关的药品管理工作
	特点	专业性、实践性和服务性
医院药事管理的发展		①传统阶段；②过渡阶段；③患者服务阶段

二、医疗机构药事管理的内容和常用方法

医疗机构药事管理的内容（★★★）	医疗机构药事管理是一个相对完整的系统，它包括了医疗机构药事的组织管理、法规制度管理、业务技术管理、质量管理、经济管理和信息管理等内容
常用方法（★★）	①调查研究方法；②目标管理法；③PDCA循环法；④线性回归法（预测分析）；⑤ABC分类法
发展趋势（★）	①调剂的发展趋势：药品调剂工作是医院药学的第一线工作，药师在提供合格药品的同时，必须开展药物信息咨询服务和用药教育。此外，应逐步实行开方、划价、打印药袋标签及用药说明、结算统计等工作计算机化 ②开展临床药学工作：医疗机构的药事管理工作是以服务患者为中心，临床药学为基础，开展以合理用药为核心的临床药学工作 ③开展药物利用评价工作和药物经济学研究 ④开展药品不良反应报告和监测 ⑤科研教学工作

医院药事与医院药事管理历年偶考，近几年来考试的频率不高。其中，医院药事的概念是考试的重点，应熟练掌握；医院药事管理的特点和发展过程应熟悉。

常考的细节有：

1. 医疗机构药事管理是一个相对完整的系统，它包括了医疗机构药事的组织管理、法规制度管理、业务技术管理、质量管理、经济管理和信息管理等内容。

2. 医院药事泛指医院中一切与药品和药学服务有关的事物（项），是药事在医院的具体表现。

第二节　医院药事的组织管理

一、医院药事管理的组织机构及任务

医院药事的组织管理模式（★）	《医疗机构药事管理规定》中明确规定国家卫生健康委员会、国家中医药管理局负责全国医疗机构药事管理工作的监督管理。县级以上地方卫生行政部门、中医药行政部门负责本行政区域内医疗机构药事管理工作的监督管理
医院药学部门的组织机构（★）	《医疗机构药事管理规定》指出：医疗机构应当根据本机构的功能、任务、规模设置相应的药学部门，配备和提供与药学部门工作任务相适应的专业技术人员、设备和设施。三级医院设置药学部，并可根据实际情况设置二级科室；二级医院设置药剂科；其他医疗机构设置药房。药学部门具体负责药学专业技术服务和药事管理工作，开展以患者为中心，以合理用药为核心的临床药学工作，组织药师参与临床药物治疗，提供药学专业技术服务 ①医院药学部门的名称：我国医院药学部门的名称有"药房""药局""药材科""药械科""药剂科""药务处""药学部"等多种称谓 ②医院药学部的组织机构：综合性医院的药学部（科）应设有调剂、制剂、药品检验、药品保管、临床药学研究室等部门
医院药学部分的工作职责和任务（★★）	①加强药品监督管理，在院长领导下，贯彻落实药事法规，对药品在医院流通的全过程实行监督检查，依法购药，依法管药，依法用药 ②根据本院医疗和科研需要，按照《基本用药目录》采购药品，按时供应 ③及时准确地调配处方或排放药品，做好用药宣传，指导患者合理用药 ④根据医疗需要配制临床制剂，加工炮制中药材 ⑤加强药品质量管理，建立健全药品质量监督和检验制度，以保证临床用药的安全有效 ⑥开展临床药学工作，建立临床药师制，参与临床药物治疗，促进安全、有效、经济用药，开展病历和处方用药调查分析，新药试验以及药品疗效与安全性评价，做好药品不良反应报告与监测工作，提出需要改进和淘汰品种的意见 ⑦承担医药院校学生的教学、实习工作，组织药学人员参加继续药学教育，提高医院药学技术人员的整体素质，加强学术交流，促进药学学科的发展 ⑧提高管理水平和经济效益。促进科室工作有序地进展和应急事件的预防、处置能力，在确保社会效益的同时提高经济效益 ⑨负责医院药事管理工作和药事管理与药物治疗学委员会的日常工作

二、医院药事管理与药物治疗学委员会的组成及其任务（★）

医院药事管理与药物治疗学委员会的组成	二级以上医院应当设立药事管理与药物治疗学委员会；其他医疗机构应当成立药事管理与药物治疗学组 二级以上医院药事管理与药物治疗学委员会委员由具有高级技术职务任职资格的药学、临床医学、护理和医院感染管理、医疗行政管理等人员组成 成立医疗机构药事管理与药物治疗学组的医疗机构由药学、医务、护理、医院感染、临床科室等部门负责人和具有药师、医师以上专业技术职务任职资格人员组成 医疗机构负责人任药事管理与药物治疗学委员会（组）主任委员，药学和医务部门负责人任药事管理与药物治疗学委员会（组）副主任委员
医院药事管理与药物治疗学委员会的工作职责	①贯彻执行医疗卫生及药事管理等有关法律、法规、规章。审核制定本机构药事管理和药学工作规章制度，并监督实施 ②制定本机构药品处方集和基本用药供应目录 ③推动药物治疗相关临床诊疗指南和药物临床应用指导原则的制定与实施，监测、评估本机构药物使用情况，提出干预和改进措施，指导临床合理用药 ④分析、评估用药风险和药品不良反应、药品损害事件，提供咨询与指导 ⑤建立药品遴选制度，审核本机构临床科室申请的新购入药品、调整药品品种或者供应企业和申报医院制剂等事宜 ⑥监督、指导麻醉药品、精神药品、医疗用毒性药品及放射性药品的临床使用与规范化管理 ⑦对医务人员进行有关药事管理法律法规、规章制度和合理用药知识教育培训；向公众宣传安全用药知识

三、医院药学部门的人员管理

医院药学部门人员的构成和编制（★）		医院药学技术人员是指取得药学类中等专业以上学历，在医院从事药品调剂、制备、检定、药库管理和临床药学工作，经卫生主管部门考核合格，经评审取得药学技术职务的人员。我国医院药学技术职务分为药士、药师、主管药师、副主任药师和主任药师
医院药学技术人员的任职条件和职责（★★）	法律法规规定的条件	《中华人民共和国药品管理法》规定，医疗机构必须配备依法经过资格认定的药学技术人员。非药学技术人员不得直接从事药剂技术工作 《处方管理办法》规定，取得药学专业技术资格人员方可从事处方调剂、调配工作，非药学专业技术人员不得从事处方调剂、调配工作。具有药师及药师以上药学专业技术职务任职资格的人员负责处方审核、评估、核对、发药以及安全用药指导
	医院药学技术人员的基本条件	药学专业技术资格分为初级、中级和高级资格。取得初级资格，聘任药师时，须获得中专学历，担任药士职务满5年；或获得大专学历，从事本专业工作满3年；取得本科学历，从事本专业工作满1年；不符合上述条件的人员只可聘任为药剂士职务 参加药学专业初级资格考试的人员，必须具备药学专业中专以上学历 参加药学专业中级资格考试的人员，必须具备下列条件之一：取得药学专业中专学历，受聘担任药师职务满7年；取得药学专业大专学历，从事药师工作满6年；取得药学专业本科学历，从事药师工作满4年；取得药学专业硕士学位，从事药师工作满2年；取得药学专业博士学位

医院药学技术人员的任职条件和职责（★★）	医院药学技术人员的基本条件	通过药学专业技术资格考试并合格者，由各省、自治区、直辖市人事（职改）部门颁发人事部统一印制，盖有人事部、卫生部用印的专业技术资格证书。该证书在全国范围内有效 不得申请参加药学专业技术资格考试的情形：医疗事故责任者未满 3 年；医疗差错责任者未满 1 年；受到行政处分者在处分时期内；伪造学历或考试期间有违纪行为未满 2 年
	药学技术人员任职的业务条件	熟悉本专业理论和基础知识，具有扎实的技术操作能力，能独立承担药品配制、检验工作，审核处方，调配处方，能做好药品质量控制工作，能开展药学咨询服务，正确解答医务人员和患者的疑难问题，指导合理用药。

四、医院药学技术人员的职业道德（★★）

药师自身的要求	①爱岗敬业，精益求精 ②认真负责，保证质量 ③诚实信用，团结协作 ④不为名利，廉洁正直
对患者、社会的责任	①保证药品的质量，提供合格药品 ②关爱患者，热忱服务 ③一视同仁，平等对待 ④尊重人格，保护隐私
对药学职业的责任	药师的行为要能给药学职业带来信任和荣誉，促进药学事业的发展和提高，绝不从事任何可能败坏职业荣誉的活动

历年考点串讲

医院药事的组织管理历年偶考，近几年来考试的频率很低。其中，医院药事管理与药物治疗学委员会的组成及其任务是考试的重点，应熟练掌握。医院药学技术人员的任职条件和职责，医院药学技术人员的职业道德应熟悉。

常考的细节有：

1. 二级以上医院成立药事管理委员会。

2. 药事管理委员会应设主任委员、副主任委员、秘书、委员。

3. 医疗业务主管负责人担任药事管理委员会主任委员，药学部门负责人担任副主任委员，各有关业务科室主任或专家为委员。

第三节　调剂管理

一、处方（★★★）

概念（★★★）	指由注册的执业医师和执业助理医师（以下简称医师）在诊疗活动中为患者开具的、由取得药学专业技术职务任职资格的药学专业技术人员（以下简称药师）审核、调配、核对，并作为患者用药凭证的医疗文书。医师有处方权，药师有调配处方权

组成 （★★★）	处方由三部分组成：处方前记、处方正文和处方后记 ①处方前记：包括医院名称、就诊科室、门诊病例号、住院病例号、就诊日期、患者姓名、性别、年龄、临床诊断和处方编号等，处方前记也称为处方的自然项目 ②处方正文：以 Rp（拉丁文 Recipe "请取"的缩写）起头，正文包括药品名称、剂型、规格、数量、用法和用量等。所开药品单价和总计金额通常也标明在正文中，也可列在前记或后记 ③处方后记：包括医师、配方人、核对人、发药人的签名和发药日期等 应用计算机打印的电子处方其格式与书写处方一致，应有处方医师和调剂配发药师的签字，且必须设置处方或医嘱正式开具后不能修改的程序。为了便于识别和管理，普通处方用白色，急诊处方用淡黄色，儿童处方为淡绿色，麻醉药品和第一类精神药品处方颜色为粉红色，处方内容应增加"诊断"项，还应当包括患者身份证明编号，代办人姓名、身份证明编号
制度 （★★★）	处方的权限：经注册的执业医师在执业地点取得相应的处方权。经注册的执业助理医师开具的处方须经所在执业地点执业医师签字或加盖专用签章后方有效。经注册的执业助理医师在乡、民族乡、镇的医疗、预防、保健机构执业，在注册的执业地点取得相应的处方权 医师被责令暂停执业、被责令离岗培训期间或被注销、吊销执业证书后，其处方权即被取消
	处方的书写：处方必须书写清楚、正确，内容完整、无缺、无误才能调配。处方如有修改，应由处方医生在修改处签字或盖章，以示责任。调配处方时，如发现处方书写不符合要求或有差错，药剂人员应与医师联系，更改后再调配，不得擅自修改处方
	处方的限量：处方一般不得超过 7 日用量；急诊处方一般不得超过 3 日用量；对于某些慢性病、老年病或特殊情况，处方用量可适当延长，但医师必须注明理由 麻醉药品、精神药品、医疗用毒性药品、放射性药品的处方用量应当严格执行国家有关规定
	处方的有效时间：处方为开具当日有效。特殊情况下需延长有效期的，最长不得超过 3 天
	处方的保管规定：普通、急诊、儿科处方保存 1 年，毒性药品、第二类精神药品及戒毒药品处方保存 2 年，麻醉药品和第一类精神药品类处方保存 3 年
书写规则 （★★★）	书写处方时，患者一般情况、临床诊断填写清晰、完整，并与病历记载相一致；每张处方限于一名患者的用药；字迹清楚，不得涂改；如需修改，应当在修改处签名并注明修改日期；医师开具处方应当使用经药品监督管理部门批准并公布的药品通用名称、新活性化合物的专利药品名称和复方制剂药品名称
	医疗机构或者医师、药师不得自行编制药品缩写名称或者使用代号；书写药品名称、剂量、规格、用法、用量要准确规范，药品用法可用规范的中文、英文、拉丁文或者缩写体书写，但不得使用"遵医嘱""自用"等含糊不清字句；患者年龄应当填写实足年龄，新生儿、婴幼儿写日、月龄，必要时要注明体重 西药和中成药可以分别开具处方，也可以开具一张处方，中药饮片应当单独开具处方；开具西药、中成药处方，每一种药品应当另起一行，每张处方不得超过 5 种药品；中药饮片处方的书写，一般应当按照"君、臣、佐、使"的顺序排列 药品用法用量应当按照药品说明书规定的常规用法用量使用，特殊情况需要超剂量使用时，应当注明原因并再次签名。药品剂量与数量用阿拉伯数字书写。剂量应当使用法定剂量单位 书写处方时，除特殊情况外，应当注明临床诊断；开具处方后的空白处画一斜线以示处方完毕；处方医师的签名式样和专用签章应当与院内药学部门留样备查的式样相一致，不得任意改动，否则应当重新登记留样备案

二、调剂

概念（★★）	调剂是指配药、配方、发药，又称为调配处方。调剂是专业性、技术性、管理性、法律性、事务性、经济性综合一体的活动过程，也是药师、医生、护士、患者（或其家属）和药剂人员等协同活动的过程。医院药剂科的调剂包括中、西药的门诊调剂，急诊调剂和中、西药的住院调剂 调剂过程大致可分为六个步骤：收方、检查处方、调配处方、包装贴标签、复查处方和发药
质量管理（★★）	四查十对：查处方，对科别、姓名、年龄；查药品，对药名、剂型、规格、数量；查配伍禁忌，对药品性状、用法用量；查用药合理性，对临床诊断
	处方调剂：药师调剂处方应该注意：①仔细阅读处方，按照药品的顺序逐一调配；②对贵重药品，麻醉药品分别登记；③调剂药品时应检查药品的批准文号，并注意药品的有效期，以确保使用安全；④药品调剂齐全后，与处方逐一核对药品名称、剂型、规格、数量和用法，准确、规范的书写标签；⑤对需特殊保存条件的药品应加贴醒目标签，以提示患者注意，如低温保存；⑥尽量在每种药品上分别贴上用法、用量、储存条件等标签，并正确书写药袋或粘贴标签；⑦调配好一张处方的所有药品后再调配下一张处方，以免发生差错；⑧核对后签名或盖名章
	核查：处方药品调剂后由另一药师进行核查，内容包括全面认真的审核一遍处方内容，逐个核对处方与调剂的药品、规格、剂量、用法、用量是否一致，逐个检查药品的外观质量是否合格，有效期等均应确认无误，检查人员签字
	发药：①核对患者姓名，最好询问患者所就诊科室，以确认患者；②逐一核对药品与处方的相符性，检查药品剂型、规格、剂量、数量、包装，并签字；③发现处方调剂错误时，应将处方和药品退回调剂者，并及时更正；④发药时向患者交代每种药品的服用方法和特殊注意事项，同一种药品有2盒以上，需特别交代。处方药品，需要对患者进行用药指导；⑤发药时应注意尊重患者隐私
法律、法规规定（★★★）	《医疗机构药事管理规定》内容为：药品调剂工作是药学技术服务的重要组成部分。门诊药房实行大窗口或柜台式发药，住院药房实行单剂量配发药品
	医疗机构的药学专业技术人员必须严格执行操作规程和医嘱，处方管理制度，认真审查和核对，确保发出药品的准确、无误。发出药品应注明患者姓名、用法、用量，并交代注意事项。对处方所列药品，不得擅自更改或者代改。对有配伍禁忌、超剂量的处方，药学专业技术人员应拒绝调配；必要时，经处方医师更正或者重新签字，方可调配。为保证患者用药安全，药品一经发出，不得退换 医疗机构要根据临床需要逐步建立全肠道外营养和肿瘤化疗药物等静脉液体配置中心，实行集中配制和供应。静脉用药调配中心（室）应当符合《静脉用药集中调配质量管理规范》

三、门（急）诊药房、住院药房调剂工作的任务与特点

门（急）诊药房调剂工作	门（急）诊调剂工作应当根据医院门诊量和调配处方量，选择适宜的配方方法 实行窗口发药的配方方法有三种方式： ①独立配方法：各发药窗口的调剂人员从收方到发药均由一人完成。优点是节省人力，责任清楚。但对调剂人员要求较高，易发生差错。本配方发药方法只适合小药房和急诊药房的调剂工作 ②流水作业配方法：收方和发药由多个人协同完成，1人收方和审查处方，1~2人调配处方、取药，另设1人专门核对和发药。这种方法适用于大医院门诊调剂室以及候药患者比较多的情况 ③结合法：独立配方与分工协作相结合的方法。每个窗口配备2名调剂人员，1人负责收方、审查处方和核对发药，另外1人负责配方。这种配方方法效率高，差错少，人员占用也少，符合调剂工作规范化的要求，普遍适用于各类医院门诊调剂室

续表

住院药房调剂工作	住院药房与门（急）诊调剂有所不同，既要准确无误，而且要考虑有利于提高患者的依从性。目前我国医院大多采用以下方法 ①凭方发药：多用于麻醉药品、精神药品、毒性药品等少数的临床用药 ②病区小药柜制：便于患者及时用药 ③摆药制：便于药品管理，能保证药品质量和合理用药，减少差错，提高药疗水平

历年考点串讲

　　调剂管理历年常考，应重点复习，近几年来考试的频率很高。其中，处方的概念、组成、制度和书写规则，应熟练掌握。调剂的概念、质量管理，门（急）诊药房、住院药房调剂工作的任务与特点应熟悉。

　　常考的细节有：

　　1. 处方，是指由注册的执业医师和执业助理医师在诊疗活动中为患者开具的、由取得药学专业技术职务任职资格的药学专业技术人员审核。

　　2. 处方的书写应字迹清楚，不得涂改；如需修改，应当在修改处签名并注明修改日期。

　　3. 经注册的执业医师在执业地点取得相应的处方权。

　　4. 处方一般不得超过 7 天用量；急诊处方一般不得超过 3 天用量。

　　5. 为门（急）诊患者开具的麻醉药品注射剂，每张处方为 1 次常用量；缓、控释制剂，每张处方不得超过 7 天常用量；其他剂型，每张处方不得超过 3 天常用量。

　　6. 药师调剂处方时必须做到"四查十对"。

　　7. 处方内容包括前记、正文、后记。

第四节　制剂管理

一、医院制剂概述

医院制剂室概述（★）	为满足本院医疗需要，根据《药品管理法》规定，医疗单位向所在地省、自治区、直辖市（食品）药品监督管理部门提交申请并经审查批准发给《医疗制剂许可证》后，可设立医院制剂室
医院制剂的概念（★★）	根据本医院医疗需要，由持有《医疗机构制剂许可证》的医院药房生产、配制，品种范围属国家或地方药品标准收载或经药品监督管理部门批准，只供本院医疗使用的药品制剂
医院制剂的分类（★★）	按工艺类型可分为普通制剂、灭菌制剂和中药制剂等。普通制剂：软膏剂、片剂、口服液体制剂和外用液体制剂等；灭菌制剂：注射剂、眼用制剂、滴鼻剂和滴耳剂等 按依据标准及使用目的可分为：①标准制剂；②非标准制剂；③试用制剂
医院制剂的特点（★★）	医院制剂以自配、自用、市场无供应为原则。其特点是：配制量少、剂型全、品种规格多、季节性强、使用周期短等；疗效确切和不良反应低等；满足临床需要；费用较低，更易为患者所接受

医院制剂的申报审批（★）	医疗机构配制制剂，须经所在地省级卫生行政部门审核同意，由省级药品监督管理部门批准，发给《医疗机构制剂许可证》。无《医疗机构制剂许可证》的，不得配制制剂 有下列情形之一的，不得作为医疗机构制剂申报：市场上已有供应的品种；含有未经国家食品药品监督管理局批准的活性成分的品种；除变态反应原外的生物制品；中药注射剂；中药、化学药组成的复方制剂；麻醉药品、精神药品、医疗用毒性药品、放射性药品；其他不符合国家规定的制剂

二、医院配制制剂的质量管理

（一）普通制剂、灭菌和无菌制剂、中药制剂的质量管理（★★）

医院制剂质量管理规范	保证医院制剂的质量，应严格遵守医院制剂质量管理规范，制订各个工作室的工作制度和岗位责任制 ①配制分装操作时，要穿戴工作衣、帽、口罩和专用鞋，头发不准外露，不得化妆和佩戴饰物 ②配制人员上岗前应进行体格检查，以后每年体检一次，建立健康档案。患有传染病（包括传染性皮肤病）、精神病者应及时调离制剂室 ③建立质量跟踪与报告制度。定期到使用科室了解本院制剂质量情况，坚持报验制度，发生重大质量问题及药疗事故应及时向卫生行政部门报告 ④建立原料领发、消耗制度，做到有据可查。建立统一分装制度，分装后的制剂应标明批准文号、生产批号和有效期 ⑤建立留样观察制度。本批号用完后1个月可撤去留样，留样期间每月观察一次，并做好记录。记录保存2年备查 ⑥配制制剂必须按处方和操作规程。各种制剂均应有完整的配制操作规程及原始记录 ⑦制剂标签必须字迹清楚，标签应标明品名、规格、批号、用法与用量、注意事项、使用期限、制剂批准文号等。滴眼、滴鼻剂等小容器，至少应标明品名、规格、批号。制剂标签应严格管理 ⑧所有制剂必须批批检验，经检验合格后，方可使用。药检室有完整的检验卡、检验原始记录及所有批号的制剂检验报告单。检验报告书写清楚，用语规范，结论准确并经复核签字。各项记录真实完整，字迹清楚，装订成册，保留2年备查 ⑨仪器设备要定期检查、校正、保养，建立设备档案，有专人负责。精密仪器专人保管，有使用登记。量器、衡器按规定进行计量检定 ⑩普通制剂用纯化水配制。水质应符合《中国药典》（2015年版）标准，每季度至少应全检一次
配制管理	配制规程和标准操作规程不得任意修改。如需修改时必须按制定时的程序办理修订、审批手续 在同一配制周期中制备出来的一定数量常规配制的制剂为一批，一批制剂在规定限度内具有同一性质和质量。每批制剂均应编制制剂批号 为防止制剂被污染和混淆，配制操作应采取下述措施：①每次配制后应清场，并填写清场记录；②不同制剂（包括同一制剂的不同规格）的配制操作不得在同一操作间同时进行；③在配制过程中应防止称量、过筛、粉碎等可能造成粉末飞散而引起的交叉污染；④在配制过程中使用的容器须有标明物料名称、批号、状态及数量等的标志

质量管理与自检	质量管理组织负责制剂配制全过程的质量管理，其主要职责是：①制定质量管理组织任务、职责；②决定物料和中间品能否使用；③研究处理制剂重大质量问题；④制剂经检验合格后，由质量管理组织负责人审查配制全过程记录并决定是否发放使用；⑤审核不合格品的处理程序及监督实施
	药检室负责制剂配制全过程的检验，其主要职责是：①制定和修订物料、中间品和成品的内控标准和检验操作规程，制定取样和留样制度；②制定检验用设备、仪器、试剂、试液、标准品（或参考品）、滴定液与培养基及实验动物等管理办法；③对物料、中间品和成品进行取样、检验、留样，并出具检验报告；④监测洁净室（区）的微生物数和尘粒数；⑤评价原料、中间品及成品的质量稳定性，为确定物料储存期和制剂有效期提供数据；⑥制定药检室人员的职责
	医疗机构制剂室应有配制管理、质量管理的各项制度和记录
	制剂配制管理文件主要包括：配制规程、标准操作规程和配置记录
	配制制剂的质量管理文件主要有：物料、半成品、成品的质量标准和检验操作规程；制剂质量稳定性考察记录；检验记录等

（二）静脉用药的混合调配（★★）

静脉用药调配中心		医疗机构采用集中调配和供应静脉用药的，应当设置静脉用药调配中心（室）（PIVAS）。肠外营养液和危害药品静脉用药应当实行集中调配与供应。应当严格按照《静脉用药集中调配操作规程》执行
	人员基本要求	①静脉用药调配中心（室）负责人，应当具有药学专业本科以上学历，本专业中级以上专业技术职务任职资格，有较丰富的实际工作经验，责任心强，有一定管理能力 ②负责静脉用药医嘱或处方适宜性审核的人员，应当具有药学专业本科以上学历、5年以上临床用药或调剂工作经验、药师以上专业技术职务任职资格 ③负责摆药、加药混合调配、成品输液核对的人员，应当具有药士以上专业技术职务任职资格 ④从事静脉用药集中调配工作的药学专业技术人员，应当接受岗位专业知识培训并经考核合格，定期接受药学专业继续教育 ⑤与静脉用药调配工作相关的人员，每年至少进行一次健康检查，建立健康档案
	房屋、设施和布局基本要求	①静脉用药调配中心（室）总体区域设计布局、功能室的设置和面积应当与工作量相适应，并能保证洁净区、辅助工作区和生活区的划分，不同区域之间的人流和物流出入走向合理，不同洁净级别区域间应当有防止交叉污染的相应设施 ②静脉用药调配中心（室）设置地点应远离各种污染源，禁止设置于地下室或半地下室，周围的环境、路面、植被等不会对静脉用药调配过程造成污染。洁净区采风口应当设置在周围30m内环境清洁、无污染地区，离地面高度不低于3m ③静脉用药调配中心（室）的洁净区、辅助工作区应当有适宜的空间摆放相应的设施与设备；洁净区应当含一次更衣、二次更衣及调配操作间；辅助工作区应当含有与之相适应的药品与物料贮存、审方打印、摆药准备、成品核查、包装和普通更衣等功能室 ④静脉用药调配中心（室）室内应当有足够的照明度；顶棚、墙壁、地面应当平整、光洁、防滑，便于清洁，不得有脱落物，能耐受清洗和消毒，交界处应当成弧形，接口严密 ⑤静脉用药调配中心（室）洁净区应当设有温度、湿度、气压等监测设备和通风换气设施，保持静脉用药调配室温度18℃～26℃，相对湿度40%～65%，保持一定量新风的送入 ⑥静脉用药调配中心（室）洁净区经法定检测部门检测合格后方可投入使用。各功能室的洁净级别要求：一次更衣室、洗衣洁具间为十万级；二次更衣室、加药混合调配操作间为万级；层流操作台为百级。其他功能室应当作为控制区域加强管理，禁止非本室人员进出。洁净区应当持续送入新风，并维持正压差；抗生素类、危害药品静脉用药调配的洁净区和二次更衣室之间应当呈5～10Pa负压差

静脉用药调配中心	房屋、设施和布局基本要求	⑦静脉用药调配中心（室）应当根据药物性质分别建立不同的送、排（回）风系统。排风口应当处于采风口下风方向，其距离不得小于3m或者设置于建筑物的不同侧面 ⑧药品、物料贮存库及周围的环境和设施应当能确保各类药品质量与安全储存，应当分设冷藏、阴凉和常温区域，库房相对湿度40%～65%。二级药库应当干净、整齐，有保证药品领入、验收、贮存、保养、拆外包装等作业相适宜的房屋空间和设备、设施 ⑨静脉用药调配中心（室）内安装的水池位置应当适宜，不得对静脉用药调配造成污染，不设地漏；淋浴室及卫生间应当在中心（室）外单独设置，不得设置在静脉用药调配中心（室）内
	药品、耗材和物料基本要求	①静脉用药调配所用药品、医用耗材和物料应当按规定由医疗机构药学及有关部门统一采购 ②药品、医用耗材和物料的储存应当有适宜的二级库，按其性质与储存条件要求分类定位存放，不得堆放在过道或洁净区内 ③静脉用药调配所用的注射剂应符合中国药典静脉注射剂质量要求 ④静脉用药调配所使用的注射器等器具，应当采用符合国家标准的一次性使用产品，临用前应检查包装，如有损坏或超过有效期的不得使用
	卫生与消毒基本要求	①静脉用药调配中心（室）应当制定卫生管理制度、清洁消毒程序 ②洁净区应当每天清洁消毒，其清洁卫生工具不得与其他功能室混用。清洁工具的洗涤方法和存放地点应当有明确的规定。选用的消毒剂应当定期轮换，不会对设备、药品、成品输液和环境产生污染每月应当定时检测洁净区空气中的菌落数，并有记录。进入洁净区域的人员数应当严格控制 ③洁净区应当定期更换空气过滤器 ④设置有良好的供排水系统，水池应当干净无异味，其周边环境应当干净、整洁 ⑤重视个人清洁卫生，进入洁净区的操作人员不应化妆和佩戴饰物，应当按规定和程序进行更衣。工作服的材质、式样和穿戴方式，应当与各功能室的不同性质、任务与操作要求、洁净度级别相适应，不得混穿，并应当分别清洗 ⑥根据《医疗废弃物管理条例》制订废弃物处理管理制度，按废弃物性质分类收集，由本机构统一处理
静脉用药集中调配质量管		静脉用药调配中心（室）由医疗机构药学部门统一管理。医疗机构药事管理组织与质量控制组织负责指导、监督和检查规范、操作规程与相关管理制度的落实 医师应当按照《处方管理办法》有关规定开具静脉用药处方或医嘱；药师应当按《处方管理办法》有关规定和《静脉用药集中调配操作规程》，审核用药医嘱所列静脉用药混合配伍的合理性、相容性和稳定性，对不合理用药应当与医师沟通，提出调整建议。对于用药错误或不能保证成品输液质量的处方或用药医嘱，药师有权拒绝调配，并做记录与签名 摆药、混合调配和成品输液应当实行双人核对制；集中调配要严格遵守相关规范和标准操作规程，不得交叉调配；调配过程中出现异常应当停止调配，立即上报并查明原因。静脉用药调配每道工序完成后，药学人员应当按操作规程的规定，填写各项记录。各道工序与记录应当有完整的备份输液标签，并应当保证与原始输液标签信息相一致，备份文件应当保存1年备查
	药品的储存管理与养护	①药品储存应当按"分区分类、货位编号"的方法进行定位存放，按药品性质分类集中存放；对高危药品应设置显著的警示标志；并应当做好药库温湿度的监测与记录 ②药库具备确保药品与物料储存要求的温湿度条件：常温区域10℃～30℃，阴凉区域不高于20℃，冷藏区域2℃～8℃，库房相对湿度40%～65% ③药品堆码与散热或者供暖设施的间距不小于30cm，距离墙壁间距不少于20cm，距离房顶及地面间距不小于10cm ④规范药品堆垛和搬运操作，遵守药品外包装图示标志的要求，不得倒置存放 ⑤每种药品应当按批号及有效期远近依次或分开堆码并有明显标志，遵循"先产先用""先进先用""近期先用"和按批号发药使用的原则 ⑥对不合格药品的确认、报损、销毁等应当有规范的制度和记录

续表

静脉用药集中调配质量管	静脉用药调配中心（室）清洁、消毒操作规程	地面消毒剂的选择与制备： ①次氯酸钠，为 5% 的强碱性溶液，用于地面消毒为 1% 溶液，本溶液须在使用前新鲜配制，处理／分装高浓度 5% 次氯酸钠溶液时，必须戴厚口罩和防护手套 ②季铵类阳离子表面活性剂，有腐蚀性；禁与肥皂水及阴离子表面活性剂联合使用，应当在使用前新鲜配制 ③甲酚皂溶液，有腐蚀性，用于地面消毒为 5% 溶液，应当在使用前新鲜配制

历年考点串讲

　　制剂管理历年必考，应作为重点复习，近几年来考试的频率约 15 次。其中，《医院机构制剂许可证》和自配制剂的品种及使用管理是考试的重点，应熟练掌握；自配制剂的基本条件和制剂质量管理应熟悉。

　　常考的细节有：

　　1. 医疗机构配制制剂，须经所在地省、自治区、直辖市人民政府卫生行政部门审核同意由省、自治区、直辖市人民政府药品监督管理部门批准，发给《医疗机构制剂许可证》。

　　2.《医疗机构制剂许可证》有效期为 5 年。

　　3. 医疗机构配制的制剂，应当是本单位临床需要而市场上没有供应的品种。

　　4. 医疗机构配制的制剂，不得在市场销售，也不得进行任何形式的广告宣传。

　　5. 制剂检验报告单，检验的原始记录保存至少 1 年。

第五节　药品供应管理

一、药品采购管理

药品的采购管理（★）	药品采购管理是指医疗机构医疗、科研所需药品的供应渠道、采购程序、采购方式、采购计划及采购文件的管理。其主要目标是依法、规范、按需、适时地购进质量优良、价格合理的药品，保证药品的供应。药品采购的特点主要有：①采购药品种类多、剂型多、品种多和规格多；②药品采购的供应渠道多、制造厂家多和营销方式多；③采购的单一药品品种数量少、批次多和周期短 药品采购管理应遵循的基本原则包括质量第一原则、合法性原则、经济性原则和保障性原则 药学部（科）负责全院药品，采购应严格按《药品管理法》进行采购，对供货企业、供货品种进行严格审核，保证采购药品质量，禁止采购无批准文号、无注册商标、无厂牌的"三无"药品及假药、劣药和非药品
药品招标采购（★）	医疗机构药品采购实行集中管理，按不同特点，分为药品集中招标采购和集中议价采购。医疗机构集中招标采购应当坚持质量优先、价格合理、遵循公平、公开、公正和诚实信用原则。对纳入集中招标采购目录的药品，医院不得自行采购。对国家实行特殊管理的麻醉药品、精神药品、医疗用毒性药品和放射药品，不实行集中招标采购，按有关规定采购 对没有纳入集中招标采购目录的药品，可由医院进行集中公开采购。其中，集中议价采购只是针对在集中招标采购中未能成交的药品品种进行，不能单独使用，只能作为补充 药学部门要根据药品采购法律法规要求，制定和规范药品采购工作程序，建立并执行药品进货检查验收制度，验明药品合格证明和其他标识；不符合规定要求的，不得购进和使用

二、药品的质量验收管理与出入库管理

药品的质量验收管理（★★）	医疗机构对采购药品的质量验收管理是保证药品质量、防止可能不合格的药品和不符合包装规定要求的药品进入使用过程的重要环节。药学部（科）按照法定的标准、规定及约定的其他要求进行对照验收并建立符合规范要求的药品验收记录来证明验收 医疗机构对购进药品的质量验收主要是指验收药品合格证明和其他标识两个方面 药品合格证明检查主要是对药品出厂检验报告和产品合格证的检查，每件药品内应附有出厂检验报告书，制剂每箱内应附有产品合格证 药品其他标识验收系指对药品内外包装及所印标识的检查和核对
	药品包装的标签和所附说明书的标识内容应该包括：生产厂商、地址、联系方式、品名、规格、批准文号、生产日期、生产批号和有效期等，并注意标签和说明书的内容与国家食品药品监督管理局批准的内容一致 药品验收应明确负责及从事药品质量验收的组织和人员，对于医疗用毒性药品、麻醉药品、精神药品、放射性药品等特殊管理药品，要求必须有两人以上同时在场，逐箱验点到最小包装 药品质量验收记录应按验收内容逐一如实记录，并保存至超过药品有效期一年，但不得少于三年
药品的出入库管理（★★）	在采购药品质量验收结论出来后，可按照结论性质办理入库手续。采购入库的药品应对品种、数量、质量认真验收，分类定位排列，入库应具医疗机构药学部门规定的组织或人员签发并盖有质量验收合格专用章的入库通知单，按照药品入库手续入库。对质量验收不合格药品，需要填写《药品拒收报告单》，并将不合格药品移至不合格区，并做好不合格药品记录，并按规定进行报告 药品出库须遵循先产先出、近期先出、先进先出、易变先出和按批号发药的原则，出库时凭出库凭证出库。出库检查按照药学部门规定应双人同时进行，并做好出库检查和复核的记录

三、药品的储存与养护管理（★★）

1.药品储存管理要坚持药品分类储存原则，做到一般管理药品与特殊管理药品分开存放，处方药和非处方药分开存放，外用药品与内用药品分开存放，合格药品与退货药品、变质等不合格药品分开存放等。对储存药品标示醒目色标，防止差错造成的质量事故。

2.药品在储存过程中可受到诸多因素，如日光、空气、湿度、时间、微生物、包装方法与容器等的影响，药库要有符合药品质量要求的储存条件，针对药品的不同理化特性及不同要求，采取适当、科学的储存措施，如采用避光、阴凉干燥、通风、低温、防燃、防爆等，以防止药品在储存过程中变质或者最大限度地延缓在储存过程中变质的速度，才能保证用于患者的药品的质量。

3.医疗机构药学部门要制定在库药品定期质量检查制度，制定人员定期和不定期对在库药品进行养护。

四、特殊管理药品、急救药品及新药的供应管理

特殊管理药品的供应管理（★★）		特殊药品指的是麻醉药品、精神药品、医疗用毒性药品及放射性药品
	麻醉药品的管理	麻醉药品是指连续使用后易产生身体依赖性，能成瘾癖的药品，常用的有阿片、吗啡、哌替啶、布桂嗪、复方樟脑酊等 其管理要点有：①麻醉药品只限于医疗、教学和科研使用；②具备相应条件并申请后经过批准的医疗机构才能使用麻醉药品；③使用麻醉药品的医务人员必须具有执业医师资格并经培训考核取得麻醉药品处方权，能够正确使用麻醉药品；④麻醉药品注射剂处方为一次用量；其他剂型处方不得超过3日用量；缓、控释制剂处方不得超过7日用量；为癌痛及慢性中、重度非癌痛患者开具的麻醉药品注射剂处方不得超过3日用量，缓、控释制剂不超过15天用量；⑤对麻醉药品要有专人负责、专柜加锁、专用账册、专用处方、专册登记，处方保存3年备查

特殊管理药品的供应管理（★★）	精神药品的管理	精神药品系指直接作用于中枢神经系统，使之兴奋或抑制，连续使用能产生依赖性的药品，分为第一类精神药品和第二类精神药品。第一类精神药品有三唑仑、丁丙诺非、氯胺酮、γ－羟丁酸、司可巴妥等；第二类精神药品主要为安眠药，如巴比妥、阿普唑仑、地西泮、艾司唑仑、甲丙氨酯、曲马多等 其管理要点有：①第一类精神药品只限指定的医疗机构中使用，第二类精神药品可供各医疗机构使用；②第一类精神药品注射剂处方为一次用量，其他剂型处方不得超过3日用量；缓、控释制剂处方不得超过7日用量。第二类精神药品的处方每次不超过7日用量；对于某些特殊情况，处方用量可适当延长，但医师应当注明理由。
		为癌痛及慢性中、重度非癌痛患者开具的第一类精神药品注射剂处方不得超过3日用量，其他剂型处方不得超过7日用量。③处方应保存2年备查。④医疗机构应建立精神药品收支账目，定期盘点，做到账物相符，发现问题及时报告有关部门
	医疗用毒性药品的管理	医疗用毒性药品（简称毒性药品），是指毒性剧烈，治疗剂量与中毒剂量相近，使用不当会致人中毒或死亡的药品。目前包括毒性中药（指原药材及其饮片）27种，毒性西药（指原料药）11种 其使用管理的要点有：①加工炮制毒性中药，必须按照《中国药典》（2015年版）和《炮制规范》有关规定进行；②医师开具毒性药品处方，只允许开制剂，每次处方剂量不得超过2日极量；③调配处方必须认真负责，计量准确，按医嘱注明要求，并由配方人员和复核人员双签名，未注明"生用"的毒性中药，应当付炮制品；④处方应保存2年备查；⑤建立和完善保管、验收、领发、核对等制度
	放射性药品	是指用于临床诊断或者治疗的放射性核素制剂或者其标记化合物。放射性药品含有的放射性核素能放射出射线。因此，凡在分子内或制剂内含有放射性核素的药品都称为放射性药品。其使用管理的要点有：①放射性药品的验收应由具有专业知识的专门人员在有安全防护的场所及设施下进行，认真核对标示内容，仔细检查盛装容器，建立规范的验收检查记录；②放射性药品应放在规定材料（如铅质）制作的容器内，置于特制储源柜内，做到专人保管、分类储存、标识醒目、防止差错、保证安全；③建立放射性药品领用登记专册，记录内容完整，逐项填写清楚，领用人、使用人、保管人均需签名，并按规定入档保存
急救药品的供应管理（★）		急救药品是为应对不同范围、不同类型、不同性质、不同程度的各种突发事件所可能需要的药品 急救药品供应管理应力求标准化管理，建立专门的急救药品配置和储存的目录指引，按照药品储备标准进行分类储备和重点储备 一般情况下，可分成外伤类、清洗和解毒类、人体复苏类、产科类、防治传染类级急救措施装备药品。在存放过程中，要做到定期检查和专人负责，对在检查与养护管理中发现的问题要及时报告，及时处理，对损耗和消耗的药品要及时补充。同时，在急救药品供应的各个环节中要建立专门的记录、专门的账册，做到独立储存、独立记录、独立建账、独立盘点
新药的供应管理（★）		根据《药品管理法实施条例》，新药是指未曾在中国境内外上市销售的药品 新药的供应在医疗机构药品供应中品种少，数量也不多，但是新药由于上市时间短、临床经验不多、价格相对比较高等特点而需要谨慎使用。新药供应必须坚持临床治疗必需、新药充分认知和控制数量和逐步提高原则 新药供应的申请，应由相关临床专业科室提出申请，经过评审组织评审，再由药事管理与药物治疗学委员会审核并做出同意与否的决定 新药供应数量较少，一般不采用集中招标采购。临床使用新药时应收集新药不良反应信息、疗效情况、临床医师及使用者的反映等，并建立记录，进行分析，总结报告

五、药品信息管理（★）

药品名称		常见的西药名称有三种：通用名、英文名和化学名 通用名称是《中国药典》上采用的法定名称。商品名是药品生产厂商自己确定，经药品监督管理部门核准的产品名称，具有专有性质，不得仿用 在一个通用名下，由于生产厂家的不同，可有多个商品名称
药品分类	新药与上市（注册）药品	新药：指我国境内外未曾批准上市销售的药品。已上市的药品改变剂型、改变给药途径的，亦按新药管理 上市药品：又称为注册药品，指的是经国家级药品监督管理部门审查批准并发给药品批准文号或医药产品注册证、进口药品注册证书的药品
	国家基本药物、基本医疗保险用药	国家基本药物是从国家目前临床应用的各种药品中，经过科学评价而遴选出的具有代表性、由国家卫生管理部门公布的药品。国家保证其生产和供应，在使用中首选。 我国国家基本药物的遴选原则是：临床必需、安全有效、价格合理、使用方便、中西药并重 国家基本药物一般每三年调整一次 为保障城镇职工基本医疗用药，由劳动保障部门组织制定并发布了国家《基本医疗保险药品目录》，并分为甲类目录和乙类目录。纳入《基本医疗保险药品目录》的药品，是国家药品标准收载的品种或者进口药品，并符合"临床必需、安全有效、价格合理、使用方便、市场能够保证供应"的原则
	特殊管理的药品	麻醉药品、精神药品、医疗用毒性药品、放射性药品为特殊管理的药品
	现代药与传统药	现代药：我国一般把它称为西药 传统药：指各国历史上流传下来的药物，主要是动、植物药和矿物药
	处方药和非处方药	处方药是指必须凭执业医师或执业助理医师的处方才可调配、购买和使用的药品；非处方药（OTC）则是指不需要凭执业医师或执业助理医师的处方由消费者即可自行判断、购买和使用的药品
药品价格		目前我国药品实行政府定价、政府指导价和市场调节价三种形式

历年考点串讲

药品供应管理历年常考，近几年来考试的频率约10次。其中，药品的采购管理、特殊管理药品的供应管理是考试的重点，应熟练掌握。药品招标采购、药品的质量验收管理、药品的出入库管理、药品的储存与养护管理、急救药品的供应管理、新药的供应管理、血液制品的供应管理应熟悉。

常考的细节有：

1. 采购药品禁止采购无批准文号、无注册商标、无厂牌的"三无"药品及假药、劣药和非药品。

2. 特殊药品指的是麻醉药品、精神药品、医疗用毒性药品及放射性药品。

第六节　医院药品质量管理

一、药品质量特性及其影响因素（★）

药品质量特性	药品的质量特性包括有效性、安全性、稳定性、均一性、经济性
	①有效性：是指药品在规定的适应证或者功能主治、用法和用量的条件下，能满足预防、治疗、诊断人的疾病，有目的地调节人的生理功能的性能 ②安全性：是指药品在按照规定的适应证或功能主治、用法和用量使用，对用药者生命安全的影响程度 ③稳定性：是指药品在规定的条件下保持其有效性和安全性的能力 ④均一性：是指药品的每一单位产品（如一片药、一支注射剂或一箱料药等）都符合有效性、安全性的规定要求 ⑤经济性：是指药品生产、流通过程中形成的价格水平
	完整的药品质量的概念除了包括以上五个方面以外（即药品的核心质量），还应该包括直接接触药品的包装材料和容器的质量、药品的包装标签说明书的质量和药品广告的质量
影响药品质量的因素	包括药品的内、外环境。药品的内环境是药品本身的理化性所决定的，如药物的分子结构以及药物制剂的处方因素等。药品的外环境是药品储存过程中的自然环境，如阳光、空气、温度、湿度、微生物等因素

二、医院药品检验室的任务及其工作程序（★）

医院药品检验室的设置	医院药品检验室根据医院药学部的面积、医院编制床位数及医院制剂的范围综合考虑确定，一般 300 张以下床位的医院需 $60m^2$，$300\sim500$ 张需 $80m^2$，600 张以上需 $100m^2$，以确保对本院购入药品及制剂室原料、辅料、半成品、成品及包装材料进行检验
医院检验室主要任务	医院检验室主要任务包括：①负责本院药品质量监督、检验工作；②负责本院制剂成品和半成品的质量检验；③对购入的药品实施质量抽验；④对本院制剂，留样定期观察、检验并做留样观察记录；⑤负责制订本院制剂质量标准、检验规程等文件；⑥负责各种样品检验用试液、标准液、滴定液的配制、标定；⑦有计划开展各项科研工作；⑧负责检验仪器设备、衡量器具的使用、维修、保养工作（检验有关的工作）
药品检验室的工作程序	医院药品检验工作程序一般是取样、登记、鉴别、检验、含量测定和出具检验报告书等六个环节 药品检验室对药品的抽样和抽检的过程中，必须按照《中国药典》规定的方法和项目进行，医疗机构药检室应建立健全各项规章制度，以规范药检人员的行为准则，确保药检结果的真实性和可靠性

三、医院药品质量监督管理

医院药品质量监督管理的组织机构（★）	医疗机构应在药事管理与药物治疗学委员会的领导下成立"药品质量管理小组"对药品质量进行评估、监督、指导和管理。其人员由药学部和各部门负责人以及兼职质量管理员组成 药品质量监督控制采取逐级负责制，由药学部和各个部门组成的质量管理监督小组具体将药品和制剂从采购、生产、检验、验收入库、仓库保管、发放供应和药品使用的各个环节联结成一个药品信息传递的网络控制系统，以完成对药品质量的全程监督管理。在各个岗位和环节应注意建立健全岗位负责制和登记制度，确保药品监督管理落实到位，便于发现、评估和改进影响药品质量的问题

续表

医院药品质量监督管理的内容（★）	执行《药品管理法》及相关质量监督管理法律法规，检查本医疗机构贯彻落实规章制度的情况；检查处方调配中药品核对及技术操作规程执行情况；检查特殊药品和其他药品的使用、管理制度的执行情况；检查医疗机构制剂的质量检验执行情况；检查库存药品质量情况，确保库存药品安全有效；检查医院药品流通管理执行情况；医院药品质量监督小组承担的药品质量监督的其他任务

历年考点串讲

　　医院药品质量管理历年常考，近几年来考试的频率约10次。其中，医院药品质量监督管理的内容是考试的重点，应熟练掌握。医院药品检验室的任务及其工作程序、医院药品质量监督管理的组织机构应熟悉。

　　常考的细节有：

　　1. 药品的质量特性包括有效性、安全性、稳定性、均一性、经济性。

　　2. 完整的药品质量的概念除了包括以上五个方面以外，还应该包括直接接触药品的包装材料和容器的质量、药品的包装标签说明书的质量和药品广告的质量。

　　3. 医院药品检验工作程序一般是取样、登记、鉴别、检验、含量测定和出具检验报告书等六个环节。

　　4. 药品质量管理小组人员由药学部和各部门负责人以及兼职质量管理员组成。

　　5. 药品质量监督控制采取逐级负责制，全岗位负责制和登记制度。

第七节　临床用药管理

一、药物治疗的质量管理（★）

概念	药物治疗管理（MTM）是临床药师为了使患者在药物治疗中获得最大收益而提供的一系列服务。其主要任务是帮助同时伴随多种慢性疾病的患者进行药物治疗管理；降低与药物有关的不良事件以及促进整体的患者预后状态
任务	药物治疗管理的工作主要包括获取必要的患者健康状况评估；制订药物治疗方案；选择、启动和修正药物治疗管理；监测和评价患者药物治疗的安全和疗效；对用药进行综合性评估，鉴别、解决并防范出现的用药相关的问题；对与患者沟通获得的基本信息以及提供用药服务的过程进行记录；对患者进行口头用药教育，提高患者合理用药的意识；提供药品信息和临床药学服务，提高患者用药依从性等

二、合理用药

合理用药概念的形成与发展（★）	药物治疗管理的基本出发点和归宿是合理用药。合理用药是以当代药物和疾病的系统知识和理论为基础，安全、有效和经济地使用药物
	WHO提出了相对完整的合理用药基本要素：①处方的药应为适宜的药物；②适宜的时间，以公众能支付的价格保证药物供应；③正确地调剂处方；④以准确的剂量，正确的用法和用药时间服用药物；⑤确保药物质量安全有效
	对具体的药物治疗活动，评价用药是否合理的指标包括：①人均用药品种；②注射药物次数；③基本药物使用率；④通用名使用率；⑤医师与患者接触的次数；⑥临床药师与患者接触的次数等

合理用药基本原则（★）	"安全、有效、经济、适当"成为国际药学专家对合理用药原则达成的共识		
	药品的安全性	是指按规定的适应证和用法、用量使用药品后，人体产生毒副反应的程度	
	药品的有效性	是指在规定的适应证、用法和用量的条件下，能满足预防、治疗、诊断人的疾病，有目的地调节人的生理功能的要求	
	药品的经济性	是指获得单位用药效果所投入的成本尽可能低，即支付尽可能少的药品费用而取得尽可能大的治疗收益	
	药品的适当性	指将适当的药品，以适当的剂量，在适当的时间，经适当的途径，给适当的患者，使用适当的疗程，最终达到合理的治疗目标 ①适当的药物：在明确诊断基础上根据患者的病理生理特点，选择适当的药物以其药效学与药动学特点实现治疗学目标 ②适当的剂量：因人而异的个体化给药应根据患者的年龄、性别、体重及肝肾功能状况，设计初始剂量和维持剂量、有些药物必要时可通过血药浓度监测调整用药剂量 ③适当的时间：依据时辰药理学理论，把握最佳给药时机实现疗效最大化和对机体不良作用影响的最小化 ④适当的给药途径与给药方法：给药途径和给药方法须根据病情缓急、用药目的及药物本身的性质等因素决定，如对危重病例宜用静脉注射或静脉滴注给药，治疗肠道感染、胃部疾病等宜用口服制剂，治疗气管炎、哮喘可于口服同时气雾吸入给药效果更好。根据人体生物节律合理选择用药时间，将有助于提高药物疗效、降低毒副反应 ⑤适当的患者：对于妊娠哺乳妇女、老年人、新生儿、肝功能不全及肾功能不全这五类特殊病理生理状况人群应注意用药禁忌 ⑥适当的疗程：因增加治疗保险系数而延长药物治疗周期或为节省医疗费用缩短药物治疗的两种行为都是违背治疗学原则的，可能导致药物不良反应、细菌耐药性、疾病反复发作等药物不良治疗结果的出现 ⑦适当的信息：在药物治疗过程中，给患者提供与其疾病和其处方的药物相关的、准确、重要和清楚的信息	
影响合理用药因素（★）	药物方面的因素	药物的剂型和剂量	药物可以制成不同的剂型，以满足临床实际的需要。同一药物的不同剂型吸收速率和分布的范围可以不同，影响药物起效时间，作用强度和维持时间等。如水溶液注射剂较油剂和混悬剂快，但作用维持时间短；口服给药时溶液剂吸收最快，片剂和胶囊等需先崩解，故吸收较慢，但可减少药物对胃的刺激。不同药物制剂所含的药量虽然相等，即药剂等值，但药物效应强度不一定相等。通常在一定范围内药物剂量越大，药物在体内的浓度愈高，作用效果也愈强
		给药途径	给药途径不同，可因其吸收、分布、代谢和排泄的不同而使药物的效应强弱不同，甚至可改变效应质的变化，如硫酸镁，肌内注射可产生中枢抑制，而口服则导泻 ①口服：口服是最常用的给药方法。其主要优点是方便、经济、安全、适用于大多数药物和患者。其主要缺点是吸收较慢而不规则，且易受胃肠内容物的影响，也不适用于昏迷、抽搐等的患者 ②直肠给药：直肠给药主要适用于易被胃肠液破坏或口服易致恶心、呕吐及厌食等的少数药物，如水合氯醛等。此种给药方法不常用 ③舌下给药：舌下给药可避免胃肠道的消化酶和酸碱的破坏以及首过效应。有些药物由舌下口腔黏膜吸收很快，因此是快速生效的给药途径，如硝酸甘油片剂舌下给药，治疗心绞痛

影响合理用药因素（★）	药物方面的因素	给药途径	④注射给药：注射给药的优点是剂量准确、吸收迅速、完全、疗效确实可靠。凡治疗上需要快速生效时，或由胃肠给予易被破坏或不易吸收的药物，或患者呕吐不止，或患者处于昏迷状态时，均可采用注射给药。常用的注射给药方法，有皮下、肌内和静脉注射等 ⑤吸入给药：挥发性或气体药物常用此方法给药。如吸入性全身麻醉药，通过肺泡扩散进入血液，迅速发挥作用 ⑥局部给药：局部给药时药物在局部发挥治疗作用。如滴眼、滴鼻、喷喉等 ⑦椎管内给药：将药物注入蛛网膜下隙以产生局部作用，根据需要也可将药液注入关节腔、胸膜与腹膜腔等处，利用其局部作用达到治疗目的
		反复用药的影响	在长期用药的过程中，体内受体发生调节，影响药效
		给药间隔时间、疗程及用药时间	给药间隔时间对于维持稳定的有效血浓度甚为重要，如不按规定的间隔时间用药，可使血药浓度发生很大的波动，过高时可发生毒性反应，过低时则无效。疗程应根据疾病及病情而定。一般情况下，在症状消失后即可停止用药，但在应用抗菌药治疗某些感染性疾病时，为了巩固疗效和避免耐药性的产生，在症状消失后尚需再应用一段时间。某些慢性疾病则需长期用药。用药时间需从药物的性质、对胃的刺激、患者的耐受能力和需要药物发生作用的时间等方面考虑
		联合用药与药物相互作用	药物相互作用是指某一种药物由于其他药物的存在而改变了药物原有的理化性质、体内过程（吸收、分布、生物转化和排泄）或组织对药物的敏感性等，从而改变了药物的药理效应或毒性效应。使原有的药效增强，称为协同作用，它包括相加作用、增强作用和增敏作用三种。而使原有的药效减弱，称为拮抗作用，它包括药理性拮抗、生理性拮抗、生化性拮抗和化学性拮抗四种 产生药物相互作用的原因：药效学的相互作用，药动学过程的相互作用，配伍禁忌
	机体方面的因素	年龄	①儿童：特别是新生儿与早产儿，各种生理功能，包括自身调节功能尚未充分发育，与成年人有巨大差别，对药物的反应一般比较敏感 ②婴儿的血－脑屏障较差，对吗啡特别敏感，而易致呼吸抑制 ③老年人：老人血浆蛋白量较低，体水较少、脂肪较多，故药物血浆蛋白结合率偏低，水溶性药物分布容积较小而脂溶性药物分布容积较大
		性别	药物反应和药物代谢酶活性有性别差异。例如，酒精在女性体内代谢较男性慢，因此女性更易发生酒精中毒反应
		精神因素	患者的精神状态和思想情绪影响药物的疗效
		疾病	肾脏疾病，往往会影响到药物的排泄；肝脏疾病，很容易影响到药物的代谢
		安慰剂效应	安慰剂效应源于医患关系、治疗手段和医师对患者的心理影响。安慰剂对疼痛、咳嗽、焦虑、紧张、感冒以及心绞痛和心衰的控制等有效率达30%以上。但安慰剂也会引起不良反应，如嗜睡、头晕、乏力等

续表

影响合理用药因素（★）	机体方面的因素	遗传因素	在量的方面，少数患者对药物特别敏感，小量药物就可能引起机体产生明显的药理作用，而有些患者对药物特别不敏感，较大剂量才能产生药理效应。在质的差异方面，体内某些酶活性的偏高或偏低甚至于缺乏，都会影响药效，应用某些药物时，往往会出现特殊不良反应。如葡萄糖-6-磷酸脱氢酶（G-6-PD）缺乏者对磺胺药等药物易发生溶血反应
	人员因素		临床用药不只是医生单方面的事，而是涉及诊断、开方、配方发药、给药及服药各个方面，涉及医生、药师、护士、患者及其家属乃至社会各有关人员
	社会因素		①某些医疗机构对不合理用药的严重危害缺乏认识，对临床不规范用药缺乏有效的行政与技术干预措施；②违法违章手段促销药品，形成了商品经济性市场临床不合理用药的畸形发展；③社会零售药店销售处方药失控也使合理用药面临严峻的考验
合理用药管理（★）	国家药物政策调控		①国家应大力推行直接面向大众的合理用药教育，提高全民自我保健意识和合理用药知识；②安全用药是一项长期的、复杂的社会系统工程，需要政府各部门协调配合，需要社会各界的通力合作；③加强行政监督管理和医药行业自律，净化社会环境，切断不合理用药的利益链
	医院药事管理改革		不断发挥医院药事管理与药物治疗学委员会的职能，组织开展临床用药研究、医院处方集制定、药物治疗学培训和医院药品费用控制等工作。通过加强合理用药制度建设，规范和约束医生的不合理用药行为。在医院范围内制定合理用药的具体而详细的标准，作为处方、调配、给药方式和监测用药结果的依据。通过开展处方和病历用药调查及时总结临床用药的经验，掌握临床药品使用的规律和发展趋势。将患者信息查询系统与合理用药监测系统（PASS）结合构成的临床合理用药计算机网络系统，可以分析处理患者用药信息，提供内容详尽的用药指南和实时监测医嘱用药合理性
医院处方点评管理（★）	医院处方点评的目的		处方点评是根据相关法规、技术规范，对处方书写的规范性及药物临床使用的适宜性（用药适应证、药物选择、给药途径、用法用量、药物相互作用和配伍禁忌 等）进行评价，发现存在或潜在的问题，制定并实施干预和改进措施，促进临床药物合理应用的过程。处方点评是医院持续医疗质量改进和药品临床应用管理的重要组成部分，是提高临床药物治疗学水平的重要手段
	医院处方点评的组织		医院应当根据本医院的性质、功能、任务和科室设置等情况，在药事管理和药物与治疗学委员会（组）下建立由医院药学、临床医学、临床微生物学和医疗管理等多学科专家组成的处方点评专家组，为处方点评工作提供专业技术咨询
	医院处方点评的实施		医院药学部门应当会同医疗管理部门，根据医院诊疗科目、科室设置、技术水平、诊疗量等实际情况，确定具体抽样方法和抽样率，其中门急诊处方的抽样率不应少于总处方量的1‰，且每月点评处方绝对数不应少于100张；病房（区）医嘱单的抽样率（按出院病历数计）不应少于1%，且每月点评出院病历绝对数不应少于30份

医院处方点评管理（★）	医院处方点评的结果	处方点评结果分为合理处方和不合理处方。不合理处方包括不规范处方、用药不适宜处方及超常处方 ①不规范处方：处方的前记、正文、后记内容缺项，书写不规范或者字迹难以辨认的；医师签名、签章不规范或者与签名、签章的留样不一致的；药师未对处方进行适宜性审核的；新生儿、婴幼儿处方未写明日、月龄的；西药、中成药与中药饮片未分别开具处方的；未使用药品规范名称开具处方的；药品的剂量、规格、数量、单位等书写不规范或不清楚的；用法、用量使用"遵医嘱""自用"等含糊不清字句的；处方修改未签名并注明修改日期，或药品超剂量使用未注明原因和再次签名的；开具处方未写临床诊断或临床诊断书写不全的；单张门、急诊处方超过5种药品的；无特殊情况下，门诊处方超过7日用量，急诊处方超过3日用量，慢性病、老年病或特殊情况下需要适当延长处方用量未注明理由的；开具麻醉药品、精神药品、医疗用毒性药品、放射性药品等特殊管理药品处方未执行国家有关规定的；医师未按照抗菌药物临床应用管理规定开具抗菌药物处方的；中药饮片处方药物未按照"君、臣、佐、使"的顺序排列，或未按要求标注药物调剂、煎煮等特殊要求的。 ②用药不适宜处方：适应证不适宜的；遴选的药品不适宜的；药品剂型或给药途径不适宜的；无正当理由不首选国家基本药物的；用法、用量不适宜的；联合用药不适宜的；重复给药的；有配伍禁忌或者不良相互作用的；其他用药不适宜情况的 ③超常处方：无适应证用药；无正当理由开具高价药的；无正当理由超说明书用药的；无正当理由为同一患者同时开具2种以上药理作用相同药物的
抗菌药物的合理使用（★）	抗菌药物治疗性应用的基本原则	详见相关专业知识–医院药事管理–附录《抗菌药物临床应用指导原则》相关内容
	抗菌药物在患者中应用的基本原则	详见相关专业知识–医院药事管理–附录《抗菌药物临床应用指导原则》相关内容
	预防性使用抗菌药物的基本原则	详见相关专业知识–医院药事管理–附录《抗菌药物临床应用指导原则》相关内容
	抗菌药物的分级管理	根据安全性、疗效、细菌耐药性、价格等因素，将抗菌药物分为三级 ①非限制使用级：经临床长期应用证明安全、有效，对细菌耐药性影响较小，价格相对较低的抗菌药物 ②限制使用级：与非限制使用抗菌药物相比较，这类药物在疗效、安全性、对细菌耐药性影响、药物价格等某方面存在局限性，不宜作为非限制药物使用 ③特殊使用级：不良反应明显，不宜随意使用或临床需要倍加保护以免细菌过快产生耐药而导致严重后果的抗菌药物；新上市的抗菌药物；其疗效或安全性任何一方面的临床资料尚较少。或并不优于现用药物者；药品价格昂贵

三、安全用药

药品不良反应的定义及其分类（★）	药品不良反应（ADR）是指合格药品在正常用法、用量下出现的与治疗目的无关的或意外的有害反应。包括副作用、毒性作用、后遗作用、药物依赖性、特异质反应、变态反应、继发反应以及致突变、致癌、致畸作用等 药品不良反应按其发生的机制可分为A、B、C三种类型 详见专业实践能力临床药物治疗

续表

药品不良反应的监测和报告（★）	药品不良反应监测是指药品不良反应的发现、报告、评价和控制的过程。药品不良反应监测方法有自发呈报系统、重点药物监测、重点医院监测、处方事件监测、医院集中监测、药物流行病学研究等
药品不良反应的预防（★）	①正确认识药品不良反应；②加强新药上市前安全性研究；③加强药品上市后评价；④加强合理用药管理；⑤积极开展药品不良反应报告和监测工作
药物警戒（★）	①药物警戒是发现、评价、认识和预防药物不良作用或其他任何与药物相关问题的科学和活动。药物警戒不仅对药品不良反应进行监测，还包括了发生的所有不良作用、中毒、药源性疾病等，也包括由于医疗、调剂工作引发问题的调查了解和研究，并在全面分析的基础上作出药物安全性评价 ②药物警戒的目的是尽早获取药物安全问题信号，为药品监督管理提供依据，向卫生专业人员及时传递信息，以减少药品不良反应的影响

历年考点串讲

　　临床用药管理历年常考，近几年来考试的频率约 10 次。其中，合理用药概念的形成与发展、抗菌药物的合理使用、药品不良反应的定义及其分类、药品不良反应的监测和报告的内容是考试的重点，应熟练掌握。合理用药基本原则、影响合理用药的因素、合理用药的管理、医院处方点评管理、药品不良反应的预防、药物警戒、孕产妇及儿童临床用药的管理应熟悉。

　　常考的细节：

　　1. 给药途径和给药方法须根据病情缓急、用药目的及药物本身的性质等因素决定，根据人体生物节律合理选择用药时间，将有助于提高药物疗效、降低毒副反应。

　　2. 对于妊娠哺乳妇女、老年人、新生儿、肝功能不全及肾功能不全这五类特殊病理生理状况人群应注意用药禁忌。

　　3. 药物警戒的定义。

第八节　附录（法律法规）

一、《中华人民共和国药品管理法》及《实施条例》

立法宗旨	加强药品管理，保证药品质量，保障公众用药安全和合法权益，保护和促进公众健康
适用范围	中华人民共和国境内从事药品的研制、生产、经营、使用和监督管理的单位或者个人
有关制度	①行政许可：《药品生产许可证》《药品经营许可证》《医疗机构制剂许可证》；有效期 5 年 ②质量保证体系：GLP，GCP，GMP，GAP，GSP ③药品注册（新药、仿制药、进口药、补充申请）；临床试验（Ⅰ、Ⅱ、Ⅲ、Ⅳ期）；药品批准文号、进口药品注册证、医药产品注册证，有效期 5 年 ④国家对麻醉药品、精神药品、医疗用毒性药品、放射性药品，实行特殊管理 ⑤国家对药品实行处方药与非处方药分类管理制度 ⑥国家实行中药品种保护制度、药品储备制度、药品不良反应报告制度 ⑦对国内供应不足的药品，国务院有权限制或者禁止出口 ⑧药品上市许可持有人制度

生产管理	①生产药品所需的原料、辅料，必须符合药用要求 ②直接接触药品的包装材料和容器，必须符合药用要求，符合保障人体健康、安全的标准，并由药品监督管理部门在审批药品时一并审批 ③药品生产企业不得使用未经批准的直接接触药品的包装材料和容器 ④药品包装必须适合药品质量的要求，方便储存、运输和医疗使用 ⑤药品包装必须按照规定印有或者贴有标签并附有说明书 ⑥麻醉药品、精神药品、医疗用毒性药品、放射性药品、外用药品和非处方药的标签，必须印有规定的标志 ⑦生产企业必须对其生产的药品进行质量检验；不符合国家药品标准或者不按照省、自治区、直辖市人民政府药品监督管理部门制定的中药饮片炮制规范炮制的，不得出厂
医疗机构 制剂管理	①机构必须配备依法经过资格认定的药学技术人员。非药学技术人员不得直接从事药剂技术工作 ②机构配制制剂，须经所在地省、自治区、直辖市人民政府卫生行政部门审核同意，由省、自治区、直辖市人民政府药品监督管理部门批准，发给《医疗机构制剂许可证》，有效期5年，到期重新审查发证。无《医疗机构制剂许可证》的，不得配制制剂 ③机构配制的制剂，应当是本单位临床需要而市场上没有供应的品种，并须经所在地省、自治区、直辖市人民政府药品监督管理部门批准后方可配制 ④医疗机构配制的制剂不得在市场上销售或者变相销售，不得发布医疗机构制剂广告 发生灾情、疫情、突发事件或者临床急需而市场没有供应时，经国务院或者省、自治区、直辖市人民政府的药品监督管理部门批准，在规定期限内，医疗机构配制的制剂可以在指定的医疗机构之间调剂使用 ⑤国务院药品监督管理部门规定的特殊制剂的调剂使用以及省、自治区、直辖市之间医疗机构制剂的调剂使用，必须经国务院药品监督管理部门批准
医疗机构 质量管理	①药品生产企业、药品经营企业、医疗机构必须从具有药品生产、经营资格的企业购进药品；但是，购进没有实施批准文号管理的中药材除外 ②医疗机构购进药品，必须有真实、完整的药品购进记录 ③医疗机构购进药品，必须建立并执行进货检查验收制度，验明药品合格证明和其他标识；不符合规定要求的，不得购进和使用 ④机构的药剂人员调配处方，必须经过核对，对处方所列药品不得擅自更改或者代用。对有配伍禁忌或者超剂量的处方，应当拒绝调配；必要时，经处方医师更正或者重新签字，方可调配 ⑤机构必须制定和执行药品保管制度，采取必要的冷藏、防冻、防潮、防虫、防鼠等措施，保证药品质量
医疗机构 药品配备	①医疗机构向患者提供的药品应当与诊疗范围相适应，并凭执业医师或者执业助理医师的处方调配 ②个人设置的门诊部、诊所等医疗机构不得配备常用药品和急救药品以外的其他药品。常用药品和急救药品的范围和品种，由所在地的省、自治区、直辖市人民政府卫生行政部门会同同级人民政府药品监督管理部门规定
药品注册	①药物的非临床安全性评价研究机构和临床试验机构必须分别执行药物非临床研究质量管理规范（GLP）、药物临床试验质量管理规范（GCP） ②生产新药或者已有国家标准的药品的，须经国务院药品监督管理部门批准，并发给药品批准文号；但是，生产没有实施批准文号管理的中药材和中药饮片除外。药品批准文号有效期5年

药品注册	③药品必须符合国家药品标准。国务院药品监督管理部门颁布的《中华人民共和国药典》和药品标准为国家药品标准 国务院药品监督管理部门组织药学、医学和其他技术人员，对新药进行审评，对已经批准生产、进口、销售的药品进行再评价。根据药品再评价结果，可以采取责令修改药品说明书，暂停生产、销售和使用的措施；对疗效不确切、不良反应大或者其他原因危害人体健康的药品，应当撤销批准文号或者进口药品注册证书 已被撤销批准文号或者进口药品注册证书的药品，不得生产或者进口、销售和使用；已经生产或者进口的，由当地药品监督管理部门监督销毁或者处理 ④禁止进口疗效不确实、不良反应大或者其他原因危害人体健康的药品。药品进口，须经国务院药品监督管理部门组织审查，经审查确认符合质量标准、安全有效的，方可批准进口，并发给进口药品注册证书。国外企业生产的药品取得《进口药品注册证》，中国香港、澳门和台湾地区企业生产的药品取得《医药产品注册证》后，方可进口 ⑤国务院药品监督管理部门对下列药品在销售前或者进口时，指定药品检验机构进行检验；检验不合格的，不得销售或者进口国务院药品监督管理部门规定的生物制品、首次在中国销售的药品、国务院规定的其他药品 疫苗类制品、血液制品、用于血源筛查的体外诊断试剂以及国务院药品监督管理部门规定的其他生物制品在销售前或者进口时，应当按照国务院药品监督管理部门的规定进行检验或者审核批准；检验不合格或者未获批准的，不得销售或者进口
假药	有下列情形之一的，为假药： ①药品所含成分与国家药品标准规定的成分不符的 ②以非药品冒充药品或者以他种药品冒充此种药品的 ③变质的药品 ④药品所标明的适应证或者功能主治超出规定范围的
劣药	有下列情形之一的，为劣药： ①药品成份的含量不符合国家药品标准 ②被污染的药品 ③未标明或者更改有效期的药品 ④未注明或者更改产品批号的药品 ⑤超过有效期的药品 ⑥擅自添加防腐剂、辅料的药品 ⑦其他不符合药品标准的药
药品名称	列入国家药品标准的药品名称为药品通用名称。已经作为药品通用名称的，该名称不得作为药品商标使用
卫生管理	药品生产企业、药品经营企业和医疗机构直接接触药品的工作人员，必须每年进行健康检查
价格管理	药品的生产企业、经营企业、医疗机构应当依法向政府价格主管部门提供其药品的实际购销价格和购销数量等资料 医疗机构应当向患者提供所用药品的价格清单；医疗保险定点医疗机构还应当按照规定的办法如实公布其常用药品的价格，加强合理用药的管理。具体办法由国务院卫生行政部门规定

续表

药品广告	①药品广告须经企业所在地省、自治区、直辖市人民政府药品监督管理部门批准，并发给药品广告批准文号；未取得药品广告批准文号的，不得发布 ②处方药可以在国务院卫生行政部门和国务院药品监督管理部门共同指定的医学、药学专业刊物上介绍，但不得在大众传播媒介发布广告或者以其他方式进行以公众为对象的广告宣传 ③药品广告的内容必须真实、合法，以国务院药品监督管理部门批准的说明书为准，不得含有虚假的内容 ④药品广告不得含有不科学的表示功效的断言或者保证；不得利用国家机关、医药科研单位、学术机构或者专家、学者、医师、患者的名义和形象作证明 ⑤非药品广告不得有涉及药品的宣传 ⑥非药品不得在其包装、标签、说明书及有关宣传资料上进行含有预防、治疗、诊断人体疾病等有关内容的宣传
法律责任	①未取得药品生产许可证、药品经营许可证或者医疗机构制剂许可证生产、销售药品的，责令关闭，违法生产、销售的药品和违法所得，并处违法生产、销售的药品（包括已售出和未售出的药品，下同）货值金额十五倍以上三十倍以下的罚款；货值金额不足十万元的，按十万元计算 ②生产、销售假药的，没收违法生产、销售的药品和违法所得，责令停产停业整顿，吊销药品批准证明文件，并处违法生产、销售的药品货值金额十五倍以上三十倍以下的罚款；货值金额不足十万元的，按十万元计算；情节严重的，吊销药品生产许可证、药品经营许可证或者医疗机构制剂许可证，十年内不受理其相应申请；药品上市许可持有人为境外企业的，十年内禁止其药品进口 ③生产、销售劣药的，没收违法生产、销售的药品和违法所得，并处违法生产、销售的药品货值金额十倍以上二十倍以下的罚款；违法生产、批发的药品货值金额不足十万元的，按十万元计算，违法零售的药品货值金额不足一万元的，按一万元计算；情节严重的，责令停产停业整顿直至吊销药品批准证明文件、药品生产许可证、药品经营许可证或者医疗机构制剂许可证 ④生产、销售假药，或者生产、销售劣药且情节严重的，对法定代表人、主要负责人、直接负责的主管人员和其他责任人员，没收违法行为发生期间自本单位所获收入，并处所获收入百分之三十以上三倍以下的罚款，终身禁止从事药品生产经营活动，并可以由公安机关处五日以上十五日以下的拘留
	有下列行为之一的，由药品监督管理部门在《药品管理法》和本条例规定的处罚幅度内从重处罚 ①以麻醉药品、精神药品、医疗用毒性药品、放射性药品冒充其他药品，或者以其他药品冒充上述药品的 ②生产、销售以孕产妇、婴幼儿及儿童为主要使用对象的假药、劣药的 ③生产、销售的生物制品、血液制品属于假药、劣药的 ④生产、销售、使用假药、劣药，造成人员伤害后果的 ⑤生产、销售、使用假药、劣药，经处理后重犯的 ⑥拒绝、逃避监督检查，或者伪造、销毁、隐匿有关证据材料的，擅自动用查封、扣押物品的
	①药品上市许可持有人、药品生产企业、药品经营企业的负责人、采购人员等有关人员在药品购销中收受其他药品上市许可持有人、药品生产企业、药品经营企业或者代理人给予的财物或者其他不正当利益的，没收违法所得，依法给予处罚；情节严重的，五年内禁止从事药品生产经营活动 ②医疗机构的负责人、药品采购人员、医师、药师等有关人员收受药品上市许可持有人、药品生产企业、药品经营企业或者代理人给予的财物或者其他不正当利益的，由卫生健康主管部门或者本单位给予处分，没收违法所得；情节严重的，还应当吊销其执业证书。

续表

药品的定义	药品，是指用于预防、治疗、诊断人的疾病，有目的地调节人的生理机能并规定有适应证或者功能主治、用法和用量的物质，包括中药材、中药、化学药和生物制品等
监测期	国务院药品监督管理部门根据保护公众健康的要求，可以对药品生产企业生产的新药品种设立不超过5年的监测期；在监测期内，不得批准其他企业生产和进口

二、其他

《医疗机构药事管理规定》	组织机构	①医疗机构药事管理，是指医疗机构以患者为中心，以临床药学为基础，对临床用药全过程进行有效的组织实施与管理，促进临床科学、合理用药的药学技术服务和相关的药品管理工作 ②卫生健康委员会、国家中医药管理局负责全国医疗机构药事管理工作的监督管理 ③依法取得相应资格的药学专业技术人员方可从事药学专业技术工作 ④二级以上医院应当设立药事管理与药物治疗学委员会；其他医疗机构应当成立药事管理与药物治疗学组 ⑤二级以上医院药事管理与药物治疗学委员会委员由具有高级技术职务任职资格的药学、临床医学、护理和医院感染管理、医疗行政管理等人员组成 成立医疗机构药事管理与药物治疗学组的医疗机构由药学、医务、护理、医院感染、临床科室等部门负责人和具有药师、医师以上专业技术职务任职资格人员组成 医疗机构负责人任药事管理与药物治疗学委员会（组）主任委员，药学和医务部门负责人任药事管理与药物治疗学委员会（组）副主任委员 ⑥三级医院设置药学部；二级医院设置药剂科；其他医疗机构设置药房 ⑦二级以上医院药学部门负责人应当具有高等学校药学专业或者临床药学专业本科以上学历，及本专业高级技术职务任职资格；其他医疗机构药学部门负责人应当具有高等学校药学专业专科以上或者中等学校药学专业毕业学历，及药师以上专业技术职务任职资格
	药物临床应用管理	①医疗机构应当遵循有关药物临床应用指导原则、临床路径、临床诊疗指南和药品说明书等合理使用药物；对医师处方、用药医嘱的适宜性进行审核 ②医疗机构应当配备临床药师。临床药师应当全职参与临床药物治疗工作，对患者进行用药教育，指导患者安全用药 ③医疗机构应当建立药品不良反应、用药错误和药品损害事件监测报告制度
	药剂管理	①医疗机构临床使用的药品应当由药学部门统一采购供应。经药事管理与药物治疗学委员会（组）审核同意，核医学科可以购用、调剂本专业所需的放射性药品。其他科室或者部门不得从事药品的采购、调剂活动，不得在临床使用非药学部门采购供应的药品 ②化学药品、生物制品、中成药和中药饮片应当分别储存，分类定位存放。易燃、易爆、强腐蚀性等危险性药品应当另设仓库单独储存 ③医疗机构门急诊药品调剂室应当实行大窗口或者柜台式发药。住院（病房）药品调剂室对注射剂按日剂量配发，对口服制剂药品实行单剂量调剂配发。肠外营养液、危害药品静脉用药应当实行集中调配供应
《处方管理办法》	处方的开具	①医疗机构应当按照经药品监督管理部门批准并公布的药品通用名称购进药品。同一通用名称药品的品种，注射剂型和口服剂型各不得超过2种，处方组成类同的复方制剂1~2种 ②门（急）诊癌症疼痛患者和中、重度慢性疼痛患者需长期使用麻醉药品和第一类精神药品的，首诊医师应当亲自诊查患者，建立相应的病历，要求其签署《知情同意书》 ③除需长期使用麻醉药品和第一类精神药品的门（急）诊癌症疼痛患者和中、重度慢性疼痛患者外，麻醉药品注射剂仅限于医疗机构内使用 ④对于需要特别加强管制的麻醉药品，盐酸二氢埃托啡处方为一次常用量，仅限于二级以上医院内使用；盐酸哌替啶处方为一次常用量，仅限于医疗机构内使用

《处方管理办法》	处方的调剂	①具有药师以上专业技术职务任职资格的人员负责处方审核、评估、核对、发药以及安全用药指导；药士从事处方调配工作 ②药师应当对处方用药适宜性进行审核，审核内容包括：规定必须做皮试的药品，处方医师是否注明过敏试验及结果的判定；处方用药与临床诊断的相符性；剂量、用法的正确性；选用剂型与给药途径的合理性；是否有重复给药现象；是否有潜在临床意义的药物相互作用和配伍禁忌
	监督管理	①未取得麻醉药品和第一类精神药品处方资格的医师不得开具麻醉药品和第一类精神药品处方 ②除治疗需要外，医师不得开具麻醉药品、精神药品、医疗用毒性药品和放射性药品处方 ③医疗机构应当根据麻醉药品和精神药品处方开具情况，按照麻醉药品和精神药品品种、规格对其消耗量进行专册登记，专册保存期限为3年 ④处方由调剂处方药品的医疗机构妥善保存。普通处方、急诊处方、儿科处方保存期限为1年，医疗用毒性药品、第二类精神药品处方保存期限为2年，麻醉药品和第一类精神药品处方保存期限为3年 ⑤处方保存期满后，经医疗机构主要负责人批准、登记备案，方可销毁
《处方药与非处方药分类管理办法（试行）》		①立法宗旨：为保障人民用药安全有效、使用方便 ②根据药品品种、规格、适应证、剂量及给药途径不同，对药品分别按处方药与非处方药进行管理 ③处方药必须凭执业医师或执业助理医师处方才可调配、购买和使用；非处方药不需要凭执业医师或执业助理医师处方即可自行判断、购买和使用 ④国家药品监督管理局负责处方药与非处方药分类管理办法的制定，非处方药目录的遴选、审批、发布和调整工作，非处方药的标签和说明书 ⑤处方药、非处方药生产企业必须具有《药品生产企业许可证》，其生产品种必须取得药品批准文号 ⑥非处方药标签和说明书除符合规定外，用语应当科学、易懂，便于消费者自行判断、选择和使用 ⑦根据药品的安全性，非处方药分为甲、乙两类 ⑧经营处方药、非处方药的批发企业和经营处方药、甲类非处方药的零售企业必须具有《药品经营企业许可证》 ⑨经省级药品监督管理部门或其授权的药品监督管理部门批准的其他商业企业可以零售乙类非处方药 ⑩处方药只准在专业性医药报刊进行广告宣传，非处方药经审批可以在大众宣传播媒介进行广告宣传
《药品说明书和标签管理规定》	总则	①药品说明书和标签由国家药品监督管理局予以核准。药品的标签应当以说明书为依据，其内容不得超出说明书的范围 ②药品包装必须按照规定印有或者贴有标签。药品生产企业生产供上市销售的最小包装必须附有说明书
	药品说明书	①药品说明书应当包含药品安全性、有效性的重要科学数据、结论和信息，用以指导安全、合理使用药品 ②药品说明书应当列出全部活性成分或者组方中的全部中药药味。注射剂和非处方药还应当列出所用的全部辅料名称。药品处方中含有可能引起严重不良反应的成分或者辅料的，应当予以说明
	药品的标签	①药品的标签是指药品包装上印有或者贴有的内容，分为内标签和外标签。药品内标签指直接接触药品的包装的标签，外标签指内标签以外的其他包装的标签。药品的内标签应当包含药品通用名称、适应证或者功能主治、规格、用法用量、生产日期、产品批号、有效期、生产企业等内容。包装尺寸过小无法全部标明上述内容的，至少应标注药品通用名称、规格、产品批号、有效期等内容

《药品说明书和标签管理规定》	药品的标签	②药品外标签应当注明药品通用名称、成分、性状、适应证或者功能主治、规格、用法用量、不良反应、禁忌证、注意事项、贮藏、生产日期、产品批号、有效期、批准文号、生产企业等内容。适应证或者功能主治、用法用量、不良反应、禁忌、注意事项不能全部注明的，应当标出主要内容并注明"详见说明书"字样 ③用于运输、储藏的包装的标签，至少应当注明药品通用名称、规格、贮藏、生产日期、产品批号、有效期、批准文号、生产企业，也可以根据需要注明包装数量、运输注意事项或者其他标记等必要内容 ④原料药的标签应当注明药品名称、贮藏、生产日期、产品批号、有效期、执行标准、批准文号、生产企业，同时还需注明包装数量以及运输注意事项等必要内容 ⑤药品标签中的有效期应当按照年、月、日的顺序标注，年份用四位数字表示，月、日用两位数表示。其具体标注格式为"有效期至××××年××月"或者"有效期至××××年××月××日"；也可以用数字和其他符号表示为"有效期至××××.××."或者"有效期至××××／××／××"等。有效期若标注到日，应当为起算日期对应年月日的前一天，若标注到月，应当为起算月份对应年月的前一月
	药品名称和注册商标的使用	①药品商品名称不得与通用名称同行书写，字体和颜色不得比通用名称更突出和显著，其字体以单字面积计不得大于通用名称所用字体的二分之一 ②药品说明书和标签中禁止使用未经注册的商标以及其他未经国家药品监督管理局批准的药品名称。药品标签使用注册商标的，应当印刷在药品标签的边角，含文字的，其字体以单字面积计不得大于通用名称所用字体的四分之一
《麻醉药品和精神药品管理条例》	总则	①国家对麻醉药品药用原植物以及麻醉药品和精神药品实行管制。任何单位、个人不得进行麻醉药品药用原植物的种植以及麻醉药品和精神药品的实验研究、生产、经营、使用、储存、运输等活动 ②国务院药品监督管理部门负责全国麻醉药品和精神药品的监督管理工作，并会同国务院农业主管部门对麻醉药品药用原植物实施监督管理。国务院公安部门负责对造成麻醉药品药用原植物、麻醉药品和精神药品流入非法渠道的行为进行查处
	种植、实验和生产	国家根据麻醉药品和精神药品的医疗、国家储备和企业生产所需原料的需要确定需求总量，对麻醉药品药用原植物的种植、麻醉药品和精神药品的生产实行总量控制 国务院药品监督管理部门根据麻醉药品和精神药品的需求总量制定年度生产计划 麻醉药品和第一类精神药品的临床试验，不得以健康人为受试对象 国家对麻醉药品和精神药品实行定点生产制度。国务院药品监督管理部门应当根据麻醉药品和精神药品的需求总量，确定麻醉药品和精神药品定点生产企业的数量和布局。
	经营	①国家对麻醉药品和精神药品实行定点经营制度，国务院药品监督管理部门应当根据麻醉药品和第一类精神药品的需求总量，确定麻醉药品和第一类精神药品的定点批发企业布局 ②跨省、自治区、直辖市从事麻醉药品和第一类精神药品批发业务的企业（以下称全国性批发企业），应当经国务院药品监督管理部门批准；在本省、自治区、直辖市行政区域内从事麻醉药品和第一类精神药品批发业务的企业（以下称区域性批发企业），应当经所在地省、自治区、直辖市人民政府药品监督管理部门批准；专门从事第二类精神药品批发业务的企业，应当经所在地省、自治区、直辖市人民政府药品监督管理部门批准；全国性批发企业和区域性批发企业可以从事第二类精神药品批发业务

	经营	③药品经营企业不得经营麻醉药品原料药和第一类精神药品原料药 ④麻醉药品和第一类精神药品不得零售 ⑤全国性批发企业和区域性批发企业向医疗机构销售麻醉药品和第一类精神药品,应当将药品送至医疗机构。医疗机构不得自行提货。禁止使用现金进行麻醉药品和精神药品交易,但是个人合法购买麻醉药品和精神药品的除外 ⑥经所在地设区的市级药品监督管理部门批准,实行统一进货、统一配送、统一管理的药品零售连锁企业可以从事第二类精神药品零售业务 ⑦第二类精神药品零售企业应当凭执业医师出具的处方,按规定剂量销售第二类精神药品,并将处方保存2年备查;禁止超剂量或者无处方销售第二类精神药品;不得向未成年人销售第二类精神药品
《麻醉药品和精神药品管理条例》	使用	①医疗机构需要使用麻醉药品和第一类精神药品的,应当经所在地设区的市级人民政府卫生主管部门批准,取得麻醉药品、第一类精神药品购用印鉴卡(以下称印鉴卡) 医疗机构应当凭印鉴卡向本省、自治区、直辖市行政区域内的定点批发企业购买麻醉药品和第一类精神药品 设区的市级人民政府卫生主管部门发给医疗机构印鉴卡时,应当将取得印鉴卡的医疗机构情况抄送所在地设区的市级药品监督管理部门,并报省、自治区、直辖市人民政府卫生主管部门备案 省、自治区、直辖市人民政府卫生主管部门应当将取得印鉴卡的医疗机构名单向本行政区域内的定点批发企业通报 ②医疗机构取得印鉴卡应当具备下列条件:有专职的麻醉药品和第一类精神药品管理人员;有获得麻醉药品和第一类精神药品处方资格的执业医师;有保证麻醉药品和第一类精神药品安全储存的设施和管理制度 ③医疗机构应当按照国务院卫生主管部门的规定,对本单位执业医师进行有关麻醉药品和精神药品使用知识的培训、考核,经考核合格的,授予麻醉药品和第一类精神药品处方资格。执业医师取得麻醉药品和第一类精神药品的处方资格后,方可在本医疗机构开具麻醉药品和第一类精神药品处方,但不得为自己开具该种处方 ④具有麻醉药品和第一类精神药品处方资格的执业医师,根据临床应用指导原则,对确需使用麻醉药品或者第一类精神药品的患者,应当满足其合理用药需求 ⑤医疗机构应当对麻醉药品和精神药品处方进行专册登记,加强管理。麻醉药品处方至少保存3年,精神药品处方至少保存2年 ⑥因治疗疾病需要,个人凭医疗机构出具的医疗诊断书、本人身份证明,可以携带单张处方最大用量以内的麻醉药品和第一类精神药品
	运输	①托运或者自行运输麻醉药品和第一类精神药品的单位,应当向所在地省、自治区、直辖市人民政府药品监督管理部门申请领取运输证明。运输证明有效期为1年 ②运输证明应当由专人保管,不得涂改、转让、转借 ③承运人在运输过程中应当携带运输证明副本,以备查验 ④邮寄麻醉药品和精神药品,寄件人应当提交所在地省、自治区、直辖市人民政府药品监督管理部门出具的准予邮寄证明。没有准予邮寄证明的,邮政营业机构不得收寄

《医疗机构麻醉药品、第一类精神药品管理规定》	总则	①卫生部主管全国医疗机构麻醉药品、第一类精神药品使用管理工作 县级以上地方卫生行政部门负责本辖区内医疗机构麻醉药品、第一类精神药品使用的监督管理工作 ②医疗机构要把麻醉药品、第一类精神药品管理列入本单位年度目标责任制考核，建立麻醉药品、第一类精神药品使用专项检查制度，并定期组织检查，做好检查记录，及时纠正存在的问题和隐患
	采购及储存	①麻醉药品、第一类精神药品入库验收必须货到即验，至少双人开箱验收，清点验收到最小包装，验收记录双人签字 ②医疗机构对过期、损坏麻醉药品、第一类精神药品进行销毁时，应当向所在地卫生行政部门提出申请，在卫生行政部门监督下进行销毁，并对销毁情况进行登记 卫生行政部门接到医疗机构销毁麻醉药品、第一类精神药品申请后，应当于5日内到场监督医疗机构销毁行为
	调配及使用	①医疗机构可以根据管理需要在门诊、急诊、住院等药房设置麻醉药品、第一类精神药品周转库（柜），库存不得超过本机构规定的数量。周转库（柜）应当每天结算 ②门诊、急诊、住院等药房发药窗口麻醉药品、第一类精神药品调配基数不得超过本机构规定的数量 ③门诊药房应当固定发药窗口，有明显标识，并由专人负责麻醉药品、第一类精神药品调配 ④医师开具麻醉药品、第一类精神药品处方时，应当在病历中记录。医师不得为他人开具不符合规定的处方或者为自己开具麻醉药品、第一类精神药品处方 ⑤医疗机构应当为使用麻醉药品、第一类精神药品的患者建立相应的病历 ⑥医疗机构购买的麻醉药品、第一类精神药品只限于在本机构内临床使用
	安全管理	①患者使用麻醉药品、第一类精神药品注射剂或者贴剂的，再次调配时，应当要求患者将原批号的空安瓿或者用过的贴剂交回，并记录收回的空安瓿或者废贴数量 ②收回的麻醉药品、第一类精神药品注射剂空安瓿、废贴由专人负责计数、监督销毁，并作记录 ③患者不再使用麻醉药品、第一类精神药品时，医疗机构应当要求患者将剩余的麻醉药品、第一类精神药品无偿交回医疗机构，由医疗机构按照规定销毁处理 ④具有《医疗机构执业许可证》并经有关部门批准的戒毒医疗机构开展戒毒治疗时，可在医务人员指导下使用具有戒毒适应证的麻醉药品、第一类精神药品
《麻醉药品临床应用指导原则》		
《精神药品管理办法》		
《医疗用毒药品管理办法》		生产毒性药品及其制剂，必须严格执行生产工艺操作规程，在本单位药品检验人员的监督下准确投料，并建立完整的生产记录，保存五年备查 毒性药品管理品种 ①毒性中药品种：砒石（红砒、白砒）、砒霜、水银、生马钱子、生川乌、生草乌、生白附子、生附子、生半夏、生南星、生巴豆、斑蝥、青娘虫、红娘虫、生甘遂、生狼毒、生藤黄、生千金子、生天仙子、闹阳花、雪上一枝蒿、红升丹、白降丹、蟾酥、洋金花、红粉、轻粉、雄黄 ②西药毒药品种：去乙酰毛花苷C、阿托品、洋地黄毒苷、氢溴酸后马托品、三氧化二砷、毛果芸香碱、升汞、水杨酸毒扁豆碱、亚砷酸钾、氢溴酸东莨菪碱、士的宁

《药品类易制毒化学品管理办法》	①药品类易制毒化学品是指《条例》中所确定的麦角酸、麻黄素等物质 ②生产、经营药品类易制毒化学品，应当取得药品类易制毒化学品生产、经营许可 ③生产药品类易制毒化学品中属于药品的品种，还应当取得药品批准文号 ④药品类易制毒化学品单方制剂和小包装麻黄素，纳入麻醉药品销售渠道经营，仅能由麻醉药品全国性批发企业和区域性批发企业经销，不得零售 ⑤未实行药品批准文号管理的品种，纳入药品类易制毒化学品原料药渠道经营 ⑥国家对药品类易制毒化学品实行购买许可制度。购买药品类易制毒化学品的，应当办理《药品类易制毒化学品购用证明》，有效期为 3 个月

《抗菌药物临床应用指导原则》（2015 版）

《静脉用药集中调配质量管理规范》

《医院处方点评管理规范（试行）》

《药品不良反应报告和监测管理办法》	①国家实行药品不良反应报告制度。药品生产企业（包括进口药品的境外制药厂商）、药品经营企业、医疗机构应当按照规定报告所发现的药品不良反应 ②国家药品监督管理局主管全国药品不良反应报告和监测工作，地方各级药品监督管理部门主管本行政区域内的药品不良反应报告和监测工作。各级卫生行政部门负责本行政区域内医疗机构与实施药品不良反应报告制度有关的管理工作 ③药品生产、经营企业和医疗机构获知或者发现可能与用药有关的不良反应，应当通过国家药品不良反应监测信息网络报告；不具备在线报告条件的，应当通过纸质报表报所在地药品不良反应监测机构，由所在地药品不良反应监测机构代为在线报告 ④报告内容应当真实、完整、准确 ⑤新药监测期内的国产药品应当报告该药品的所有不良反应；其他国产药品，报告新的和严重的不良反应 ⑥进口药品自首次获准进口之日起 5 年内，报告该进口药品的所有不良反应；满 5 年的，报告新的和严重的不良反应 ⑦药品生产、经营企业和医疗机构发现或者获知新的、严重的药品不良反应应当在 15 日内报告，其中死亡病例须立即报告；其他药品不良反应应当在 30 日内报告 ⑧医疗机构发现药品群体不良事件后应当积极救治患者，迅速开展临床调查，分析事件发生的原因，必要时可采取暂停药品的使用等紧急措施 ⑨严重药品不良反应，是指因使用药品引起以下损害情形之一的反应：导致死亡；危及生命；致癌、致畸、致出生缺陷；导致显著的或者永久的人体伤残或者器官功能的损伤；导致住院或者住院时间延长 ⑩新的药品不良反应，是指药品说明书中未载明的不良反应。说明书中已有描述，但不良反应发生的性质、程度、后果或者频率与说明书描述不一致或者更严重的，按照新的药品不良反应处理
《卫生部办公厅关于加强孕产妇及儿童临床用药管理的通知》	①医疗机构药事管理与药物治疗学委员会要定期对本机构药品供应目录中孕产妇及儿童药物进行评估，尽可能购进儿童专用药品和剂型 ②二级以上医院要对本机构医师和药师进行孕产妇及儿童药物临床应用知识培训，并严格考核。医师经考核合格后获得孕产妇或儿童药物处方权，药师经考核合格后获得孕产妇或儿童药物调剂资格。其他医疗机构医师、药师由县级以上卫生行政部门组织相关培训、考核，经考核合格的，授予孕产妇或儿童药物的处方权或调剂资格 ③孕产妇药物治疗要遵循合理用药原则，尽量减少药物对子代的影响，努力做到最小有效剂量、最短有效疗程、最小毒副作用。儿童药物治疗要严格掌握适应证，除成人用药原则外，必须严格掌握儿童用药的药物选择、给药方法、剂量计算、药物不良反应及禁忌证等，避免或减少不良反应和药源性损害

右上角：续表

《医疗机构制剂配制质量管理规范（试行）》	①医疗机构制剂是指医疗机构根据本单位临床需要而常规配制、自用的固定处方制剂 ②医疗机构配制制剂应取得省、自治区、直辖市药品监督管理局颁发的《医疗机构制剂许可证》 ③制剂室和药检室的负责人应具有大专以上药学或相关专业学历，具有相应管理的实践经验，有对工作中出现的问题作出正确判断和处理的能力。制剂室和药检室的负责人不得互相兼任 ④洁净室（区）内安装的水池、地漏的位置应适宜，不得对制剂造成污染。100级洁净区内不得设地漏 ⑤制剂配制管理文件主要有：配制规程和标准操作规程；配制记录。 ⑥配制制剂的质量管理文件主要有：物料、半成品、成品的质量标准和检验操作规程；制剂质量稳定性考察记录；检验记录 ⑦制剂配发必须有完整的记录或凭据 ⑧制剂使用过程中发现的不良反应，应按《药品不良反应监测管理办法》的规定予以记录，填表上报。保留病历和有关检验、检查报告单等原始记录至少一年备查

历年考点串讲

　　附录内容历年偶考，近几年来考试的频率约5次。其中，假药劣药内容应熟练掌握，其余相关法律法规应了解。

　　常考的细节有：构成假药、劣药的条件。

经典例题

1. 医院药事不包括
   A. 医院药品的采购、储存、保管、调剂、制剂
   B. 医院药品的质量管理
   C. 药品的临床应用
   D. 药品研发和生产管理
   E. 医院药品的经济核算、科研和监督管理

2. 医疗机构药事管理不包括
   A. 组织管理
   B. 法规制度管理
   C. 业务技术管理、质量管理
   D. 经济管理和信息管理
   E. 生产质量管理

3. 药事管理与药物治疗学委员会委员的组成不包括
   A. 具有高级技术职务任职资格的药学人员
   B. 具有高级技术职务任职资格的临床医学人员
   C. 具有高级技术职务任职资格的医院感染管理人员
   D. 具有药师、医师以上专业技术职务任职资格人员
   E. 具有高级技术职务任职资格的医疗行政管理人员

4. 不属于医院药学技术职务的是
   A. 药士
   B. 药师

C. 主管药师
D. 执业药师
E. 主任药师

5. 我国医疗机构药师不包括
   A. 执业药师
   B. 药师
   C. 主管药师
   D. 临床药师
   E. 副主任药师

6. 关于处方的书写错误的是
   A. 处方必须书写清楚、正确，内容完整、无缺、无误才能调配
   B. 处方如有修改，应由处方医生在修改处签字或盖章，以示责任
   C. 调配处方时，如发现处方书写不符合要求或有差错，药剂人员应与医师联系，更改后再调配，不得擅自修改处方
   D. 处方剂量一律以公制表示，并且应为常用量
   E. 处方剂量如果超过常用量，应由药师在剂量旁重签字后方可调配

7. 可以申报医疗机构制剂的是
   A. 临床需要而市场上没有供应的品种
   B. 含有未经国家食品药品监督管理局批准的活性成分的品种
   C. 除变态反应原外的生物制品
   D. 麻醉药品、精神药品

E. 医疗用毒性药品、放射性药品

8. 关于制剂质量管理错误的是

A. 配制分装操作时，要穿戴工作衣、帽、口罩和专用鞋，头发不准外露，不得化妆和佩戴饰物

B. 配制人员上岗前应进行体格检查，以后每年体检一次

C. 患有传染病（包括传染性皮肤病）、精神病者、高血压者应及时调离制剂室

D. 定期到使用科室了解制剂质量情况，发生重大质量问题及药疗事故应及时向卫生行政部门报告

E. 各种制剂均应有完整的配制操作规程及原始记录，保存2年备查

9. 关于特殊管理药品的说法，错误的是

A. 特殊药品指的是麻醉药品、精神药品、医疗用毒性药品及放射性药品

B. 使用麻醉药品的医务人员必须具有执业医师资格并经培训考核取得麻醉药品处方权

C. 麻醉药品只限于医疗、教学和科研使用

D. 医疗机构均能使用麻醉药品

E. 对麻醉药品要有专人负责、专柜加锁、专用账册、专用处方、专册登记

10. 关于血液制品的说法，错误的是

A. 医疗机构输血科根据配额规定及医院临床用血情况制定购血计划，并储备一定数量的血液

B. 血液制品必须是从具有合法资质的企业和单位购进，并索取检验合格书；指定专人负责血液制品的购进验收，并建立购进验收记录

C. 输血科根据临床用血申请，进行严格的输血检验、试验等工作，血液制品发出后一律不得退回

D. 将相关血液制品按血型、种类、采血日期分别依序存放在不同温控要求的冰箱内

E. 血液制品需进行定期检查和重点养护，发现库存不足或短缺应及时向科室负责人报告

11. 关于药品质量的说法错误的是

A. 药品的质量特性包括有效性、安全性、经济性、稳定性和均一性

B. 药品的质量还包括直接接触药品的包装材料和容器的质量、药品的包装标签说明书的质量和药品广告的质量

C. 为保证药品质量，必须从药物制剂本身稳定性和医院储存条件来考虑

D. 影响药品质量的因素包括药品的内、外环境，药

品的内环境由药品本身的理化性所决定

E. 药品的内环境是药品储存过程中的自然环境

12. 医院药品质量监督管理不包括

A. 依法执行药品质量监督管理相关法律法规

B. 检查医院药品流通管理执行情况

C. 检查特殊药品和其他药品的使用、管理制度的执行情况

D. 检查医疗机构制剂的质量检验执行情况

E. 负责本院药品质量监督、检验工作

13. 关于影响合理用药的药物方面的因素，错误的是

A. 同一药物不同剂型吸收速率和分布的范围可能不同，影响药物起效时间、作用强度和维持时间等

B. 不同药物制剂所含的药量虽然相等，但药物效应强度不一定相等

C. 同样剂量的某一药物在不同患者一般都能达到相等的血药浓度，但相等的血药浓度不一定都能达到等同的药效

D. 通常在一定范围内药物剂量越大，药物在体内的浓度愈高，作用效果也愈强

E. 给药途径不同，可因其吸收、分布、代谢和排泄的不同而使药物的效应强弱不同，甚至可改变效应质的变化

14. 关于合理用药的管理，错误的是

A. 国家应大力推行直接面向大众的合理用药教育，提高全民自我保健意识和合理用药知识

B. 安全用药是一项长期的、复杂的社会系统工程，需要政府各部门及社会各界的通力合作

C. 不断发挥医院药事管理与药物治疗学委员会的职能，加强合理用药制度建设

D. 大力开展临床药学和药学监护工作，协助制定和调整临床用药方案

E. 临床医师和护士利用循证药学的方法进行合理用药研究

15. 药品注册的类型不包括

A. 新药注册

B. 已有国家标准的药品注册

C. 原辅料注册

D. 进口药品注册

E. 药品补充申请注册

16. 药品研发的特点不包括

A. 多学科协同配合

B. 创新药开发的费用、时间、风险日益增大

C. 创新药带来的利润日益降低

D. 新药研究开发竞争激烈

E. 药物研究开发与科研道德相互影响、相互促进

17. 根据《中华人民共和国药品管理法》规定的药品含义，下列哪些不属于药品

A. 中药饮片 B. 中药材

C. 血液制品 D. 卫生材料

E. 抗生素

18. 制定《中华人民共和国药品管理法》的宗旨是

A. 加强药品管理，制止药品经营不正当竞争，稳定市场价格水平，保障消费者的合法权益

B. 打击走私、制造毒品，维护社会管理秩序

C. 鼓励研究、创制新药，发展我国医药事业

D. 加强药品监督管理，保证药品质量，保障人体用药安全，维护人民身体健康和用药的合法权益

E. 加强药品监督检验，打击制售假劣药品的违法活动，保证人民用药安全，维护人民身体健康

19.《中华人民共和国药品管理法》的适用范围是

A. 在中华人民共和国境内从事药品的研究、生产、经营、使用和监督管理的单位或者个人

B. 在中华人民共和国境内从事药品的开发、生产、经营、使用和监督管理的单位或者个人

C. 在中华人民共和国境内从事药品的研制、生产、经营、使用和监督管理的单位

D. 在中华人民共和国境内从事药品的研制、生产、经营、使用和监督管理的个人

E. 在中华人民共和国境内从事药品的研制、生产、经营、使用和监督管理的单位或者个人

20.《中华人民共和国药品管理法》规定医疗机构配制的制剂应当是本单位

A. 临床需要而市场上没有供应的品种

B. 临床、科研需要而市场上没有供应的品种

C. 临床需要而市场上没有供应或供应不足的品种

D. 临床、科研需要而市场上无供应或供应不足的品种

E. 临床需要而市场上供应不足的品种

21. 医疗机构配制的制剂应

A. 由国家药品监督管理局批准

B. 是市场短缺的药品品种

C. 经省级以上药品监督管理部门批准，在指定的医疗机构之间调剂使用

D. 经省级药品检验所检验合格后供患者使用

E. 在突发重大疫情时通过零售药店销售

22. 新药生产批准文号的审批部门是

A. 国务院药品监督管理部门

B. 省级药品监督管理部门

C. 县以上药品监督管理部门

D. 国家药典委员会

E. 药品审评中心

23.《中华人民共和国药品管理法》规定，对疗效不确切、不良反应大或者其他原因危害人体健康的药品，应当

A. 进行再评价

B. 立即停止生产或者进口、销售和使用

C. 撤销其批准文号或者进口药品注册证书

D. 按假药处理

E. 按劣药处理

参考答案

1.D 2.E 3.D 4.D 5.A 6.E 7.A 8.C 9.D 10.A

11.E 12.E 13.C 14.E 15.C 16.C 17.D 18.D

19.E 20.A 21.C 22.A 23.C

第三篇 专业知识

第一章 药理学

第一节 绪 言

一、药理学的任务和内容（★★★）

药物	是指能影响机体生理、生化和病理过程，用于预防、治疗、诊断疾病的化学物质
药理学	研究药物和机体相互作用的规律的一门
药物效应动力学	简称药效学，主要研究药物对机体的作用及其规律，阐明药物防治疾病的机制
药物代谢动力学	简称药动学，主要研究机体对药物处置的过程。包括药物在机体内的吸收、分布、生物转化（或称代谢）、排泄及血药浓度随时间而变化的规律
临床药理学	是研究药物与人体之间相互作用规律的学科，属药理学的一个分支

二、新药的药理学（★★）

临床前药理研究（以非人体为研究对象）	分为主要药效学、一般药理学、药物动力学和毒理学研究（急毒、长毒、一般毒性、特殊毒性）等
临床药理研究（以人体为研究对象）	在健康志愿者或患者中进行，分为Ⅰ、Ⅱ、Ⅲ、Ⅳ期临床试验，必须执行《药物临床试验质量管理规范》

历年考点串讲

常考的细节有：

1. 药物效应动力学（简称药效学）主要研究药物对机体的作用及其规律、阐明药物防治疾病的机制。

2. 药物代谢动力学（简称药动学）主要研究机体对药物处置的过程。包括药物在机体内的吸收、分布、生物转化（或称代谢）、排泄及血药浓度随时间而变化的规律。

3. 临床药理学是研究药物与人体之间相互作用规律的学科，属药理学的一个分支。

4. 临床前药理研究分为主要药效学、一般药理学、药代动力学、和毒理学研究（急毒、长毒、一般毒性、特殊毒理）等。

第二节　药效学

一．药物的基本作用（★★★）

药物作用的性质	药物作用与药理效应	药物作用是指药物与机体细胞间的初始作用。药理效应是指药物作用所引起的机体功能或形态的变化
	兴奋作用和抑制作用	凡能使机体原有生理、生化功能增强的药物作用称为兴奋作用。凡能使机体原有生理、生化功能减弱的作用称为抑制作用
药物作用的方式	局部作用和全身作用	局部作用是指药物吸收入血之前，在用药部位呈现的作用。全身作用是指药物吸收入血之后，随着血液循环分布到机体组织器官而呈现的作用，又称吸收作用
	直接作用和间接作用	直接作用是指对其所接触的器官、组织、细胞直接产生的作用，间接作用是指由于机体的整体性而通过机体反射机制或生理性调节间接产生的药物作用
药物作用的选择性		大多数药物在治疗剂量时只对某个或某些组织器官有明显作用，而对其他组织器官无作用或无明显作用，这种特性称为药物作用的选择性
药物作用的两重性	治疗作用	对因治疗：针对病因治疗，也称治本。如抗生素杀灭体内致病菌治疗各种感染
		对症治疗：能改善疾病症状，但不能消除病因，也称治标。如镇痛、退热、平喘、降压等都属对症治疗
	不良反应	副作用：药物治疗量是出现与治疗目的无关的不适反应，称副作用或副反应。副作用一般都可预料且较轻微，是可逆性的功能变化。产生的原因是由于药物的选择性低
		毒性反应：用药剂量过大或时间过长而产生的对机体有害的反应，称毒性反应
		变态反应：亦称过敏反应，指机体受药物刺激，发生异常的免疫反应，而引起生理功能的障碍或组织损伤。这种反应与用药剂量无关
		继发反应：继发于药物治疗作用后的不良反应
		后遗效应：指停药后血药浓度虽已降至最低有效浓度以下，但仍残存生物效应，如应用地西泮后次日出现困倦、头晕等宿醉现象
		撤药反应：指长期用药突然停药后原有疾病重新出现或加剧，又称停药症状或反跳现象。如长期使用糖皮质激素、可乐定或普萘洛尔突然停药，都引起反跳现象

二、受体理论

受体的概念（★★）	是存在于细胞膜、细胞浆或细胞核上的大分子化合物（如蛋白质、核酸、脂质等），能与特异性配体（药物、递质、激素等）结合并产生效应。与受体结合的特异性物质称为配体或配基。而受体上能与配体相结合的活性基团，称为受点或位点
配体	是能与受体结合的特异性物质，包括内源性配体（如递质、激素、自体活性物质等）和外源性配体（如药物、毒物等）
受点	受体上能与配体相结合的活性基因
受体特性	①特异性；②敏感性；③饱和性；④可逆性；⑤多样性

续表

受体类型	根据受体在靶细胞上存在的位置或分布（★）	细胞膜受体	位于靶细胞膜上，如胆碱能受体、肾上腺素受体等。受体除分布于突触后膜外，有些也分布于突触前膜。突触前膜与突触后膜受体对药物的亲和力、敏感性和生理功能不同
		胞浆受体	位于靶细胞的胞浆内，如肾上腺皮质激素受体、性激素受体等
		胞核受体	位于靶细胞的细胞核内，如甲状腺素受体存在于细胞质或细胞核内
	根据受体蛋白的结构和信号传导的机制（★）	离子通道偶联受体（配体门控离子通道型受体）	位于细胞膜上，调控细胞膜上的离子通道
		G-蛋白偶联受体	受体与配体结合后，通过 G-蛋白改变细胞内第二信使的浓度，将信号传递至效应器而产生生物效应
		酪氨酸激酶活性受体（酪氨酸激酶型受体）	受体为跨膜蛋白，胞外部分与配体结合，胞内部分含有酪氨酸激酶活性或与酪氨酸激酶偶联。如：胰岛素、生长因子、神经营养因子受体等
		调节基因表达的受体	这类受体在细胞质或细胞核内，也称核受体
受体调节（★）	受体与配体作用，有关的受体数目和亲和力的变化称受体调节		
	向下调节（衰减性调节）和向上调节（上增性调节）		长期使用激动剂，可使受体数目减少，疗效逐渐下降，称向下调节
			长期使用拮抗剂，可出现受体数目增加，突然停药可引起反跳现象，表现为敏感性增高，称向上调节
	同种调节和异种调节		同种调节：配体作用于其特异性受体，使自身的受体发生变化
			异种调节：配体作用于其特异性受体，对另一种配体的受体产生调节作用

三、药效学概述

（一）药物作用机制

非特异性药物作用机制	主要与药物的理化性质有关，是药物分子通过与机体靶细胞成分间的初始理化反应，如离子交换等，引起细胞内外环境理化性质改变而产生药理效应如抗酸药中和胃酸治疗消化性溃疡	
特异性药物作用机制	与药物的化学结构有关，是通过药物分子自身结构的特性与机体生物大分子的功能基团结合，引起一系列生物效应	
	参与或干扰细胞代谢过程	有些药物通过补充生命代谢物质，参与机体正常代谢过程以治疗相应缺乏症，如铁剂治疗缺铁性贫血
	影响体内活性物质	有些药物通过影响神经递质等体内活性物质而发挥作用，如阿司匹林通过抑制前列腺素的合成而发挥解热作用

续表

特异性药物作用机制	影响细胞膜离子通道	有些药物直接作用于离子通道，通过影响离子跨膜转运而发挥作用，如硝苯地平阻滞血管平滑肌细胞膜上的 Ca^{2+} 通道治疗高血压
	对酶的影响	有些药物以酶为作用靶点，对酶产生激活诱导、抑制或复活作用，如尿激酶激活血浆纤溶酶原，有些药物本身就是酶，如胃蛋白酶
	影响免疫功能	免疫抑制药和免疫增强药通过影响机体免疫功能发挥作用，如环孢素通过选择性抑制 T 细胞的增殖与分化而发挥抗排异作用，白细胞介素 2 通过诱导 B 细胞、T 细胞的增殖与分化而增强免疫功能
	作用于受体	药物与受体结合引起生物效应须具备两个条件：亲和力和内在活性。根据亲和力和内在活性将药物分为三类： ①受体激动剂：既有较强亲和力又有较强内在活性的药物，能与受体结合并产生最大效应，也称受体兴奋药 ②受体阻断剂：只有较强亲和力而无内在活性的药物，也称受体阻断药。拮抗剂能与受体结合但不激动受体，却能拮抗激动剂的效应。分为竞争性拮抗剂和非竞争性拮抗剂 ③受体部分激动剂：有较强亲和力但内在活性较弱的药物

（二）药物的构效关系与量－效关系

药物的构效关系	药物的结构与药理活性或毒性之间的这种关系称为构效关系	
量－效关系	在一定剂量范围内，药物剂量的大小与血药浓度的高低成正比，亦为药效的强弱有关	
	无效量	用药剂量过小，药物在体内达不到有效浓度，不出现防治作用的剂量
	最小有效量	能引起药理效应的最小剂量
	极量	出现最大治疗作用，对大多数人并不引起毒性反应，但对个别人也有引起毒性反应的可能，是临床允许使用的最高剂量，非特殊情况一般不得超过
	最小中毒量	出现中毒症状的最小剂量
	中毒量	能引起毒性反应的剂量
	致死量	引起死亡的剂量
	治疗量	从最小有效量到极量之间的剂量
	常用量	比最小有效量大些，比极量小些的剂量
	安全范围	在临床上，有时也用药物的最小有效量和最小中毒量之间的距离表示药物的安全性，称安全范围
	半数有效量 ED_{50}	能引起 50% 最大效应（量反应）或 50% 阳性反应（质反应）的药物剂量
	半数致死量 LD_{50}	能引起 50% 实验动物死亡的药物剂量
	治疗指数（TI）	为药物的安全性指标。通常将半数致死量（LD_{50}）与半数有效量（ED_{50}）的比值称为治疗指数。其值越大，表示药物越安全
	安全指数	5% 致死量与 95% 有效量的比值（LD_{50}/ED_{50}）
	安全界限	用 $(LD_1-ED_{99})/ED_{99}$ 表示
	效价强度	产生相等效应时药物的相对剂量或浓度
	效能	药物所能产生的最大效应

四、影响药物的因素（★）

（一）机体方面的因素

年龄	婴儿对影响水、盐代谢和酸碱平衡的药物敏感
性别	女性月经期和妊娠期，禁用剧泻药和抗凝血药
	在妊娠头三个月内，禁用抗代谢药、激素等能使胎儿致畸的药物
	临产前禁用吗啡等可抑制胎儿呼吸的镇痛药
	哺乳期用药也应注意，有些药物可进入乳汁影响婴儿
个体	量的差别：高敏性和耐受性
	质的差异：如变态反应是由免疫反应异常所引起的一种特殊类型的过敏反应
遗传因素	遗传因素可影响药物的药动学和药效学
病理状态	病理状态影响药物的体内过程，影响机体对药物的敏感性
心理因素	患者的心理因素与药物的效应密切相关，特别是对慢性病、功能性疾病影响大

（二）药物方面的影响

剂型	口服给药的吸收速率为水溶剂 > 散剂 > 片剂。缓释制剂可使药物按一级速率缓慢释放，吸收时间较长，药效维持时间也延长。控释制剂是指药物按零级速率缓慢释放，使血药浓度稳定在有效浓度水平，产生持久药效	
剂量	同一药物在不同剂量或浓度时，作用强度不一样，有时可作为不同的用途。如催眠药小剂量可产生镇静作用，增加剂量有催眠作用，剂量在增大可出现抗惊厥作用	
给药方法	①给药途径：不同给药途径可影响药物的作用。依药效出现时间从快到慢，其顺序为静脉注射 > 吸入 > 肌内注射 > 皮下注射 > 口服 > 皮肤给药。就作用性质而言，如口服硫酸镁可作剧泻药，肌内、静脉注射则有降压和抗惊厥作用 ②给药时间：一般饭前服药吸收较好，发挥作用较快；饭后服药吸收较差，显效也较慢。有刺激性的药物宜饭后服用。催眠药宜在临睡前服用 ③给药次数：应根据病情需要和药物在体内的消除速度来确定 ④疗程：视疾病、病情而定	
反复用药（★★）	反复用药可能使机体产生耐受性、抗药性，甚至是药物依赖性	
	耐受性	在连续用药过程中，有的药物的药效会逐渐减弱，需加大剂量才能显效，称耐受性。若在短时间内连续用药数次后，立即产生的耐受性称为快速耐受性。有时机体对某药产生耐受性后，对另一种药的敏感性也降低，称交叉耐受性
	抗药性	在化学治疗中，病原体或肿瘤细胞对化疗药物的敏感性降低，称为抗药性或耐药性
	药物依赖性	躯体依赖性：又称为生理依赖性或成瘾性。一旦中断用药，可出现强烈的戒断综合征，如出汗、哈欠、嗜睡、腹痛、腹泻、背部和肢体疼痛、肌肉抽动等 精神依赖性：也称心理依赖性，曾称习惯性。是指用药后产生愉快满足的感觉，使用药者在精神上渴望周期性或连续用药，以达到舒适感
药物相互作用	两种或多种药物合用或先后序贯应用，发生药动学、药效学等方面的相互作用，引起药物作用的变化。药物相互作用可使药效加强，也可使药效降低或不良反应加重，故应加以注意	

历年考点串讲

常考的细节有：

1. 内在活性：指药物激动受体产生最大效应的能力。具有内在活性的药物可以产生类似递质激动受体的效应。激动剂的内在活性可能小于或等于1。

2. 给药途径：依药效出现时间从快到慢，其顺序为静脉注射 > 吸入 > 肌内注射 > 皮下注射 > 口服 > 皮肤给药。

3. 耐受性：在连续用药过程中，有的药物的药效会逐渐减弱，需加大剂量才能显效，称耐受性。

4. 耐药性：在化学治疗中，病原体或肿瘤细胞对化疗药物的敏感性降低，称为抗药性或耐药性。

第三节 药动学

一、药物的体内过程

（一）药物的跨膜转运（★★）

被动转运	内容		指药物分子由浓度高的一侧向浓度低的一侧扩散，其转运速度与膜两侧的药物浓度差成正比。药物跨膜转运的扩散率主要取决于分子量的大小、在脂质中的相对可溶性和膜的通透性。此种转运不需消耗ATP，只能顺浓度差进行。包括简单扩散、滤过和易化扩散3种形式
	分类	简单扩散	①定义：被动转运是指外源化学物转运通过物质膜的方式有被动转运和特殊转运 ②机制：一般认为被动转运是体内生物转运的主要机制 ③特点：被动转运与特殊转运的区别在于细胞不参与转运，既不提供能量，也无载体参与。被动转运只能顺浓度梯度以单纯扩散的方式或滤过的方式通过细胞膜。参见单纯扩散、滤过和特殊转运
		滤过	①定义：水溶性的极性或非极性药物分子借助于流体静压或渗透压随体液通过细胞膜的水性通道而进行的跨膜运转，又称为水溶性扩散，为被动转运方式 ②特点：药物分子借助流体静压或渗透压随体液通过细胞膜的水性通道由细胞膜的一侧到达另一侧。滤过指有外力促进的扩散
		易化扩散	①定义：膜蛋白介导的被动扩散。物质通过膜上的特殊蛋白质（包括载体、通道）的介导，顺电–化学梯度的跨膜转运过程 ②转运方式：转运方式主要有两种：一是经载体介导的易化扩散。二是经通道介导的易化扩散。易化扩散属于被动转运 ③特点：转运物质过程的本身不需要消耗能量，是在细胞膜上的特殊蛋白的"帮助"下，顺着浓度梯度或电位梯度进行的跨膜转运，是一个"被动"的过程
主动转运	定义		某些物质（如钾离子、钠离子）以细胞膜特异载体蛋白携带下，通过细胞膜本身的某种耗能过程，逆浓度差或逆电位差的跨膜转运称为主动转运
	特点		①需要载体，有特异性和选择性；②消耗能量；③有饱和现象；④不同药物同时转运时有竞争性抑制现象，如：青霉素与丙磺舒；⑤与膜两侧的浓度无关

（二）药物的吸收和影响因素（★★）

药物的吸收	定义		吸收指药物自体外或给药部位经过细胞组成的屏蔽膜进入血液循环的过程。除静脉注射无吸收过程外，药物吸收的快慢和多少常与给药的途径、药物的理化性质、吸收环境等密切相关
	分类	消化道吸收	药物从胃肠道黏膜吸收，主要通过被动转运。分子量愈大、脂溶性愈大、非解离性比值越大，越易吸收
		注射部位的吸收	皮下或肌内注射的药物常以简单扩散及滤过方式转运通过毛细血管。药物的吸收速率常与注射部位的血流量及药物的剂型有关。肌内注射注比皮下注射吸收快。水溶液吸收迅速，油剂、混悬剂或植入片可在局部滞留，吸收慢，故作用持久
		呼吸道吸收	小分子脂溶性、挥发性药物或气体可从肺泡上皮细胞迅速吸收
		皮肤和黏膜吸收	完整的皮肤吸收能力差，外用药物主要发挥局部作用。另有许多促皮吸收剂可与药物制成贴皮剂，经皮给药可发挥局部或全身疗效，如芬太尼透皮贴剂、硝酸甘油缓释贴剂等。黏膜较皮肤的吸收能力强，如鼻腔黏膜的吸收面积大，且血管丰富，吸收也迅速
影响药物吸收的因素	理化性质		水和脂肪均不溶的物质难以被人体吸收，如硫酸钡口服时不溶解、不吸收，可用作造影剂
	首关消除		指口服药物在胃肠道吸收后，首先进入肝门静脉系统，某些药物在通过肠黏膜及肝脏时，部分可被代谢灭活而使进入体循环的药量减少，药效降低。如硝酸甘油首关效应明显
	吸收环境		胃排空快、肠蠕动增加或肠内容物多可使吸收减少；反之，使吸收增多。油和脂肪等食物可促使脂溶性药物吸收

（三）药物的分布和影响因素（★★）

定义			药物吸收后，通过各种生理屏障经血液转运到组织器官的过程称分布
影响因素	血浆蛋白结合		药物与血浆蛋白结合率是影响药物在体内分布的重要因素。在正常情况下，各种药物以一定的比率与血浆蛋白结合，在血浆中常同时存在结合型与游离型，而只有游离型药物才具有药物活性。当两种药物联合应用时蛋白结合能力较强的药物分子占领结合部位，使其他药物不能得到充分的结合，以致后者的游离部分增多，药效增强。因此要注意那些药效较强烈或毒性较大的药物，以防止药物自结合部位置换下来，使药效增强，常具有一定的危险性
	局部器官血流量		人体脏器的血流量分布以肝最多，肾、脑、心脏次之。这些器官血流丰富、血流量大，药物吸收后往往在这些器官迅速达到较高浓度，并建立动态平衡脂肪组织的血流量虽少，但因脂肪组织量很大，是脂溶性药物的巨大储库
	组织的亲和力		如碘主要集中在甲状腺。有时药物分布较多的一些组织，不一定是它们发挥疗效的靶器官
	体液的pH和药物的理化性质		弱酸性药物在碱性的细胞外液中解离增多，易自细胞内向细胞外转运；弱酸性药物则相反，在细胞内浓度较高
	体内屏障	血-脑屏障	这是血-脑之间一种选择性阻止各种物质由血液进入脑的屏障，有利于维持中枢内环境的相对稳定。物质转运以主动转运和脂溶扩散为主。分子量大、极性高者不易透过
		胎盘屏障	胎儿绒毛与子宫血窦间的屏障。几乎所有药物都能穿透胎盘屏障进入胎儿循环，所以在妊娠期间应禁用对胎儿发育有影响的药物

（四）药物的代谢（★★）

药物的代谢方式和步骤	生物转化分两相，第一相为氧化、还原或水解，第二相为结合。第一相反应使多数药物灭活，但少数例外，反而活化，故生物转化不能成为解毒过程。生物转化的第二相反应是结合。多数经过氧化反应的药物再经肝微粒体的葡萄糖醛酸转移酶作用与葡萄糖醛酸或乙醛基、甘氨酸、硫酸等结合	
药物代谢酶	①微粒体酶系：属于非特异性酶，是指存在于肝细胞微粒体的混合功能氧化酶系，简称肝药酶或药酶。其特点是：选择性低，能催化许多药物的代谢；个体差异大，受遗传、年龄、病理状态等多种因素的影响；活性易受某些药物的影响，出现增强或减弱现象 ②非微粒体酶系：属于特异性酶，是存在于血浆、细胞质和线粒体中的多种酶系，如胆碱酯酶等	
肝药酶的诱导与抑制	肝脏微粒体酶系是促进药物生物转化的主要酶系统，简称肝药酶	
	酶的诱导	有些药物可使肝药酶合成加速或降解减慢。肝药酶诱导作用可解释连续用药产生的耐受性、交叉耐受性、停药敏化现象、药物相互作用、遗传作用、个体差异及性格差异等。如乙醇可诱导肝药酶，使其活性增高，可使同时服用的苯巴比妥的代谢加速。苯巴比妥、水合氯醛、甲苯氨酯、苯妥英钠、利福平等有药酶诱导作用
	酶的抑制	有些药物如氯霉素、对氨基水杨酸等能抑制肝药酶活性。氯霉素与苯妥英钠合用，可使苯妥英钠在肝中的生物转化减慢，血药浓度升高，甚至可引起毒性反应

二、药动学

药物时量关系和时效关系（★★★）	非血管途径给药的药–时曲线一般可分为三期：潜伏期、持续期及残留期	潜伏期	是指用药后到开始出现疗效的一段时间，主要反映药物的吸收和分布过程。静脉注射给药一般无潜伏期
		药峰浓度（C_{max}）	是指用药后所能达到的最高浓度，且通过与药物剂量成正比
		药峰时间（t_{max}）	是指用药后达到最高浓度的时间
		持续期	是指药物维持有效浓度的时间，其长短与药物的吸收及消除速率有关
		残留期	是指体内药物已降到有效浓度以下，但尚未从体内完全消除
药动学参数计算及其临床意义（★★★）	表观分布容积（V_d）	当药物在体内达动态平衡后，体内药量与血药浓度之比值称为表观分布容积。表观分布容积并不代表真正的容积，仅是便于进行体内药量与血药浓度互换运算的一个比值。表观分布容积的意义在于表示药物在组织中的分布范围和结合程度。V_d值的大小与血药浓度有关，血药浓度越高，V_d越小；反之，V_d越大	
	生物利用度（F）	指制剂中药物被吸收进入人体循环的速度与程度。分别绝对生物利用度和相对生物利度	绝对生物利用度：$F=\dfrac{AUC_{PO}}{AUC_{iv}}\times100\%$
			相对生物利用度：$F=\dfrac{AUC_t}{AUC_r}\times100\%$
	消除率 (CL)	指的是在单位时间内机体能将多少升体液中的药物清除掉，是反映药物从体内消除的重要参数	

续表

药动学参数 计算及其 临床意义 （★★★）	一级动力学 消除	是指药物的转运或消除速率与血药浓度成正比，即单位时间内转运或消除恒定比例的药量。大多数药物在体内的转运或消除属于这一类型
	零级动力学 消除	是药物在体内以恒定的速率消除，即不论血浆药物浓度高低，单位时间内消除的药物量不变
多次用药的 时－量曲线 （★★★）	定义	连续给药时需经过该药的 4~5 个半衰期才能达到稳态血药水平（坪值）；此时给药速度与消除速度相等。相反，停药后经过 4~5 个 $t_{1/2}$，血药浓度约下降 95%。当口服给药而需很快产生药效时，可在首次服用负荷剂量，使血药浓度迅速达到坪浓度，以后改用维持量。当给药间隔时间等于或接近药物的半衰期时，采用首次剂量加倍的给药方案，可在 1 个半衰期达到坪浓度
	特点	①坪浓度高低与每日总量成正比 ②坪浓度高限与低限之间的波动幅度与每日用药量成正比；每日量相同时，与给药次数有关 ③趋坪时间需要 4~5 个半衰期

历年考点串讲

常考的细节有：

1. 多数药物是弱有机酸或弱生物碱药物，在体液中可部分解离。解离型极性大，脂溶性小，难以扩散；非解离型极性小，脂溶性大，而容易跨膜扩散。

2. 首关效应（首关消除）：指口服药物在胃肠道吸收后，首先进入肝门静脉系统，某些药物在通过肠黏膜及肝时，部分可被代谢灭活而使进入体循环的药量减少，药效降低。

3. 有些药物在肠腔内又被重吸收，可形成肝肠循环，使药物持续作用时间延长。

4. 当药物在体内达动态平衡后，体内药量与血药浓度之比值称为表观分布容积。

5. 酶的诱导：有些药物如苯巴比妥、利福平、卡马西平可使肝药酶活性增强，加速同时使用药物和其自身的代谢，使药理效应减弱。

6. 酶的抑制：有些药物如氯霉素、对氨水杨酸、异烟肼、保泰松等能抑制肝药酶活性，可使合用的药物代谢减慢，使药理效应增强。

7. 消除半衰期（$t_{1/2}$）血药浓度降低一半所需要的时间，是决定给药间隔时间的重要参数之一。

8. 连续给药时需经过该药的 4~5 个半衰期才能达到稳态血药水平（坪值）；此时给药速度与消除速度相等。相反，停药后经过 4~5 个 $t_{1/2}$，血药浓度约下降 95%。

9. 一级动力学消除：是指药物的转运或消除速率与血药浓度成正比，即单位时间内转运或消除恒定比例的药量。

10. 一级动力学：指单位时间内药物以恒定比例消除或转化，半衰期恒定。

第四节　传出神经系统药理概论

一、传出神经系统的分类

传出神经系统包括自主神经系统和运动神经系统。

二、递质和受体（★★）

传出神经的递质和受体	传出神经的递质	乙酰胆碱	是一种神经递质。在组织内迅速被胆碱酯酶破坏。乙酰胆碱能特异性地作用于各类胆碱能受体，但其作用广泛，选择性不高
		去甲肾上腺素	它既是一种神经递质，主要由交感节后神经元和脑内肾上腺素能神经末梢合成和分泌，是后者释放的主要递质，也是一种激素
	传出神经的受体	胆碱能受体	能与乙酰胆碱结合的受体。胆碱能受体分为两大类：M 型胆碱能受体和 N 型胆碱能受体。M 受体主要分布于胆碱能神经节后纤维所支配的效应器，如心脏、胃肠平滑肌、膀胱逼尿肌和各种腺体。N 受体根据分布不同，分为 N_1 受体和 N_2 受体。N_1 受体主要分布于神经节，而 N_2 受体主要分布于骨骼肌
		肾上腺素能受体	能与去甲肾上腺素或肾上腺素相结合的受体。肾上腺素能受体可分为 α 受体（分为 α_1 和 α_2 型受体）和 β 受体（分为 β_1、β_2、β_3 三种亚型）。α 受体主要分布于血管平滑肌、瞳孔开大肌、心脏等。β_1 受体主要分布于心脏；β_2 受体主要分布于平滑肌、骨骼肌和肝脏
		多巴胺能受体	能与多巴胺结合的受体。外周的多巴胺能受体主要分布于肾血管平滑肌和肠平滑肌上
传出神经按递质分	胆碱能神经		胆碱能神经是指自末梢释放乙酰胆碱作为化学传递物质的神经纤维。其主要包括支配汗腺的分泌神经和骨骼肌的血管舒张神经、全部副交感神经的节前纤维和节后纤维、全部交感神经的节前纤维、极少数交感神经的节后纤维、运动神经、躯体神经属胆碱能神经
	去甲肾上腺素能神经		兴奋时主要释放去甲肾上腺素的神经纤维，包括了绝大部分交感神经节后纤维

三、传出神经受体的生物效应（★★★）

分类			分布	效应
胆碱能受体	M	M_1	心脏、血管、支气管	M 样作用：心脏抑制（传导减慢、心率减慢、心肌收缩力减弱）、血管扩张、支气管平滑肌收缩、瞳孔缩小、腺体分泌增加（唾液腺、汗腺、泪腺）
		M_2	内脏平滑肌、瞳孔	
		M_3	括约肌、腺体	
	N	N_1	自主神经细胞膜上、肾上腺髓质效应器细胞膜上	N 样作用：自主神经节兴奋、肾上腺髓质分泌增加、骨骼肌收缩
		N_2	骨骼肌细胞膜上	
肾上腺素能受体	α	α_1	皮肤、黏膜血管、内脏血管、瞳孔开大肌、腺体	α 样作用：血管收缩、瞳孔扩大、汗腺分泌
		α_2	突触前膜上	
	β	β_1	心脏、脂肪	β 样作用：心脏兴奋（收缩力增强、心率加快、传导加快）、脂肪分解、支气管平滑肌松弛、骨骼肌血管扩张、冠状血管扩张
		β_2	支气管和血管平滑肌、突触前膜上	

注：心血管方面肾上腺素能受体占优势，腺体方面胆碱能受体占优势。

四、传出神经系统药物的作用方式和分类（★）

（一）药物作用方式

作用于传出神经系统的药物，都是通过选择性地干预神经冲动传递过程的不同环节以及相应受体，从而模拟或拮抗特定递质的作用，拟似或阻断传出神经效应，最终改变内脏器官或骨骼肌功能。

作用方式	定义
直接与受体结合	许多药物能直接与胆碱能受体结合，如毛果芸香碱；或与肾上腺素受体结合，如异丙肾上腺素；产生与相应递质相似的作用，分别称为胆碱能受体激动剂、肾上腺素受体激动剂。而有些药物则发挥阻断剂或拮抗剂的作用，如 α 受体阻断剂酚妥拉明，产生与肾上腺素递质相反的作用
影响递质的生物合成	有些药物可抑制递质合成，但影响这一环节的药物不仅数量少。而且目前尚无临床价值
影响递质转化	如新斯的明可抑制胆碱酯酶活性，妨碍乙酰胆碱水解，使突触间隙乙酰胆碱浓度增加而间接地产生胆碱能受体激动作用，称为间接拟胆碱药
影响递质的储存和释放	如利血平抑制去甲肾上腺素能神经末梢对去甲肾上腺素的主动摄取，是囊泡递质的储存减少甚至耗竭，而产生抗去甲肾上腺素能神经作用

（二）传出神经系统药物分类

分类			代表药物
胆碱能神经	拟似药	胆碱能受体激动药	① M、N 受体激动药：乙酰胆碱 ② M 受体激动药：毛果芸香碱 ③ N 受体激动药：烟碱
		抗胆碱酯酶药	新斯的明、有机磷酸酯类
	拮抗药	胆碱能受体阻断药	① M 受体阻断药：阿托品 ② N_1 受体阻断药：美卡拉明 ③ N_2 受体阻断药：筒箭毒碱、琥珀胆碱
		胆碱酯酶复活药	氯解磷定
去甲肾上腺素能神经	拟似药	直接激动肾上腺素受体的药物	① α、β 受体激动药：肾上腺素 ② α_1、α_2 受体激动药：去甲肾上腺素 　α_1 受体激动药：去氧肾上腺素 　α_2 受体激动药：可乐定 ③ β_1、β_2 受体激动药：异丙肾上腺素 　β_1 受体激动药：多巴酚丁胺 　β_2 受体激动药：沙丁胺醇
		间接作用的拟似药	麻黄碱
	拮抗药	直接阻断肾上腺素受体的药物	① α_1、α_2 受体阻断药：酚妥拉明 ② α_1 受体阻断药：哌唑嗪 ③ α_2 受体阻断药：育亨宾 ④ β_1、β_2 受体阻断药：普萘洛尔 ⑤ β_1 受体阻断药：阿替洛尔 ⑥ α_1、α_2、β_1、β_2 受体阻断药：拉贝洛尔
		其他机制	利血平

历年考点串讲

常考的细节有：

1. 胆碱能受体分为 2 大类，M 型胆碱能受体和 N 型胆碱能受体。

2. N_1 受体主要分布于神经节、肾上腺髓质，而 N_2 受体主要分布于骨骼肌。

3. 肾上腺素受体可分为 α 受体（又分为 $α_1$ 和 $α_2$ 型受体）和 β 受体（分为 $β_1$、$β_2$、$β_3$ 3 种亚型）。

4. α 受体主要分布于血管平滑肌、瞳孔扩大肌等。

5. $β_1$ 受体主要分布于心脏；$β_2$ 受体主要分布于支气管平滑肌、骨骼肌等。

6. 传出神经分为胆碱能神经（释放递质 ACh）、去甲肾上腺素能神经（释放递质 NA）、多巴胺神经。

第五节　胆碱能受体激动药和作用于胆碱酯酶药

一、胆碱能受体激动药（★）

胆碱能受体激动剂是一类选择性地与胆碱能受体结合，激动胆碱能受体，产生与递质乙酰胆碱相似作用的药物。按其对胆碱能受体亚型选择性的不同，分为 3 类：① M、N 胆碱能受体激动剂；② M 胆碱能受体激动剂；③ N 胆碱能受体激动剂。

（一）M、N 胆碱能受体激动剂

药品名称	药理作用
乙酰胆碱（ACh）	是一种神经递质，能特异性的作用于各类胆碱能受体，在组织内迅速被胆碱酯酶破坏，其作用广泛，选择性不高
	M 样作用：静脉注射小剂量 ACh 即能激动 M 胆碱能受体，产生与兴奋胆碱能神经节后纤维相似的作用，引起心率减慢、血管舒张、血压下降，支气管和胃肠道平滑肌兴奋，瞳孔括约肌和睫状肌收缩以及腺体分泌增加等
	N 样作用：在大剂量 ACh 作用下，全部神经节（具 N_1 胆碱能受体）兴奋的结果是胃肠道、膀胱等器官的平滑肌兴奋，腺体分泌增加，心肌收缩力加强，小血管收缩，血压升高。ACh 还激动运动神经终板上的 N_2 胆碱能受体

（二）M 胆碱能受体激动剂

药物名称	药理作用	临床应用
毛果芸香碱（★★★）	选择性直接作用于 M 胆碱能受体。对眼和腺体的作用最为明显	①青光眼：可用于治疗闭角型青光眼（充血性青光眼）和开角型青光眼（单纯性青光眼）②虹膜炎：与扩瞳药交替使用，以防止虹膜与晶状体粘连
	眼：滴眼后可引起缩瞳、降低眼压和调节痉挛等作用①缩瞳：本品可激动瞳孔括约肌的 M 胆碱能受体，表现为瞳孔缩小②降低眼压：毛果芸香碱通过缩瞳作用使虹膜向中心拉动，房水易于经滤帘进入巩膜静脉窦，使眼压下降③调节痉挛：毛果芸香碱作用后只能视近物，而难以看清远物。毛果芸香碱的这种作用称为调节痉挛	
	腺体：增加汗腺、唾液腺分泌	
	平滑肌：激动消化道平滑肌 M 受体后可增加其收缩力和张力，大剂量可致痉挛。激动呼吸道平滑肌 M 受体，可引起气管或支气管收缩	

（三）N 胆碱能受体激动剂

药品名称	药理作用及临床应用
烟碱（★）	是 N 胆碱能受体激动药的代表，它是烟叶的重要成分。作用很复杂，既作用于 N_1 受体，也作用于 N_2 受体。烟碱无临床应用价值

二、作用于胆碱酯酶

（一）易逆性抗胆碱酯酶药

药物名称	作用机制	临床应用
新斯的明（★★★）	其分子中的季铵阳离子通过静电引力与胆碱酯酶的阴离子部位结合，分子中的羰基碳与乙酰胆碱酯酶部位丝氨酸的羟基形成共价键结合，生成胆碱酯酶–新斯的明复合物。此复合物进一步裂解成 3–羟基苯三甲基胺和二甲氨基甲酰化胆碱酯酶。后者水解速度较慢，胆碱酯酶较长时间受抑制，造成内源性乙酰胆碱大量积聚而产生明显的乙酰胆碱的生物效应。因此，新斯的明的作用时间较长	重症肌无力：能迅速改善重症肌无力症状。临床一般采用口服给药，紧急情况时，可皮下或肌内注射以迅速控制症状 术后腹气胀、尿潴留：新斯的明能兴奋胃肠道平滑肌及膀胱逼尿肌，促进排气和排尿 肌松药过量中毒的解救：用于非去极化型骨骼肌松弛药如筒箭毒碱过量时的解救 阵发性室上性心动过速

药品名称	临床应用	不良反应
毒扁豆碱（★）	主要局部应用于治疗青光眼，其作用较毛果芸香碱强而持久，但刺激性也较毛果芸香碱强	因强烈的睫状肌收缩而引起头痛、眼痛和视物模糊等作用

（二）难逆性抗胆碱酯酶药——有机磷酸酯类（★★★）

毒性中毒机制		有机磷酸酯类作用机制为可与胆碱酯酶牢固结合，形成难以水解的磷酰化胆碱酯酶复活剂，使胆碱酯酶失去水解乙酰胆碱的能力，造成体内乙酰胆碱大量积聚而引起一系列中毒症状。若不及时抢救，胆碱酯酶可在几分钟或几小时内就"老化"。此时即使用胆碱酯酶复活药，也难以恢复酶的活性
急性中毒症状	M 样症状	①眼：瞳孔括约肌和睫状肌收缩，导致瞳孔缩小，视物不清 ②腺体：唾液腺、汗腺、呼吸道腺体、泪腺分泌增，加出现流涎、流泪 ③呼吸系统：支气管平滑肌痉挛，出现呼吸困难 ④消化系统：胃肠平滑肌兴奋和毒物直接刺激胃黏膜，引起恶心、呕吐、腹痛、腹泻、大便失禁 ⑤泌尿系统：膀胱逼尿肌收缩，引起小便失禁 ⑥心血管系统：心率减慢、血管扩张、血压下降
	N 样症状	是蓄积的乙酰胆碱过度激动自主神经节和肾上腺髓质 N_1 受体及骨骼肌 N_2 受体所致，表现为心率加快、血压升高、肌束颤动或抽搐，骨骼肌过度兴奋后可转为肌无力，甚至麻痹
	中枢症状	是中枢内蓄积的乙酰胆碱过度激动中枢胆碱能受体所致，一般表现为先兴奋后抑制，严重中毒晚期可导致循环衰竭和呼吸停止
急性中毒解救		①清除毒物，避免继续吸收；②对症治疗，减轻中毒症状

（三）胆碱酯酶复活药（★★）

药品名称	临床应用
碘解磷定	碘解磷定明显减轻 N 样症状，对骨骼肌痉挛的抑制作用最为明显，但对 M 样症状影响较小。故应与阿托品合用，以控制症状
氯解磷定	其作用和用途与碘解磷定相似，其特点是水溶性高，水溶液中稳定，无刺激性，可静脉注射，也可肌内注射

历年考点串讲

常考的细节有：

1. 毛果芸香碱为选择性 M 胆碱能受体激动药，对眼和腺体的选择性作用最明显，产生缩瞳、降低眼压、调节痉挛的作用。

2. 新斯的明兴奋骨骼肌作用强，主要用于重症肌无力。

3. 有机磷酸酯类与胆碱酯酶结合，生成磷酸化胆碱酯酶，使胆碱酯酶失去水解乙酰胆碱能力，乙酰胆碱在体内增多，产生 M 和 N 受体过度兴奋及中枢症状。

4. 新斯的明治疗重症肌无力患者。

5. 新斯的明可逆性地抑制胆碱酯酶活性，减少乙酰胆碱的灭活而表现出乙酰胆碱的 M 和 N 样作用。

6. 毒扁豆碱主要局部用于治疗青光眼。

7. 碘解磷定明显减轻 N 样症状，对骨骼肌痉挛的抑制作用最为明显，但对 M 样症状影响较小。故应与阿托品合用，以控制症状。

第六节　胆碱能受体阻断药

一、M 受体阻断药

（一）阿托品类生物碱（★★）

药品名称	药理作用	临床应用	不良反应
阿托品	腺体：抑制腺体分泌。对唾液腺和汗腺最敏感，表现为口干和皮肤干燥 眼： ①散瞳：阻断瞳孔括约肌的 M 胆碱能受体，引起瞳孔散大 ②升高眼压：青光眼患者及眼压升高者禁用阿托品 ③调节麻痹：由于阿托品阻断睫状肌的 M 胆碱能受体，使睫状肌松弛而退向外缘，致使悬韧带拉紧，晶状体变扁平，屈光度变小，近距离的物体聚集成像于视网膜后，故视近物模糊、视远物清楚，这一作用称为调节麻痹	①解除平滑肌痉挛：适用于各种内脏绞痛，如胃肠绞痛及膀胱刺激症状如尿频、尿急等，疗效较好。对胆绞痛及肾绞痛的疗效较差 ②抑制腺体分泌：用于全身麻醉前给药，以减少呼吸道分泌，防止肺炎的发生，也可用于严重的盗汗和流涎症 ③眼部：虹膜睫状体炎、检查眼底、验光配眼镜 ④缓慢型心律失常：临床上常用阿托品治疗迷走神经过度兴奋所致窦房传导阻滞、房室传导阻滞等缓慢型心律失常	①常见的有口干、视力模糊、心悸、皮肤干燥潮红、排尿困难、便秘等，一般在停药后消失。剂量超过 5mg 时，可出现语言不清，烦躁不安；10mg 以上：上述症状更重，脉速而弱，中枢兴奋现象严重，呼吸加快加深，出现谵妄、幻觉、惊厥等

续表

药品名称	药理作用	临床应用	不良反应
阿托品	平滑肌：阿托品可松弛许多内脏平滑肌，尤其对处于过度活动或痉挛状态的平滑肌作用显著 心血管系统： ①心脏：治疗量（0.4～0.6mg）阿托品可使部分患者心率轻度短暂地减慢，较大剂量（1～2mg）的阿托品引起心率加快 ②与多数血管缺乏胆碱能神经支配有关。大剂量阿托品可扩张皮肤血管，表现为皮肤潮红、温热，面颈部尤为明显 ③血管与血压：治疗量对血管与血压无明显影响 中枢神经系统：可兴奋延髓和高位大脑中枢。较大剂量（1～2mg）可轻度兴奋延髓和大脑。严重中毒时，有兴奋转入抑制，出现昏迷、呼吸麻痹而死亡	⑤抗休克：对暴发型流行性脑脊髓膜炎、中毒性菌痢、中毒性肺炎等所致的感染性休克，可用大剂量阿托品治疗，可能解除血管痉挛，舒张外周血管，改善微循环 ⑥解毒：解救有机磷酸酯类中毒	②严重中毒时，可由中枢兴奋转入抑制，产生昏迷和呼吸麻痹等。阿托品的最低致死量在成人约为80~130mg，儿童约为10mg。在天气炎热时，由于抑制汗腺分泌导致体温升高，容易中暑
东莨菪碱 （★★★）	①外周作用与阿托品相似 ②中枢抑制及抑制腺体分泌作用比阿托品强	临床主要用于麻醉前给药、晕动症、妊娠呕吐、放射病呕吐及治疗帕金森病等	常见不良反应为口干，偶尔视力模糊。禁忌证同阿托品
山莨菪碱 （★★★）	药理作用与阿托品相似，胃肠道平滑肌解痉作用的选择性相对较高，不易通过血-脑屏障，极少引起中枢兴奋	用于胃肠绞痛及感染中毒性休克	不良反应与阿托品相似，较阿作品少。青光眼患者禁用

（二）阿托品的合成代用品（★★★）

合成散瞳药	临床常用的合用扩瞳药有后马托品、托吡卡胺、环喷托酯和尤卡托品，均为短效 M 受体阻断药。后马托品对儿童的作用较明显，但不如阿托品作用完全，只适用于一般眼底检查
合成解痉药	**季铵类解痉药** 溴丙胺太林：对胃肠道的 M 受体选择性较高。治疗量对胃肠道平滑肌的解痉作用较强且持久，也能抑制胃酸和多种腺体分泌。主要用于胃与十二指肠溃疡、胃炎、胰腺炎、胃肠痉挛、泌尿道痉挛、妊娠呕吐及遗尿症。主要不良反应有轻度口干、视力模糊、排尿困难、便秘、心悸等 曲美布汀：与新斯的明合用治疗各种腹部外科手术后的消化不良，有一定的镇痛和局麻作用。主要不良反为轻微眩晕 **叔铵类解痉药** 含叔胺基团，有如下特点：①脂溶性高，口服易吸收；②具有阿托品样胃肠道解痉作用，还可抑制胃酸分泌；③易于通过血-脑屏障，故有中枢作用。如常用叔胺类解痉药贝那替嗪，能缓解平滑肌痉挛，抑制胃酸分泌，具有安定作用，适用于伴有焦虑症的溃疡病患者。另外还有双环维林、羟苄利明等
M₁ 受体阻断药	哌仑西平可选择性阻断胃壁细胞上的 M_1 受体，抑制胃酸与胃蛋白酶的分泌，主要用于胃、十二指肠溃疡的治疗

二、N 受体阻断药

N₁ 受体阻断药 （★★）	代表性神经节阻断药有六甲溴铵、美卡拉明和樟磺咪芬等。因本类药物对交感神经节和副交感神经节均有阻断作用，故作用广泛而复杂，不良反应较多，现已少用	
N₂ 受体 阻断药	除极化型 肌松药	琥珀胆碱（★）：由于作用快而短，对喉肌的麻痹力强，故静脉注射给药适用于气管内插管、气管镜、食管镜和胃镜等需短时肌松作用的操作，一般用氯琥珀胆碱静脉注射。如需进行较长时间肌松作用的手术，可采用静脉注射，常用 5% 葡萄糖液稀释至 0.1% 浓度静脉滴注
	非除极化 型肌松药	筒箭毒碱（★）：作为全身麻醉的辅助用药，适用于胸腹部手术及气管插管等，以获得满意的肌肉松弛效果，便于手术。不良反应较多，已被其他不良反应小的非除极化型肌松药所取代
		泮库溴铵（★）：是人工合成不具有性激素作用的雄甾烷。肌松作用较筒箭毒箭快而强，促组胺释放和抑制胆碱酯酶的作用甚弱。本品能抑制心肌摄取儿茶酚胺，并有阿托品样作用，较大剂量时会出现心率加快。不易透过胎盘屏障，尤适用于产科患者

历年考点串讲

常考的细节有：

1. 阿托品对眼产生散瞳、眼压升高、调节麻痹。

2. 阿托品松弛多种内脏平滑肌，尤其当平滑肌处于过度活动或痉挛状态时，松弛作用更为明显。

3. 阿托品大剂量扩张血管，改善微循环。阿托品主要用于内脏绞痛，胆绞痛需配用哌替啶。

4. 东莨菪碱能通过血 – 脑屏障，小剂量镇静，大剂量催眠，剂量更大甚至于引起意识消失。

5. 山莨菪碱有较强的作用是改善微循环，主要用于感染性休克和胃肠绞痛。

6. 阿托品用于迷走神经过度兴奋所致缓慢性心律失常。

7. 筒箭毒碱中毒后用新斯的明解救，琥珀酰胆碱过量不能用新斯的明解救。

第七节　肾上腺素受体激动药

一、α 受体激动剂（★★）

药品名称	药理作用	临床应用	不良反应
去甲肾上腺素（NA）	主要激动 α_1、α_2 受体，对心脏 β_1 受体有较弱激动作用，对 β_2 受体几乎无作用 心脏：激动心脏 β_1 受体，使心率加快，收缩力增加，心输出量增加，作用较肾上腺素弱 血管：激动血管的 α_1 受体，除冠状血管外，几乎是所有小动脉和小静脉均呈收缩反应。其中以皮肤黏膜血管收缩最为明显，肾血管次之，但肾小球滤过率可维持不变 血压：小剂量滴注时外周血管收缩作用尚不剧烈，由于心脏兴奋使收缩压升高，而舒张压升高较弱，脉压增大；大剂量是血管强烈收缩引起外周阻力明显增加，舒张压升高更为明显，脉压反而降压 其他：除增加孕妇子宫收缩频率外，对其他平滑肌作用较弱	①抗休克：仅用于早期神经源性休克、嗜铬细胞瘤切除术、交感神经切除术、败血症、药物反应等引起的低血压，以维持心、脑等重要器官的血流供应。长时间、大剂量应用反而引起微循环障碍加重 ②上消化道出血：用于食管静脉扩张破裂出血及胃出等，取 1 ~ 3mg，适当稀释后口服，因可局部收缩食管或胃黏膜血管而产生止血效果	①局部组织缺血性坏死：静脉滴注时浓度过高、时间过长或药液外漏，可使血管强烈而持续收缩，引起皮肤苍白、发凉、疼痛等症状，甚至出现组织缺血性坏死。可以用局麻药普鲁卡因或 α 受体阻断药酚妥拉明对抗 ②急性肾衰竭：用药剂量过大或时间过久。可因肾血管强烈收缩，肾血管流量严重减少，导致急性肾衰竭 ③停药后的血压下降：长时间静脉滴注后突然停药可出现血压骤降

二、α、β 受体激动剂（★★）

药品名称	药理作用	临床应用	不良反应
肾上腺素（★★★）	兼有 α 受体和 β 受体激动作用。α 受体激动引起皮肤、黏膜、内脏血管收缩。β 受体激动引起冠状血管扩张、骨骼肌、心肌兴奋、心率增快、支气管平滑肌、胃肠道平滑肌松弛。对血压的影响与剂量有关，常用剂量使收缩压上升而舒张压不升或略降，大剂量使收缩压、舒张压均升高	心搏骤停：用于溺水、麻醉和手术过程中的意外、药物中毒、传染病和心脏传导阻滞等所致的心搏骤停 过敏性疾病：包括过敏性休克、支气管哮喘、血管神经性水肿及血清病 局部作用：与局麻药配伍及局部止血 变态反应性疾病：用于支气管哮喘急性发作、血管神经性水肿和血清病	主要不良反应为心悸、头痛、血压升高、烦躁、震颤、无力、眩晕、呕吐、四肢发凉，停药后症状消失。剂量过大或注射过快，可引起心律失常、血压骤升、搏动性头痛

药品名称	药理作用
多巴胺（★★）	心脏：较高浓度能激动心脏 β_1 受体和促进神经末梢释放去甲肾上腺素，是使心肌收缩力加强，心输出量增加。一般剂量对心率无显著影响
	血管和血压：小剂量多巴胺可激动分布于血管床的 D_1 受体，引起冠状血管、肾血管和肠系膜血管等扩张，这与激活腺苷酸环化酶、增加细胞内 cAMP 浓度有关。大剂量多巴胺则激动血管 α_1 受体，引起血管收缩，外周血管阻力增高，血压明显上升
	肾脏：激动肾血管上 D_1 受体，使肾血管扩张，增加肾血流量和肾小球滤过率。大剂量时由于肾血管 α_1 受体兴奋而收缩，肾血流量减少
麻黄碱（★★）	直接激动 α、β 受体，其特点是：①化学性质稳定，口服有效；②拟肾上腺素作用弱而持久；③中枢兴奋作用较明显；④易产生快速耐受性，但停药一周后可恢复

三、β 受体激动剂

药品名称	药理作用	临床应用	不良反应
异丙肾上腺素（★★★）	心脏：对心脏 β_1 受体具有强大的激动作用，使心肌收缩力增强、心率加快，收缩期和舒张期缩短 血管和血压：主要是激动 β_2 受体使骨骼肌血管舒张，对冠状血管也有舒张作用，也有增加组织血流量的作用。由于血管扩张，外周阻力下降，使舒张压下降。适量静脉注射，收缩压升高，舒张压略下降，脉压明显增大 支气管平滑肌：可激动 β_2 受体，舒张支气管平滑肌，并具有抑制组胺等过敏性物质释放的作用。但对支气管黏膜血管无收缩作用，故消除黏膜水肿效果不如肾上腺素。对于其他平滑肌也有舒张作用 代谢作用：促进糖原和脂肪分解	①支气管哮喘：适用于控制哮喘急性发作，常气雾吸入给药，作用快而强，但持续时间短 ②心脏骤停：用于治疗各种原因如溺水、电击、手术意外和药物中毒等引起的心跳骤停。必要时可与肾上腺素和去甲肾上腺素伍用 ③房室传导阻滞 ④抗休克：可用于感染性休克	常见有心悸、头痛、眩晕、恶心、震颤和皮肤潮红等。过量可引起心动过速，可诱发心律失常或心绞痛。冠心病、糖尿病、甲状腺功能亢进者禁用

药品名称	作用特点
多巴酚丁胺（★★★）	多巴酚丁胺为 β_1 受体选择性激动剂。主要药理作用是增加心肌收缩力和心输出量，降低外周阻力和左心室充盈压，心率加快的作用较弱
沙丁胺醇（★★★）	对 β_2 受体有选择性激动作用，故对支气管平滑肌有强而持久的舒张作用，临床上可用于治疗支气管哮喘

历年考点串讲

常考的细节有：

1. 去甲肾上腺素主要激动 α_1、α_2 受体，对心脏 β_1 受体有较弱激动作用，对 β_2 受体几乎无作用。

2. 去甲肾上腺素治疗上消化道出血给药途径是口服给药。

3. 肾上腺素是 α、β 受体激动药。

4. 肾上腺素较大剂量使收缩压和舒张压均升高。

5. 肾上腺素静脉滴注时间过长、浓度过高或药液漏出血管，可引起局部缺血坏死。

6. 异丙肾上腺素激动 β_1 和 β_2 受体作用强，但对 α 受体几乎无作用。

7. 麻黄碱作用强的是兴奋中枢。短期内反复使用，作用较弱称为快速耐受性。

8. 多巴酚丁胺对 β_1 受体作用强于 β_2 受体，主要作用于心脏，加强心肌收缩力。

9. 多巴胺小剂量激动肾血管 D_1 受体，使肾血管舒张，肾血流增加，肾小球滤过率增加。

10. 异丙肾上腺素主要治疗支气管哮喘以及房室传导阻滞。

第八节　肾上腺素受体阻断药

一、α 受体阻断药

（一）α_1，α_2 受体阻断剂

药品名称	药理作用	临床应用
酚妥拉明（★★）	血管：静脉注射能使血管舒张，血压下降 心脏：具有心脏兴奋作用，使心肌收缩力增强，心率加快，心排出量增加 其他：有拟胆碱作用，使胃肠平滑肌兴奋。组胺样作用使胃酸分泌增加、可引起皮肤潮红等	①治疗外周血管痉挛性疾病：如肢端动脉痉挛的雷诺综合征 ②去甲肾上腺素滴注外漏：静脉滴注去甲肾上腺素外漏时，可用酚妥拉明做皮下浸润注射 ③肾上腺嗜铬细胞瘤：可降低嗜铬细胞瘤所致的高血压，用于肾上腺嗜铬细胞瘤的鉴别诊断 ④抗休克：可舒张血管，增加心输出量，从而改善微循环，使休克得以纠正，但给药前必须补足血容量 ⑤治疗急性心肌梗死和顽固性充血性心力衰竭

药品名称	药理作用
妥拉唑林（★）	本品为 α 肾上腺素受体阻断剂。与酚妥拉明作用相似，对 α 受体阻断较弱，而组胺样作用和拟胆碱作用较强，使胃肠道平滑肌兴奋，能使胃酸分泌增加。用于外周血管痉挛性疾病，或局部浸润注射以防止去甲肾上腺素滴注外漏引起的局部组织坏死
酚苄明（★）	因阻断 α_1 受体，降低外周血管阻力，血压下降，其降压作用强度与交感神经对血管张力控制的程度有关，对于伴有代偿性血管收缩的患者（如血容量减少或体位直立）可使血压显著下降

二、β 受体阻断药

（一）非选择性 β 受体阻断剂

1.无内在拟交感活性的 β_1、β_2 受体阻断剂

药品名称	药动学	药理作用	临床作用	不良反应
普萘洛尔（★★★）	服后胃肠道吸收较完全（90%），1~1.5 小时血药浓度达峰值，生物利用度为 30%	①无内在拟交感活性的 β_1、β_2 受体阻断剂 ②具有较强的 β 受体阻断作用，对 β_1 和 β_2 受体的选择性很低，没有内在拟交感活性，有膜稳定作用。用药后使心率减慢，心肌收缩力和心输出量减低，冠状动脉流量下降，心肌耗氧量明显减少	主要治疗高血压、心绞痛和心律失常及甲状腺功能亢进等	①心血管系统：心悸、心动过缓、房室传导阻滞、心搏停止、低血压、心绞痛急性充血性心力衰竭、周围动脉循环不足、肌强直及手感觉异常 ②中枢神经系统：头晕、疲乏、晕厥、软弱、嗜睡、失眠、恶梦等 ③消化系统：口干、恶心、呕吐、烧心、便秘 ④呼吸系统：注射用药可引起呼吸困难、喉痉挛及支气管痉挛

2.有内在拟交感活性的 β_1、β_2 受体阻断剂

包括吲哚洛尔、阿普洛尔和氧烯洛尔等，其中以吲哚洛尔的内在拟交感活性最强。

（一）β_1 受体阻断剂

分类	药品名称	药理作用	临床作用
无内在不知性的 β_1 受体阻断剂	阿替洛尔（★★）	属于选择性 β_1 受体阻断剂，无膜稳定性作用，无内在拟交感活性，无心肌抑制作用，对心脏选择性强，对血管及支气管影响较小	主要治疗高血压、心律失常和心绞痛等，尚用于甲状腺功能亢进等
有内在活性的 β_1 受体阻断剂	醋丁洛尔（★★）	选择性阻断 β_1 受体，具有膜稳定作用。口服易吸收，首过效应较强	用于抗高血压，也用于心绞痛及心律失常

三、α、β 受体阻断药

药品名称	药理作用	临床作用
拉贝洛尔（★）	本品为兼有 α 受体及 β 受体阻断剂作用的降压药	亦可用于治疗心绞痛

历年考点串讲

常考的细节有：

1.酚妥拉明属竞争性 α 受体阻断药。

2.酚妥拉明引起血管扩张，血压下降，与阻断 α 受体和直接松弛血管平滑肌有关。

3.酚妥拉明可拮抗静滴 NA 药液外漏所致的组织坏死。

4.普萘洛尔为典型 β 受体阻断药，对 β_1、β_2 受体无选择性。

5.普萘洛尔可抑制心脏、降低血压、收缩支气管、抑制糖原及脂肪分解，抑制肾素释放。

6.普萘洛尔主要治疗高血压、心绞痛和心律失常及甲状腺功能亢进等。

第九节 局部麻醉药

一、应用方法（★）

应用方法	定义
表面麻醉	涂于黏膜表面，使黏膜下神经末梢麻醉。适用于鼻、口腔、喉、支气管、食管、生殖泌尿道等黏膜部位的浅表手术
浸润麻醉	是将局麻药注入手术部位、皮下、黏膜及深部组织以麻醉感觉神经末梢或神经干使之失去感觉和传导刺激能力的方法。常用于浅表小手术
传导麻醉	是指用麻醉药注射在神经周围，使得该神经所在的区域麻醉的一种麻醉方法。传导麻醉将局麻药注射到外周神经干附近，阻断神经冲动传导，使该神经所分布的区域麻醉。用于四肢及口腔手术
蛛网膜下隙麻醉	临床常用的一种麻醉方法，将局麻药注入到蛛网膜下隙，作用于脊神经根而使相应部位产生麻醉作用的方法，适用于下腹部和下肢手术
硬膜外麻醉	将局麻药注入硬膜外腔，阻滞脊神经根，暂时使其支配区域产生麻痹。用于颈部到下肢特别是上腹部手术。用药量较大

二、局麻药的作用和作用机制（★★）

作用机制	局麻药可阻断 Na^+ 内流，阻止动作电位的产生和神经冲动的传导，产生局麻作用
局麻作用	局麻作用与神经细胞或神经纤维的直径大小及神经组织的解剖特点有关。一般规律是神经纤维末梢神经节及中枢神经系统的突触部位对局麻药最为敏感，细神经纤维比粗神经纤维更易被阻断，无髓鞘的交感、副交感神经节后纤维在低浓度即可显效，有髓鞘的感觉和运动神经纤维需高浓度才能产生作用。对混合神经产生作用时，首先痛觉消失，依次为温觉、触觉、压觉消失，最后是运动麻痹

三、常用局麻药（★★）

药品名称	作用特点	临床应用
普鲁卡因	本药对黏膜的穿透力弱，需要注射给药方可产生局麻药作用。本药可出现过敏症状	主要用于浸润麻醉、传导麻醉、腰麻和硬脊膜外麻醉
利多卡因	起效快，作用强而持久，穿透力较强，局麻时间和效应与药物浓度有关。本药对组织无刺激性，局部血管扩张作用不明显，加入血管收缩药如肾上腺素可延缓其吸收，延长其作用时间。本药安全范围较大，可用于各种局麻方法	主要用于传导麻醉和硬膜外麻醉
丁卡因	局麻作用比普鲁卡因强约10倍，吸收后毒性也相应增加。能穿透黏膜。作用迅速，1～3分钟显效，持续2小时以上。优点是既有麻醉作用又有缩血管作用，能减少手术创面的出血	最常用于黏膜表面麻醉，也可用于传导麻醉、腰麻和硬膜外麻醉。因毒性大，一般不用于浸润麻醉
布比卡因	局麻作用比利多卡因强3～4倍，持续时间也更长	可用于浸润麻醉、传导麻醉和硬膜外麻醉

历年考点串讲

常考的细节有：

1.局部麻醉药引起痛觉最先消失，其他感觉次之，最后阻滞运动功能。

2.普鲁卡因穿透力弱、毒性小，常配伍肾上腺素。普鲁卡因用于浸润麻醉、传导麻醉、腰麻和硬膜外麻醉。

3.利多卡因穿透力较强，毒性比普鲁卡因略强。利多卡因用于各种局麻方法和抗心律失常。

4.局部麻醉药直接与电压门控的 Na^+ 通道相互作用而控制 Na^+ 内流，阻止动作电位的产生和神经冲动的传导，产生局麻作用。

第十节　全身麻醉药

一、吸入性麻醉药（★）

药物名称	药动学	作用机制
吸入性麻醉药	吸收：吸入麻醉药物的诱导与苏醒时间的长短受肺通气量、吸入气中药物浓度和血/气分布系数决定。最小肺泡浓度（MAC）指在一个大气压下，能使50%患者痛觉消失的肺泡气体中药物的浓度成为最小肺泡浓度。MAC越低，药物的麻醉作用越强。血/气分布系数指血中药物浓度与吸入气中药物浓度达到平衡时的比值。血/气分布系数大的药物在血中溶解度大，血中药物分压升高较慢，即达到血/气分压平衡状态较慢，故麻醉诱导时间长	药物脂溶性越高，麻醉作用越强。主要由于药物溶于神经细胞膜脂质层，使脂质分子排列紊乱，膜蛋白质（受体）及 Na^+、K^+ 通道发生结构和功能改变，抑制神经细胞膜的除极化，从而阻断神经冲动传递；进入细胞内可与胞内类脂质结合，干扰细胞功能，引起全身麻醉
	分布：吸入性麻醉药脂溶性较高，易通过血-脑屏障进入脑组织发挥作用，其速度与脑/血分布系数成正比	
	消除：吸入性麻醉药主要以原形经呼吸道排出体外。因此，肺泡通气量大、脑/血和血/气分布系数低的吸入性麻醉药较易排出，麻醉苏醒快	

药品名称	作用特点	临床应用
氟烷类（★）	特点是诱导期短，苏醒快，麻醉深度易于调整，肌肉松弛作用较好	是目前较常用的吸入性麻醉药
氧化亚氮（★）	为无色味甜无刺激性的气体，性质稳定，对呼吸道无刺激性，诱导期短，苏醒快，麻醉功能低，镇痛作用强	主要用于诱导麻醉或与其他全身麻醉药配伍应用

二、静脉麻醉药（★）

药物名称	作用特点	临床应用
硫喷妥钠	优点：降低脑血流量、脑代谢和脑耗氧量，麻醉期不升高颅内压 缺点：抑制呼吸，镇痛作用和肌肉松弛作用弱，可诱发喉头和支气管痉挛（用药前皮下注射硫酸阿托品可预防）	临床主要用于诱导麻醉、基础麻醉
丙泊酚	优点本品起效快，作用时间短，苏醒迅速，作用强度为硫喷妥钠的1.8倍 缺点：主要不良反应为对心血管和呼吸系统有抑制作用，注射过快可出现呼吸和（或）心脏暂停、血压下降等	用于全麻诱导、维持麻醉及镇静催眠辅助用药
氯胺酮	优点：起效快、作用时间短，镇痛力强，是静脉麻醉药中唯一有显著镇痛作用者 缺点：可使肌张力增高，麻醉过程中可见肢体活动；边缘系统兴奋，可导致患者在苏醒期情绪方面的过度活动	临床适用于小手术和烧伤清创、植皮等

历年考点串讲

常考的细节有：

1. 硫喷妥钠属静脉麻醉药。

2. 硫喷妥钠脂溶性高，极易通过血 – 脑脊液屏障。

3. 氟烷类特点是诱导期短，苏醒快，麻醉深度易于调整，肌肉松弛作用较好。

4. 氧化亚氮对呼吸道无刺激性，诱导期短。

第十一节　镇静催眠药

一、苯二氮䓬类（★★★）

药品名称	药动学	作用机制	临床应用	不良反应
苯二氮䓬类	口服吸收快而完全，该类药物主要经肝药酶代谢为奥沙西泮。BZ 代谢产物最终与葡萄糖醛酸结合为无活性产物，由肾排出	激动 GABA$_A$ 受体，促进 GABA 与 GABA 受体结合，增加 Cl$^-$ 通道开放的频率，而呈现中枢抑制效应	抗焦虑：小于镇静剂量是就显著改善焦虑症状主要用于焦虑症，常选用地西泮、阿普唑仑及三唑仑	中枢抑制：治疗量常见不良反应为嗜睡、头晕、乏力，影响技巧性操作和驾驶安全；大剂量时偶有共济失调，语言不清，肌肉无力
			镇静、催眠：小剂量表现镇静作用，较大剂量产生催眠作用，明显缩短入睡时间，显著延长睡眠持续时间，减少觉醒次数	呼吸和循环抑制：静脉注射速度过快可引起呼吸和循环功能抑制
			抗惊厥、抗癫痫：BZ 均有抗惊厥作用，其中地西泮和三唑仑的作用比较明显。地西泮是目前癫痫持续状态的首选药	耐受性和成瘾性：较巴比妥类发生率低，戒断症状较迟、较轻
			中枢性肌松作用：有较强的肌松作用和降低肌张力作用	过量中毒：特效拮抗药氟马西尼

二、巴比妥类（★）

药品名称	作用机制	药理作用	临床应用	不良反应	中毒解救
巴比妥类	激动 GABA$_A$ 受体，延长 Cl$^-$ 通道开放时间而增强 Cl$^-$ 内流，产生抑制效应；抑制谷氨酸介导的除极化，产生中枢性抑制作用	抑制中枢神经系统，随着剂量的加大，依次表现为：镇静、催眠、抗惊厥和麻醉作用。另外，苯巴比妥还有抗癫痫作用	镇静、催眠：缩短 REMS，改变正常睡眠模式，引起非生理性睡眠。长期用药易产生依赖性，停药后 REMS "反跳"性显著延长，出现多梦等睡眠障碍。不良反应多，安全性低，已不作为镇静催眠药常规使用	后遗作用："宿醉现象"服用巴比妥后翌日出现头晕、乏力、困倦、恶心等	服用 10 倍催眠剂量的巴比妥可引起中毒，15～20 倍出现严重中毒，表现为深度昏迷、瞳孔散大、血压下降，甚至于呼吸系统衰竭。一旦中毒，应根据服药时间的长短不同，采用催吐、洗胃和导泻等不同事的方法排出毒物

三、其他镇静催眠药（★）

药物名称	作用特点	临床应用
水合氯醛	该药易从消化道吸收，常用10%口服液；对胃肠道有刺激性，消化性溃疡患者禁用；直肠给药吸收迅速，可减少刺激反应	主要用于失眠、子痫、破伤风和小儿高热等惊厥
佐匹克隆、扎来普隆（目前临床常用的抗失眠药物）	能延长慢波睡眠时相，缩短入睡潜伏期，延长睡眠时间，提高睡眠质量	临床上适用于失眠症。有抗焦虑、抗惊厥和肌肉松弛作用

历年考点串讲

常考的细节有：

1. 苯二氮䓬类（地西泮）激动GABA受体，促进GABA与GABA受体结合，增加Cl⁻通道开放的频率，而呈现中枢抑制效应。

2. 苯二氮䓬类（地西泮）显著改善焦虑症状，剂量小于镇静剂量，主要用于焦虑症。

3. 苯二氮䓬类耐受性和成瘾性：较巴比妥类发生率低，戒断症状较迟、较轻。

4. 苯二氮䓬类（地西泮）治疗指数高，对呼吸影响小、不引起麻醉，安全范围大。

5. 苯巴比妥使肝药物代谢酶活性增高，加速巴比妥类药物代谢，是产生耐受性、依赖性的原因。

6. 巴比妥类急性中毒的直接死因是深度呼吸抑制。碱化血液、尿液，促进巴比妥类自脑、血液和尿液的排泄。

第十二节　抗癫痫药和抗惊厥药

一、抗癫痫药

（一）癫痫类型（★）

癫痫是一组由大脑神经元异常放电所引起的短暂中枢神经系统功能失常为特征的慢性脑部疾病。临床表现为：运动、感觉、意识、行为和自主神经等不同程度的障碍。

癫痫发作类型有全身性发作和局灶性发作。而局灶性发作又分为失神性发作（小发作）、非典型失神发作、肌阵挛性发作、幼儿肌阵挛性发作、强直-阵挛性发作（大发作）。

（二）常用药物（★★）

药物名称	药动学	药理作用和临床应用	不良反应
苯妥英钠	口服吸收慢而不规则，需连服数日才开始出现疗效。不同制剂的生物利用度显著不同，且有明显的个体差异。因此应进行血药浓度监测，指导临床合理用药。因呈强碱性，刺激性大，不宜肌内注射，癫痫持续状态可作静脉注射	①抗癫痫：对癫痫强直-阵挛性发作疗效好，为首选药，对复杂部分发作和单纯部分性发作有一定疗效，对失神发作无效。本品对各种组织可兴奋膜均有稳定作用，能阻滞Na⁺通道。减少Na⁺内流，从而降低其兴奋性 ②治疗外周神经痛：三叉神经痛、舌咽神经痛等疼痛减轻，发作次数减少 ③抗心律失常	①局部刺激（本身碱性强）：口服引起恶心、呕吐等；静脉注射易引起静脉炎 ②牙龈增生 ③神经系统反应：口服过量引起眼球震颤，共济失调，眩晕，复视等 ④血液系统：用药后1～3周常导致叶酸缺乏症，巨幼细胞贫血，血小板减少症，再生障碍性贫血等 ⑤其他反应：妊娠期服用偶致畸胎；男性乳房发育和女性多毛

191

续表

药物名称	药动学	药理作用和临床应用		不良反应
卡马西平	–	抗癫痫：对复杂部分性发作效果好，为首选药		头昏、眩晕、复视、共济失调和恶心、呕吐等，也有皮疹和心血管反应，一般不需停药，一周左右逐渐消失；偶致骨髓抑制、肝损害
		外周神经痛（三叉神经痛和舌咽神经痛）：优于苯妥英钠，首选		
		抗躁狂、抗抑郁：对癫痫并发的精神症状、锂盐无效的躁狂症以及抑郁症有效		
丙戊酸钠	–	①对各种类型的癫痫发作有效②对失神小发作的疗效优于乙琥胺，但因有肝毒性，所以小发作依然首选乙琥胺③小发作合并大发作（混合发作）时首选丙戊酸钠		常见不良反应有恶心、呕吐、食欲减退；严重不良反应是肝损害
乙琥胺	–	仅用失神发作有效，为首选药		嗜睡、眩晕、食欲缺乏和恶心、呕吐等

（三）其他药物特点（★）

药物名称	作用特点
加巴喷丁	主要用于癫痫单纯部分性和复杂部分性发作
拉莫三嗪	阻断 Na^+ 通道，并减少谷氨酸的释放。只要用于癫痫单纯部分性、复杂部分性及失神性发作
托吡酯	阻断电压依赖性 Na^+，提高 GABA 激活 GABA 受体的频率，从而加强 GABA 诱导氯离子内流的能力，用于伴有和不伴有继发性全身发作的部分癫痫的辅助治疗
苯二氮䓬类	地西泮为癫痫持续性状态首选药；氯硝泮用于各型癫痫，特别是失神性发作和肌阵挛性发作；硝西泮可用于癫痫肌阵挛性发作和不典型失神性发作

（四）抗癫痫药的临床应用原则（★★）

临床现象	药物应用
强直 – 阵挛性发作	首选苯妥英钠或苯巴比妥，如不能控制，加用扑米酮
失神发作	首选丙戊酸钠或乙琥胺，也可用硝西泮或氯硝西泮
复杂部分性发作	首选卡马西平，也可选用苯妥英钠或苯巴比妥
肌阵挛性发作	氯硝西泮或硝西泮
癫痫持续状态	首选地西泮静脉注射，也可用苯巴比妥肌内注射或苯妥英钠缓慢静脉注射

二、抗惊厥药（★★）

药物名称	药理作用和临床应用	不良反应	中毒抢救
硫酸镁	抗惊厥作用：①此作用可被 Ca^{2+} 拮抗；②抑制中枢神经系统 降压作用：①松弛血管平滑肌，血管扩张，血压下降；②中枢抑制，镇静作用；③可能减少交感神经释放 NA	过量时，引起呼吸抑制、血压骤降以至死亡	静脉缓慢注射氯化钙或葡萄糖酸钙，可立即消除 Mg^{2+} 的作用

历年考点串讲

常考的细节有：

1.苯妥英钠对癫痫强直－阵挛性发作（大发作）为首选药，对复杂部分性发作和单纯部分性发作有一定疗效，对失神发作（小发作）无效。

2.苯妥英钠为强心苷过量中毒所致心律失常的首选药。

3.强直－阵挛性发作，首选苯妥英钠或苯巴比妥。

4.卡马西平为癫痫复杂部分性发作（精神运动性发作）首选药。

5.卡马西平对于外周神经痛疗效优于苯妥英钠。

6.丙戊酸钠为广谱抗癫痫药（对各种类型均有效），对失神性发作（小发作）疗效最好，优于乙琥胺。

7.硫酸镁口服给药产生导泻和利胆作用。

8.硫酸镁中毒时静脉缓慢注射氯化钙或葡萄糖酸钙，可立即消除 Mg^{2+} 的作用。

第十三节　抗精神失常药

一、抗精神病药

药物名称	作用机制	药理作用和临床作用	不良反应
氯丙嗪（★★★）	①阻断 D_2 受体 ②阻断 α 受体、H_1 受体、5-HT_2 受体、M 受体	对中枢神经系统的作用 ①镇静、抗精神病作用：阻断中脑－边缘系统、中脑－皮质通路的 D_2 受体 ②镇吐作用：阻断 CTZ 和呕吐中枢的 D_2 受体。小剂量抑制催吐化学感受（CTZ），对抗去水吗啡的催吐作用，大剂量直接抑制呕吐中枢 ③对体温调节的影响：不仅使发热机体降温，亦能使正常体温下降；降温作用与环境温度有关。用于人工冬眠 ④加强中枢抑制药的作用：使麻醉药、镇静催眠药、镇痛药、解热镇痛药和乙醇的作用增强	①一般不良反应：氯丙嗪本身可以引起精神异常，如意识障碍、萎靡、淡漠、兴奋、躁动、消极、抑郁、幻觉、妄想等 ②锥体外系反应：帕金森病、静坐不能、急性肌张力障碍 ③心血管和内分泌系统反应 ④过敏反应：常见症状有皮疹、接触性皮炎 ⑤其他：在服药后头 1～2 个月产生黄疸和肝功能障碍，与剂量无依赖性关系，多数患者可自行恢复
		对内分泌系统的影响：阻断结节－漏斗系统中的 D_2 亚型受体，影响下丘脑分泌多种激素的释放	
		自主神经系统的作用：①阻断 α 受体：血管扩张，BP 下降；可翻转肾上腺素的升压作用。②阻断 M 受体：出现类似阿托品样表现	
氯氮平（★★★）	特异性阻断：中脑－边缘系统和中脑－皮层系统的 D_4 亚型受体，而对黑质－纹状体系统的 D_2 和 D_3 亚型受体几无亲和力，故锥体外系反应轻。另外，也可阻断 5-HT_{2A} 受体，协调 5-HT 和 DA 系统的相互作用，与其抗精神病作用也有关系	治疗急、慢性精神分裂症，而且对其他药物无效的病例，包括慢性精神分裂症的退缩等阴性症状仍有较好疗效。也用于治疗躁狂症或其他精神病性障碍的兴奋躁动和幻觉妄想。因导致粒细胞减少症，一般不宜作为首选药	常见有头晕、无力、嗜睡、多汗、流涎、恶心、呕吐、口干、便秘、体位性低血压、心动过速。严重不良反应为粒细胞缺乏症

二、其他抗精神病药物的特点（★）

药物名称	作用特点	临床应用
氟哌啶醇	抗精神病作用和镇吐作用较氯丙嗪强。而镇静作用较弱，降温作用不明显	主要用于治疗以兴奋、躁动、幻觉、妄想为主的精神分裂症及躁狂症。对氯丙嗪无效的患者仍有效；还可用于呕吐及顽固性呃逆、焦虑性神经官能症等
舒必利	对精神分裂症的阳性和阴性症状均有效，对长期用其他药物治疗无效的难治病例也有效	镇吐作用较氯丙嗪强150倍，可用于顽固性恶心呕吐
利培酮	抗胆碱样作用及镇静作用弱	已成为治疗精神分裂症的一线药物。对精神分裂症（+）和（−）症状均有效，适于首发急、慢性病人。对精神分裂症病人的认知功能障碍和继发性抑郁也有治疗作用

三、抗抑郁药

（一）三环类抗抑郁药（★★）

药品名称	药理作用和临床应用	不良反应
丙米嗪、地昔帕明、阿米替林及多塞平	对中枢神经系统：抑制特定脑区神经组织突触前膜对NA及5-HT的再摄取——提高突触间隙NA和5-HT浓度 正常人和抑郁症患者截然相反的表现。正常人服：以镇静为主；抑郁症病人服用：出现精神振奋，情绪提高，是当前治疗抑郁症的首选药，但疗效缓慢，连续用药2~3周后才显效 对自主神经系统的作用：治疗量阻断M受体，引起阿托品样作用 对心血管系统的作用：抑制多种心血管反射，易致低血压和心律失常。有奎尼丁样作用，心血管疾病患者慎用	①阻断M受体：阿托品样作用 ②中枢反应：多种三环类均有镇静作用，但阿米替林、多塞平、地昔帕明却有振奋激活作用，震颤、头晕和失眠常见 ③心血管反应：三环类中丙米嗪、阿米替林及地昔帕明可引起窦性心动过速、直立性低血压、心律失常，与抑制心肌NA再摄取有关 ④长期大剂量用药突然停药：可出现焦虑、失眠、恶心、呕吐、兴奋等症状。过量可引起急性中毒

（二）选择性去甲肾上腺素再摄取抑制剂（★）

药品名称	药理作用	临床应用
马普替林	为选择性NA摄取抑制剂，有强抗组胺和弱抗胆碱作用，故抗胆碱作用和心血管作用弱，镇静作用较强	用于各型抑郁症，老年性抑郁症患者尤为适用
米安舍林	该药不阻滞NA、5-HT和DA的摄取，而是抑制突触前膜 α_2 受体，促进NA的释放	有镇静和抗焦虑作用，对伴有抑郁的焦虑症有效，无抗胆碱作用，无心脏毒性

（三）单氨氧化酶抑制剂（★）

药品名称	药理作用及临床应用
苯乙肼、异卡波肼、反苯环丙胺	主要抑制单胺氧化酶（MAO），使NA、5-HT和DA等胺类不被降解，故突触间隙的胺类升高

（四）选择性 5- 羟色胺再摄取抑制剂（★★）

药品名称	药理作用	临床应用及禁忌证
舍曲林	本品为第三代新型抗抑郁药，可选择性对抗氯苯异丙胺诱导的大脑内 5-HT 的耗竭，抑制 5-HT 再摄取，升高突触间隙中 5-HT 含量升高而发挥抗抑制作用	本品不良反应较三环类抗抑郁药少。偶见恶心、呕吐、射精困难和消化不良等，不宜与单胺氧化酶抑制剂合用。可用于治疗抑郁症和预防发作。孕妇、哺乳期妇女禁用。有癫痫病史者慎用
氟西汀	强效选择性 5-HT 再摄取抑制剂，比抑制 NA 摄取作用强 200 倍。对受体的影响小	用于抑郁症，疗效与三环类相当，还可用于强迫症、厌食症等。肝病患者、心血管疾病、糖尿病患者慎用
曲唑酮	系选择性 5-HT 再摄取抑制剂，但作用较弱，是一种广谱抑郁药，疗效稍逊于三环类	口服吸收快，具有镇静、嗜睡作用，对伴有焦虑和失眠性抑郁较好，对心脏功能无影响，也无抗胆碱作用

三、抗狂躁症

药品名称	作用机制	临床应用	不良反应及防治
碳酸锂（★★）	抑制脑内 NA 和 DA 释放，增加脑内 NA 和 DA 再摄取，使突出间隙 NA 下降	主要用于治疗躁狂症：①躁狂抑郁性精神病，躁狂状态；②躁狂抑郁性精神病，躁狂抑郁交替发作；③精神分裂症的兴奋躁动	用药初期：有恶心、呕吐、腹泻、疲乏、肌肉无力、肢体震颤、口干、多尿。锂盐中毒：主要表现为意识障碍、昏迷、肌张力增高、深反射亢进、共济失调、震颤等。当血锂浓度高达 1.6mmol/L 时应立即减量或停药

历年考点串讲

常考的细节有：

1. 氯丙嗪竞争性阻断中脑边缘系统和中脑皮质通路中 D_2 受体、中枢胆碱能受体、肾上腺素受体、组胺受体及 5-HT 受体而产生较强抗精神病作用，主要治疗精神分裂症。

2. 氯丙嗪时顽固性呃逆有效，但对晕动症无效。

3. 氯丙嗪可降低发热病人的体温，也可降低正常人体温，用于低温麻醉、人工冬眠。

4. 氯丙嗪阻断 α 受体，可翻转肾上腺素的升压效应。

5. 氯丙嗪最主要不良反应为锥体外系反应。

6. 帕金森病、静坐不能、急性肌张力障碍是由于阻断黑质 – 纹状体通路中的 D_2 受体，胆碱能神经功能相对占优势，用中枢性胆碱能受体阻滞药苯海索（安坦）治疗。

7. 氯氮平作用：特异性阻断中脑 – 边缘系统和中脑 – 皮层系统的 D_4 亚型受体，而对黑质 – 纹状体系统的 D_2 和 D_3 亚型受体几无亲和力，故锥体外系反应轻。

第十四节　抗帕金森病和抗老年痴呆药

一、抗帕金森病药

拟多巴胺类药

药品名称	药动学	药理作用与临床应用	不良反应
左旋多巴（*L*–dopa）（★★）	口服迅速吸收，胃排空减慢、胃液 pH 偏低和抗胆碱药等均可降低生物利用度，99% 被脱羧酶脱羧，并有首关消除，仅 1% 的原形药物可到达脑内；在外周生成的多巴胺不能穿过血－脑屏障，不仅无药理作用，而且引起不良反应；卡比多巴，可显著增加原形药物透过血－脑屏障	①抗帕金森病作用：进入中枢的 *L*–dopa，在中枢多巴脱羧酶的作用下，脱羧转变为 DA，补充纹状体中 DA 的不足 ②治疗肝昏迷（肝性脑病）：*L*–dopa 进入脑内，可转变成 NA，对抗脑内胺类假递质，恢复中枢神经功能，使肝性脑病患者清醒，但不能改善肝功能	消化道反应：80% 出现恶心、呕吐和食欲减退等，与 DA 兴奋延髓催吐化学感受区 D_2 受体有关 心血管反应：直立性低血压，原因不清。另外，可引起心动过速、心绞痛和心律失常等 精神障碍：表现为失眠、焦虑、噩梦、狂躁等兴奋症状 神经系统反应　①不自主的异常运动：为长期用药所引起的不随意运动，多见于面部肌群，如口－舌－颊抽搐、张口、伸舌、皱眉等。②"开－关"现象：即患者突然多动不安（开），而后又出现全身性或肌强直性运动不能（关），两种现象可交替出现

药品名称	药理作用与临床应用
卡比多巴（★）	外周脱羧酶抑制剂，降低外周 *L*–dopa 的脱羧作用，降低外周多巴胺生成，减轻 *L*–dopa 的不良反应。与左旋多巴按 1 : 10 的剂量合用：既提高疗效，又减少副作用，单用无效
金刚烷胺（★）	促使纹状体中残存的多巴胺能神经元释放多巴胺；抑制多巴胺再摄取；直接激动把多巴胺受体和较弱的抗胆碱作用。见效快，作用时间短，连用数天即可获最大疗效

二、抗老年痴呆药

药品名称	药理作用	临床应用	不良反应
多奈哌齐（★）	为第二代胆碱酯酶抑制药，对中枢神经系统胆碱酯酶选择性高。该药半衰期长，故可以每日服用一次	用于轻、中度阿尔茨海默病的治疗	常见的不良反应是腹泻、肌肉痉挛疲乏、恶心、呕吐、失眠和头晕。少数患者出现血肌酸激酶轻微增高

历年考点串讲

常考的细节有：

1. *L*–dopa 在进入体内后，99% 被脱羧酶脱羧，并有首关消除，仅 1% 的原形药物可到达脑内；用于治疗帕金森病。

2. 卡比多巴不易通过血－脑脊液屏障，可抑制多巴在外周转化为多巴胺。

3. 卡比多巴与左旋多巴合用，提高脑内多巴胺的浓度，减少左旋多巴的用量。

4. 氯丙嗪能阻断多巴胺受体，故除降低左旋多巴疗效外，还可引起药源性帕金森病。

5. 溴隐亭激动黑质－纹状体的多巴胺受体，用于帕金森病。

6. 维生素 B_6 是多巴脱羧酶辅基，能加速左旋多巴在肝中转化成多巴胺，降低其疗效。

第十五节 中枢兴奋药

一、主要兴奋大脑皮层的药物

药品名称	作用机制	药理作用	临床应用
咖啡因（★★）	咖啡因抑制磷酸二酯酶，升高细胞内cAMP，从而产生中枢兴奋作用	中枢作用：①小剂量——咖啡因对大脑皮质有选择性兴奋作用；②较大剂量时——直接兴奋脑延脑呼吸中枢和血管运动中枢，使呼吸加深加快，血压升高；③中毒剂量——则兴奋脊髓，引起惊厥	主要用于解除中枢抑制状态，如严重传染病或中枢抑制药中毒引起的昏睡、呼吸和循环抑制
		心肌和平滑肌作用：①直接增强心肌收缩力，加快心率，增加心排出量；②直接松弛外周血管平滑肌，扩张血管，降低外周阻力；③增加冠脉血流量；④舒张支气管平滑肌和胆道平滑肌，但作用较弱；⑤可收缩脑血管，临床用于缓解偏头痛	与麦角胺配伍制成麦角胺咖啡因片，治疗偏头痛
		其他：利尿作用；刺激胃酸和胃蛋白酶分泌的作用	与解热镇痛抗炎药配伍药制成复方制剂，治疗一般性头痛、感冒

二、促脑功能恢复药（★）

药品名称	药理作用	临床应用
吡拉西坦	是GABA的衍生物，具有激活、保护和修复脑细胞的作用	临床用于老年精神衰退综合征、阿尔茨海默症、脑动脉硬化症、脑血管意外等原因引起的思维与记忆功能减退
甲氯芬酯	促进脑细胞氧化还原代谢，增加对糖的利用，提高神经细胞的兴奋性，对中枢抑制状态的患者的中枢兴奋作用更明显	用于创伤性昏迷、阿尔兹海默症、中毒或动脉硬化引起的意识障碍，以及小儿遗尿症等
奥拉西坦	降低脑血管阻力，增加脑血流量；直接作用于大脑皮质，促进脑组织对葡萄糖、氨基酸和磷脂的利用，促进蛋白质合成；提高大脑中ATP/ADP比值。因此对大脑缺氧有保护作用，并促进大脑信息传递，改善记忆功能	老年精神衰退综合征、阿尔茨海默病、脑动脉硬化症、脑血管意外等原因引起的思维与记忆功能减退。儿童智力低下者。对巴比妥、氰化物、CO、乙醇中毒后的意识恢复有一定疗效

三、主要兴奋延髓呼吸中枢的药物（★★）

药品名称	药理作用	临床应用
尼可刹米	直接兴奋延髓呼吸中枢，提高呼吸中枢对CO_2的敏感性；也可通过刺激颈动脉体化学感受器，反射性兴奋呼吸中枢；使呼吸加深加快。作用温和，安全范围大	临床主要用于各种原因所致呼吸衰竭。对肺心病所致的呼吸衰竭和吗啡中毒引起的呼吸抑制疗效较好
洛贝林	通过刺激颈动脉体化学感受器反射性兴奋呼吸中枢。作用持续时间短（数分钟）、安全范围大，很少引起惊厥	临床用于新生儿窒息（首选）、小儿感染疾病引起的呼吸衰竭、CO中毒等

历年考点串讲

常考的细节有：

1.咖啡因与麦角胺配伍制成麦角胺咖啡因片，治疗偏头痛。

2.尼可刹米直接兴奋延髓呼吸中枢、提高呼吸中枢对 CO_2 的敏感性；也可通过刺激颈动脉体化学感受器，反射性兴奋呼吸中枢。

3.洛贝林临床用于新生儿窒息、小儿感染疾病引起的呼吸衰竭、CO 中毒等。

第十六节　镇痛药

一、阿片生物碱类镇痛药

（一）代表药物

吗啡 **（★★★）**	药动学	①吸收：口服易吸收，但首关效应显著，生物利用度低，故常注射给药 ②分布：1/3 与血浆蛋白结合，游离型吗啡迅速分布于全身组织，极少量通过血－脑脊液屏障进入中枢发挥作用 ③代谢：60% ~ 70% 在肝中与葡萄糖醛酸结合，10% 脱甲基生成去甲吗啡 ④排泄：代谢物及原型主要经肾排泄，少量经胆汁排泄和乳汁排泄
	作用机制	μ、κ、δ 等阿片受体属于 G- 蛋白偶联受体。吗啡激动阿片受体后，通过 G- 蛋白抑制腺苷酸环化酶，降低细胞内 cAMP 水平；或影响与 G- 蛋白偶联的离子通道的活性，如激活 K^+ 通道、抑制电压门控 Ca^{2+} 通道，使膜电位超极化
	药理作用	中枢神经系统： ①镇痛、镇静：吗啡镇痛作用强大，对各种疼痛均有效，其中对慢性持续性钝痛的效果优于急性间断性锐痛。消除因疼痛引起的焦虑、紧张等情绪反应，并可产生镇痛和欣快感，有利于提高患者对疼痛的耐受力和加强吗啡的镇痛效果 ②抑制呼吸：降低呼吸中枢对二氧化碳的敏感性，并抑制呼吸调节中枢 ③镇咳：抑制延髓咳嗽中枢，使咳嗽反射消失。镇咳作用强，但易成瘾，临床常用可待因代替 ④缩瞳：针尖样瞳孔常作为诊断吗啡过量中毒的重要依据之一 ⑤催吐：兴奋延髓催吐化学感受区（CTZ），引起恶心和呕吐 ⑥其他：促进抗利尿激素、催乳素和促生长激素释放；抑制黄体生成素释放。对陷于悲伤、痛苦等精神状态的患者可产生欣快感
		兴奋平滑肌： ①消化系统（平滑肌张力升高）：便秘，胃窦张力增加胃排空速度减慢；小肠、结肠张力增加推进性蠕动减慢或消失；中枢抑制，便意迟钝；兴奋胆道括约肌：胆道和胆囊内压增加，可诱发胆绞痛；抑制胆汁、胰液和肠液的分泌 ②其他：治疗量吗啡增强子宫平滑肌张力，延长产程，影响分娩；增强膀胱括约肌张力：导致尿潴留；对支气管哮喘患者，治疗量吗啡可诱发哮喘

吗啡 （★★★）	药理作用	血管系统： ①全身血管扩张：直立性低血压 ②脑血管扩张：颅内压增高，颅外伤和颅内占位性病变者禁用
	临床应用	①镇痛：严重创伤、烧伤、晚期癌痛；胆绞痛和肾绞痛：需合用 M 受体阻断药；心肌梗死时心前区剧痛：镇静（消除紧张情绪）。扩血管（降低心脏负担） ②心源性哮喘：抑制呼吸中枢，缓解短促的呼吸；扩张外周血管，降低外周阻力，减轻心脏负荷；镇静作用，消除患者紧张、恐惧不安的情绪 ③止泻：阿片酊或复方樟脑酊
	不良反应	①治疗量时恶心、呕吐、呼吸抑制、嗜睡、眩晕、便秘、排尿困难、胆绞痛、直立性低血压和免疫抑制等 ②急性中毒：表现：昏迷、针尖样瞳孔、呼吸抑制、血压下降、紫绀、少尿、体温下降，甚至呼吸麻痹，呼吸麻痹是致死的主要原因；抢救：人工呼吸，给氧。特效解救药：纳洛酮（阿片受体拮抗剂） ③成瘾性：一般连续用药不得超过 1 周。躯体依赖性，停药后出现戒断症状 ④耐药性：药物连续应用后，机体对药物反应强度递减
可待因(★)	作用特点	口服易吸收，肝脏代谢，10% 脱甲基生成吗啡；镇痛为吗啡的 1/5，镇咳为吗啡的 1/4
	临床应用	用于中枢性镇咳（无痰干咳）和中度疼痛镇痛

（二）依赖性产生的原理及其防治（★★）

原理	阿片药物耐受性和依赖性的产生机制尚不明确，最近研究表明，吗啡的依赖性与 μ 阿片受体直接有关。在缺失 μ 阿片受体的变异小鼠，吗啡不产生镇痛作用与依赖性
防治	逐渐停药，用量递减，或特殊的戒毒治疗

二、人工合成镇痛药

药品名称	药理作用	临床应用	不良反应
哌替啶 （★★）	作用性质与吗啡相似；但有显著的 M 受体阻断作用，导致口干和心悸；其代谢产物去甲哌替啶具有中枢兴奋作用，可产生幻觉甚至惊厥 中枢神经系统：①镇痛：镇痛效力约为吗啡的 1/10 ~ 1/7；镇静、欣快感较吗啡弱；②抑制呼吸：较弱；③无明显镇咳、缩瞳作用；④兴奋延脑催吐化学感受区：恶心呕吐 平滑肌：①胃肠道平滑肌作用短暂，不引起便秘，亦无止泻作用；②对妊娠末期子宫，不对抗催产素的作用，故不延缓产程，可用于分娩镇痛 心血管系统：同吗啡	①镇痛：常作为吗啡的代用品用于各种剧痛；适用于分娩镇痛，但临产前 2 ~ 4 小时内不宜使用 ②心源性哮喘：同吗啡 ③麻醉前给药：镇静，消除术前紧张，减少麻醉药用量 ④人工冬眠：与氯丙嗪、异丙嗪合用冬眠合剂	用量过大，可抑制呼吸，偶尔出现震颤、肌肉挛缩、反射亢进甚至惊厥等中枢兴奋症状。对出现中枢兴奋症状的中毒患者，除应用纳洛酮外，还应配合使用抗惊厥药药物

续表

药品名称	药理作用	临床应用	不良反应
丁丙诺啡（★）	注射后吸收好，可通过胎盘及血－脑屏障，在肝中代谢，由胆汁、粪便排泄。起效慢。为阿片受体部分激动剂，镇痛作用强于哌替啶	用于各种术后止痛、癌性痛、烧伤、肢体痛、心绞痛等	－
芬太尼（★）	镇痛作用是吗啡的 80 倍，15min 起效，维持 2h；对呼吸抑制作用轻，成瘾性较弱。与氟哌利多合用产生"神经松弛镇痛"效果	适用于某些小手术或医疗检查。也可用于各种剧痛	－

三、阿片受体拮抗药（★）

药品名称	作用特点	临床应用
纳洛酮	阿片受体完全拮抗剂，对队 μ、δ、κ 受体均具有竞争性拮抗作用。对正常机体无明显药理效应；对阿片类药物成瘾者，用药后立即出现戒断症状	临床上用于治疗阿片类及其他镇痛药的急性中毒。也试用于各种原因引起的休克、脑卒中、乙醇中毒、脑及脊髓创伤等

四、镇痛药应用的基本原则（★★）

《麻醉药品临床应用指导原则》药物治疗的基本原则	①选择适当的药物和剂量；②选择该药途径；③制订适当的给药时间；④调整药物剂量；⑤镇痛药物的不良反应及处理；⑥辅助用药
WHO 癌症疼痛三阶梯治疗基本原则	首选无创途径给药
	按阶梯给药：指镇痛药物的选择应依疼痛程度，由轻到重选择不同强度的镇痛药物 ①轻度疼痛：首选第一阶梯非甾体类抗炎药，以阿司匹林为代表 ②选弱阿片类药物：以可待因为代表，可合用非甾体类抗炎药 ③重度疼痛：选强阿片类药物，以吗啡为代表，同时合用非甾体类抗炎药
	按时用药
	个体化给药
	注意具体细节

历年考点串讲

常考的细节有：

1. 吗啡镇痛作用强大，对持续性的钝痛优于间断性的锐痛。

2. 吗啡治疗量可引起胆道平滑肌和括约肌收缩，胆道和胆囊内压升高，引起胆绞痛。

3. 吗啡短期应用于其他镇痛药无效的急性锐痛。

4. 吗啡对内脏绞痛应与解痉药阿托品合用。

5. 吗啡扩张血管，降低外周阻力，减轻心脏负荷。

6. 哌替啶可用于麻醉前给药及人工冬眠。

7. 吗啡可以降低呼吸中枢对二氧化碳的敏感性，并抑制呼吸调节中枢。

8. 纳洛酮为阿片受体竞争性拮抗药。

第十七节　解热镇痛抗炎药与抗痛风药

一、解热镇痛抗炎药

药品名称	药动学	药理作用及临床应用	不良反应
阿司匹林 （★★★）	①吸收：口服后易从胃和小肠上部吸收。吸收过程中和吸收后，可被胃肠黏膜、血浆、红细胞和肝脏的酯酶迅速水解，产生水杨酸，故阿司匹林的 $t_{1/2}$ 仅有 15min 左右 ②分布：水杨酸与血浆蛋白结合率为 80%～90% ③代谢：主要经肝药酶代谢 ④排泄：约 25% 以原形由肾脏排泄，其余与甘氨酸和葡萄糖醛酸结合后随尿液排出；碱化尿液，可加速排泄	①解热镇痛作用：较强，适用于：感冒发热、肌肉痛、关节痛、痛经、神经痛和癌症患者的轻、中度疼痛等 ②抗炎抗风湿作用：作用较强，但用量要比解热镇痛剂量大 1～2 倍，最好用至最大耐受量。急性风湿热患者服用后 24～48h 内退热，缓解关节红肿及剧痛，血沉减慢，因控制急性风湿热疗效确切，故用于该病的鉴别诊断。治疗类风湿关节炎，只是对症，可使关节炎症消退，疼痛减轻 ③抑制血栓形成：注意：小剂量（100mg/d）抑制血小板中的 COX-1，减少 TXA_2（血栓素 A_2）的生成。应用：心血管恶性事件的一级预防，可降低心梗、脑梗发生率	胃肠道反应： 原因：直接刺激胃黏膜；抑制 COX-1，抑制胃黏膜 PGs 合成 表现：上腹部不适、恶心、呕吐及畏食常见。可损伤胃黏膜，呈无痛性出血，甚至诱发或加重溃疡和出血 凝血障碍： 原因：一般剂量抑制血小板。长期或大剂量还可抑制凝血酶原合成 表现：易引起出血，如牙龈出血等 处理：维生素 K 可以预防。手术前 1 周停用 过敏反应：出现荨麻疹、血管神经性水肿甚至过敏性休克 阿司匹林哮喘：哮喘患者服用本品可诱发哮喘，称为"阿司匹林性哮喘" 水杨酸反应：①剂量过大（5g/d）导致；②中毒反应：头痛、眩晕、恶心、呕吐、耳鸣、听力减退等；③处理：停药，碱化尿液，加速排出 瑞夷综合征： 表现：病毒感染伴发热的儿童或青年应用阿司匹林后出现严重肝功能损害合并脑病，严重者可致死
对乙酰氨基酚 （★）	解热作用和镇痛作用与阿司匹林相似，几乎不具有抗炎抗风湿作用	①临床用于感冒发热、关节痛、头痛、神经痛和肌肉痛等 ②阿司匹林过敏、消化性溃疡病、阿司匹林诱发哮喘的患者，可选用对乙酰氨基酚代替阿司匹林 ③WHO 推荐儿童因病毒感染引起发热、头痛需使用 NSAIDs 时，应首选对乙酰氨基酚 ④本药不能单独用于抗炎或抗风湿治疗	
吲哚美辛（★）	其抗炎、镇痛作用强于阿司匹林，对急性风湿性及类风湿关节炎的治疗效果与保泰松相似	主要用于其他药物不能耐受或治疗不显著的急性风湿性及类风湿关节炎。对骨性关节炎、强直性脊柱炎、滑囊炎、腱鞘炎、关节囊炎有效；癌性发热及其他不易控制的发热有效	
双氯芬酸钠（★）	作用可能弱于阿司匹林，但其毒副作用大于阿司匹林	外用：治疗各种软组织风湿性疼痛，如肩痛、腱鞘炎、滑囊炎、肌痛及运动后损伤性疼痛等	
布洛芬（★）	解热、镇痛和抗炎作用强	主要用于风湿及类风湿关节炎，也可用于一般解热镇痛，疗效与阿司匹林相似。严重不良反应发生率明显低于阿司匹林、吲哚美辛等其他多数 NSAIDs	
美洛昔康、塞来昔布（★）	对 COX-2 有选择性，胃损伤轻	风湿性关节炎、骨性关节炎	

二、抗痛风药（★）

药品名称	临床应用
秋水仙碱	对急性痛风性关节炎有选择性消炎作用，用药后数小时关节红、肿、热、痛即行消退。对血中尿酸浓度及尿酸的排泄没有影响，对慢性痛风、一般性疼痛及其他类型关节炎无效。不良反应多而重，消化道反应常见；中毒时出现水样腹泻及血便、脱水、休克；对肾及骨髓也有一定损害作用
别嘌呤	唯一能抑制尿酸合成的药物；使尿酸生成减少，避免尿酸盐结晶的沉积，用于原发性或继发性痛风。不能用于痛风急性发作期
丙磺舒	竞争性抑制肾小管对尿酸的重吸收，增加尿酸排泄；用于治疗慢性痛风，不能用于痛风急性发作期

历年考点串讲

常考的细节有：

1. 阿司匹林抑制花生四烯酸代谢过程中的环氧酶，使前列腺素（PGs）合成减少，产生解热、镇痛、抗炎作用。

2. 阿司匹林过敏、消化性溃疡病、阿司匹林诱发哮喘的患者，可选用对乙酰氨基酚代替阿司匹林。

3. 阿司匹林小剂量抑制环加氧酶（COX、PG 合成酶），减少血栓素 A_2（TXA_2）合成，抑制血小板聚集，防止血栓形成。

4. 阿司匹林胃肠道反应最常见，应餐后服用，同服抗酸药或选用肠溶阿司匹林，溃疡病禁用。

5. 对乙酰氨基酚解热镇痛作用与阿司匹林相似，几乎不具有抗炎抗风湿作用。

6. 对乙酰氨基酚临床用于解热镇痛。无明显肠胃刺激。

7. 阿司匹林属于非甾体抗炎药。

8. 秋水仙碱对急性痛风性关节炎有选择性消炎作用。

第十八节　抗心律失常药

一、抗心律失常药的作用机制和分类（★★）

作用机制	分类及代表药物		
降低自律性	I 类：钠通道阻滞药	I A 类：适度阻滞钠通道，如：奎尼丁，普鲁卡因胺	
		I B 类：轻度阻滞钠通道，如：利多卡因，苯妥英钠	
		I C 类：明显阻滞钠通道，如：普罗帕酮，氟卡尼	
减少后除极	II 类——β 肾上腺素受体阻断药：普萘洛尔等		
改变传导性	III 类——延长动作电位时程药：胺碘酮		
延长有效不应期	IV 类——钙通道阻滞药：维拉帕米等		

二、常用抗心律失常药

（一）Ⅰ类药——钠通道阻滞药（★）

药品名称	作用特点	临床应用	不良反应
奎尼丁	Ⅰ A 类：适度阻滞 Na^+ 内流，发挥抗心律失常作用；抑制心肌细胞膜 Ca^{2+} 通道，负性肌力作用；阻断 M 受体和阻断血管 α 受体作用。降低自律，减慢传导性，消除返折，降低收缩力，延长不应期	临床主要用于房颤、房扑及室上性心动过速的治疗	－
普鲁卡因胺	与奎尼丁相似但较弱，与奎尼丁的不同点：①抗胆碱作用较弱；②不阻断 α 受体；③抑制心肌收缩作用较弱	主要用于室性心律失常，包括室性期前收缩、室性心动过速。静脉注射可用于抢救危急病例	－
普罗帕酮	明显抑制 Na^+ 内流：①减慢心房、心室和浦肯野纤维传导；②降低浦肯野纤维自律性；③延长 ERP。大剂量：β 受体阻断作用、钙通道阻滞作用（抑制心脏）	广谱药，可用于室上性及室性心律失常	－
利多卡因（★★）	首过消除明显，故静脉给药。约70%与血浆蛋白结合，体内分布广泛，几乎全部在肝中代谢，$t_{1/2}$ 为2小时	选择性作用于浦肯野纤维：只对室性心律失常有效，对心房无影响 缩短 APD，相对延长 ERP 改变病变区传导速度，消除返折，利多卡因对除极化组织（如缺血区、强心苷中毒）作用强	利多卡因首选用于室性心律失常。对各种原因引起的室性期前收缩、阵发性室性心动过速及心室颤动等均有效。急性心肌梗死引起的室性心律失常为首选药	毒性较小，剂量过大可导致中枢神经系统症状和心脏毒性，眼震颤是利多卡因中毒的早期信号

（一）Ⅱ类药——β 肾上腺素受体阻断药

药品名称	药动学	药理作用	临床应用	不良反应
普萘洛尔（★★）	口服吸收完全，首关效应强，生物利用度为30%，本品主要肝脏代谢	降低自律性：降低窦房结、心房传导纤维及浦氏纤维的自律性，在运动及情绪波动时作用明显 减慢传导速度：阻断 β 受体的浓度不影响传导速度，较高浓度时能明显减慢房室结及浦氏纤维的传导速度 不应期：治疗浓度缩短浦氏纤维 APD 和 ERP，高浓度则延长之。对房室结 ERP 有明显延长作用	主要用于：室上性心律失常。交感神经兴奋性增高、甲状腺功能亢进及嗜铬细胞瘤等引起的窦性心动过速——首选	可致窦性心动过缓、房室传导阻滞，可能诱发心力衰竭、哮喘、低血压等

（三）Ⅲ类药——延长 APD 的药物

药品名称	药理作用	临床应用	不良反应
胺碘酮（★★）	阻断多种离子通道（钾、钠、钙通道），阻断多种受体（α、β 受体），降低自律性、减慢传导、显著延长 ERP	广谱抗心律失常药，可用于各种室上性和室性心律失常。常用于顽固性心律失常；静脉注射用于控制室性心动过速和心室颤动	含碘：甲状腺功能紊乱、角膜碘微粒沉淀
	自律性：降低窦房结和浦肯野纤维的自律性		为致死性肺毒性：间质性肺炎、肺纤维化等
	传导速度：能减慢浦肯野纤维和房室结的传导速度，也与阻滞钠、钙通道有关		心脏毒性（心脏抑制）：窦性心动过缓极为常见，也可出现房室传导阻滞、Q-T 间期延长
	不应期：长期给药可使心房肌、心室肌和浦肯野纤维的 APD/ERP 都显著延长		

（四）Ⅳ类药——钙通道阻滞剂

药品名称	药动学	药理作用	临床作用	不良反应
维拉帕米（★★）	口服吸收迅速而完全。由于首过效应，生物利用度仅 10%～30%。在肝脏代谢，其代谢物去甲维拉帕米仍有活性	降低窦房结自律性 减慢房室结传导性 延长 ERP	治疗室上性和房室结折返引起的心律失常效果好，阵发性室上性心动过速的首选药	口服给药安全。因血管扩张，可引起面红、头晕、头痛，长期服用可引起便秘、踝部水肿。静脉注射，可引起心血管反应：血压下降、心动过缓、甚至暂时窦性停搏

历年考点串讲

常考的细节有：

1. ⅠA 类，适度阻滞钠通道，代表药奎尼丁等。

2. ⅠB 类，轻度阻滞钠通道，代表药利多卡因等。

3. ⅠC 类，明显阻滞钠通道，代表药有普罗帕酮等。

4. 延长动作电位时程药，代表药有胺碘酮等。

5. 胺碘酮广谱抗心律失常药，可用于各种室上性和室性心律失常。

6. 利多卡因主要用于治疗室性心律失常，特别是对急性心梗引起的室性心律失常为首选药。

7. 普萘洛尔对于交感神经兴奋性过高、甲状腺功能亢进及嗜铬细胞瘤等引起的窦性心动过速效果良好。

8. 维拉帕米治疗效果好是阵发性室上性心动过速。

9. 奎尼丁用于心房颤动、心房扑动、室上性和室性心动过速的治疗。

第十九节 抗慢性心功能不全药

强心苷类 （★★★）	药动学	①吸收：地高辛，生物利用度 60% ~ 80%，个体差异大 ②分布：与血浆蛋白结合比例不同 ③代谢：地高辛，代谢转化较少 ④排泄：地高辛，60%~90% 以原形经肾脏排出
	药理作用	①增强心肌收缩力（正性肌力作用） ②减慢心率（负性频率作用） ③抑制房室传导（负性传导作用） ④对心电图的影响：S–T 段降低呈鱼钩状 ⑤其他作用：使心衰患者外周血管扩张
	临床应用	①治疗慢性心功能不全：对瓣膜病、高血压、先天性心脏病所致 CHF，疗效好 ②治疗心律失常：能减慢房室传导，可用于：心房纤颤（首选）、心房扑动、阵发性室上性心动过速
	不良反应	毒性反应的表现： ①胃肠道反应：最常见 ②中枢神经系统反应：黄视、绿视及视力减退，视觉障碍属中毒先兆，是停药指征之一 ③心脏反应：最严重。快速型心律失常、房室传导阻滞、窦性心动过缓
		毒性反应的预防： ①警惕中毒的先兆症状 ②避免中毒的诱发因素。如：低血钾、高血钙、低血镁、心肌缺氧等
		毒性反应的治疗： ①补钾 ②快速型心律失常的治疗：对室性早搏、室速可选用苯妥英钠、利多卡因。 ③缓慢型心律失常的治疗：用阿托品解救 ④地高辛抗体：可用地高辛抗体的 Fab 片段做静脉注射治疗
	给药方法	①传统给药法：此给药方法分为两步。第一步，在短期内给予足量以达全效量，即"洋地黄化"；第二步，逐日给予小剂量以补充每日消除量，以维持疗效称之为维持量 ②每日维持量法：对病情轻缓者，采用每日给予维持量，经 4~5 个 $t_{1/2}$ 使血药浓度达到稳态而发挥疗效
非强心苷正性肌力药 （★）	磷酸二酯酶抑制药（氨力农）	是磷酸二酯酶Ⅲ（PDE-Ⅲ）抑制药，增加细胞内 cAMP 的含量，能增加心输出量，减轻心脏负荷，降低心肌氧耗量，缓解 CHF 症状
	β 受体激动药（多巴酚丁胺）	只要激动 $β_1$ 受体，增加心肌收缩力，增加心排出量；增加中、轻度 CHF 患者休息时的心输出量及血压，能缓解症状。对 $β_2$ 受体及 $α_1$ 受体作用弱
减负荷药（★）	有利尿药、扩血管药、血管紧张素转化酶抑制药等	
肾素－血管紧张素－醛固酮系统抑制药	①血管紧张素转化酶抑制药（ACEI） ②血管紧张素Ⅱ受体阻断药：常用的有氯沙坦等	
β 受体阻断药	卡维地洛治疗效果较为显著，其他常用的药物有美托洛尔等	

历年考点串讲

常考的细节有：

1. 地高辛加强心肌收缩力（正性肌力作用），提高心肌收缩力时张力和心肌缩短速率。

2. 强心苷具有增强迷走神经活性，降低交感神经活性的作用，具有负性频率作用（减慢窦性频率）。

3. 强心苷与 Na^+，K^+–ATP 酶结合，抑制酶的活性，使 Na^+、K^+ 离子转运受阻，导致细胞内 Na^+ 逐渐增加，K^+ 逐渐减少，则 Na^+–Ca^{2+} 交换增加，使细胞内 Ca^{2+} 增加，从而增强心肌收缩力。

4. 强心苷对甲状腺功能亢进、贫血等所致慢性心功能不全为相对适应证。

5. 强心苷中毒引起缓慢型心律失常可用阿托品静脉注射治疗。

第二十节　抗心绞痛药及调血脂药

一、抗心绞痛药

（一）硝酸酯类

药品名称	作用机制	药理作用	临床应用	不良反应
硝酸甘油（★★★）	作用靶点：血管平滑肌细胞 作用机制：释放的 NO，舒张血管	①扩张外周血管，降低心脏负担，减少耗氧量 ②扩冠脉，改变心脏血液分布，增加缺血区血液供应 ③增加心内膜血流量（降低心室舒张末期压力）④保护缺血心肌细胞	①心绞痛：稳定型心绞痛 ②急性心肌梗死 ③心功能不全	血管扩张导致：①面颈部皮肤发红、头痛、升高眼内压；②反射性心率↑，心肌耗氧量↑加重病情 高铁血红蛋白血症：头痛、头晕、口唇发绀、休克、昏迷 久用机体产生耐受性

（二）肾上腺素 β 受体阻断剂

药品名称	作用机制及药理作用	临床应用	不良反应
普萘洛尔（★★★）	①降低心肌耗氧量 ②改善缺血区血供 ③改善心肌代谢 ④增加组织供血	稳定型心绞痛 不稳定型心绞痛：特别适用于伴有心率快和高血压的心绞痛患者	①久用骤停引起心绞痛加剧或心梗 ②诱发和加重哮喘 ③禁用于血脂异常者

（三）钙通道阻滞药

药品名称	药理作用与机制	临床应用
硝苯地平（★★★）	降低心肌耗氧量 增加缺血区血供 保护缺血心肌 抑制血小板聚集	①首选用于变异型心绞痛。也可用于稳定型及不稳定型心绞痛 ②急性心肌梗死，高血压，心律失常

（四）抗血小板和抗血栓形成药（★）

药品名称	作用机制及临床应用
阿司匹林	不可逆性抑制血小板内环氧酶1（COX-1）的活性，从而阻断血栓素 A_2（TXA_2）的生成而达到抗血小板聚集的作用。本品小剂量主要用于预防血栓性疾病，还可用于治疗急性心肌梗死和不稳定型心绞痛患者，能降低死亡率和梗死率
噻氯匹定	用于防治因血小板高聚集状态引起的心、脑及其他动脉的循环障碍性疾患
氯吡格雷	可用于不稳定型心绞痛及非 ST 段抬高的心肌梗死患者。副作用比噻氯吡啶少，耐受性好
低分子量肝素	主要抑制凝血因子 X a，抗栓作用增强而抗凝作用减弱，半衰期较长，出血性不良反应亦减少。用于急性心肌梗死、不稳定型心绞痛的治疗

二、调血脂药

（一）主要降低总胆固醇和低密度脂蛋白的药物

药品名称	药理作用及机制	临床应用	不良反应
他汀类（羟甲基戊二酰辅酶还原酶抑制剂）（★★）	这类药物降低胆固醇作用，同时也降低三酰甘油 调节血脂作用：治疗剂量下，降低低密度脂蛋白（LDL-C）作用最强，总胆固醇（TC）次之，降 TG 作用很弱，而高密度脂蛋白胆固醇（HDL-C）略有升高 抗动脉粥样硬化作用 抗骨质疏松作用	①调血脂 ②肾病综合征 ③血管成形术后再狭窄 ④预防心脑血管急性事件 ⑤缓解器官移植后的排斥反应和治疗骨质疏松症	不良反应轻，严重不良反应发生率。大剂量应用时偶见胃肠道反应、皮肤潮红、头痛、肌痛等暂时性反应
考来烯胺（胆汁酸结合树脂）（★★）	被结合的胆汁酸失去活性，减少食物中脂类（包括 Ch）的吸收 阻滞胆汁酸在肠道的重吸收 由于大量胆汁酸丢失，肝内 Ch 经 $7-\alpha$ 羟化酶的作用转化为胆汁酸 由于肝细胞中 Ch 减少，导致肝细胞表面 LDL 受体增加和活性增强 大量含 Ch 的 LDL 经受体进入肝细胞，使血浆 TC 和 LDL 水平降低	①适用于 II a 及 II b 型高脂蛋白血症、家族性杂合子高脂蛋白血症，多在用药后 4～7 日见效，两周内呈最大效应 ②对 II b 型高脂蛋白血症者，应与降 TG 和 VLDL 的药物配合应用	常致恶心、腹胀、便秘等。长期应用可引起脂溶性维生素缺乏，也可引起高氯酸血症

（二）主要降低 TG 及 VLDL 的药物

药品名称	作用特点	临床应用
吉非贝齐（★★）	调血脂作用：①主要降低血浆：TG、VLDL；②对 TC 和 LDL 也有一定降低作用；③升高 HDL 非调血脂作用：①抗凝血、加强纤溶、降低血液黏度；②抗血栓和抗炎性作用，共同发挥抗动脉粥样硬化效应	主要用于高 TG 血症，对 III 型高血脂症和混合型高血脂症有较好的疗效，也可用于 2 型糖尿病的高脂血症
烟酸（★★）	降低 TG、VLDL；降低 LDL-C；升高 HDL-C 抑制血小板和扩张血管	为广谱调血脂药，对多种高脂血症均有效

（三）多烯脂肪酸类

药品名称	药理作用	临床应用
n-3型多烯脂肪酸（★）	调血脂作用：EPA 和 DHA 有明显的调血脂作用，降低 TG 及 VLDL-TG 的作用较强	EPA 和 DHA 抗 AS 而防治心脑血管，适用于高 TG 型高脂血症
	非调血脂作用：由于 EPA 和 DHA 较广泛地分布于细胞膜磷脂，可取代花生四烯酸（AA），作为三系前列腺素和五系白三烯的前体，产生相应的活性物质	

（四）保护动脉内皮药（★）

保护动脉内皮药分为低分子量肝素及天然类肝素。

历年考点串讲

常考的细节有：

1. 硝酸甘油降低心脏前后负荷，降低心肌耗氧量。

2. 硝酸酯类生成 NO，扩张血管。

3. 普萘洛尔治疗稳定型及不稳定型心绞痛，对伴有高血压或心律失常者更为适应。

4. 普萘洛尔可取消硝酸甘油所引起的反射性心率加快，硝酸甘油可缩小普萘洛尔所扩大的心室容积。

5. 硝苯地平首选用于：变异型心绞痛。

6. 他汀类抑制 HMG-CoA 还原酶，抑制胆固醇合成速度，降 LDL-C 作用最强，TC 次之，降三酰甘油（TG）作用很小。

第二十一节　抗高血压药

一、血管紧张素转化酶抑制剂

药品名称	作用特点	药理作用	临床应用	不良作用
卡托普利、依那普利、赖诺普利（★★★）	降压时不伴有反射性心率加快	①抑制循环中的 RAAS ②抑制局部组织中的 RAAS	① ACEI 适用于各型高血压，单用可控制轻度高血压 ②对中、重度高血压合用利尿药可加强降压效果，降低不良反应	①首剂低血压：见于开始剂量过大时 ②刺激性干咳 ③高血钾、低血糖、血管神经性水肿 ④久用可致血锌降低而引起皮疹、味觉及嗅觉缺损、脱发等
	可预防和逆转心肌与血管构型重建			
	增加肾血流量，保护肾脏			
	能改善胰岛素抵抗，不引起电解质紊乱和脂质代谢改变			

二、血管紧张素 II 受体阻断药

药品名称	药理作用及特点	临床应用
氯沙坦、缬沙坦（★★★）	血管紧张素 II 受体阻断剂（选择性 AT₁ 受体阻断药）	可用于各型高血压（若用药 3～6 周血压下降不理想，可加利尿药）
	还能促进尿酸排泄，明显降低血浆尿酸水平	

三、肾上腺素受体阻断药

类型	代表药物	药理作用	临床应用	不良反应
α 受体阻断药	哌唑嗪、特拉唑嗪（★★★）	①阻断 α_1 受体收缩血管、升高血压。舒张静脉及小动脉，降压效应中等偏强 ②对血脂和血糖代谢有利	①适用于各型高血压 ②单用治疗轻、中度高血压 ③重度高血压合用 β 受体阻断剂及利尿药可增强降压效果	一般：有眩晕、疲乏、虚弱等，特有："首剂现象"：首次给药可致严重的直立性低血压、晕厥、心悸等。饥饿、低盐时较易发生。将首次用量减为 0.5mg，并在临睡前服用，可避免发生
β 受体阻断药	普萘洛尔、阿替洛尔、美他洛尔（★★★）	①减少心排出量 ②抑制肾素分泌 ③中枢降压作用 ④改变压力感受器的敏感性，促进前列环素（PGI）的合成	①各型高血压 ②合并心动过速、心绞痛者	①可出现眩晕、神志模糊（尤见于老年人）、精神抑郁、反应迟钝等中枢神经系统不良反应 ②头昏（低血压所致） ③心率过慢（＜50次／分钟） ④较少见的有：支气管痉挛及呼吸困难、充血性心力衰竭
α、β 受体阻断药	拉贝洛尔（★★★）	①降压作用温和，适用于治疗各种程度的高血压及高血压急症 ②妊娠期高血压、嗜铬细胞瘤、麻醉或手术时高血压 ③静脉注射或静脉滴注可治疗高血压危象		大剂量可致直立性低血压，少数患者用药后可引起疲劳、眩晕、上腹部不适等不良反应

四、钙通道阻滞药

药品名称	药理作用	临床应用	不良反应
硝苯地平（★★★）	硝苯地平的作用与维拉帕米不同，它对窦房结、房室结及心收缩性的抑制作用较弱，对血管的舒张作用明显。给药量略大反能加速房室传导，是交感神经活性反射性增高之故	硝苯地平舒张冠脉特别是已痉挛收缩的狭窄冠脉，故能增加缺血区流量，可治心绞痛。也能舒张外周小动脉，降低血压，可治高血压	一般较轻，主要是低血压。长期用药约有 5% 患者出现头痛。少数患者偶见心肌缺血症状加重，可能是严重冠脉阻塞、心率加快、血压过低所致
氨氯地平（★★★）	①起效慢：可减轻由扩血管所致的反射性心率加快、头痛、面红等症状 ②口服吸收良好，作用持久，每天用药 1 次	能在 24 小时内平稳降压，可减少因血压波动所致器官损伤	与硝苯地平相似

续表

药品名称	药理作用	临床应用	不良反应
非洛地平（★★★）	①选择性钙通道阻滞药，选择性扩张小动脉，对静脉无作用 ②不引起体位性低血压 ③对心肌亦无明显抑制作用	用于轻、中度原发性高血压的治疗	①其他血管扩张剂一样，非洛地平缓释片可能在某些患者中引起面部潮红、心悸、头昏和疲乏。大多数反应是与剂量相关的往往出现在开始用药或增加剂量时 ②与其他二氢吡啶类钙通道阻滞剂一样，此药可能引起剂量相关的踝部水肿

五、利尿降压药

药品名称	作用机制	临床应用	不良反应
氢氯噻嗪（★★★）	由于排钠使血管壁细胞内 Na^+ 的含量减少，经 Na^+–Ca^{2+} 交换机制，使细胞内 Ca^{2+} 减少，因而血管平滑肌舒张 细胞内 Ca^{2+} 的减少使血管平滑肌对收缩血管物质如去甲肾上腺素等的反应性降低 诱导血管壁产生扩血管物质，如缓激肽、前列腺素	①基础降压药：轻度高血压可单独使用 ②中、重度高血压常作为基础降压药与其他药物合用 ③目前主张小剂量用药，能最大程度地减少不良反应	①低血钾、低血钠及低血镁 ②高尿酸、高脂血症、高血糖、高肾素
吲达帕胺（★★★）	利尿作用＋钙通道阻滞作用（扩血管） 强效（是氢氯噻嗪的 10 倍） 长效（一次口服给药，降压作用维持 24h）	单独用于轻、中度高血压疗效显著，也可与其他降压药合用以增强疗效	①消化系统：较少见腹泻、食欲减退、反胃等，偶见口干、恶心、便秘等 ②心血管系统：较少见体位性低血压、心悸，心律失常等 ③神经系统：较少见头痛、失眠，偶见眩晕、感觉异常等

六、作用于中枢的抗高血压药（★）

药品名称	作用机制	药理作用	临床应用	不良反应
可乐定	降压作用：激动延髓腹外侧区的 I_1–咪唑啉受体和延脑孤束核 α_2 受体	降压作用：中等偏强	不作为治疗高血压的首选药	常见的有口干、便秘和嗜睡。不宜用于高空作业或驾驶机动车辆的人员
		抑制胃肠的分泌和运动	中、重度高血压或其他药无效时。较适用于：伴有溃疡病及血浆肾素活性偏高的高血压患者	
		激动阿片受体	用于缓解阿片类药物的戒断症状	

七、影响肾上腺素能递质的药物（★）

药品名称	作用机制	临床应用	不良反应
利血平	使递质耗竭，造成交感神经活性下降而发挥降压作用	不单用，多在复方制剂中使用；用于轻、中度高血压，对伴有心率加快及精神紧张者较为适用	中枢抑制（嗜睡、淡漠、精神抑郁）副交感相对功能亢进症状

八、血管扩张药

药品名称	作用特点	临床应用
硝普钠（★★）	使血管平滑肌内产生一氧化氮	高血压危象
	强大的舒张血管平滑肌作用	手术麻醉时的控制性降压（可使正常人血压下降）
	可松弛小动脉和静脉平滑肌	高血压合并心衰、难治性心衰的治疗

九、新型抗高血压药物（★）

钾通道开放药	米诺地尔、吡那地尔、尼克地尔等
其他	前列环素合成促进药，如沙克太宁
	肾素抑制剂，如依那克林、雷米克林
	5-HT 受体阻断药，如酮色林
	内皮素受体阻断药，如波生坦

十、抗高血压药的合理应用（★★）

根据高血压程度选用药物	有效治疗（BP < 140/90mmHg）
根据并发症选用药物	高血压合并窦性心动过速——年龄在 50 岁以下者，宜用 β 受体阻断药
	高血压合并消化性溃疡者——宜用可乐定，禁用利血平
	高血压伴有精神抑郁者——不宜用利血平或甲基多巴
	高血压合并心力衰竭、心脏扩大者——宜选用氢氯噻嗪、硝苯地平、ACEI 等，不宜用 β 受体阻断药
	高血压合并肾功能不良者——宜用卡托普利和硝苯地平
	高血压合并支气管哮喘、慢性阻塞性肺疾病患者——不宜用 β 受体阻断药
	高血压合并有糖尿病或痛风者——不宜用噻嗪类利尿药
联合用药	一线降压药中，任何两类药物的联用都是可行的
	同类药物不联合
个体化治疗	患者不同，剂量不同
	不同病程阶段，所需剂量不同

续表

保护靶器官	降压兼顾降糖、降脂、降尿酸
	防止心肌肥厚、肾小球硬化和小动脉重构
	能较好地保护靶器官的药物有：ACEI、AT_1受体阻断药、长效钙通道阻滞药
平稳降压	血压水平相同的高血压患者中，血压波动性高者，靶器官损伤严重
	24小时有效的长效制剂可减小波动

历年考点串讲

常考的细节有：

1. 氢氯噻嗪用药初期、通过排钠利尿，减少血容量。

2. 长期用氢氯噻嗪降低动脉壁细胞内 Na^+，使 Na^+-Ca^{2+} 交换减弱，细胞内低 Ca^{2+}，导致血管平滑肌对血管活性物质的反应性降低，血管张力减弱，血压降低。

3. 氢氯噻嗪单独治疗轻度、早期高血压。

4. 卡托普利抑制血管紧张素转化酶，即使 Ang Ⅱ 生成减少，又使缓激肽分解减慢，导致血管扩张，血容量下降。

5. 硝苯地平抑制细胞外 Ca^{2+} 离子内流，舒张血管平滑肌，降低血压。

6. 氯沙坦能选择性地与 AT_1 受体结合，阻断 Ang Ⅱ 的作用，产生降压作用。

7. 硝苯地平舒张冠脉特别是已痉挛收缩的狭窄冠脉，故能增加缺血区流量，可治心绞痛。

8. 部分病人首次用哌唑嗪后出现直立性低血压、心悸、晕厥等，称为"首剂效应"。

9. 硝普钠的直接松弛小动脉和静脉平滑肌，适用于高血压危象的治疗。

10. 利血平降压机制主要是与中枢和外周肾上腺素能神经递质耗竭有关。

第二十二节　利尿药和脱水药

一、利尿药

（一）高效能利尿药

药品名称	作用机制	药理作用	临床应用	不良反应
呋塞米（★★★）	"$K^+-Na^+-2Cl^-$"共同转运载体蛋白	①利尿作用：本药主要作用于髓袢升支粗段，产生强大而迅速的利尿作用 ②直接扩张血管：降低肾血管阻力，增加肾血流量，肾衰竭时尤其明显	①消除各种严重水肿 ②急性肺水肿和脑水肿 ③急性肾功能衰竭早期：增加肾血流量 ④配合输液加速毒物排泄	水电解质紊乱：低血钾、低血钠、低血镁、低血容量、低氯性碱中毒 耳毒性：①耳鸣或暂时性耳聋；②避免合用氨基糖苷类 高尿酸血症 其他：胃肠道反应
布美他尼（★）	是目前最强的利尿药。其特点为起效快、作用强、毒性低、用量小。主要作为呋塞米的代用品			

（二）中效利尿药

药品名称	作用机制	药理作用	临床应用	不良反应
氢氯噻嗪（★★★）	抑制"Na^+-Cl^-"共同转运载体	①利尿作用：中等强度和持久的利尿作用。其作用机制是作用于远曲小管远端，干扰 Na^+-Cl^- 同向转运系统，抑制 NaCl 的重吸收。由于转用至远曲小管的 Na^+ 增加，促进了 K^+-Na^+ 交换。此外，尚有轻度抑制碳酸酐酶的作用，促进 K^+-Na^+ 交换而致低血钾。噻嗪类还可减少尿酸排出，引起高尿酸；促进钙的重吸收，产生高钙血症；促进 Mg^{2+} 排出，引起低镁血症 ②抗利尿作用：减轻尿崩症患者的尿量及口渴症状 ③降压作用	①各种原因的水肿：轻、中度心性水肿的首选；轻型肾性水肿效果较好，但肾功能不全者慎用（肾血流量减少）；肝性水肿与螺内酯合用效果较好 ②高血压 ③轻度尿崩症	①电解质紊乱：低血钾、低血钠、低血氯、高血钙 ②三升：升糖、升脂、升尿酸。痛风，糖尿病、高脂血症患者慎用 ③其他：偶致过敏性皮疹、皮炎（包括光敏性皮炎）；粒细胞及血小板减少等；严重的可见溶血性贫血、坏死性胰腺炎等
吲达帕胺（★）	口服吸收快而完全。①调节血管平滑肌细胞的钙内流；②刺激前列腺素 PGE_2 和前列腺素 PGI_2 的合成；③减低血管对血管升压素的超敏感性，从而抑制血管收缩	利尿作用较氢氯噻嗪强，但丢 K^+ 作用弱，其远小于利尿剂量时就出现明显的降压作用，故不能用利尿作用来解释降压作用	主要用于治疗高血压	相对安全、不良反应较少；对磺胺过敏者、严重肝肾功能不全者禁用

（三）弱效能利尿药

药品名称	作用机制	临床应用	不良反应
螺内酯（★★★）	竞争抑制醛固酮受体，抑制"K^+-Na^+"交换	主要用于伴有醛固酮升高的顽固性水肿，如：充血性心衰、肝硬化腹水和肾病综合征性水肿	①久用易致高血钾：肾功能不良时更易发生，严重肾功能不全和高血钾患者禁用 ②性激素样作用：女性面部多毛、男性乳房发育
		与噻嗪类利尿药合用可达到增加尿量和保钾效果	
		对切除肾上腺的动物无利尿作用	

药品名称	作用特点	临床应用
氨苯蝶啶（★）	利尿作用较弱、较快、较久。作用于远曲小管和集合管，阻滞 Na^+ 通道而减少 Na^+ 的重吸收，抑制 K^+-Na^+ 交换，使 Na^+ 和水排除增加，同时伴有血钾升高	单用疗效差，常与噻嗪类利尿药合用
阿米洛利（★）	阿米洛利在高浓度是，阻滞 Na^+-H^+ 和 Na^+-Ca^{2+} 反向转运，可能抑制 H^+ 和 Ca^{2+} 的排泄	利尿

二、脱水药

药品名称	作用特点	药理作用	临床应用	不良反应
甘露醇（★★）	利用高渗透压带走水	脱水作用：静脉注射后，使组织间液向血浆转移而产生组织脱水作用 增加肾血流量：组织脱水作用使血容量增加，肾小球滤过率增加：治疗肾衰 利尿作用：增加肾小管腔渗透压，减少水重吸收而产生渗透性利尿作用：防止肾小管萎缩坏死	①预防急性肾衰竭 ②脑水肿及青光眼：治疗脑水肿首选药物；青光眼急性发作及手术前降眼压	少见。由于可增加循环血量而加重心脏负荷，心功能不全者禁用。活动性颅内出血者禁用

历年考点串讲

常考的细节有：

1. 呋塞米抑制髓襻升支粗段部位的 $Na^+-K^+-2Cl^-$ 同向转运系统，减少氯化钠的重吸收，降低了肾的稀释功能，同时使脊髓质间隙渗透压降低，降低了肾的浓缩功能，从而产生迅速而强大的利尿作用。

2. 呋塞米主要用于其他利尿药无效的顽固性水肿和严重水肿。

3. 呋塞米引起水与电解质紊乱，低血容量、低血钾、低血钠、低血镁、低氯性碱血症及低血压等。

4. 氢氯噻嗪作用于远曲小管近端部位，干扰 Na^+-Cl^- 同向转运系统，减少氯化钠和水的重吸收而利尿。

5. 长期应用噻嗪类可引起低血钾、高血糖、高脂血症、高尿酸血症、肾功能减退病人的血尿素氮升高等。

6. 螺内酯竞争性的与胞质中的醛固酮受体结合，拮抗醛固酮的排钾保钠作用。

7. 甘露醇作用特点利用高渗透压带走水，是作用降低颅内压的首选药，临床主要用20%的高渗溶液静脉注射或静脉点滴。由于可增加循环血量而加重心脏负荷，心功能不全者禁用。活动性颅内出血者禁用。

第二十三节 血液及造血系统药

一、抗贫血药（★★）

药品名称	作用机制	临床应用
铁制剂	口服制剂 Fe^{2+} 形式易被吸收，还原性物质促进铁的吸收；胃酸（HCl）、VitC：促进 Fe^{3+} 转化为 Fe^{2+}，促进吸收。鞣酸、磷酸盐、抗酸药：可使铁盐沉淀，妨碍吸收；铁盐能与四环素形成络合物，互相影响吸收	主要用于因月经过多、消化道溃疡、痔疮等慢性失血性贫血，以及营养不良、妊娠、儿童生长期等引起的缺铁性贫血
叶酸	作为甲基供给体，传递一碳单位，参与嘌呤和嘧啶的形成	各种原因引起的，巨幼细胞贫血；对维生素 B_{12} 缺乏所致恶性贫血大剂量叶酸可纠正血象、但不能改善神经症状 小剂量叶酸（＜0.8mg/d）：预防胎儿神经管畸形 对维生素 B_{12} 缺乏所致的恶性贫血，大剂量叶酸可纠正血象、但不能改善神经症状

药品名称	作用机制	临床应用
维生素 B$_{12}$	维生素 B$_{12}$ 是细胞分裂和维持神经组织髓鞘完整所必需的辅酶	主要用于：巨幼细胞贫血、恶性贫血（终身肌注射、口服无效）
		神经炎、神经萎缩、神经痛、白细胞减少症、再生障碍性贫血、小儿生长发育不良、牛皮癣、日光性皮炎等的辅助治疗

二、促凝血药和抗凝血药

（一）促凝血药

药品名称	作用特点	临床应用
维生素 K（★★★）	促进肝脏合成凝血因子（Ⅱ、Ⅶ、Ⅸ、Ⅹ）	治疗维生素 K 缺乏引起的出血
		口服抗凝血药过量引起的出血
		治疗胆道蛔虫所致的胆绞痛
氨甲苯酸（★★）	抗纤维蛋白溶解	用于纤维蛋白溶解过程亢进所致的出血
氨甲环酸（★★）	为合成的氨基酸类抗纤溶药。低剂量氨甲环酸（AMCA）能抑制纤溶酶原的活化作用。高剂量还能直接抑制纤溶酶的蛋白溶解酶活性，也能抑制胰蛋白酶、糜蛋白酶的活性	本品与纤溶酶原或纤溶酶的赖氨酸结合区有高度亲和力，故能竞争性抑制纤维蛋白的赖氨酸与纤溶酶结合，从而抑制纤维蛋白凝块的裂解，产生止血作用

（二）抗凝血药

药品名称	作用特点	临床应用
低分子量肝素（★★）	对 Ⅹ a 的抑制作用强，对 Ⅱ a 的抑制作用弱。作用更强、出血并发症更少、不需监测凝血时间	抗凝
肝素（★★★）	增强：抗凝血酶Ⅲ（AT Ⅲ）的活性；口服无效，常静脉给药体内、体外均有抗凝作用，抗凝作用：强大、迅速、短暂	防治血栓栓塞性疾病，如：心肌梗死、肺栓塞、外周静脉血栓和心血管手术时栓塞等
		弥漫性血管内凝血症（DIC）的高凝期
		体外抗凝。如：用于输血、体外循环和血液透析时的抗凝
华法林（★★★）	竞争性对抗维生素 K 的作用，抑制肝细胞中凝血因子的合成，还具有降低凝血酶诱导的血小板聚集反应的作用，因而具有抗凝和抗血小板聚集功能	能防止血栓的形成及发展，治疗血栓栓塞性疾病
		治疗手术后或创伤后的静脉血栓形成，心肌梗死的辅助用药
		对曾有血栓栓塞病患者及有术后血栓并发症危险者，可予预防性用药

三、纤维蛋白溶解药

药品名称	药理作用	临床应用
链激酶（★★★）	链激酶是间接纤溶酶原激活剂。链激酶和血浆纤溶酶原需先结合成复合物。复合物本身及复合物中纤溶酶原转变成纤溶酶，两者都具纤溶活性。部分纤溶酶自复合物释出，产生全身性纤溶反应	治疗血栓性栓塞性疾病，如深静脉血栓形成、周围动脉栓塞、急性肺栓塞、血管外科手术后的血栓形成等
尿激酶（★★★）	直接作用于内源性纤维蛋白溶解系统，能催化裂解纤溶酶原成纤溶酶 提高血管 ADP 酶活性、抑制 ADP 诱导的血小板聚集、预防血栓形成	①新鲜血栓闭塞性疾病 ②用于人工心瓣手术后预防血栓形成，保持血管插管和胸腔及心包腔引流管的通畅等 ③适用于肾移植、整形外科手术等出现的血栓形成，均有较好的疗效

四、抗血小板药（★）

药品名称	作用特点
阿司匹林	属解热镇痛抗炎药，小剂量（75mg/d）通过抑制血小板环氧酶，使 TXA_2 减少，抑制血小板聚集
双嘧达莫	主要是激活腺酸环化酶、抑制磷酸二酯酶。提高 cAMP 含量，抑制血小板的聚集
噻氯匹定	能抑制纤维蛋白原与血小板膜受体结合，抑制血小板的聚集和释放

五、升高白细胞药物和造血生长因子（★）

药品名称	作用特点
维生素 B_4	作为辅酶，参与体内 RNA 和 DNA 的合成，促进白细胞生成
重组人红细胞生成素（EPO）	促进骨髓红细胞分化增殖
重组人粒细胞集落刺激因子	促进造血干细胞从静止期进入细胞增殖周期，特别是对中性粒细胞的作用尤为明显
重组人粒细胞 - 巨噬细胞集落刺激因子	与白细胞介素 3 共同作用于多向干细胞和多向祖细胞等细胞分化较原始部位，刺激骨髓细胞的分化、增殖、成熟，使粒细胞、单核细胞、巨噬细胞增加，并使之活化，提高粒细胞的吞噬及免疫活性
重组人血小板生成素	刺激巨核细胞生长及分化的内源性细胞因子，对巨核细胞生成的各阶段均有刺激作用

六、血容量扩充药（★）

药品名称	作用特点
右旋糖酐	静注后可提高血液的胶体渗透压；扩充血容量、维持血压。主要用于低血容量性休克

历年考点串讲

常考的细节有：

1. 铁制剂主要用于因月经过多、妊娠、儿童生长期等引起的缺铁性贫血。

2. 叶酸缺乏，dTMP 的合成受阻，DNA 合成障碍，血细胞发育停滞，造成巨幼细胞贫血。

3. 维生素 B_{12} 用于恶性贫血和巨幼细胞贫血。维生素 B_{12} 必须与胃壁细胞分泌的内因子结合才能避免被破坏并促进吸收。

4. 维生素 K 促进肝脏合成凝血因子（Ⅱ、Ⅶ、Ⅸ、Ⅹ）。

5. 肝素严重出血的特效解救药是鱼精蛋白。

6. 华法林竞争性拮抗维生素 K 的作用，体内抗凝，体外不抗凝。

7. 链激酶和尿激酶能激活纤溶酶，促进纤维蛋白溶解，也称血栓溶解药。

第二十四节　消化系统药

一、抗消化性溃疡药

（一）抗酸药——中和胃酸（★）

药品名称	作用与应用
碳酸氢钠、氢氧化铝、三硅酸镁、氧化镁	口服后中和过多的胃酸，解除胃酸对胃、十二指肠黏膜的侵蚀和刺激，使胃蛋白酶失活，具有促进溃疡愈合和缓解疼痛的作用

（二）胃酸分泌抑制药——抑酸药

药品名称	机制	药理作用	不良反应	临床应用
西咪替丁（★★★） 雷尼替丁（★★★） 法莫替丁（★★★）	阻断胃壁细胞 H_2 受体	①抑制胃酸分泌 ②增强免疫	轻度腹泻、眩晕 粒细胞减少 男性乳腺增生、女性泌乳	①胃十二指肠溃疡 ②胃酸分泌过多症：如：反流性食管炎、卓－艾综合征
奥美拉唑 兰索拉唑（★★★）	阻断胃壁细胞 H^+ 泵	①抑制胃酸分泌 ②保护胃黏膜 ③抗幽门螺杆菌	头痛、嗜睡 胃肠道症状	
哌仑西平	阻断 M_1 受体	抑制胃酸分泌	口干、视力模糊等	

（三）黏膜保护药（★）

药物	药理作用	临床应用
米索前列醇 （吸收作用）	促进：黏液和 HCO_3^- 分泌，增强黏膜屏障。 抑制：胃酸和胃蛋白酶分泌。增加：局部血流量，促进胃黏膜受损上皮的增殖和修复	预防非甾体抗炎药引起的慢性胃出血；溃疡等引起的消化道出血
硫糖铝 （局部作用）	黏附于溃疡面，保护屏障；吸附胃蛋白酶，酶活性↓；增强细胞屏障和黏液－碳酸氢盐屏障；生长因子↑，促进溃疡的愈合；抑制幽门螺杆菌繁殖	消化道溃疡、反流性食管炎、幽门螺杆菌感染
枸橼酸铋钾 （局部作用）	与溃疡基底膜的坏死组织结合，形成蛋白质－铋复合物，覆盖于溃疡表面起到黏膜保护作用；抑制幽门螺杆菌	溃疡病 ①服药期间舌、粪黑染 ②肾功能不良者禁用

（四）抗幽门螺杆菌药（★）

要点	内容
常用三联疗法	兰索拉唑 + 阿莫西林 + 甲硝唑
	兰索拉唑 + 克拉霉素 + 甲硝唑
	兰索拉唑 + 阿莫西林 + 克拉霉素
	四环素 + 甲硝唑 + 铋盐

二、泻药与止泻药

（一）泻药（★★）

分类	代表药物	作用特点
容积性泻药（渗透性泻药）	硫酸镁、硫酸钠、乳果糖	这类物质在肠道里不被吸收，使得肠腔里的渗透压升高，肠腔中聚集大量的水分，导致泻下作用
刺激性泻药	酚酞、比沙可啶、蒽醌类（大黄、番泻叶）	刺激肠壁，导致肠蠕动加快，产生明显的泻下作用
润滑性泻药	液状石蜡、甘油	润滑肠壁、软化肠内容物
膨胀性泻药	聚乙二醇 4000、羧甲基纤维素	在肠内吸收水分后膨胀形成胶体，反射性增加肠蠕动而刺激排便

（二）止泻药（★★）

药品名称	药理作用	临床应用
地芬诺酯	提高肠肌张力，抑制肠道蠕动，产生止泻作用	主要是用在急慢性功能性的腹泻

三、止吐药（★★）

药品名称	作用机制	临床应用
甲氧氯普胺	①阻断中枢 D_2 受体→中枢止吐作用 ②阻断胃肠 D_2 受体→增强胃肠运动，促进胃排空	胃肠功能障碍：引起的恶心、呕吐
昂丹司琼	选择性阻断中枢及迷走神经传入纤维 5-HT$_3$ 受体→产生强大止吐作用	化疗、放疗引起的呕吐 对强致吐作用的化疗药引起的呕吐有效

四、促胃肠动力药（★★）

药品名称	作用机制	临床应用
多潘立酮	阻断胃肠道 D_2 受体，促进胃排空，协调胃肠运动，增加食道括约肌张力，防止食物反流	功能性消化不良、反流性食管炎、化疗呕吐、功能性消化不良、反流性食管炎、便秘等
西沙比利	选择性激动上消化道 5-HT 受体，促进乙酰胆碱释放，促胃肠道动力作用，改善功能性消化不良的胃肠道症状	

历年考点串讲

常考的细节有：

1. 抗酸药多数是弱碱性无机盐，口服后能中和过多胃酸；抑制胃蛋白酶活性。

2. 西咪替丁、雷尼替丁阻断 H_2 受体而抑制胃酸分泌，用于消化性溃疡、胃及食管反流性疾病、胃酸分泌过多疾病（如卓－艾综合征）的控制。

3. 硫酸镁过量引起的中毒应静脉缓慢注射氯化钙。

4. 枸橼酸铋钾抗消化性溃疡病的机制是在溃疡基底膜形成蛋白质－铋复合物的保护层，促进 PGE、胃黏液释放，属黏膜保护药。

5. 黏膜保护药米索前列醇预防非甾体抗炎药引起的慢性胃出血、溃疡等引起的消化道出血。

6. 多潘立酮选择性阻断外周多巴胺受体而止吐，还发挥胃肠促动药的作用。

7. 奥美拉唑抑制胃壁细胞内质子泵即 H^+，K^+-ATP 酶而抑制各种刺激引起的胃酸分泌。

第二十五节　呼吸系统药

一、平喘药

分类		药品名称	作用特点	临床应用
β 肾上腺素受体激动药（★★★）	非选择性 β 受体激动药	肾上腺素，麻黄碱，异丙肾上腺素	作用迅速、强大而短暂，不良反应多	①肾上腺素：皮下注射用于哮喘急性发作 ②麻黄碱：作用缓慢、温和、持久；口服用于轻症及预防发作 ③异丙肾上腺素——吸入控制哮喘急性发作
	选择性 β 受体激动药	沙丁胺醇（舒喘灵）、特布他林、沙美特罗、克仑特罗	选择性兴奋支气管平滑肌 $β_2$ 受体，对心脏 $β_1$ 受体作用弱，治疗量基本上不出现心悸	气雾吸入：迅速缓解哮喘症状，哮喘急性发作首选 口服：控制频发性或慢性哮喘
茶碱类（★★★）		氨茶碱	松弛支气管平滑肌，也能松弛肠道、胆道等多种平滑肌，对支气管黏膜的充血、水肿也有缓解作用	主要用于各种哮喘和急性心功能不全
			增加心排出量，扩张输出和输入肾小动脉，增加肾小球滤过率和肾血流量，抑制远端肾小管重吸收钠和氯离子	
			增加离体骨骼肌的收缩力；在慢性阻塞性肺疾患情况下，改善肌收缩力	

续表

分类	药品名称	作用特点	临床应用
M胆碱能受体阻滞药（★）	异丙托溴铵	阻断支气管平滑肌M受体，降低迷走神经兴奋性，松弛支气管平滑肌，并减少痰液分泌	比β₂受体激动剂弱，起效也较慢，但不易产生耐药性；对老年患者的疗效不低于年轻患者；较适宜用于有吸烟史的老年哮喘患者
过敏介质阻释药（★★）	色甘酸钠	通过稳定肥大细胞膜，阻止肥大细胞释放过敏介质而发挥平喘作用。还能直接抑制其他刺激引起的支气管痉挛性收缩以及抗炎	对已发作的支气管哮喘无效。因起效慢，不适用于哮喘急性发作的治疗。主要用于预防哮喘发作
糖皮质激素（★★）	倍氯米松（BDP）	为地塞米松的衍生物，具有强大的局部抗炎作用	气雾吸入直接作用于气道发挥平喘作用，是治疗哮喘发作间歇期及慢性哮喘的首选药。肺内吸入后迅速被灭活，几乎无全身性不良反应。常见的不良反应是口腔真菌感染和声音嘶哑，多漱口可降低发生率。同类的药物还有布地奈德

二、祛痰药（★）

药品名称	药理作用	临床应用
氯化铵（引起恶心）	口服后刺激胃黏膜，反射地兴奋迷走神经	祛痰作用较弱，较少单用，常与其他药物合用
乙酰半胱氨酸	结构中的巯基（–SH）能与黏蛋白的二硫键（–S–S–）结合，使黏蛋白分子裂解。直接分解痰液的黏蛋白	适用于伴有痰液分泌不正常及排痰功能不良的急性、慢性呼吸系统疾病
氨溴索（黏液调节药）	直接作用于支气管腺体，促进小分子黏蛋白释放裂解痰液中的黏多糖，从而使痰黏度降低易于咯出 增加气管纤毛运动，促进痰液排出 咳嗽及痰量显著减少	适用于伴有痰液分泌不正常及排痰功能不良的急性、慢性呼吸系统疾病

三、镇咳药（★）

药品名称	药理作用	临床应用	不良反应
可待因	能直接抑制延髓的咳嗽中枢，镇咳作用强而迅速，兼镇痛作用	适用于无痰剧烈干咳，对胸膜炎干咳伴胸痛者尤为适用，多痰者禁用	反复应用易成瘾
右美沙芬	直接抑制延髓的咳嗽中枢；无镇痛、成瘾和便秘；治疗量不抑制呼吸	适用无痰干咳	抗胆碱作用：头晕、嗜睡、恶心等

历年考点串讲

常考的细节有：

1. 选择性 β_2 受体兴奋药沙丁胺醇（舒喘灵）、克仑特罗，特点是心脏不良反应较低。

2. 茶碱平喘机制为抑制磷酸二酯酶，提高平滑肌内 cAMP 的含量；抑制过敏性介质释放。

3. 色甘酸钠具有稳定肥大细胞膜，抑制过敏性炎性介质释放，对支气管平滑肌无直接松弛作用，对炎性介质亦无拮抗作用。

4. 异丙托溴铵通过选择性地阻断支气管平滑肌上 M 受体，松弛气管而发挥平喘作用。

5. 糖皮质激素仅用于其他药物无效的哮喘持续状态和重症哮喘。

6. 可待因直接抑制延脑咳嗽中枢，镇咳作用强而迅速，镇咳剂量不抑制呼吸，适用于剧烈无痰性干咳，多痰者禁用。

7. 乙酰半胱氨酸直接分解痰中的黏蛋白，降低痰的黏性，易于咳出。

第二十六节　抗组胺药

组胺及组胺受体（★★）

分类	药品名称	药理作用	临床应用	不良反应
H_1 受体阻断药	苯海拉明、异丙嗪、氯苯那敏、赛庚啶、西替利嗪、氯雷他定	①阻断外周组胺 H_1 受体——抗过敏 ②阻断中枢组胺 H_1 受体——镇静催眠 ③中枢抗胆碱作用——镇吐、抗晕动症 ④外周抗胆碱作用——不良反应	变态反应性疾病：①皮肤 I 型变态反应（荨麻疹，过敏性鼻炎，血管神经性水肿）；②昆虫咬伤，药疹，接触性皮炎	①中枢抑制作用（镇静，嗜睡），如：苯海拉明，异丙嗪最明显 ②抗胆碱作用，如：视物模糊、便秘、尿潴留、消化道症状 ③诱发心脏毒性，如：特非那定、阿司咪唑（息斯敏）
			晕动症及呕吐：苯海拉明、异丙嗪、氯苯丁嗪、美克洛嗪	
			镇静、催眠：苯海拉明、异丙嗪	
H_2 受体阻断药	西咪替丁、雷尼替丁、法莫替丁、尼扎替丁、罗沙替丁	能特异性阻断胃壁细胞 H_2 受体，拮抗组胺或者组胺受体激动剂所致的胃酸分泌	主要用于胃和十二指肠溃疡的治疗	—

历年考点串讲

常考的细节有：

1. 组胺兴奋胃壁细胞 H_2 受体，引起胃酸分泌。

2. 多数第一代 H_1 受体阻断药可通过血-脑脊液屏障阻断中枢的 H_1 受体，产生镇静催眠作用，以苯海拉明、异丙嗪作用最强，吡苄明次之，氯苯那敏较弱。

3. 阿司咪唑、西替利嗪和氯雷他定因不通过血-脑脊液屏障，几乎无中枢抑制作用。

4. H_1 受体阻断药主要用于变态反应性疾病。

第二十七节　作用于子宫平滑肌的药物

一、子宫平滑肌兴奋药

药品名称	药理作用	临床应用	不良反应
缩宫素（★★★）	①兴奋子宫：缩宫素直接兴奋子宫平滑肌，加强其收缩 ②小剂量缩宫素加强子宫的节律性收缩，使子宫底部肌肉发生节律性收缩，又使子宫颈平滑肌松弛，以促进胎儿娩出 ③其他大剂量缩宫素能直接扩张血管，引起血压下降，反射性地引起心率加快，心排出量增加，还有抗利尿及泌乳作用 ④随着剂量加大，将引起肌张力持续增高，最后可致强直性收缩	催生和引产：小剂量缩宫素用于胎位正常，无产道障碍，宫缩无力产妇的催产，促进分娩 产后止血：可使子宫强直性收缩，压迫子宫肌层内血管而止血，但作用时间短，应加用麦角制剂，使子宫维持收缩状态 缩短第三产程：高浓度引起子宫收缩，促进胎盘剥离，缩短第三产程，减少产后子宫出血	剂量过大易致子宫强直性收缩，有导致胎儿窒息或子宫破裂的危险，应严格掌握剂量。对产道异常、胎位不正、头盆不称、前置胎盘、三次妊娠以上的经产妇或有剖腹产史者禁用
麦角生物碱（麦角新碱、麦角胺、麦角毒）（★）	①兴奋子宫：麦角碱类能选择性地兴奋子宫平滑肌，妊娠子宫对麦角碱类比未妊娠子宫敏感 ②收缩血管：氨基酸麦角碱类，特别是麦角胺，能直接作用于动静脉血管使其收缩 ③阻断α受体：氨基酸麦角碱类尚有阻断α肾上腺素受体的作用，使肾上腺素的升压作用翻转。麦角新碱则无此作用	治疗子宫出血：产后或其他原因引起的子宫出血都可用麦角新碱止血，它能使子宫平滑肌强直性收缩，机械地压迫血管而止血 产后子宫复原：产后的最初十天子宫复原过程进行很快，如进行缓慢就易发生出血或感染，因此，须服用麦角制剂等子宫兴奋药以加速子宫复原。常用麦角流浸膏 治疗偏头痛：麦角胺与咖啡因都能收缩脑血管，减少动脉搏动的幅度。合用咖啡因还可使麦角胺的吸收速率和血药峰浓度提高到两倍 中枢抑制作用：麦角毒的氢化物称氢麦角毒，具有抑制中枢、舒张血管（主要由于抑制血管运动中枢）和降低血压的作用。可与异丙嗪、哌替啶配成冬眠合剂	注射麦角新碱可引起恶心、呕吐、血压升高，伴有妊娠毒血症的孕妇应慎用。偶见变态反应

二、子宫平滑肌松弛药（★）

药品名称	药理作用	临床应用
沙丁胺醇	能兴奋子宫平滑肌的 β_2 受体，激活腺苷酸环化酶，使 cAMP；后者抑制子宫平滑肌收缩，还能使血管平滑肌松弛，增加子宫胎盘血流量，改善宫内供氧环境	防治早产
利托君	为 β_2 受体激动剂，激动平滑肌的 β_2 受体，抑制子宫平滑肌的收缩	用于防治早产
硫酸镁	镁离子作用广泛，通过拮抗钙离子的作用，使子宫肌平滑肌松弛，降低子宫对缩宫素性，从而抑制子宫收缩	用于防治早产和妊娠高血压综合征

历年考点串讲

常考的细节有：

1. 缩宫素小剂量使子宫产生节律性收缩，用于引产和催产；大剂量产生强直性收缩，用于产后止血。

2. 孕激素使子宫对缩宫素的敏感性降低。

3. 麦角新碱稍大剂量易致强直性收缩。麦角新碱不用于催产和引产，只适用于产后止血和子宫复原。

4. 麦角胺可单独或与咖啡因合用治疗偏头痛。

5. 氨基酸麦角碱类能阻断 α 受体，翻转肾上腺素的升压作用。

6. 小剂量静脉滴注缩宫素，适用于胎位正常、无产道障碍而宫缩无力的难产。

第二十八节　肾上腺皮质激素类药

一、糖皮质激素

药品名称	糖皮质激素（★★★）
作用机制	糖皮质激素进入细胞后，与胞质特异受体结合。受体激活，发生变构，暴露出一个 DNA 结合域。类固醇－受体复合物形成二聚体，然后进入胞核，结合到 DNA 的类固醇反应元件上。效应可以是阻遏或诱导特殊基因转录
药动学	①注射、口服均可吸收 ②分布：入血后 90% 与血浆蛋白及皮质激素转运蛋白结合 ③在肝脏中代谢转化 ④排泄：肝肾功能不良时，半衰期延长
药理作用	①抗炎作用：糖皮质激素对病原体、化学、物理或免疫反应原因引起的炎症和炎症病理发展过程的不同阶段都有明显的非特异性抑制作用。在炎症后期，能减轻组织粘连和抑制瘢痕的形成，同时亦延缓伤口的愈合过程 ②免疫抑制作用：糖皮质激素对免疫反应的许多环节有抑制作用，包括抑制巨噬细胞吞噬和加工抗原；阻碍淋巴母细胞转化，破坏淋巴细胞 ③抗毒作用：糖皮质激素虽然不能中和细菌内毒素，但能提高机体对内毒素的耐受力，迅速退热并缓解中毒症状 ④抗血液系统疾病：糖皮质激素能降低外周血单核细胞、淋巴细胞、嗜酸性和嗜碱性粒细胞数。另外，糖皮质激素能刺激骨髓造血功能,使血液中红细胞、血小板、多核白细胞数增加;也能增加血红蛋白、纤维蛋白质含量和缩短凝血时间 ⑤抗休克：提高中枢神经系统兴奋性，出现欣快、激动、失眠等，偶可诱发精神失常，大剂量有时可致儿童惊厥或癫痫样发作 ⑥兴奋中枢神经系统 ⑦对消化系统的作用：糖皮质激素增加胃酸及蛋白酶的分泌，长期大剂量应用可诱发或加重溃疡

临床应用	①替代疗法：用于急、慢性肾上腺皮质功能减退症 ②自身免疫性疾病、器官移植排斥反应和过敏性疾病：如：风湿、类风湿、SLE、硬皮病、肾病综合征 ③严重感染 ④各种休克：感染性中毒性休克效果最好 ⑤血液病：急淋、再生障碍性贫血、粒细胞减少症、血小板减少症等 ⑥解除炎症症状及抑制瘢痕形成：早期应用糖皮质激素可防止或减轻脑膜、胸膜、腹膜、心包、关节以及眼部等重要器官的炎症损害；炎症后期可防止粘连，如眼部炎症
不良反应	①持续超生理剂量使用引起的不良反应：医源性肾上腺皮质功能亢进症 ②停药反应：医源性肾上腺皮质不全；停药症状：长期用药因减量太快或骤燃停药时有患者可出现原来疾病没有的症状，如肌痛、肌强直、关节痛、疲乏无力、情绪消沉、发热等；反跳现象：长期用药因减量太快或骤然停药，导致原病复发或加重的现象
禁忌证	①抗菌药物不能控制的感染，如病毒、真菌等感染、活动性结核病 ②骨质疏松症、骨折或创伤修复期 ③高血压、糖尿病及心或肾功能不全者 ④妊娠早期及产褥期 ⑤有癫痫病、精神病史者

二、盐皮质激素（★）

药物名称	药理作用	临床应用	不良反应
醛固酮、去氧皮质酮	排 K^+、留 Na^+，潴水	替代疗法：慢性肾上腺皮质功能减退症（阿狄森病）	水钠潴留、低钾血症、高血压、心脏扩大等

三、促皮质素（★）

促肾上腺皮质激素（ACTH）主要功能是促进肾上腺皮质分泌糖皮质激素，只能注射，显效慢，不适用于急救。

历年考点串讲

常考的细节有：

1. 糖皮质激素不能中和细菌内毒素，但能提高机体对内毒素的耐受力。

2. 糖皮质激素能刺激骨髓造血功能，使血液中红细胞、血小板、多核白细胞数增加。糖皮质激素减少淋巴细胞、嗜酸性粒细胞数目。

3. 糖皮质激素治疗严重感染应在足量有效抗菌药的前提下使用。

4. 长期应用糖皮质激素，突然停药引起肾上腺危象称药源性皮质功能不全。

5. 突然停药或减量太快，可出现一些原疾病没有的症状称停药症状。

6. 抗炎作用机制：小剂量主要抑制细胞免疫，大剂量可抑制体液免疫。

第二十九节　性激素和避孕药

一、性激素（★）

药品名称	药理作用	临床应用
雌激素（雌二醇、雌酮、炔雌醇）	女性作用：①促进女性第二性征的发育和性器官的成熟；②参与月经周期形成；③提高子宫平滑肌对催产素的敏感性 对乳腺：①小剂量雌激素——促进乳腺生长发育的作用；②大剂量雌激素——抑制催乳素作用、抑制促性腺激素作用（抑制排卵）以及对抗雄激素的作用 代谢方面：①有促进水钠潴留；②骨钙沉积；③弱的同化代谢；④提高血清三酰甘油和高密度脂蛋白，降低低密度脂蛋白水平；⑤降低糖耐量等作用 增加血凝度：应用较高含量的雌激素避孕药有增加血栓的可能性	①小剂量：补充机体激素不足；卵巢发育不全或功能低下；绝经期综合征；老年性骨质疏松 ②大剂量：反馈抑制垂体分泌促性腺激素、催乳素。避孕（抑制排卵）；乳胀（回奶）；乳癌（用于绝经后5年以上晚期乳腺癌）
雄激素药（睾酮、甲睾酮、丙酸睾酮）	生殖系统促进男性性征和生殖器官发育，并保持其成熟状态。睾酮还可抑制垂体前叶分泌促性腺激素（负反馈），对女性可减少雌激素分泌。尚有抗雌激素作用 同化作用雄激素能明显地促进蛋白质合成（同化作用），减少氨基酸分解（异化作用），使肌肉增长，体重增加，降低氮质血症，同时出现水、钠、钙、磷潴留现象 骨髓造血功能在骨髓功能低下时，大剂量雄激素可促进细胞。是促进肾脏分泌促红细胞生成素所致，也可能是直接刺激骨髓造血功能	①睾丸功能不全无睾症或类无睾症（睾丸功能不全）时，作替代疗法 ②功能性子宫出血利用其抗雌激素作用使子宫平滑肌及其血管收缩，内膜萎缩而止血 ③对晚期乳腺癌或乳腺癌转移者，采用雄激素治疗可使部分病例的病情得到缓解 ④再生障碍性贫血及其他贫血用丙酸睾酮或甲睾酮可使骨髓机能改善
同化激素药（苯丙酸诺龙、诺龙、美雄酮）	同化激素能促进蛋白质合成，减少蛋白质分解，使肌肉增长，体重增加，还有使钠、钾、磷和水潴留的作用，但男性化的作用很弱	本类药物主要用于蛋白质同化或吸收不足，以及蛋白质分解亢进或损失过多等情况；如严重烧伤、手术后慢性消耗性疾病、老年骨质疏松和肿瘤恶液质等病人。服用时应同时增加食物中的蛋白质含量
抗雌性性激素药	他莫昔芬	竞争乳腺细胞雌激素受体，用于雌激素依赖的肿瘤
	雷洛昔芬	为选择性雌激素受体调制剂
	氯米芬	诱发排卵

抗雌性性激素药 临床应用：
- 他莫昔芬：绝经期后晚期乳癌、子宫内膜癌
- 雷洛昔芬：主要用于抗骨质疏松
- 氯米芬：用于不孕、闭经和功能性子宫出血

二、避孕药（★）

药品名称	避孕机制	不良反应及注意事项
复合型甾体类的雌激素和孕激素	抑制排卵 改变宫颈黏液性质 改变子宫内膜结构，使之不利于受精卵着床 改变输卵管功能	可有类早孕反应、突破性出血、经量减少、凝血功能加强，吸烟者可能增加血栓栓塞性疾病发生率。少数人可产生面部黄褐斑等

历年考点串讲

常考的细节有：

1. 雄激素作用减弱而同化作用明显增加的睾丸素衍生物称为同化激素。

2. 抗着床避孕药（探亲避孕药），不受月经周期限制。

3. 雄激素促进蛋白质合成（同化作用），减少蛋白质分解，减少尿素的生成，造成正氮平衡，伴有水、盐潴留。

4. 雌激素对女性的作用：①促进女性第二性征的发育和性器官的成熟；②参与月经周期形成；③提高子宫平滑肌对催产素的敏感性。

5. 雄激素刺激骨髓造血功能，特别是红细胞的生成，用于治疗再生障碍性贫血。

第三十节 甲状腺激素与抗甲状腺药

一、甲状腺激素（★★）

药品名称	药理作用	临床应用	不良反应
甲状腺激素	促进代谢：①生理剂量：促糖原分解、脂肪分解、蛋白质合成；②大剂量：促蛋白质分解 促进生长发育：①促骨骼发育；②促神经系统发育 促神经系统：维持神经正常功能，提高神经兴奋性 促心脏：①心率加快、血压上升；②心排出量、耗氧量增加；③有产生心房颤动等心律失常的倾向	①呆小症（先天性甲状腺功能减退）：早治疗、预后好 ②单纯性甲状腺肿（配合补碘）：地方性甲状腺肿 ③黏液性水肿（重症甲减）：先静脉、后口服	过量时类似甲亢：①神经系统功能亢进；②心血管系统功能亢进；注意：在老年及心脏病患者可诱发心绞痛，心力衰竭或心律失常。此时须停药，用β受体阻断剂对抗

二、抗甲状腺药

（一）硫脲类（★★★）

药品名称	药理作用	临床应用	不良反应
甲硫氧嘧啶、丙硫氧嘧啶、甲巯咪唑、卡比马唑	抑制过氧化物酶：抑制甲状腺激素合成 丙硫氧嘧啶：抑制外周组织的 T_4 转化为 T_3 有一定的免疫抑制作用：使血循环中甲状腺刺激性免疫球蛋白（TSI）含量下降	①甲亢内科治疗—线药物 ②甲亢术前准备 ③甲状腺危象	常见：白细胞减少 严重：粒细胞缺乏 故久服者应定期检查血象及肝功能。皮疹、头痛、眩晕、淋巴结肿大、药热、关节痛、黄疸、中毒性肝炎

（二）碘及碘化物（★★★）

药品名称	药理作用及机制
碘及碘化物	小剂量——促甲状腺作用：做为甲状腺激素合成的原料，用于单纯性甲状腺肿 大剂量——抗甲状腺作用：用于甲亢危象和甲状腺手术之前 ①抑制蛋白水解酶，从而抑制甲状腺激素的释放（主要机制） ②抑制过氧化物酶，从而抑制甲状腺激素的合成 ③抑制促甲状腺激素（TSH）使甲状腺增生的作用，使甲状腺变小、变硬，便于手术
放射性碘——^{131}I	其作用类似于手术切除部分甲状腺，^{131}I 被甲状腺摄取后，放出 β 粒子，射程约 2mm，对甲状腺细胞有细胞毒性作用，而对周围组织损伤很少

（三）β 受体阻断药（★）

药品名称	药理作用	临床应用
普萘洛尔、美托洛尔、阿替洛尔	控制甲亢患者的交感 - 肾上腺系统兴奋症状：心动过速、心律失常、颤抖等，也能适当减少甲状腺激素的分泌 减少 T_4 转化成 T_3	临床主要用于控制甲亢症状，甲亢手术前准备及甲状腺危象的辅助治疗，适用于不宜手术，不宜用抗甲状腺药及 ^{131}I 治疗的甲亢患者

历年考点串讲

常考的细节有：

1.幼儿缺乏甲状腺激素致呆小症（克汀病），成人缺乏甲状腺激素致黏液性水肿。

2.甲状腺激素过量可引起甲状腺功能亢进症状。

3.硫脲类药物主要抑制甲状腺内的过氧化物酶，从而抑制甲状腺激素的生物合成。用于甲亢内科治疗。

4.甲状腺功能亢进术前给予硫脲类，使甲状腺功能恢复或接近正常，可减少麻醉和术后并发症，防止术后发生甲状腺危象，术前 2 周，同时合用大剂量碘，可使腺体缩小、变硬，减少手术中出血。

5.硫脲类药物最严重的不良反应是粒细胞缺乏症。

6.小剂量碘参与甲状腺激素合成。大剂量碘有抗甲状腺作用，主要抑制甲状腺激素的释放，还能抑制甲状腺素的合成。

第三十一节 胰岛素及口服降血糖药

一、胰岛素及类似物（★★★）

药品名称	药理作用	作用机制	临床应用	不良反应
胰岛素	①糖代谢：胰岛素总的效应是加速全身组织（脑除外）对葡萄糖的摄取和利用，减少血糖的来源，使血糖降低②脂肪代谢：抑制脂肪分解作用，促进脂肪酸进入细胞③蛋白质代谢：胰岛素能促进蛋白质合成，抑制蛋白质分解和肝脏的氨基酸氧化④促进 K^+ 进入细胞内	①由于胰岛素及葡萄糖进入细胞转变为糖原时，可将 K^+ 带入细胞②促进 K^+ 进入细胞	高钾血症纠正细胞内缺钾糖尿病：①对 1 型糖尿病是唯一有效的药物——首选；②经饮食和口服降糖药物治疗无效——2 型糖尿病；③糖尿病的危、重、急症或严重并发症——如酮症酸中毒、高渗性昏迷、乳酸性酸中毒；④糖尿病有合并症——如：重度感染、高热、妊娠、分娩及大手术等	①低血糖症：为最常见的不良反应②耐受性（胰岛素抵抗）③变态反应：荨麻疹、血管神经性水肿、极个别可见过敏性休克④注射局部：有红肿、硬结、脂肪萎缩

二、口服降血糖药

分类	药品名称	作用机制与药理作用	临床应用	不良反应
磺酰脲类（★★）	第一代：甲苯磺丁脲、氯磺丙脲第二代：格列本脲、格列喹酮、格列吡嗪、格列齐特第三代：格列美脲	药物与胰岛 B 细胞表面磺酰脲类受体结合：引起胰岛素释放。对胰岛功能尚存（≥30%）的病人有效；对 1 型糖尿病无效①刺激胰岛素释放②降低胰岛素的代谢③增强靶细胞对胰岛素的敏感性④增加胰岛素与其受体的结合能力	主要用于单用饮食治疗不能控制的 2 型糖尿病。用于对胰岛素有耐受性的患者，可减少胰岛素用量。氯磺丙脲可用于尿崩症	①常见：胃肠不适、皮肤过敏、嗜睡、眩晕、神经痛、黄疸和肝损害、白细胞、血小板减少及溶血性贫血②应注意定期检查血常规和肝功能③胰岛素和格列美脲可导致低血糖
双胍类（★★）	甲福明（二甲双胍，降糖片），苯乙福明（苯乙双胍，降糖灵）	增加：肌肉组织、脂肪组织、肝细胞等周围组织对葡萄糖的摄取和利用减少：葡萄糖在肠道吸收改善：胰岛素与其受体的结合和受体后机制，增强胰岛素的作用（胰岛素抵抗）抑制：胰高血糖素释放	①肥胖的 2 型糖尿病或饮食控制未成功的患者——首选②轻、中度 2 型糖尿病——可单用③中、重型 1 型糖尿病及 2 型糖尿病：与胰岛素或磺酰脲类合用	①胃肠道反应，口内金属味②乳酸血症、酮血症③叶酸、维生素 B_{12} 缺乏
α－葡萄糖苷酶抑制剂（★★）	阿卡波糖、伏格列波糖、米格列醇	在小肠竞争性抑制 α－葡萄糖苷酶，从而减少淀粉、糊精、双糖在小肠的吸收，使正常和糖尿患者饭后高血糖降低，不刺激胰岛素分泌，故不导致低血糖	①各型糖尿病②可单用于老年患者或餐后明显高血糖患者③通常与口服降糖药或胰岛素合用	多见——胃胀、腹胀、排气增加、腹痛、胃肠痉挛性疼痛

续表

分类	药品名称	作用机制与药理作用	临床应用	不良反应
胰岛素增敏剂（噻唑烷二酮类）（★★）	罗格列酮 吡格列酮 曲格列酮 环格列酮 恩格列酮	特异性激活一种核受体：过氧化物酶增殖物激活受体 γ 受体（PPAR γ）	单独或与胰岛素及其他口服降血糖药物合用。对尚有一定胰岛功能、以胰岛素抵抗为主的患者，单独使用有效。尤其适合于合并高血压、血脂异常的患者。1型糖尿病、2型糖尿病胰岛严重损害者，单独使用无效	常见——体重增加和水肿 严重——心力衰竭 骨关节系统——常见背痛、肌痛、肌磷酸激酶增高；并可增加女性骨折的风险
其他降血糖药（★）	瑞格列奈	口服吸收迅速，起效快而持续时间短，耐受性好、安全性高。若餐时或餐后立即服药，在餐后血糖升高时恰好促进胰岛素分泌增多，又称速效餐后血糖调节剂，而胃排空后不再促进胰岛素分泌。因此，既可降低餐后血糖，又极少发生低血糖	适用于2型糖尿病降低餐后血糖，老年糖尿病、糖尿病肾病患者均可服用。与双胍类药物有协同作用	－

历年考点串讲

常考的细节有：

1.胰岛素常见不良反应的是低血糖反应。

2.磺酰脲类主要用于单用饮食治疗不能控制的非胰岛素依赖型糖尿病。

3.双胍类药物对胰岛功能完全丧失者仍有效，但不影响正常人的血糖。

4.双胍类药物主要用于肥胖的非胰岛素依赖性糖尿病或饮食控制未成功的病人，肥胖的2型糖尿病或饮食控制未成功的患者首选。

5.二甲双胍可出现罕见但严重的酮尿或乳酸血症。

6.罗格列酮是胰岛素增敏药，改善胰岛 B 细胞功能、胰岛素抵抗及相关的代谢紊乱。

7.精蛋白锌胰岛素为长效胰岛素。

第三十二节　影响其他代谢的药物

一、影响骨代谢的药物（★）

（一）分类

分类	代表药物
促进骨的矿化剂	钙剂、维生素 D 及其活性代谢产物（骨化三醇、阿法骨化醇）
骨吸收抑制剂	雌激素、降钙素、二膦酸盐、依普黄酮
骨形成刺激剂	氟制剂、同化类固醇、甲状旁腺素和生长激素等

（二）代表药物

分类	代表药物	药理作用	临床应用	不良反应
双膦酸盐类（★）	阿仑膦酸钠	抑制破骨细胞活性，抑制骨吸收	可用于高钙血症、Paget 骨病、骨质疏松症、甲状旁腺功能亢进症。长期持续服用大剂量本品，对骨矿化有不良影响，故临床上应小剂量间歇性使用	主要有消化道症状，可引起食管炎。有食管动力障碍，如食管弛缓不能、食管狭窄者禁用。无症状性血钙降低，短暂血白细胞升高，尿红细胞、白细胞升高等
降钙素（★）	鲑鱼降钙素	①降低破骨细胞活性和数目，直接抑制骨吸收，降低血钙 ②抑制肾小管对钙、磷重吸收，增加尿钙、磷排泄 ③抑制疼痛介质释放，阻断其受体，增加 β-内啡肽释放，起到周围和中枢性镇痛效果	Paget 病、骨质疏松症、高钙血症、痛性骨病 如骨肿瘤、骨转移等	主要有颜面潮红，面部、耳、手或足刺痛，腹泻、恶心、呕吐、胃痛、注射部位红肿胀痛，偶见尿频。应用中应注意变态反应，对蛋白质过敏者可能对本药过敏，对此类患者在用药前最好先做皮试
维生素 D 及其衍生物（★）	维生素 D（阿法骨化醇、骨化三醇）	–	促进肠道吸收钙。提高骨密度、降低骨折率。对于有肠钙吸收不良和骨化三醇合成障碍的骨质疏松患者尤为适用	主要是过量引起的高钙血症及高钙尿症，临床应用时可通过调整剂量，定期复查血钙、尿钙而避免该类不良反应的发生
钙制剂（★）	钙制剂	–	可用于钙缺乏，过敏性疾病，镁、氟中毒的解救，心脏复苏	–
雌激素类（★）	雌激素	雌激素与成骨细胞的雌激素受体结合后促进成骨	用于绝经期后妇女骨质疏松，降低骨折发生率，在骨质明显缺失之前用药效果更加明显	–

二、减肥药（★）

药品名称	作用特点及临床应用
脂肪酶抑制剂（奥利司他）	直接在胃肠道内发挥药效，使胃肠道脂肪酶失活而减少三酰甘油在肠道吸收，可减少食物中 30% 脂肪的吸收，是目前唯一的 OTC 减肥药

历年考点串讲

常考的细节有：

1. 双膦酸盐类（阿仑膦酸钠）：抑制骨吸收。

2. 维生素 D：对于有肠钙吸收不良和骨化三醇合成障碍的骨质疏松患者尤为适用。

3. 雌激素与成骨细胞的雌激素受体结合后促进成骨。

4. 减肥药：奥利司他。

第三十三节 抗微生物药物概论

一、化学治疗概念（★★★）

名词	概念
化学治疗	简称化疗，是指用化学药物抑制或杀灭机体内放入病原微生物（包括病毒、衣原体、支原体、立克次体、细菌、螺旋体、真菌）、寄生虫及恶性肿瘤细胞，消除或缓解由它们所引起的疾病。所用药物简称化疗药物
抗菌谱	指抗菌药物的抗菌范围，包括广谱抗菌药和窄谱抗菌药
抗菌活性	抗菌药物抑制或杀灭微生物的能力。凡有抑制微生物生长、繁殖能力的药物称为抑菌剂，培养基内细胞生长的最低浓度称最低抑菌浓度（MIC）。凡有杀灭微生物能力的药物称杀菌剂，能够杀灭培养基内细菌的最低浓度称最低杀菌浓度（MBC）
抗生素后效应（PAE）	指细菌与抗生素短暂接触，当抗生素浓度下降，低于 MIC 或消失后，细菌生长仍受到持续抑制的效应
化疗指数（CI）	化疗药物安全性评价的指标，化疗指数高表明药物的毒性低、疗效高，使用药物安全度大 化疗指数 $=LD_{50}/ED_{50}$ 或 LD_5/ED_{95}

二、抗菌药物的作用机制（★）

抗菌药物的作用机制分类	抑制细菌细胞壁的合成、影响细胞膜通透性、抑制蛋白质合成、抑制核酸代谢、影响叶酸代谢

三、细菌的耐药性（★）

细菌耐药性种类	固有耐药性	固有耐药性是由细菌种属特性决定的，如：革兰阴性菌具有外膜通透性屏障，决定了这类细菌对多种药物不敏感
	获得耐药性	是指由于细菌 DNA 的改变导致其获得了耐药性的表型。获得耐药性发生有三种因素：①染色体突变；②质粒介导的耐药性；③转座因子介导的耐药性
多药耐药性		是指对一种药物具有耐药性的同时，对其他结构不同，作用靶点不同的抗菌药物也具有耐药性。多药耐药性是导致抗感染药物治疗失败的重要原因之一，2010 年出现的"超级细菌"也是多药耐药性的一种
细菌耐药性的产生机制		①药物不能到达其靶位；②菌体内靶位结构的改变；③细菌所产生的酶使药物失活（产生灭活酶）；④代谢拮抗物形成增多

四、抗菌药物临床应用的基本原则（★★）

（一）治疗性应用的基本原则

治疗性应用的基本原则	诊断为细菌感染者，方有指征使用抗菌药物
	尽早查明病原菌，根据病原种类及药敏试验结果选用抗菌药物
	按照药物的抗菌特点及其体内过程特点选择用药
	抗菌药物治疗方案应综合患者病情、病原菌种类及抗菌药物特点制订 ①品种选择：根据病原菌种类及药敏结果选用抗菌药物 ②给药剂量：按各种抗菌药物的给药剂量范围给药 ③给药途径：应根据感染病症的轻重程度选择合理的给药途径 ④给药次数：应根据药代动力学和药效学相结合的原则给药 ⑤疗程：抗菌药物的疗程因感染不同而异，一般宜用至体温正常、症状消失后 72~96 小时，特殊情况妥善处理 ⑥抗菌药物的联合应用要有明确指征：单一药物可有效治疗的感染，不需联合用药，仅在下列情况时有指征联合用药：病原菌尚未查明的严重污染，包括免疫缺陷者的严重感染；单一抗菌药物不能控制的需氧菌及厌氧菌混合感染，2 种或 2 种以上病原菌感染；单一抗菌药物不能有效控制的感染性心内膜炎或败血症等重症感染；需长期治疗，但病原菌易对某些抗菌药物产生耐药性的感染，如结核病、深部真菌病；由于药物协同抗菌作用，联合用药时应将毒性大的抗菌药物剂量减少

（二）预防性应用的基本原则（★）

内科及儿科预防用药的基本原则	①用于预防一种或两种特定病原菌入侵体内引起的感染可能有效；如目的在于防止任何细菌入侵则往往无效 ②预防在一段时间内发生的感染可能有效；长期预防用药常不能达到目的 ③患者原发疾病可以治愈或缓解者，预防用药可能有效。原发疾病不能治愈或缓解者（如免疫缺陷者），预防用药应尽量不用或少用 ④通常不宜常规预防性应用抗菌药物的情况：普通感冒、麻疹、水痘等病毒性疾病，昏迷、休克、中毒、心力衰竭、肿瘤，应用肾上腺皮质激素等患者
外科手术预防用药的原则	①外科手术预防用药目的：预防手术后切口感染；预防清洁－污染或污染手术后手术部位感染；预防术后可能发生的全身性感染 ②外科手术预防用药基本原则：根据手术野有否污染或污染可能，决定是否用药

（三）特殊人群的用药原则（★）

特殊人群	用药原则
肾功能不全患者	①避免或减少使用肾毒性大的药物，确有应用指征时，必须调整给药方案；②注意药物相互作用，特别应避免与有肾毒性的药物合用；③肾功能不全而肝功能正常者可选用双通道（肝肾）消除的药物；④根据肾功能的情况调整用药剂量和给药间隔时间，必要时进行 TDM，设计个体化给药方案
肝功能不全患者	①由肝脏清除，无明显毒性，谨慎使用或减量用；②要经肝或相当药量经肝清除，对肝脏有毒，避免用；③肝、肾两条途径清除，减量用；④经肾排泄的药物，不经肝排泄，可正常用
老年患者	①老年人肾功能呈生理性减退，接受主要自肾排出的抗菌药物时，应按肾功能减退情况减量给药；②老年患者宜选用毒性低并具杀菌作用的抗菌药物，肾毒性大的药物应尽可能避免应用
新生儿患者	①新生儿的肝、肾均未发育成熟，应避免应用毒性大的抗菌药物，确有应用指征时，必须进行血药浓度监测，据此调整给药方案；②禁用可能发生严重不良反应的抗菌药物，如：磺胺类、喹诺酮类、氨基糖苷类；③主要经肾排出的药物需减量应用；④按日龄调整给药方案

续表

特殊人群	用药原则
小儿患者	①氨基糖苷类有明显耳、肾毒性，应尽量避免应用；②万古霉素类也有一定肾、耳毒性，仅在有明确指征时方可选用；③四环素类可导致牙齿黄染及牙釉质发育不良，不可用于8岁以下小儿；④喹诺酮类由于对骨骼发育可能产生影响，避免用于18岁以下未成年人
妊娠期患者	FDA按照药物在妊娠期应用时的危险性分为A、B、C、D及X类，可供选药时参考 ①对胎儿有致畸或明显毒性者避免应用；②对母体和胎儿均有毒性者避免应用，确有应用指征时，须在血药浓度监测下使用；③毒性低，对胎儿及母体均无明显影响，也无致畸作用者，妊娠期感染时可选用
哺乳期患者	①应避免选用：氨基糖苷类、喹诺酮类、四环素类、氯霉素、磺胺药等；②应用任何抗菌药物时，均宜暂停哺乳

历年考点串讲

常考的细节有：

1. 化学治疗是指用化学药物抑制或杀灭机体内的病原微生物（包括病毒、衣原体、支原体、立克次体、细菌、螺旋体、真菌）、寄生虫及恶性肿瘤细胞，消除或缓解由它们所引起的疾病。

2. 抗生素后效应（PAE）是指细菌短暂接触抗生素后，虽然抗生素血清浓度降至最低抑菌浓度以下或已消灭后，对微生物的抑制作用仍然持续一定时间。

3. 能够抑制培养基内细菌生长的最低浓度称最低抑菌浓度（MIC）。

4. 能够杀灭培养基内细菌的最低浓度称最低杀菌浓度（MBC）。

5. 细菌与药物多次接触后，对药物敏感性下降甚至消失现象称为耐药性（抗药性）。

6. 固有耐药性：指细菌对某些抗菌药物的天然不敏感，也称天然耐药性。

第三十四节　喹诺酮类、磺胺类及其他合成抗菌药

一、喹诺酮类（★★★）

（一）共性

药品名称	作用机制	共性
①第一代：奈啶酸 ②第二代：吡哌酸 ③第三代：氟喹诺酮类：诺氟沙星（氟哌酸）、氧氟沙星、环丙沙星、左氧氟沙星、依诺沙星、培氟沙星 ④第四代：新氟喹诺酮类：格帕沙星、加替沙星、莫西沙星、克林沙星	①抑制细菌的DNA回旋酶→干扰DNA复制 ②对细菌选择性高，不良反应少	抗菌谱广、杀菌 ①尤其对革兰阴性杆菌作用强，包括铜绿假单胞菌在内有强大的杀菌作用（环丙沙星最强） ②对部分革兰阳性菌，如金黄色葡萄球菌及产酶金黄色葡萄球菌也有良好抗菌作用（左氧氟沙星最强）
		口服吸收良好，体内分布广：可进入骨、关节；氧氟沙星、环丙沙星、培氟沙星可进入脑脊液
		不良反应少，耐受性良好：①消化道反应：常见恶心、呕吐、食欲减退。氧氟沙星可致伪膜性肠炎；②过敏：皮疹、血管神经性水肿、光敏性皮炎等；③中枢神经系统：头痛、眩晕等，不宜用于中枢神经系统病史者，尤其癫痫病史者；④关节软骨损害：不应用于青春期前儿童或妊娠期妇女
		适用于敏感病原菌所致感染

（二）常用药物

药品名称	作用特点	临床应用	不良反应
环丙沙星	抗菌谱广，对革兰阴性杆菌的体外抗菌活性为目前临床应用喹诺酮类中最强者	对铜绿假单胞菌、肠球菌、肺炎链球菌、葡萄球菌均较诺氟沙星强	一些对氨基糖苷类、第三代头孢菌素类耐药的细菌对环丙沙星仍敏感
左氧氟沙星	为氧氟沙星的左旋异构体，抗菌活性为氧氟沙星2倍	可用于由敏感菌引起的呼吸道、泌尿道、盆腔、腹腔、皮肤及软组织、耳鼻咽喉及口腔感染	不良反应少而轻微，发生率比氧氟沙星更低

二、磺胺类（★★）

药品名称	作用机制	抗菌谱	临床应用	不良反应
口服易吸收的药物：磺胺异噁唑（SIZ）、磺胺嘧啶（SD）、磺胺甲氧嗪 口服不易吸收：柳氮磺胺吡啶、磺胺醋酰（SA） 局部应用的药物：磺胺嘧啶银（SD-Ag）、醋酸磺胺米隆、磺胺醋酰钠	磺胺药与对氨苯甲酸（PABA）结构相似，与PABA竞争二氢叶酸合成酶，抑制二氢叶酸合成，从而使细菌不能合成四氢叶酸及DNA，抑制细菌繁殖	抗菌谱广，通常体外对其敏感的化脓性链球菌、肺炎链球菌、流感嗜血杆菌、诺卡菌、放线菌、肉芽肿荚膜杆菌和沙眼衣原体等	可治疗敏感菌引起的感染 ①流行性脑脊髓膜炎：SD血浆蛋白结合率低，易进入脑脊液 ②泌尿道感染：SD、SIZ、SMZ、复方新诺明（SMZ+TMP），在尿中浓度高 ③呼吸道感染：复方新诺明 ④SD-Ag和SML：烧伤创面感染 ⑤柳氮磺吡啶：口服难吸收，治肠道感染，溃疡性结肠炎 ⑥SA：眼部感染，沙眼、结膜炎、角膜炎 ⑦伤寒：SMZ+TMP（复方新诺明）	①泌尿道损害：磺胺类可在尿中沉淀形成结晶尿。防治：多饮水，提高尿液pH（同服碳酸氢钠），定时检查尿常规。SIZ溶解性较好，不需同服碳酸氢钠 SD、SMZ需同服碳酸氢钠（增加溶解度）碱化尿液多饮水，定期检查尿常规 ②急性溶血性贫血：先天性葡萄糖-6-磷酸脱氢酶缺乏患者易出现 ③造血系统毒性：如粒细胞缺乏症，严重者可因骨髓抑制而出现血小板减少症，甚至再生障碍性贫血 ④过敏反应 ⑤新生儿、特别是早产儿可引起黄疸，甚至出现核黄疸；新生儿、孕妇及哺乳期妇女禁用

三、其他合成抗菌药物（★）

药品名称	作用特点
甲氧苄啶（TMP）	抑制细菌二氢叶酸还原酶，使二氢叶酸不能还原成四氢叶酸，因而阻止细菌核酸合成。常与磺胺类合用，用于治疗无并发症的下尿路、呼吸道、胃肠道感染等
硝基呋喃类	呋喃妥因：抑菌剂，多数大肠埃希菌、肠球菌对其敏感。临床主要用于敏感细菌所致的泌尿道感染 呋喃唑酮：口服吸收少，肠内浓度高。主要用于细菌性痢疾和旅游者腹泻

历年考点串讲

常考的细节有：

1. 喹诺酮类药物阻碍细菌 DNA 合成而导致细菌死亡。

2. 氟喹诺酮类抗菌谱广，尤其对革兰阴性杆菌，包括铜绿假单胞菌在内有强大杀菌作用，对金黄色葡萄球菌及产酶金黄色葡萄球菌也有良好抗菌作用。

3. 氟喹诺酮类引起关节及肿胀，不应用于青春期的儿童或妊娠的妇女。

4. 磺胺药与 PABA 结构相似，与 PABA 竞争二氢叶酸合成酶，抑制二氢叶酸合成，从而使细菌不能合成四氢叶酸及 DNA，抑制细菌繁殖。

5. 磺胺药及其乙酰代谢产物溶解度低，在尿中易析出结晶引起泌尿道损害，用药期间要多饮水并加服碳酸氢钠，后者可提高磺胺及其代谢物的溶解度。

6. 甲氧苄啶作用特点抑制细菌二氢叶酸还原酶，使二氢叶酸不能还原成四氢叶酸，因而阻止细菌核酸合成。

第三十五节　β-内酰胺类抗生素

一、青霉素类

β-内酰胺类抗生素的作用机制（★★★）：①青霉素与青霉素结合蛋白（PBPs）结合后，青霉素的 β-内酰胺环抑制 PBPs 中转肽酶的交叉联接反应，阻碍细菌细胞壁黏肽生成，使细胞壁缺损；②可增加细菌的自溶酶活性，从而使细菌体破裂死亡。属繁殖期杀菌药。

代表药物	药动学	抗菌作用及临床应用	不良反应	用药注意事项
天然青霉素（★★★）：青霉素 G	水溶液不稳定。口服易被胃酸破坏，肌肉注射吸收完全，分布于细胞外液，脑膜炎时可投入脑脊液；由肾小管主动分泌而排泄，可被丙磺舒竞争抑制，从而可延缓青霉素的排泄，提高其血药浓度，并延长半衰期	对革兰阳性球菌、革兰阳性杆菌、革兰阴性球菌以及各种螺旋体均有很强的杀灭作用。但对革兰阴性杆菌的抗菌作用较弱	①过敏反应，尤其是过敏性休克②局部刺激：如注射部位疼痛、硬结较常发生	预防：①避免局部应用；②用药前询问过敏史；③使用前做皮肤过敏试验，反应阳性者禁用，更换青霉素批号应重新做皮试；警惕个别人在皮试过程中出现休克；④备好抢救药品（肾上腺素）；⑤注射液需要临用现配；⑥每次用药后观察30min，无反应后方可离去 抢救：①立即皮下或肌注 0.1% 肾上腺素 0.5~1ml，严重者应稀释后缓慢静注或滴注；②必要时可加用糖皮质激素和抗组胺药

分类及代表药物		作用特点	临床应用
半合成青霉素（★★）	耐酸青霉素：青霉素 V	可口服	抗菌谱与青霉素 G 相同，但抗菌作用不及青霉素 G；用于敏感菌引起的轻症感染
	耐酶青霉素：苯唑西林、双氯西林	既耐酶又耐酸，可口服或注射	主要用于耐青霉素 G 的金黄色葡萄球菌感染；对其他细菌作用弱；对耐甲氧西林金黄色葡萄球菌（MRSA）及革兰阴性菌无效
	广谱青霉素：氨苄西林、阿莫西林	耐酸，不耐酶	抗菌谱广，对 G^- 杆菌也有杀灭作用；主要用于呼吸道、尿道感染；对铜绿假单胞菌无效
	抗铜绿假单胞菌广谱青霉素　羧基青霉素类（羧苄西林、替卡西林等）	不耐酶	用于铜绿假单胞菌，变形杆菌和某些吲哚阳性杆菌等对氨基青霉素耐药的细菌引起的感染
	抗铜绿假单胞菌广谱青霉素　脲基青霉素类（呋布西林、美洛西林等）	不耐酶	对铜绿假单胞菌有强大抗菌作用；主要用于 G^- 菌引起的严重感染（如克雷伯杆菌）

二、头孢菌素类（★★）

各类头孢菌素的抗菌作用特点：为 7- 氨基头孢烷酸（7-ACA）衍生物，作用机制同青霉素。头孢菌素类具有抗菌谱广、杀菌力强、变态反应少、与青霉素仅有部分交叉过敏性及对 β - 内酰胺酶有不同程度的稳定性等优点。

分类	代表药物	作用特点与应用	不良反应
第一代	头孢噻吩 头孢唑啉 头孢羟氨苄 头孢氨苄	①对 G^+ 作用强，对 G^- 菌作用弱 ②对青霉素酶稳定，对 β - 内酰胺酶不稳定 ③肾毒性较第二、三代大 ④主要用于耐青霉素的金黄色葡萄球菌感染	①过敏：发生率及严重程度低于青霉素，偶有过敏性休克 ②肾脏毒性：第一代头孢菌素有一定肾脏毒性，头孢噻唑肾毒性最重，现已少用，头孢噻吩与头孢氨苄次之，头孢拉定最轻；第二代对肾脏毒性较轻；第三代则基本无毒 ③二重感染：因抗菌谱广，可引起二重感染，较严重的肠道白色念珠菌感染 ④出血：某些头孢菌素使用剂量过大，伴有肾功能不全或有出血倾向的患者，可引起出血并发症 ⑤胃肠道反应：口服的头孢菌素可引起恶心、呕吐及腹泻等
第二代	头孢孟多 头孢呋辛 头孢西丁 头孢克洛	①对 G^+ 菌不如第一代，对 G^- 菌作用增强 ②对 β - 内酰胺酶较稳定 ③肾毒较第一代小 ④用于 G^- 菌各种感染	
第三代	头孢唑肟 头孢哌酮 头孢噻肟 头孢曲松	①对 G^- 菌作用强，对 G^+ 菌作用弱。对铜绿假单胞菌有效 ②对 β - 内酰胺酶高度稳定 ③对肾基本无毒性 ④用于尿路感染以及危及生命的败血症、脑膜炎、肺炎等严重感染	
第四代	头孢吡肟	①对 G^+、G^- 菌均有较强作用 ②对 β - 内酰胺酶稳定性强 ③用于第三代头孢菌素耐药的 G^- 杆菌引起的重症感染	

三、其他 β – 内酰胺类（★★）

药品名称	药理作用	临床应用
克拉维酸、舒巴坦、三唑巴坦	抑制 β – 内酰胺酶 增强 β – 内酰胺类不耐酶抗生素的抗菌作用	常用的复方制剂有：克拉维酸 + 阿莫西林；克拉维酸 + 替卡西林；舒巴坦 + 氨苄西林；舒巴坦 + 头孢哌酮
亚胺培南	抗菌谱广，抗菌作用强：对大多数 G⁺ 菌、G⁻ 菌、厌氧菌均有强大抗菌活性。对各种 β⁻ 内酰胺酶高度稳定	临床用于败血症、尿路感染、妇科感染、呼吸道感染、腹腔内感染等疾病的治疗
氨曲南	具有革兰阴性菌作用强、对多种 β⁻ 内酰胺酶稳定、不良反应少等特点	主要用于败血症、呼吸道感染、腹腔内感染、妇科感染、皮肤软组织感染

历年考点串讲

常考的细节有：

1. 青霉素与青霉素结合蛋白（PBPs）结合后，青霉素的 β – 内酰胺环抑制 PBPs 中转肽酶的交叉联结反应阻碍细胞壁黏肽生成，使细胞壁缺损。

2. 青霉素主要对敏感的 G⁺ 菌、G⁻ 菌、螺旋体强大的杀菌作用。

3. 青霉素避免滥用和局部应用。青霉素最常见的不良反应是变态反应。

4. 耐酶青霉素主要用于耐青霉素的金黄色葡萄球菌感染。

5. 克拉维酸（β – 内酰胺酶抑制药）抗菌谱广，但抗菌活性低，对 β – 内酰胺类抗生素合用时，抗菌作用明显增强。

6. 头孢哌酮属第三代头孢菌素，头孢哌酮有抗铜绿假单胞菌的活性。

7. 青霉素避免滥用和局部应用。

第三十六节　大环内酯类、林可霉素类及其他抗生素

一、大环内酯类抗生素（★★★）

药品名称	药动学	抗菌作用及机制	临床应用	不良应用
红霉素	口服其肠溶片和依托红霉素后药物在十二指肠内溶解，在小肠上部吸收，食物可增加胃肠单酸度而延长其吸收。红霉素可广泛分布至各种组织和体液中，还可透过胎盘进入胎儿，但难进入脑脊液；主要在肝脏代谢，胆汁分泌排泄	与青霉素相比相似而略广。抗菌机制是作用于细菌 50S 核糖体亚单位，阻断转肽作用和 mRNA 位移，从而抑制细菌蛋白质合成。大部分金黄色葡萄球菌对红霉素可产生耐药性	主要用于治疗耐青霉素或对青霉素过敏者的金黄色葡萄球菌感染 在下列治疗中多选用红霉素：军团病、白喉带菌者、百日咳、支原体肺炎、沙眼衣原体所致婴儿肺炎及结肠炎、空肠弯曲杆菌所致败血症或肠炎	口服红霉素后消化道反应多见。静脉注射其乳糖酸盐可发生血栓性静脉炎。口服依托红霉素或琥乙红霉素可引起肝损害

药品名称	药理作用	临床应用
阿奇霉素	抗菌谱与红霉素相似。对肺炎支原体的作用是大环内酯类中最强；对金黄色葡萄球菌、肺炎球菌、链球菌属抗菌活性较红霉素略差	用于敏感菌所致的呼吸道感染，沙眼衣原体、脲原体引起感染和单纯淋病的治疗
克拉霉素	对 G⁺ 菌的作用为大环内酯类中最强者，对嗜肺军团菌、肺炎衣原体、溶脲脲原体、沙眼衣原体、肺炎支原体的抗菌活性为红霉素数倍	主要用于呼吸道感染、皮肤软组织感染、泌尿生殖系统感染的治疗
罗红霉素	①对革兰阳性菌和厌氧菌的作用与红霉素相仿 ②对流感嗜血杆菌的作用较红霉素弱 ③对嗜肺军团菌的作用略强于红霉素	适用于敏感菌导致的上、下呼吸道感染及皮肤软组织感染。也用于支原体、衣原体或不明原因导致的非淋球菌性尿道炎、宫颈炎的治疗

二、其他药物（★★）

药品名称	作用特点	临床应用	不良反应
克林霉素	抗菌机制是与核糖体 50s 亚基结合，抑制肽酰基转移酶的活性，使肽链延伸受阻而抑制蛋白质合成	主要用于厌氧菌及金黄色葡萄球菌等革兰阳性菌感染。如金黄色葡萄球菌感染引起的急慢性骨髓炎；厌氧菌感染引起的口腔、腹腔、盆腔感染；外用治疗 G⁺ 菌引起的化脓性感染	口服或肌内注射均可引起胃肠道反应，口服较常见，主要表现是胃纳差、恶心、呕吐、胃部不适和腹泻。也可发生严重的假膜性肠炎
磷霉素	对于葡萄球菌、肺炎链球菌、大肠埃希菌、淋球菌、奇异变形杆菌、伤寒杆菌、沙雷杆菌、大多数的铜绿假单胞菌、化脓性链球菌、粪链球菌、部分吲哚阳性变形杆菌和某些克雷伯杆菌、肠杆菌属细菌等有抗菌作用。使细菌细胞壁的早期合成受到阻抑而导致细菌死亡	主要用于敏感的革兰阴性菌引起的尿路、皮肤及软组织、肠道等部位感染。对肺部、脑膜感染和败血症也可考虑应用。与其他抗生素间不存在交叉耐药性	不良反应一般较轻，可引起胃肠道反应：恶心，呕吐，食欲不振，腹胀，腹泻。静脉用药可有血栓性静脉炎，心悸
万古霉素、去甲万古霉素	对 G⁺ 菌，特别是 G⁺ 球菌杀菌作用强大；对耐甲氧西林的金黄色葡萄球菌和耐甲氧西林的表皮葡萄球菌，有强大的杀菌作用；多数革兰阴性菌对本品耐药。抗菌作用机制是阻碍细菌细胞壁的合成	一般不作为一线药应用；仅用于严重耐药的 G⁺ 菌感染，特别是金黄色葡萄球菌和表皮葡萄球菌和耐青霉素的肺炎链球菌感染；对青霉素联合氨基糖苷类治疗失败的肠球菌、链球菌心内膜炎有效；以及其他抗生素尤其是克林霉素引起的假膜性结肠炎	主要有耳毒性，如听力减退，严重时耳聋，及时停药后听力减退可恢复；肾毒性，如肾小管的损害，少数患者出现间质性肾炎。尚有变态反应如药物热、皮疹等

续表

药品名称	作用特点	临床应用	不良反应
替考拉宁	抗菌谱、抗菌活性、抗菌机制与万古霉素相似。对革兰阳性菌如葡萄球菌、链球菌、肠球菌和大多厌氧性阳性菌敏感	主要用于金黄色葡萄球菌及链球菌属等敏感菌所致的严重感染，如心内膜炎、骨髓炎、败血症及呼吸道、泌尿道、皮肤、软组织等的感染	本品耐受性良好，不良反应一般轻微且短暂，很少需要中断治疗，严重不良反应罕见。与万古霉素可能有交叉过敏反应，故对万古霉素过敏者慎用

历年考点串讲

常考的细节有：

1.红霉素与敏感菌的核糖体 50S 亚基不可逆结合，通过阻断肽作用及 mRNA 的位移，选择性抑制蛋白质的合成。

2.阿奇霉素抗 G^+ 菌较红霉素低，但对 G^- 菌活性明显增强。对流感嗜血杆菌和弯曲菌属的作用比红霉素强。

3.克林霉素易渗入骨组织，但不易透过血 – 脑脊液屏障，是治疗金黄色葡萄球菌骨髓炎的首选药。

4.万古霉素主要用于治疗耐青霉素的金黄色葡萄球菌引起的严重感染。

5.红霉素是对青霉素过敏者链球菌、破伤风感染治疗的替换药。

6.红霉素与林可霉素可以相互竞争结合部位，产生拮抗作用，不宜同时使用。

第三十七节　氨基糖苷类与多黏菌素类抗生素

一、氨基糖苷类（★★★）

药品名称	作用机制	抗菌作用	不良反应
氨基糖苷类	①干扰细菌蛋白质合成的全过程——起始、延伸、终止 ② 有明显 PAE（抗生素后效应）	抗菌谱较广，对需氧革兰阴性菌、某些革兰阳性菌有杀菌作用。链霉素有杀灭结核杆菌作用	**耳毒性：** ①损害前庭神经功能：眩晕、恶心、呕吐、眼球震颤、平衡失调等。其发生率依次为：新霉素 > 卡那霉素 > 链霉素 > 西索米星 > 庆大霉素 > 妥布霉素 > 奈替米星 ②损害耳蜗神经：耳鸣、听力减退、耳聋。其发生率依次为：新霉素 > 卡那霉素 > 阿米卡星 > 西索米星 > 庆大霉素 > 妥布霉素 > 链霉素 孕妇禁用，避免与有耳毒性的高效利尿药合用 **肾毒性：**发生率依次为：新霉素 > 卡那霉素 > 庆大霉素 > 妥布霉素 > 链霉素 神经肌肉阻断作用 ①表现：肌肉麻痹、吸收暂停 ②机制：阻滞 Ca^{2+} 引发的 ACh 释放，阻断神经肌肉接头处传递 ③防治：钙剂、新斯的明对抗 过敏反应：皮疹、血管神经性水肿、发热等，也可引起过敏性休克

药品名称	药理作用	临床应用	不良反应
链霉素（★★）	对多种革兰阴性杆菌如大肠埃希菌、鼠疫杆菌、肺炎杆菌、布氏杆菌有较强的杀灭作用。对结核杆菌有强大的抗菌作用	首选用于：土拉菌病（兔热病）和鼠疫；与其他抗结核药联合用于结核病。其他用途多被庆大霉素替代	耳蜗神经损害发生迟，但不可逆；过敏性休克发生率低但死亡率高。急性毒性可用钙剂治疗
庆大霉素（★★）	较链霉素抗菌谱广、抗菌活性高，是目前临床上应用最广泛的氨基糖苷类抗菌药物	对铜绿假单胞菌和金黄色葡萄球菌均有效；治疗 G^- 杆菌感染、铜绿假单胞菌感染、心内膜炎，口服可用于肠道感染或肠道手术准备	前庭神经损害较耳蜗神经明显但较链霉素少见
阿米卡星（★★）	对各种革兰阴性菌、阳性菌、铜绿假单胞菌等具有较强抗菌作用。抗菌谱广	用于对其他氨基糖苷类抗菌药物耐药菌株所引起的感染	主要是耳毒性。对肾脏的毒性与庆大霉素相似

二、多黏菌素类（★）

药品名称	作用特点	临床应用	不良反应
多黏菌素 B	对铜绿假单胞菌作用最强。能与革兰阴性菌细胞膜脂质双分子层结合，使细菌细胞膜通透性增加，细胞内成分外漏，导致细菌死亡，对生长繁殖期和静止期的细菌都有作用	局部应用于：敏感菌的眼、耳、皮肤、黏膜感染，烧伤后铜绿假单胞菌感染	毒性较大，引起肾脏损害、神经系统损害；大剂量、快速静脉滴注由于神经肌肉的阻滞导致呼吸抑制等

历年考点串讲

常考的细节有：

1. 氨基糖苷类抗菌药物易产生耐药性，同类药间有交叉耐药性。氨基糖苷类抗菌药物与细菌核糖体结合，干扰细菌蛋白质合成的全过程。

2. 氨基糖苷类抗菌药物抗菌谱较广，对需氧 G^- 菌、某些 G^- 菌有杀菌作用。氨基糖苷类抗菌药物用于敏感需氧革兰阴性杆菌所致的全身感染。

3. 细菌易对链霉素产生耐药性，且长期应用易引起耳毒性和肾毒性。

4. 庆大霉素不宜与依他尼酸及呋塞米等利尿药结合，以免增加毒性。

5. 多黏菌素 B 主要用于对 β－内酰胺类和氨基糖苷类抗菌药物耐药而又难以控制的铜绿假单胞菌及其他革兰阴性杆菌引起的严重感染。

6. 氨基糖苷类抗菌药物过敏反应一旦发生，应静注钙剂及皮下或肌内注射肾上腺素等抢救。

第三十八节 四环素类及氯霉素类

一、四环素类（★★）

药品名称	药动学特点	抗菌作用	抗菌机制	临床应用	不良反应
天然四环素（四环素、土霉素）	口服部分吸收，影响因素多：①如有 Mg^{2+}、Ca^{2+}、Al^{3+}、Fe^{2+} 等多价阳离子，能与四环素形成难溶性的络合物，使吸收减少；②饭后服药，血药浓度比空腹减少 50%；③铁剂使其吸收率下降 40%～90%，故需同时服用两药时，应间隔 3h；④碱性环境影响吸收，而胃酸酸度高时能促进吸收；⑤吸收量有限度。服药量超过 0.5g 以上，血药浓度不再随剂量增加而增高，多者随粪便排出 组织分布广泛：骨、牙、肝中浓度高，存在肝肠循环	快速抑制细菌生长，高浓度杀菌。广谱：对 G^+ 菌、G^- 菌；放线菌（厌氧菌）立克次体、衣原体、支原体、螺旋体；间接抑制阿米巴原虫	①与 30S 亚基结合，抑制细菌蛋白质的合成②还可引起细菌细胞膜通透性的改变，抑制 DNA 的复制	主要用于立克次体感染、斑疹伤寒、支原体肺炎、衣原体引起的鹦鹉热、性病性淋巴肉芽肿、回归热、霍乱等疾病的治疗，作为首选药疗效较好。也用于革兰阴性杆菌如百日咳杆菌、痢疾杆菌、流感嗜血杆菌的感染治疗	①胃肠道反应：恶心、呕吐等②二重感染③对牙齿和骨骼发育的影响：牙齿黄染，抑制骨骼生长④肝肾损伤和变态反应

药品名称	抗菌作用特点	临床应用
多西环素	①脑脊液中浓度高②强效、速效、长效，抗菌谱与四环素相似，但较强	用于慢性支气管炎、泌尿系统感染等疾病的治疗，是肾功能不全患者肾外感染安全有效药物
米诺环素	抗菌谱与四环素相近，抗菌活性最强	主要用于尿路感染、呼吸道感染、乳腺炎等疾病的治疗，对疟疾也有效

二、氯霉素（★★）

药品名称	药动学	抗菌作用及机制	临床应用	不良反应
氯霉素	口服吸收迅速而完全。体内分布广泛：易通过血-脑屏障，血-眼屏障、胎盘屏障，可进入乳汁、唾液腺。以原形药由肾脏排泄	①抑制蛋白质合成：与核糖体 50s 亚基结合，抑制肽酰基转移酶，阻止肽链延伸②广谱，低浓度抑菌，高浓度杀菌。抗 G^- 的作用比 G^+ 的作用强	氯霉素目前几乎很少用于全身治疗①伤寒、副伤寒的可选药物②细菌性脑膜炎可作为选用药物之一③立克次体感染④其他抗生素无效的 G^- 杆菌感染	骨髓抑制 灰婴综合征见于：早产儿和新生儿；较大的儿童和成人在用药剂量过大或肝功能不全时也可发生表现：呕吐、低体温、呼吸抑制、发绀和休克（灰婴由此得名），40% 的患者在症状出现后 2～3 日内死亡 其他：恶心、呕吐，少数患者可出现视神经炎、皮疹、药物热等症状

常考的细节有：

1.四环素通过与30S亚基结合抑制细菌蛋白质合成而抗菌。四环素抗菌谱广，对G^+菌、G^-菌、立克次体、衣原体、支原体、螺旋体、阿米巴原虫都有效。

2.氯霉素抗菌谱广，对G^+菌作用不如青霉素和四环素，对G^-菌特别是伤寒、副伤寒杆菌百日咳杆菌和流感菌作用强，与立克次体、支原体、衣原体和螺旋体也有效。

3.氯霉素和细菌核糖体30S亚单位结合，阻止氨基酰t-RNA到达并与mRNA核糖体复合物A位结合，从而阻止肽链延伸。

4.氯霉素最严重的毒性反应是抑制骨髓造血功能。

5.四环素可影响骨、牙生长。

第三十九节 抗真菌药与抗病毒药

一、抗真菌药（★★）

药品名称	作用特点	临床应用	不良反应
两性霉素B	对多种深部真菌有强大的抑制作用。与真菌细胞膜的麦角固醇结合，在膜上形成孔道，从而增加膜的通透性，造成细胞死亡	主要用于治疗全身深部真菌感染（首选药）	有高热、寒战、头痛、恶心、呕吐。静脉滴注速度过快可引起心律失常、惊厥，还可致肾损害及溶血
咪唑类和三唑类：伊曲康唑、氟康唑等	广谱抗真菌药。可抑制真菌细胞膜中麦角固醇合成，抑制真菌生长	用于对新型隐球菌、白色念珠菌等深部真菌感染；也可用于浅部真菌感染（如甲癣）的治疗	–
特比萘芬	对各种浅部真菌敏感，选择性抑制角鲨烯环氧化酶，抑制细胞膜麦角固醇的合成，影响细胞膜的形成	口服或外用可治疗由皮肤癣菌引起的甲癣、体癣、股癣、手癣、足癣，效果较好	–
卡泊芬净	能有效抑制β（1，3）-D-葡聚糖的合成，从而干扰真菌细胞壁的合成。有广谱抗真菌活性	①适用于治疗念珠菌败血症和各种念珠菌感染 ②难治性或不能耐受其他治疗。如：两性霉素B、两性霉素B脂质体制剂和（或）伊曲康唑的侵袭性曲霉病的治疗 ③也用于发热性中性粒细胞减少症患者真菌感染的治疗	可有发热、头痛、恶心、呕吐、腹痛、皮疹、贫血、转氨酶升高等症状。静脉滴注可发生血栓性静脉炎

二、抗病毒药

（一）常用抗病毒药的分类（★）

分类	代表药物
穿入和脱壳抑制剂	金刚烷胺、金刚乙胺、恩夫韦地、马拉韦罗
DNA 多聚酶抑制剂	阿昔洛韦、更昔洛韦、伐昔洛韦、泛昔洛韦、膦甲酸钠
反转录酶抑制剂	核苷类：拉米夫定、齐多夫定、恩曲他滨、替诺福韦、阿德福韦酯
	非核苷类：依法韦伦、奈韦拉平、地拉韦定
蛋白酶抑制剂	沙奎那韦、利托那韦、英地那韦、奈非地韦和安普那韦等
神经氨酸酶抑制剂	奥司他韦、扎那米韦
广谱抗病毒药	利巴韦林、干扰素

（二）常用药物

药品名称	作用特点	临床应用
阿昔洛韦（★★）	属于鸟嘌呤核苷类似物，抗 DNA 病毒药物。是目前最有效的抗单纯疱疹病毒（HSV）的药物之一。抑制病毒 DNA 多聚酶，使病毒 DNA 合成受阻	为 HSV 感染的首选药。静脉给药用于 HSV 脑炎，局部应用治疗疱疹性角膜炎、单纯疱疹和带状疱疹。与免疫调节剂（α－干扰素）联合应用治疗乙型肝炎有效
更昔洛韦（★★）	对 HSV 及水痘－带状疱疹病毒的抑制作用与阿昔洛韦相似，对巨细胞病毒（CMV）的抑制作用强于阿昔洛韦；抑制病毒 DNA 合成	用于防治免疫缺陷患者和免疫抑制患者的巨细胞病毒性视网膜炎等
拉米夫定（★★）	竞争性抑制 RNA 反转录酶，终止病毒 DNA 链的延伸	对 HIV 包括对齐多夫定耐药的 HIV 以及乙肝病毒（HBV）均有抗病毒作用；细胞毒性低于齐多夫定。单用易产生耐药性，主要与齐多夫定合用
利巴韦林（★★）	抗菌谱广。抑制病毒核苷酸的合成。作用机制与进入细胞内磷酸化，竞争性地抑制病毒的三磷酸鸟苷合成，抑制病毒 mRNA 合成有关	气雾吸入用于治疗幼儿呼吸道合胞病毒感染性肺炎和支气管炎，还可治疗甲型或乙型流感病毒引起的感染性疾病
齐多夫定（★）	竞争性抑制 RNA 反转录酶，终止病毒 DNA 链的延伸	用于治疗艾滋病及重症艾滋病相关症候群。主张联合用药疗法（鸡尾酒疗法），一般采用三联疗法，如齐多夫定与拉米夫定和阿波卡韦合用，或齐多夫定与拉米夫定和蛋白酶抑制药合用
干扰素（★）	广谱。通过诱导机体组织细胞产生抗病毒蛋白酶而抑制病毒的复制	①口服无效，须注射给药 ②用于治疗慢性病毒性肝炎（乙、丙、丁型） ③也可用于尖锐湿疣、生殖器疱疹及 HIV 患者的卡波西肉瘤

历年考点串讲

常考的细节有:

1. 酮康唑对深部真菌感染、浅表真菌感染均有效。

2. 阿昔洛韦主要抑制疱疹病毒(HSV),其作用机制是通过抑制病毒 DNA 的合成,是治疗 HSV 脑炎的首选药物。

3. 齐多夫定是核苷类逆转录酶抑制药。

4. 利巴韦林为广谱抗病毒药,对多种 RNA 和 DNA 病毒有抑制作用。

5. 两性霉素 B 为广谱抗真菌药,是目前治疗深部真菌感染的首选药。

第四十节 抗结核病药及抗麻风病药

一、抗结核药(★★)

(一)一线抗结核药

药品名称	药动学	作用机制	临床应用	不良反应
异烟肼	口服吸收快而完全,穿透力强。异烟肼大部分在肝内代谢为乙酰异烟肼和异烟酸,最后与少量原型药一起由肾排出。快代谢型者 $t_{1/2}$ 较短,血药浓度较低	对结核分枝杆菌有高度选择性,抗菌力强,易穿透入细胞内,对静止期细菌表现为抑菌作用,对处于繁殖态的细菌皆有杀菌作用	结核病的第一线药物。除预防应用可单独用药外,均需与其他第一线药联合应用	①外周神经系统②中枢神经系统③肝毒性④变态反应⑤其他:异烟肼是肝药酶抑制剂
利福平	吸收后分布于全身各组织,穿透力强。在肝内代谢成去乙酰基利福平,代谢物仍保留一定的抗菌活性。患者尿、泪液等分泌物均可染成橘红色	广谱。对结核分枝杆菌、麻风分枝杆菌、沙眼衣原体等有很强抗菌作用。为特异性地抑制细菌 DNA 依耐性 RNA 多聚酶,阻碍 mRNA 合成	①结核病②麻风病③沙眼④耐药金黄色葡萄球菌感染	①胃肠道刺激②肝毒性③变态反应
乙胺丁醇	吸收后体内分布广泛。脑脊液时脑脊液可达有效浓度。肾功能不全时可引起蓄积中毒,宜慎用	对几乎所有类型的结核分支杆菌均具高度抗菌活性,对大多数耐异烟肼和链霉素的结核分枝杆菌仍有效。单用可产生耐药性,但较缓慢。该药是分枝杆菌的阿拉伯糖转移酶抑制剂,此酶与细胞壁合成有关	与其他药物合用,治疗各种类型的结核病	①视神经炎②肝毒性

(二)二线抗结核病药物(★)

药物名称	药理作用	作用特点
对氨基水杨酸	口服吸收快而完全。分布全身,但不易透入脑脊液。对结核分枝杆菌只有抑菌作用,活性较异烟肼及链霉素弱,单用无临床价值	耐药性出现缓慢,与其他抗结核病药合用,可以延缓耐药性的发生并增强疗效
乙硫异烟胺	结构与异烟肼相似,主要抑制分枝菌酸的合成而发挥抗结核作用,但抗结核活性较低	与异烟肼交叉耐药性,对异烟肼、链霉素耐药的菌株对乙硫异烟胺仍敏感。在第一线药物无效或不能应用时,乙硫异烟胺可与其他药物联合应用

（三）抗结核病药的应用原则（★★）

原则	说明
早期用药	患者一旦确诊为结核病后立即给药治疗
联合用药	患者根据病情和抗结核病药的特点，联合应用两种及两种以上的药物以增强疗效，降低毒性、延缓耐药性的产生、并可交叉杀灭对其他药物耐药的菌株
适量用药	用药剂量要适当，剂量不足和剂量过大都会使治疗达不到理想效果
坚持全程规律用药	按规定的方案，在规定的时间内，坚持有规律的用药是抗结核化疗成功的关键

二、抗麻风病药（★）

药品名称	抗菌作用	应用特点
氨苯砜	抑制麻风分枝杆菌的作用强	治疗各型麻风病的首选药，通常采用联合疗法

历年考点串讲

常考的细节有：

1. 异烟肼对结核杆菌有高度选择性，抑制结核杆菌的分枝菌酸合成酶，抑制分枝菌酸的生物合成，使细菌失去耐酸性、疏水性和增殖力而死亡。异烟肼是治疗结核病的首选药物，预防用药时可单独使用。

2. 大剂量服用异烟肼或慢代谢型者可加速维生素 B_6 的排泄，使维生素 B_6 缺乏，导致周围神经炎及其他神经精神症状，同服维生素 B_6 可治疗及预防此反应。

3. 利福平属高效广谱抗生素，抗结核作用与异烟肼相近，而较链霉素强，对其他病原体也有作用。

4. 乙胺丁醇用于治疗各型结核病，特别是经链霉素和异烟肼治疗无效的病人。

第四十一节 抗疟药

一、常用抗疟药（★）

分类	药品名称	药理作用与临床应用	不良反应
主要用于控制疟疾症状的抗疟药物	氯喹	①对间日疟、三日疟以及恶性疟原虫红内期的裂殖体有杀灭作用。特点是疗效高，生效快，作用持久 ②抗肠道外阿米巴病作用 ③其他作用：大剂量抑制免疫	①大剂量致角膜浸润 ②剂量＞5g 可致死、孕妇禁用 ③常见头痛、头晕等，停药消失
	青蒿素	能杀灭红内期的裂殖体，对耐氯喹虫株感染也有效。主要用于治疗间日疟、恶性疟，特别用于抗氯喹疟原虫引起的疟疾；对脑型恶心疟的治疗有良效。缺点是复发率高，与伯氨喹合用可降低复发率	胃肠道反应

续表

分类	药品名称	药理作用与临床应用	不良反应
主要用于**控制复发和传播**的抗疟药	伯氨喹	用于控制良性疟的复发，与氯喹合用可根治良性疟	毒性比其他抗疟药大。治疗量易发生疲乏、头昏、恶心、呕吐、腹痛、发绀等症状，停药后可消失
		杀灭各种疟原虫配子体，用于控制疟疾的传播	少数特异质者可发生急性溶血性贫血，应即停药
主要用于**预防**的抗疟药	乙胺嘧啶	抑制疟原虫二氢叶酸还原酶，影响核酸合成。用于病因性预防的首选	较少，长期服用可引起巨幼细胞贫血或白细胞减少症可用**亚叶酸钙**治疗

历年考点串讲

常考的细节有：

1. 氯喹对间日疟、三日疟以及恶性疟原虫红内期的裂殖体有杀灭作用。是控制各种疟疾的临床症状首选药。

2. 伯氨喹是控制复发和传播的首选药。

3. 乙胺嘧啶是用于病因性预防的首选药。

4. 乙胺嘧啶长期服用可引起巨幼细胞贫血或白细胞减少症，可用甲酰四氢叶酸钙的治疗。

5. 青蒿素用于抗氯喹疟原虫引起的疟疾，会引起胃肠道反应。

第四十二节　抗阿米巴病药和抗滴虫病药

一、抗阿米巴病药（★★）

药品名称	药理作用及临床应用	不良反应
甲硝唑	抗阿米巴作用：对肠内、肠外阿米巴滋养体有直接杀灭作用，治疗急性阿米巴痢疾和肠外阿米巴感染效果显著	常见的反应：头痛、恶心、口中金属味、腹泻、腹痛以及白细胞暂时性减少等极少数病人：可出现神经系统症状。如：肢体麻木、感觉异常等，如发生应立即停药甲硝唑服药期间应禁酒
	抗滴虫作用：对阴道滴虫亦有直接杀灭作用。对女性和男性泌尿生殖道滴虫感染都有良好疗效	
	抗贾第鞭毛虫作用：是目前治疗贾第鞭毛虫病最有效的药物	
	抗厌氧菌作用：对革兰阳性或阴性厌氧菌均有较强的杀灭作用。对脆弱拟杆菌感染特别有效。常用于厌氧菌引起的产后盆腔炎、骨髓炎等	

药品名称	作用特点
替硝唑（★）	毒性低，对阿米巴痢疾和肠外阿米巴病的疗效与甲硝唑相当，是治疗阿米巴肝脓肿的首选药
氯喹（★）	①杀灭组织内阿米巴滋养体 ②用于甲硝唑无效的阿米巴肝脓肿、肺脓肿 ③与甲硝唑交替使用，可防止耐药菌株出现

二、抗滴虫病药（★★）

首选药物为甲硝唑，遇抗甲硝唑滴虫感染时，可选用乙酰砷胺等。

历年考点串讲

常考的细节有：

1. 甲硝唑是治疗阿米巴病的首选药，用于急性阿米巴痢疾和肠外阿米巴病的治疗。

2. 甲硝唑对阴道滴虫有直接杀灭作用。

3. 甲硝唑是目前治疗贾第鞭毛虫的最有效药物。

第四十三节 抗血吸虫病药和抗丝虫病药

药品名称		药理作用及临床应用	不良反应
抗血吸虫病药（★）	吡喹酮	除对血吸虫有杀灭作用外，对其他吸虫，如华支睾吸虫、姜片吸虫、肺吸虫，以及其幼虫引起的囊虫症、包虫症都有不同程度的疗效。增加虫体细胞膜对 Ca^{2+} 的通透性，Ca^{2+} 内流增加，使虫体痉挛收缩致死。吡喹酮为临床治疗血吸虫病的首选药	较轻微，主要表现为神经系统和消化系统症状，少数出现心电图异常
抗丝虫病药（★）	乙胺嗪	用于治疗班氏丝虫、马来丝虫和罗阿丝虫感染，也用于盘尾丝虫病	轻微，常见厌食、恶心、呕吐、头痛、乏力等，通常在几天内均可消失

历年考点串讲

常考的细节有：

吡喹酮广谱抗吸虫药和驱绦虫药，是治疗各型人类血吸虫病的首选药物。

第四十四节 抗肠道蠕虫病药

一、广谱驱肠虫药（★）

药品名称	作用机制	应用特点
甲苯达唑	该药干扰虫体对葡萄糖的摄取和利用，使虫体能源障碍而死亡。显效缓慢，给药后数日才能将虫排尽。另外，本品对虫卵具有抑制发育的作用，有控制传播的意义	为高效、广谱驱肠虫药，对蛔虫、钩虫、蛲虫、鞭虫、绦虫和线虫等肠道蠕虫均有效

二、其他驱肠虫药（★）

药品名称	作用机制	临床应用和不良反应
哌嗪	能阻断神经肌肉接头处的胆碱能受体，妨碍乙酰胆碱对蛔虫肌肉的兴奋需用，引起肌肉松弛性麻痹，随肠蠕动而排出体外	对蛔虫、蛲虫均有驱除作用 不良反应偶有恶心、呕吐、荨麻疹
氯硝柳胺	该药抑制线粒体氧化磷酸化反应和对葡萄糖的摄取利用，阻碍产能过程	对血吸虫尾蚴和毛蚴有杀灭作用，用于血吸虫病的预防

历年考点串讲

常考的细节有：
1. 甲苯达唑是治疗钩虫病和鞭虫病的首选药。
2. 左旋咪唑对蛔虫、钩虫、蛲虫均有明显驱虫作用。
3. 哌嗪对蛔虫和蛲虫有较强的驱除作用。
4. 氯硝柳胺用于血吸虫病的预防。

第四十五节　抗恶性肿瘤药

一、作用机制和分类（★）

作用机制		分类及代表药物
按化学结构和来源分类	烷化剂	氮芥类、亚硝脲类、甲烷磺酸酯类
	抗代谢药	叶酸、嘧啶、嘌呤类似物等
	抗肿瘤抗生素	蒽环类抗生素、丝裂霉素、博来霉素类、放线菌素类等
	激素	肾上腺皮质激素、雌激素、雄激素及其拮抗药
	杂类	铂类配合物和酶等
按生化机制分类	干扰核酸生物合成	①二氢叶酸还原酶抑制剂，如甲氨蝶呤等；②腺苷酸合成酶抑制剂，如氟尿嘧啶等
	直接影响DNA的结构与功能	①DNA交联剂，如氮芥、环磷酰胺等烷化剂；②破坏DNA的铂类配合物，如顺铂
	干扰转录过程和阻止RNA合成	多柔比星等蒽环类抗生素和放线菌素D
	干扰蛋白质的合成与功能	①微管蛋白活性抑制剂，如长春碱类或紫杉醇类等；②干扰核蛋白体功能的药物，如三尖杉生物碱类
	影响激素平衡	糖皮质激素、雌激素、雄激素等

二、抗肿瘤药的主要不良反应（★★）

药物名称	作用特点	不良反应
抗肿瘤药	在杀伤恶性肿瘤细胞的同时，对某些正常的组织也有一定程度的损害	主要表现在骨髓毒性，出现白细胞减少，对感染的抵抗力降低；影响伤口愈合；脱发；胃肠道受损（恶心、呕吐）；儿童生长抑制；肝、肾损害；致畸或致癌。毒性反应成为化疗限制剂量使用的关键因素，同时亦影响了患者的生存质量

三、常用抗肿瘤药物

（一）干扰核酸生物合成的药物（★★）

药品名称	临床应用	不良反应
甲氨蝶呤	急性白血病，尤其是儿童急淋；对绒癌也有较好疗效，也可用于乳腺癌、膀胱癌、睾丸癌、头颈部肿瘤等	骨髓抑制和消化道毒性
氟尿嘧啶	胃肠道肿瘤及乳腺癌、卵巢癌等恶性肿瘤	胃肠道反应、骨髓抑制和脱发

（二）破坏 DNA 结构和功能的药物（★★）

药品名称		临床应用	不良反应
烷化剂	环磷酰胺	恶性淋巴瘤；多发性骨髓瘤	骨髓抑制、出血性膀胱炎
	白消安	效果显著：慢性粒细胞白血病	骨髓抑制；大剂量可引起肺纤维化
铂类：顺铂		睾丸癌最有效、卵巢癌、膀胱癌、宫颈癌、头颈部癌、骨髓瘤、非小细胞肺癌和胃癌等	肾毒性、耳毒性、胃肠反应及轻度骨髓抑制和电解质紊乱

（三）嵌入 DNA 干扰核酸合成的药物（★★）

药物	临床应用	不良反应
放线菌素 D	抗癌作用最强的药物之一 绒毛膜癌、霍奇金淋巴瘤、肾母细胞瘤	抑制骨髓、胃肠反应
多柔比星	急性白血病（急性淋巴细胞白血病、急性粒细胞白血病）效果良好	独特的不良反应：心脏毒性 毒性大，骨髓抑制明显
柔红霉素	广谱，抗肿瘤最常用药物之一	心脏毒性严重；骨髓抑制

（四）干扰蛋白质合成的药物（★★）

药物	临床应用	不良反应
长春新碱（M 期）	主要用于急淋（儿童）、霍奇金淋巴瘤和恶性淋巴瘤	骨髓抑制轻，但神经毒性比长春碱严重
紫杉醇（M 期、G_2 期）	治疗卵巢癌和乳腺癌的一线药物	骨髓抑制、神经毒性和心脏毒性
三尖杉酯碱	各型白血病，急慢粒效果良好，及急单、恶性淋巴瘤	少数有心脏毒性

（五）影响激素功能的抗癌药物（★）

药物	作用机制	临床应用
他莫昔芬	雌激素竞争性拮抗剂	治疗晚期乳癌，是停经后晚期乳腺癌的首选药

历年考点串讲

常考的细节有：

1. 甲氨蝶呤与叶酸竞争性抑制二氢叶酸还原酶。
2. 氟尿嘧啶抑制脱氧胸苷酸合成酶，从而影响 DNA 合成。
3. 环磷酰胺需经肝 P450 酶代谢激活，形成环酰胺氮芥，与 DNA 发生烷化反应。
4. 长春碱主要作用于 M 期，抑制细胞的有丝分裂。
5. 抗恶性肿瘤药的毒性反应主要表现为恶心、呕吐、口腔溃疡、骨髓抑制、脱发等。
6. 柔红霉素用于治疗急性粒细胞白血病，尤其以儿童为佳。
7. 他莫昔芬为雌激素受体的部分激动药，具有雌激素样作用。

第四十六节　影响免疫功能的药物

一、免疫抑制剂（★）

药品名称	药理作用	临床应用
环孢素	免疫抑制作用的主要特点是选择性抑制 T 细胞活化，是辅助性 T 细胞（Th）明显减少并降低 Th 与抑制性 T 细胞（Ts）的比例	①器官移植时抗排异反应的首选药 ②自身免疫性疾病
他克莫司	与细胞内结合蛋白（FKBP）形成复合物，抑制白细胞介素 –2（IL–2）基因转录，产生强大免疫抑制作用	主要用于肝、肾、心脏及骨髓移植
麦考酚酸酯	MPA 可抑制 T 细胞和 B 细胞的增殖和抗体生成；能快速抑制单核巨噬细胞的增殖，减轻炎症反应；减少细胞黏附分子，抑制血管平滑肌的增生	主要用于肾移植和其他器官的移植

二、免疫增强剂（★）

药品名称	药理作用	临床应用
左旋咪唑	双向调节作用：对免疫功能正常人无明显影响；对免疫功能低下者，可增强细胞免疫功能；恢复肿瘤患者低下的免疫功能，增强特异性淋巴细胞对肿瘤细胞的细胞毒作用	①免疫低下者的慢性反复感染 ②自身免疫性结缔组织病 ③癌症

三、免疫调节剂（★）

药品名称	药理作用	临床应用
白细胞介素	广泛的细胞和体液免疫增强和调节作用，诱导干扰素产生。①促进免疫细胞增殖：T、B、NK、LAK 细胞；②刺激细胞因子产生：TNF、IL	转移性肾癌、恶性黑色素瘤等严重的细菌、病毒感染

续表

	IFN-γ 具有免疫调节作用,能活化巨噬细胞,表达组织相容性抗原,介导局部炎症反应	免疫调节作用:小剂量的 IFN 对细胞免疫和体液免疫都有增强作用。大剂量则产生抑制作用
干扰素	IFN-α 和 IFN-β 的抗病毒作用强于 IFN-γ	广谱抗病毒作用:临床应用于疱疹性结膜、带状疱疹等皮肤疾病及慢性乙型肝炎
	IFN 既可直接抑制肿瘤细胞生长,又可通过免疫调节发挥作用	抗肿瘤作用:对多种肿瘤如肾细胞瘤、某些类型的淋巴瘤、黑色素瘤、乳腺癌有效,特别是对白血病效果好

历年考点串讲

常考的细节有:
1. 环孢素是抑制器官和组织移植后的排斥反应的首选药。
2. 左旋咪唑为免疫增强药。
3. 干扰素具有免疫调节作用。

经典例题

1. 药效学是研究
   A. 药物的疗效
   B. 提高药物疗效的途径
   C. 机体如何对药物处置
   D. 药物对机体的作用及作用机制
   E. 如何改善药物质量

2. 研究药物对机体作用规律的科学称为
   A. 药剂学　　　　　　B. 药事管理
   C. 药效学　　　　　　D. 药动学
   E. 药物化学

3. 临床药理不包括研究
   A. Ⅰ期临床试验　　　B. Ⅱ期临床试验
   C. Ⅲ期临床试验　　　D. Ⅳ期临床试验
   E. 动物实验

4. 药物作用的两重性指
   A. 既有对因治疗作用,又有对症治疗作用
   B. 既有副作用,又有反应
   C. 既有治疗作用,又有不良反应
   D. 既有局部作用,又有全身作用
   E. 既有原发作用,又有继发作用

5. 有关受体的描述错误的是
   A. 是蛋白质　　　　　B. 有饱和性
   C. 有特异性　　　　　D. 只能与药物结合
   E. 与药物结合是可逆的

6. 某药的量-效曲线平行后移,说明
   A. 有非竞争性阻断药存在　B. 作用机制改变
   C. 有竞争性阻断药存在　　D. 有激动药存在
   E. 效价增加

7. 药物对动物急性毒性的关系是
   A. LD_{50} 越大,毒性越大
   B. LD_{50} 越大,毒性越小
   C. LD_{50} 越小,毒性越小
   D. LD_{50} 越大,越容易发生毒性反应
   E. LD_{50} 越小,越容易发生过敏反应

8. A,B,C 三药的 LD_{50} 分别为 40、40、60mg/kg,ED_{50} 分别为 10、20、20mg/kg,比较三药的安全性大小的顺序为
   A. A = B>C　　　　　B. A>B = C
   C. A>B>C　　　　　D. A<B<C
   E. A>C>B

9. 药物能所能产生的最大效应称为
   A. 阈剂量　　　　　　B. 最小有效剂量
   C. 极量　　　　　　　D. 效价强度
   E. 效能

10. 长期使用糖皮质激素,突然停药可引起

A. 高血压　　　　　　　　B. 高血糖

C. 高血脂　　　　　　　　D. 原病复发或恶化

E. 心动加速

11. A药和B药作用机制相同，达同一效应A药剂量是5mg，B药是500mg，下述那种说法正确

A. B药疗效比A药差

B. A药的效价强度是B药的100倍

C. A药毒性比B药小

D. 需要达最大效能时A药优于B药

E. A药作用持续时间比B药短

12. 药物的最大效能主要反映药物的

A. 内在活性较大

B. 亲和力较大

C. 个体差异较大

D. 药效变化较大

E. 阈剂量较大

13. 在碱性尿液中弱碱性药物

A. 解离多，重吸收少，排泄快

B. 解离少，重吸收多，排泄快

C. 解离多，重吸收多，排泄快

D. 解离少，重吸收多，排泄慢

E. 解离多，重吸收少，排泄慢

14. 毛果芸香碱作用最明显的是

A. 心　　　　　　　　　　B. 眼

C. 血管　　　　　　　　　D. 骨骼肌

E. 内脏平滑肌

15. 新斯的明的药理作用特点是

A. 兴奋骨骼肌作用最强

B. 兴奋胃肠平滑肌作用最强

C. 促进腺体分泌作用最强

D. 兴奋中枢作用最强

E. 抑制心脏作用最强

16. 新斯的明治疗重症肌无力的机制是

A. 兴奋大脑皮质

B. 激动骨骼肌M胆碱能受体

C. 促进乙酰胆碱合成

D. 抑制胆碱酯酶和激动骨骼肌 N_2 胆碱能受体

E. 促进骨骼肌细胞 Ca^{2+} 内流

17. 阿托品用于全麻前给药的目的是

A. 增强麻醉效果　　　　　B. 减少麻醉药用量

C. 减少呼吸道腺体分泌　　D. 预防心动过缓

E. 辅助骨骼肌松弛

18. 阿托品禁用于

A. 胃痉挛　　　　　　　　B. 虹膜睫状体炎

C. 青光眼　　　　　　　　D. 胆绞痛

E. 缓慢型心律失常

19. 急性肾功能衰竭时，可与利尿剂配合使用以增加尿量的是

A. 异丙肾上腺素　　　　　B. 麻黄碱

C. 去甲肾上腺素　　　　　D. 多巴胺

E. 肾上腺素

20. 对药物中毒致低血压可用下列何药抢救

A. 肾上腺素　　　　　　　B. 异丙肾上腺素

C. 酚妥拉明　　　　　　　D. 多巴胺

E. 去甲肾上腺素

21. 酚妥拉明用药过程中最常见的不良反应是

A. 心脏收缩力减弱，心排出量减少

B. 肾功能降低

C. 胃肠功能减弱，引起消化不良

D. 直立性低血压

E. 窦性心动过缓

22. 能使肾上腺素升压作用翻转的药物有

A. 普萘洛尔　　　　　　　B. 山莨菪碱

C. 地西泮　　　　　　　　D. 酚妥拉明

E. 间羟胺

23. 胆碱酯酶复活药不具备的药理作用是

A. 恢复已经老化的胆碱酯酶活性

B. 解除烟碱样症状

C. 恢复被抑制的胆碱酯酶活性

D. 与阿托品合用可发挥协同作用

E. 增高全血胆碱酯酶活性

24. 山莨菪碱突出的特点是

A. 有中枢兴奋作用　　　　B. 拟制腺体分泌作用强

C. 扩瞳作用强　　　　　　D. 抗晕动作用

E. 缓解内脏平滑肌和小血管痉挛作用强

25. 抢救溺水、麻醉意外引起的心脏停搏，最好选用的药物是

A. 地高辛　　　　　　　　B. 麻黄碱

C. 去甲肾上腺素　　　　　D. 多巴胺

E. 肾上腺素

26. 临床对血容量已补足但有心收缩力减弱及尿量减少的休克病人用何药抢救

A. 麻黄碱　　　　　　　　B. 多巴胺

C. 去甲肾上腺素　　　　　D. 肾上腺素

E. 异丙肾上腺素

27. 地西泮的作用机制是
A. 通过中枢 GABA 受体发挥作用的
B. 通过中枢 M 受体发挥作用的
C. 通过中枢 DA 受体发挥作用的
D. 通过中枢 NA 受体发挥作用的
E. 通过中枢 5-HT 受体发挥作用的

28. 硫酸镁急性中毒时，应立即缓慢静脉注射
A. 碳酸氢钠　　　　　B. 氯化铵
C. 葡萄糖酸钙　　　　D. 新斯的明
E. 呋塞米

29. 巴比妥类急性中毒的直接死亡原因是
A. 体温下降　　　　　B. 深度呼吸抑制
C. 中枢抑制所致昏迷　D. 血压降低
E. 肾功能不全

30. 下列哪项不是苯妥英钠的临床适应证
A. 癫痫大发作　　　　B. 三叉神经痛
C. 坐骨神经等疼痛　　D. 抗心功能不全
E. 抗室性心律失常

31. 以下哪项不是注射给药硫酸镁的药理作用
A. 泻下和利胆作用　　B. 中枢抑制
C. 骨骼肌松弛　　　　D. 扩张血管
E. 抗惊厥作用

32. 氯丙嗪引起锥体外系反应的机制是
A. 阻断中脑 - 边缘系统的多巴胺受体
B. 阻断黑质 - 纹状体的多巴胺受体
C. 阻断中脑 - 皮质的多巴胺受体
D. 阻断结节 - 漏斗部的多巴胺受体
E. 阻断脑内 M 受体

33. 丙咪嗪抗抑郁症的机制是
A. 可能抑制突触前膜 NA 的释放
B. 使脑内单胺类递质减少
C. 阻断中枢神经末梢对 NA 和 5-HT 的再摄取
D. 使脑内 5-HT 缺乏
E. 使脑内儿茶酚胺类递质耗竭

34. 吡拉西坦临床用于
A. 呼吸衰竭　　　　　B. 阿尔兹海默症
C. 头晕　　　　　　　D. 呕吐
E. 躁狂症

35. 左旋多巴治疗帕金森病的机制是
A. 在外周脱羧变成多巴胺而起效
B. 在脑内抑制多巴脱羧而起效
C. 进入脑后脱羧生成多巴胺而起效

D. 促进多巴胺能神经释放递质而起效
E. 以上都是

36. 新生儿窒息的首选药是
A. 可待因　　　　　　B. 咖啡因
C. 洛贝林　　　　　　D. 氯丙嗪
E. 多巴胺

37. 关于吗啡的作用描述错误的是
A. 引起体位性低血压　B. 治疗心源性哮喘
C. 呼吸抑制　　　　　D. 降低胃肠平滑肌张力
E. 强而持久的镇痛作用

38. 以下哪项不是吗啡的禁忌证
A. 慢性呼吸道阻塞性疾病　B. 支气管哮喘和肺心病
C. 颅内压升高　　　　D. 心源性哮喘
E. 分娩止痛

39. 哌替啶叙述错误的是
A. 镇痛　　　　　　　B. 人工冬眠
C. 心源性哮喘　　　　D. 麻醉前给药
E. 止泻

40. 解热镇痛抗炎药共同的作用机制是
A. 抑制白三烯的生成　B. 抑制阿片受体
C. 抑制 PG 的生物合成　D. 抑制体温调节中枢
E. 抑制中枢镇痛系统

41. 阿司匹林预防血栓形成的机制是
A. 抑制环氧酶，减少 TXA_2 的形成
B. 直接抑制血小板的聚集
C. 抑制凝血酶的形成
D. 激活血浆中抗凝血酶Ⅲ
E. 抑制 PG 的合成

42. 强心苷中毒所致的室性早搏首选治疗药物是
A. 奎尼丁　　　　　　B. 苯妥英钠
C. 胺碘酮　　　　　　D. 普萘洛尔
E. 普罗帕酮

43. 奎尼丁属于
A. 适度阻滞钠通道药　B. 轻度阻滞钠通道药
C. 明显阻滞钠通道药　D. 钙通道阻滞剂
E. 钾通道阻滞药

44. 情绪紧张所致窦性心动过速首选治疗药物是
A. 普萘洛尔　　　　　B. 利多卡因
C. 阿托品　　　　　　D. 胺碘酮
E. 奎尼丁

45. 急性心肌梗死所致室性心动过速首选治疗药物是
A. 奎尼丁　　　　　　B. 胺碘酮
C. 利多卡因　　　　　D. 普罗帕酮

E. 普萘洛尔

46. 地高辛加强心肌收缩力是通过
   A. 抑制迷走神经递质释放　B. 兴奋 β 受体
   C. 直接作用于心肌　　　　D. 交感神经递质释放
   E. 阻断迷走神经

47. 地高辛对下列哪种原因引起的慢性心功能不全疗效最好
   A. 高血压、瓣膜病
   B. 心肌炎、肺心病
   C. 缩窄性心包炎
   D. 严重二尖瓣狭窄、维生素 B1 缺乏
   E. 甲状腺功能亢进、贫血

48. 硝酸甘油的作用不包括
   A. 扩张静脉　　　　B. 降低回心血量
   C. 增快心率　　　　D. 增加室壁肌张力
   E. 降低前负荷

49. 硝酸甘油与普萘洛尔合用治疗心绞痛的结果错误的是
   A. 协同降低心肌耗氧量　B. 消除反射性心率加快
   C. 缩小增加的左心容积　D. 增加硝酸甘油的用量
   E. 合用时剂量不宜过大

50. 下列不属于卡托普利 ACEI 作用机制的是
   A. 抑制循环中血管紧张素 I 转化酶
   B. 抑制局部组织中血管紧张素 I 转化酶
   C. 减少缓激肽的降解
   D. 减少醛固酮的分泌
   E. 减少细胞内钙离子含量

51. ACEI 类药描述错误的是
   A. 抑制血管紧张素转化酶（ACE）活性
   B. 提高交感神经活性作用
   C. 明显降低全身血管阻力
   D. 抑制心肌及血管重构药物
   E. 保护血管内皮细胞

52. 氯沙坦的降压机制是
   A. 阻断 α₁ 受体
   B. 阻断 β 受体
   C. 阻断血管紧张素 II 受体
   D. 阻断钙离子通道
   E. 阻断血管紧张素转化酶 I

53. 合并糖尿病及胰岛素抵抗的高血压患者宜用
   A. 阿替洛尔　　　　B. 普萘洛尔
   C. 卡托普利　　　　D. 氢氯噻嗪
   E. 拉贝洛尔

54. 伴有糖尿病的水肿病人，不宜选用哪一种利尿药
   A. 吲达帕胺　　　　B. 氢氯噻嗪
   C. 氨苯蝶啶　　　　D. 螺内酯
   E. 乙酰唑胺

55. 可加速毒物排泄的利尿药是
   A. 噻嗪类　　　　B. 呋塞米
   C. 氨苯蝶啶　　　　D. 乙酰唑胺
   E. 甘露醇

56. 甲氧氯普胺属于
   A. 利胆药　　　　B. 利尿药
   C. 止吐药　　　　D. 止泻药
   E. 止血药

57. 华法林过量引起的出血应选用的解救药是
   A. 硫酸鱼精蛋白　B. 维生素 K
   C. 尿激酶　　　　D. 维生素 B12
   E. 肝素

58. 肝素最严重的不良反应是
   A. 过敏反应　　　　B. 血小板减少症
   C. 自发性出血　　　D. 自发性骨折
   E. 脱发

59. 临床上不能应用肝素治疗的疾病是
   A. 心肌梗死　　　　B. 产后出血
   C. 弥散性血管内凝血　D. 脑栓塞
   E. 肺梗塞

60. 长期使用质子泵抑制剂可导致的不良反应是
   A. 精神障碍　　　　B. 血浆泌乳素升高
   C. 呃逆、腹胀　　　D. 骨折
   E. 便秘

61. 关于可待因镇咳作用的正确论述是
   A. 对咳嗽中枢的抑制作用比吗啡强
   B. 主要用于剧烈干咳
   C. 主要用于多痰的咳嗽
   D. 镇咳剂量时即可明显的抑制呼吸
   E. 主要通过化痰作用镇咳

62. 兰索拉唑用于治疗胃及十二指肠溃疡的机制是
   A. 中和胃酸，升高胃内 pH 值
   B. 保护胃黏膜
   C. 阻断 H₂ 受体受体
   D. 抑制 H⁺, K⁺-ATP 酶
   E. 阻断胆碱 M 受体

63. 缓解轻、中度急性哮喘症状应首选
   A. 孟鲁司特　　　　B. 沙美特罗

254

　　C.异丙托溴铵　　　　　D.沙丁胺醇

　　E.普萘洛尔

64.氨茶碱的作用是

　　A.松弛支气管平滑肌　　B.抑制心脏

　　C.抑制中枢　　　　　　D.收缩外周血管

　　E.收缩胆碱平滑肌

65.下列哪项药物属于溶解性祛痰药

　　A.氯化铵　　　　　　　B.氨茶碱

　　C.N-乙酰半胱氨酸　　　D.右美沙芬

　　E.克伦特罗

66.H_1受体阻断药的最佳适应证是

　　A.过敏性哮喘

　　B.过敏性休克

　　C.失眠

　　D.晕动症呕吐

　　E.荨麻疹、过敏性鼻炎等皮肤黏膜变态反应

67.可用于利尿降压药的药物是

　　A.尼可刹米　　　　　　B.美沙酮

　　C.双氯芬酸　　　　　　D.氢氯噻嗪

　　E.萘普生

68.中枢镇静作用最强的药物是

　　A.阿司咪唑　　　　　　B.苯海拉明

　　C.氯苯那敏　　　　　　D.布可立嗪

　　E.美可洛嗪

69.无镇静作用的H_1受体镇静药物是

　　A.苯海拉明　　　　　　B.氯苯那敏

　　C.阿司咪唑　　　　　　D.苯茚胺

　　E.异丙嗪

70.对患者的发热、胸痛可选用

　　A.吗啡　　　　　　　　B.哌替啶

　　C.可待因　　　　　　　D.布洛芬

　　E.二氢埃托啡

71.早期妊娠禁用药物是

　　A.苯海拉明　　　　　　B.异丙嗪

　　C.美可洛嗪　　　　　　D.氯苯那敏

　　E.赛庚啶

72.下列哪一项不属于糖皮质激素禁忌证

　　A.曾患严重精神病

　　B.活动性消化性溃疡，新近胃肠吻合术

　　C.非特异性角膜炎

　　D.创伤修复期、骨折

　　E.严重高血压、糖尿病

73.糖皮质激素类药不具有的作用是

　　A.抗炎　　　　　　　　B.抗菌

　　C.兴奋中枢　　　　　　D.免疫抑制

　　E.抗休克

74.治疗1型糖尿病

　　A.苯乙双胍　　　　　　B.阿卡波糖

　　C.二甲双胍　　　　　　D.格列本脲

　　E.胰岛素

75.治疗再生障碍性贫血可用

　　A.雌激素类药　　　　　B.雄激素类药

　　C.同化激素类药　　　　D.孕激素类药

　　E.盐皮质激素类药

76.孕激素类药物常用于

　　A.绝经期综合征　　　　B.晚期乳腺癌

　　C.先兆流产　　　　　　D.再生障碍性贫血

　　E.老年阴道炎

77.硫脲类药物的基本作用是

　　A.抑制碘泵

　　B.抑制Na^+-K^+泵

　　C.抑制甲状腺过氧化物酶

　　D.抑制甲状腺蛋白水解酶

　　E.阻断甲状腺激素受体

78.大剂量碘产生抗甲状腺作用的主要原因是

　　A.抑制甲状腺激素的合成

　　B.使腺泡上皮破坏、萎缩

　　C.抑制免疫球蛋白的生成

　　D.抑制甲状腺素的释放

　　E.抑制碘泵

79.属于α-葡萄糖苷酶抑制剂

　　A.甲苯磺丁脲　　　　　B.氯磺丙脲

　　C.格列美脲　　　　　　D.瑞格列奈

　　E.阿卡波糖

80.磺酰脲类降血糖作用的主要机制是

　　A.促进葡萄糖分解

　　B.增强胰岛素的作用

　　C.刺激胰岛B细胞释放胰岛素

　　D.抑制胰高血糖素分泌

　　E.使细胞内cAMP减少

81.容易造成乳酸血症的药物是

　　A.甲福明　　　　　　　B.优降糖

　　C.氯磺丙脲　　　　　　D.依克那肽

　　E.胰岛素

82.骨化三醇的药理作用不包括

　　A.与肠壁细胞内的胞浆受体结合发挥作用

B. 可促进肠细胞大量合成钙结合蛋白

C. 促进肠细胞的钙转运

D. 是钙在肠道中被主动吸收的调节剂

E. 抑制肠钙入血

83. 不属于防治骨质疏松的药物是

    A. 依替膦酸二钠　　　　　B. 阿仑膦酸钠

    C. 雌激素类　　　　　　　D. 生长激素

    E. 糖皮质激素

84. 不属于抗菌药物作用机制的是

    A. 抑制细菌细胞壁的合成

    B. 细菌靶位改变

    C. 增加细菌细胞膜的水通透性

    D. 抑制细菌蛋白质合成

    E. 抑制核酸代谢

85. 喹诺酮类抗菌作用机制是

    A. 抑制细菌二氢叶酸合成酶

    B. 抑制细菌二氢叶酸还原酶

    C. 抑制细菌 DNA 聚合酶

    D. 抑制细菌依赖于 DNA 的 RNA 聚合酶

    E. 抑制细菌 DNA 回旋酶

86. 有关化疗指数（CI）的描述中不正确的是

    A. CI 反映药物的安全性

    B. LD_{50}/ED_{50} 反映 CI

    C. CI 大的药物一定比 CI 小的药物安全

    D. CI 是衡量药物安全性的有效指标

    E. CI 也可用 LD_5/ED_{95} 表示

87. 氟喹诺酮类药理学共同特性错误的是

    A. 抗菌谱广

    B. 与其他抗菌药物间无交叉耐药性

    C. 血浆蛋白结合率高

    D. 适用于敏感菌所致呼吸道感染、尿路感染、胃肠感染、前列腺炎等

    E. 口服易吸收，体内分布广

88. 常用的磺胺类治疗流脑的是

    A. PB　　　　　　　　　　B. DPH

    C. SD　　　　　　　　　　D. SMZ

    E. SML

89. 磺胺异噁唑可用于治疗泌尿系感染是因为

    A. 作用时间短　　　　　　B. 肝脏乙酰化率高

    C. 尿中原形药物浓度高　　D. 在尿中不易析出结晶

    E. 抗菌活性强

90. 与青霉素相比，阿莫西林

    A. 对 G^+ 细菌的抗菌作用强

    B. 对 G− 杆菌作用强

    C. 对 β–内酰胺酶稳定

    D. 对耐药金黄色葡萄球菌有效

    E. 对铜绿假单胞菌有效

91. 属于 β–内酰胺酶抑制剂的是

    A. 棒酸　　　　　　　　　B. 舒巴坦

    C. 氨曲南　　　　　　　　D. 亚胺培南

    E. 头孢西丁

92. 男性，87 岁，在重症监护室诊断为呼吸机相关肺炎、痰培养为铜绿假单胞菌，应选择较为敏感的抗菌药物为

    A. 头孢唑林　　　　　　　B. 头孢他啶

    C. 阿莫西林　　　　　　　D. 头孢孟多

    E. 氨苄西林

93. 关于氨基糖苷类的共同点，下列哪个是错误的

    A. 对 G^- 杆菌有突出的抗菌作用

    B. 属于杀菌性抗菌药物

    C. 全身感染必须注射给药

    D. 有一定的耳毒性和肾毒性

    E. 本类药物之间无交叉耐药性

94. 氨基糖苷类抗菌药物对哪类细菌无效

    A. 厌氧菌　　　　　　　　B. 铜绿假单胞菌

    C. 结核杆菌　　　　　　　D. 革兰阴性菌

    E. 革兰阳性菌

95. 氨基糖苷类抗生素的共同药动学特点错误的是

    A. 口服难吸收　　　　　　B. 主要分布于细胞内液

    C. 内耳淋巴液浓度高　　　D. 肾脏皮质浓度高

    E. 90% 以原形由肾小球过滤排出

96. 庆大霉素的作用错误的是

    A. 口服作肠道杀菌

    B. 抗菌谱广，对革兰阴性菌和阳性菌均有杀灭作用

    C. 对铜绿假单胞菌有效

    D. 可用于治疗结核病

    E. 严重的革兰阴性杆菌感染引起的败血症、肺炎等可作为首选药

97. 对四环素不敏感的病原体是

    A. 革兰阳性球菌　　　　　B. 铜绿假单胞菌

    C. 革兰阴性菌　　　　　　D. 肺炎支原体

    E. 立克次体

98. 使用大环内酯类药物无效的是

    A. 病毒　　　　　　　　　B. 革兰阴性菌

C. 革兰阳性菌　　　　　D. 衣原体

E. 支原体

99. 治疗伤寒和副伤寒可选

A. 多西环素　　　　　　B. 四环素

C. 土霉素　　　　　　　D. 环丙沙星

E. 克林霉素

100. 抗真菌谱广，但由于其毒副作用而仅作局部用药的是

A. 特比萘芬　　　　　　B. 克霉唑

C. 酮康唑　　　　　　　D. 氟胞嘧啶

E. 伊曲康唑

101. 金刚烷胺对以下哪种病毒最有效

A. 麻疹病毒　　　　　　B. 乙型流感病毒

C. 单纯疱疹病毒　　　　D. 甲型流感病毒

E. HIV

102. 异烟肼抗结核杆菌的机制是

A. 抑制细菌细胞壁的合成

B. 抑制 DNA 螺旋酶

C. 抑制细胞代谢酶

D. 抑制细菌分枝菌酸合成

E. 影响细菌胞质膜的通透性

103. 抗麻风病的最常用药

A. 氨苯砜　　　　　　　B. 利福平

C. 氯法拉明　　　　　　D. 巯苯咪唑

E. 苯丙砜

104. 下列不是一线抗结核病的是

A. 利福平　　　　　　　B. 乙硫异烟肼

C. 吡嗪酰胺　　　　　　D. 链霉素

E. 异烟肼

105. 治疗钩虫病和鞭虫病应首选

A. 甲苯咪唑　　　　　　B. 噻嘧啶

C. 奎宁　　　　　　　　D. 哌嗪

E. 氯硝柳胺

106. 作用机制为使虫体神经肌肉去极化，引起痉挛和麻痹的抗线虫病是

A. 氯硝柳胺　　　　　　B. 甲苯咪唑

C. 噻嘧啶　　　　　　　D. 哌嗪

E. 吡喹酮

107. 控制疟疾复发和传播的药物

A. 氯喹　　　　　　　　B. 青蒿素

C. 奎宁　　　　　　　　D. 伯氨喹

E. 乙胺嘧啶

108. 甲硝唑最常见的不良反应是

A. 头痛、眩晕　　　　　B. 白细胞暂时性减少

C. 共济失调、惊厥　　　D. 肢体麻木

E. 恶心和口腔金属味

109. 左旋咪唑属于

A. 抗血吸虫病药　　　　B. 抗疟药

C. 抗丝虫病药　　　　　D. 驱肠虫药

E. 抗滴虫病药

110. 主要作用于 S 期的抗肿瘤药物是

A. 抗癌抗生素　　　　　B. 烷化剂

C. 抗代谢药　　　　　　D. 长春碱类

E. 激素类

111. 用环磷酰胺治疗下列哪种肿瘤疗效显著

A. 肺癌　　　　　　　　B. 恶性淋巴瘤

C. 多发性骨髓瘤　　　　D. 乳腺癌

E. 神经母细胞瘤

112. 下列哪种抗恶性肿瘤药可抑制蛋白质合成的起始阶段，使核蛋白体分解，抑制有丝分裂

A. 长春碱　　　　　　　B. 顺铂

C. 紫杉醇　　　　　　　D. 地塞米松

E. 三尖杉酯碱

113. 对骨髓无明显抑制的药物是

A. 5-氟尿嘧啶　　　　　B. 甲氨蝶呤

C. 喜树碱　　　　　　　D. 巯嘌呤

E. 长春新碱

参考答案

1.D　2.D　3.E　4.C　5.B　6.C　7.B　8.E　9.E　10.D
11.B　12.E　13.D　14.B　15.A　16.D　17.C　18.C
19.D　20.E　21.D　22.D　23.A　24.E　25.E　26.B
27.A　28.C　29.B　30.D　31.A　32.B　33.C　34.B
35.C　36.C　37.D　38.D　39.E　40.C　41.A　42.B
43.A　44.A　45.C　46.C　47.A　48.D　49.D　50.B
51.B　52.C　53.C　54.B　55.B　56.C　57.B　58.C
59.B　60.D　61.D　62.D　63.D　64.A　65.C　66.E
67.D　68.B　69.D　70.C　71.C　72.C　73.B　74.E
75.B　76.C　77.C　78.D　79.E　80.C　81.A　82.E
83.E　84.B　85.E　86.C　87.C　88.C　89.D　90.B
91.B　92.B　93.E　94.A　95.B　96.C　97.B　98.B
99.D　100.B　101.D　102.D　103.A　104.B　105.A
106.C　107.D　108.E　109.D　110.C　111.B　112.E
113.E

第二章 生物药剂学与药动学

第一节 生物药剂学概述

一、生物药剂学概念

基本概念（★★★）	定义	生物药剂学是关于药物制剂或剂型用于生命有机体（或组织）的科学。是研究药物及其剂型在体内的吸收、分布、代谢与排泄过程，阐明药物剂型因素、机体生物因素与药物效应三者之间的相互关系的科学
	任务	具体任务包括：①活性药物的设计与筛选；②药物给药途径及剂型的选择；③制剂处方筛选及工艺优化；④药物及其制剂质量的评价；⑤指导临床合理用药
研究内容与目的（★★）		生物药剂学通过研究不同的药物，或者相同药物的不同剂型在不同个体的体内过程与药物效应间的关系，揭示药物作用规律，并应用于药物研究开发、药品质量控制以及药物临床应用 生物药剂学的主要研究工作包括：①候选化合物筛选与评价；②给药途径选择及剂型的设计；③制剂处方工艺筛选及优化；④药物质量的评价；⑤指导临床合理用药

二、药物的体内过程（★★★）

过程	定义
吸收	指药物从用药部位进入体循环的过程
分布	药物从体循环向各组织、器官或体液转运的过程
代谢	药物在吸收过程或进入体循环后，受肠道菌群或体内酶系统的作用，结构发生转变的过程
排泄	药物或其代谢产物排出体外的过程
转运	药物的吸收、分布和排泄过程
消除	代谢与排泄过程

历年考点串讲

常考的细节有：

1. 生物药剂学是研究药物及其剂型在体内的吸收、分布、代谢与排泄过程，阐明药物剂型因素、机体生物因素与药物效应三者之间的相互关系的科学。

2. 吸收是指药物从用药部位进入体循环的过程。

3. 分布是药物从体循环向各组织、器官或体液转运的过程。

4. 代谢是指药物在吸收过程或进入体循环后，受肠道菌群或体内酶系统的作用，结构发生转变的过程。

5. 排泄是药物或其代谢产物排出体外的过程。

第二节 口服药物的吸收

一、药物的膜转运与胃肠道吸收

（一）药物的透膜转运机制（★★★）

被动转运		系指不需要消耗能量，生物膜两侧的药物由高浓度侧向低浓度侧跨膜转运的过程。被动转运分为单纯扩散（又称被动扩散）和促进扩散（又称易化扩散）
	单纯扩散	系指药物仅在其浓度梯度的驱动下由高浓度侧向低浓度侧跨膜转运的过程。单纯扩散属于一级速率过程，符合 Fick 扩散定律
		单纯扩散途径包括： ①跨细胞膜脂质：单纯扩散主要途径 ②膜孔转运：是指物质透过细胞间微孔按单纯扩散机制转运的过程 ③通道介导转运：是指物质借助细胞膜上的通道蛋白形成的亲水通道按单纯扩散机制转运的过程。通道蛋白是一类内在蛋白，不与被转运的物质结合，不移动，不消耗能量
	促进扩散	系指某些物质在细胞膜上的转运载体（通称载体）的帮助下，由高浓度侧向低浓度侧跨细胞膜转运的过程
		促进扩散转运不同于单纯扩散的特点是： ①促进扩散速率快、效率高 ②促进扩散有选择性。一种转运载体智能识别并转运某种结构的药物，例如在同样的浓度梯度下，右旋葡萄糖的跨膜通量明显大于左旋葡萄糖，这就是转运体易与右旋葡萄糖结合所致 ③促进扩散有饱和现象 ④促进扩散有非特异性。在小肠上皮细胞、脂肪细胞、血脑屏障血液侧的细胞膜中，氨基酸、$D-$ 葡萄糖、$D-$ 木糖、季铵盐类药物的转运属于促进扩散 ⑤促进扩散有竞争性抑制现象
主动转运		主动转运是指药物借助载体或酶促系统，从生物膜的低浓度侧向高浓度侧转运的过程。如 K^+、Na^+、I^-、单糖以及一些有机弱酸、弱碱等弱电介质的离子型都是以主动转运方式通过生物膜。与促进扩散一样，主动转运也需要生物膜上的载体蛋白参与，故促进扩散与主动转运属于载体介导的转运
		特点： ①逆浓度梯度转运 ②需要消耗能量，能量来源是 ATP 水解 ③需要载体参与，载体通常对药物结构具有高度特异性，一种载体只转运一种或一类底物 ④转运速率及转运量与载体数量及其活性有关，当药物浓度较高时，药物转运速率慢，可达到转运饱和 ⑤可发生竞争性抑制，结构类似物竞争载体结合位点，抑制药物的转运 ⑥受代谢抑制剂的影响，抑制细胞代谢的物质（如 2- 硝基苯酚、氟化物等）可影响主动转运过程 ⑦有吸收部位特异性，如维生素 B_2 和胆酸的主动转运仅在小肠上端进行，而维生素 B_{12} 在回肠末端吸收。 主动转运分为 ATP 驱动泵和协同转运两种，转运速率可用米氏方程描述
膜动转运		系指细胞膜的主动变形将物质摄入细胞内或释放到细胞外的转运过程。脂溶性维生素、三酰甘油和重金属等通过膜动转运透过生物膜
		包括物质内摄入的入胞作用（又分胞饮和吞噬）和向外释放的出胞作用。被摄取的物质为液态称为胞饮作用；被摄取的物质为大分子或颗粒状物则称为吞噬作用

（二）胃肠道的结构与功能（★）

结构	功能
胃肠道由胃、小肠、大肠三部分组成，具有储存、混合、消化和吸收的功能。多数药物可在胃肠道溶解和吸收，但是受胃肠道不同的pH、表面环境、酶、体液等因素的影响	胃：胃与食管相接的部位为贲门，与十二指肠相连的为幽门，中间部分为胃体部。胃的有效吸收面积有限，除一些弱酸性药物有较好的吸收外，大多数药物吸收较差
	小肠：小肠由十二指肠、空肠和回肠组成。小肠液的pH为5~7.5，是弱碱性药物吸收的最佳环境
	大肠：大肠由盲肠、结肠和直肠组成。大肠液的pH为8左右，其主要功能是储存食物糟粕、吸收水分和无机盐并形成粪便。大肠无绒毛结构，表面积小，因此对药物的吸收不起主要作用。直肠下端接近肛门部分，血管相当丰富，是直肠给药（如栓剂）的良好吸收部位

二、影响药物吸收的因素

（一）生理因素（★）

胃肠液的成分与性质	大多数药物的吸收属于被动扩散，即分子型的脂溶性药物才容易通过细胞膜，而胃肠道中分子型和离子型药物的比例是由胃肠液的pH和药物的pK_a值决定的 不同部位的胃肠液具有不同的pH，药物及病理状况会使胃肠液的pH发生一定范围内的变化 由于大多数有机药物都是弱酸和弱碱性物质，故胃肠道中的不同pH及其变化都会影响药物的解离状态，改变药物的吸收，影响药物制剂的生物利用度
胃排空和胃排空速率	胃内容物从胃幽门部排至小肠上部的过程称为胃排空。胃排空的快慢对药物的吸收有一定影响。主动转运的药物如维生素B_2等在十二指肠由载体转运吸收，当胃排空速度加快时，大量的维生素B_2到达吸收部位十二指肠，使载体饱和，药物吸收量不再增加，生物利用度反而下降；若饭后服用，胃排空速率小，到达小肠吸收部位的维生素B_2量少，且连续不断地转运到吸收部位，主动转运过程不致产生饱和，从而有利于提高生物利用度
	影响胃排空速率的因素包括：①食物的理化性质；②胃内容物的黏度和渗透压：胃内容物的黏度低、渗透压低时，胃排空速率通常较大；③食物的组成：糖类的排空时间较蛋白质短，蛋白质又较脂肪短；④药物的影响：服用某些药物如抗胆碱药、抗组胺药、止痛药、麻醉药等都可使胃排空速率下降；⑤其他因素：右侧卧比左侧卧胃排空快，精神因素等也会对胃排空产生影响
胃肠蠕动	胃蠕动可使食物与药物充分混合，同时有粉碎和搅拌作用，使与胃黏膜充分接触，有利于胃中药物的吸收，同时将内容物向十二指肠方向推进。小肠的固有运动包括节律性分节运动、蠕动运动和黏膜与绒毛的运动3种
食物	食物对药物吸收的影响是多种多样的。当食物中含有较多脂肪时，由于能够促进胆汁分泌，增加血液循环，特别是能增加淋巴液的流速，有时对溶解度特别小的药物能增加其吸收量。如灰黄霉素的水溶性差，在脂肪类食物中溶解度增大，吸收增加
循环系统	由胃和小肠吸收的药物是经门静脉进入肝脏后再进入血液循环系统的。肝脏中丰富的酶系统对某些药物具有强烈的代谢作用，这就是所谓的药物"首关作用"，药物的首关作用越大，药物被代谢的越多，其有效血药浓度下降也越大，生物利用度越低，进而使药效受到明显的影响 药物从消化道向淋巴系统中的转运也是药物吸收转运的重要途径之一。脂肪及与脂肪结构相似的药物或大分子药物则比较容易进入毛细淋巴管。经淋巴系统吸收的药物不受肝脏首关作用的影响

续表

肝首关作用	透过胃肠道生物膜吸收的药物经肝门静脉入肝后，在肝药酶的作用下药物可产生生物转化。药物进入体循环前的降解或失活称为"肝首关代谢"或"肝首关效应"
病理因素的影响	胃酸分泌长期减少的贫血患者，用铁剂及西咪替丁治疗时，吸收缓慢。乳糖或盐性诱发的腹泻者，能使缓释剂型中的异烟肼、磺胺异噁唑及阿司匹林的吸收降低。甲状腺功能维系着肠的转运速率，儿童甲状腺功能不足时，可增加维生素 B_2 的吸收，而甲状腺功能亢进的儿童则吸收减少

（二）药物理化及剂型因素（★★★）

药物的解离度和脂溶性对吸收的影响	通常，在酸性环境下，弱酸性药物未解离型比例高，弱碱性药物解离型比例高，而在弱碱性环境下情况相反。消化道的上皮细胞膜为类脂膜，通常脂溶性较大的未解离的分子型药物比解离型药物容易透过生物膜 对于主动吸收的药物，其吸收受载体或酶的转运而实现，因此与药物的脂溶性无关。通过细胞旁路转运吸收的药物，脂溶性大小与其吸收也没有直接相关性，而分子量较小的药物更易穿透生物膜
药物的溶出速率对吸收的影响	溶出速率的定义：是指在一定溶出条件下，单位时间药物溶解的量。药物的溶出速率影响药物的起效时间，药效强度和作用持续时间
	影响药物溶出速率的因素：①溶出的有效表面积：影响药物溶解度的因素包括：药物粒子大小、润湿、溶出介质体积、溶出介质黏度、扩散层厚度。②药物的溶解度：影响药物溶解度的因素包括：多晶型、表面活性剂、pH 与 pK_a、形成复合物、溶剂化物
药物的剂型对吸收的影响	口服剂型生物利用度高低的顺序通常为：溶液剂＞混悬剂＞颗粒剂＞胶囊剂＞片剂＞包衣片
制剂处方对药物吸收的影响	影响药物吸收的辅料有：黏合剂、填充剂、崩解剂、润滑剂、增黏剂、表面活性剂等
	药物间及药物与辅料间的相互作用：胃酸调节、络合作用、吸附作用、固体分散作用、包合作用
制剂工艺对药物吸收的影响	影响药物吸收的制剂工艺过程有：混合、制粒、压片、包衣

历年考点串讲

常考的细节有：

1.被动转运：系指不需要消耗能量，生物膜两侧的药物由高浓度侧向低浓度侧跨膜转运的过程。被动转运分为单纯扩散（又称被动扩散）和促进扩散（又称易化扩散）。

2.主动转运：系指需要消耗能量，生物膜两侧的药物借助载体蛋白的帮助由低浓度侧向高浓度侧（逆浓度梯度）转运的过程。

3.膜动转运：系指通过细胞膜的主动变形将物质摄入细胞内或从细胞内释放到细胞外的转运过程。

4.口服剂型生物利用度高低的顺序通常为：溶液剂＞混悬剂＞颗粒剂＞胶囊剂＞片剂＞包衣片。

第三节　非口服药物的吸收

一、注射给药

给药部位及吸收途径（★★）	静脉注射（iv）：静脉注射是将药物直接注入静脉血管进入血液循环，不存在吸收过程。静脉注射分静脉推注和静脉滴注。前者用量小，一般为 5 ~ 50ml，后者用量可大至数千毫升，注射溶媒常为水或乙醇
给药部位及吸收途径（★★）	肌内注射（im）：肌内注射存在吸收过程，药物以扩散和滤过两种方式转运。脂溶性药物扩散后通过毛细血管内皮吸收，水溶性药物主要通过毛细血管壁上的细孔进入血管。难溶性药物采用非水溶剂、药物混悬液等，注射后在局部组织形成贮库，缓慢释放。肌内注射容量一般为 2 ~ 5ml
	皮下注射（sc）与皮内注射（ic 或 id）：皮下与皮内注射时由于皮下组织血管少，血流速度低，药物吸收较肌内注射慢，甚至比口服慢。需延长药物作用时间时可采用皮下注射。皮内注射吸收差，只适用于诊断与过敏试验
	其他部位注射：①动脉注射；②鞘内注射；③腹腔内注射
影响注射给药吸收的因素（★）	生理因素的影响：注射部位血流状态影响药物的吸收速度，如血流量是三角肌＞大腿外侧肌＞臀大肌，吸收速度也是三角肌＞大腿外侧肌＞臀大肌。淋巴流速则影响水溶性大分子药物或油性注射液的吸收。局部热敷、运动等可使血流加快，能促进药物的吸收
	药物理化性质的影响：药物的理化性质能影响药物的吸收。分子量小的药物主要通过毛细血管吸收，分子量大的主要通过淋巴吸收，淋巴流速缓慢，吸收速度也比血液系统慢
	剂型因素的影响：药物从注射剂中的释放速率是药物吸收的限速因素，各种注射剂中药物的释放速率排序为水溶液＞水混悬液＞ O/W 乳剂＞ W/O 乳剂＞油混悬液

二、口腔黏膜给药

口腔黏膜给药的特点（★）	口腔内不同部位的黏膜结构、厚度和血液供应均不同。药物渗透性能顺序为舌下黏膜＞颊黏膜＞牙龈、硬腭黏膜
药物在口腔黏膜吸收的途径（★）	舌下黏膜渗透能力强，药物吸收迅速，给药方便，许多口服首过作用强或在胃肠道中易降解的药物，如硝酸甘油舌下给药生物利用度显著提高。易受唾液冲洗作用影响、保留时间短是舌下给药的主要缺点。因而舌下片剂要求药物溶出速度快、剂量小、作用强
	颊黏膜表面积较大，有利于多肽、蛋白质类药物吸收，有利于控释制剂释放

三、皮肤给药

皮肤给药的特点（★）	①避免药物在胃肠道灭活及肝的首过效应；②使血药浓度平稳并能较长时间保持在有效浓度范围内；③减少药物对胃肠道的刺激性；④提高安全性，患者可随时停止药物
皮肤的吸收途径（★）	①经完整皮肤吸收，即通过角质层等表皮结构进入真皮组织；②经细胞间隙途径；③经附属器途径吸收，即通过汗腺、毛孔和皮脂腺进入真皮和皮下

续表

影响皮肤吸收的因素（★★）	药物性质	同时具有脂溶性和水溶性的药物穿透性更强；分子量＞1000时吸收很困难；药物分散好、溶解度高、溶解完全，有利于药物吸收；提高药物剂量有利于吸收
	基质性质	一般药物在乳剂基质中释放最快，水溶性基质次之，油脂性基质特别是烃类基质中释放最慢，基质促进皮肤水合作用的能力为油脂性基质＞W/O型基质＞O/W型基质＞水溶性基质；基质的pH通过影响药物的解离状态而影响吸收
	透皮吸收促进剂	适宜的透皮吸收促进剂可有效地增加药物的透皮吸收。常用的透皮吸收促进剂有乙醇、丙二醇、聚乙二醇、甘油、尿素及衍生物、二甲基亚砜、二甲基乙酰胺、二甲基甲酰胺、月桂氮䓬酮、油酸、挥发油、表面活性剂等
	皮肤状况	皮肤的"完整性"是影响渗透的最重要的因素之一，皮肤受损或疾病时其通透性比正常皮肤高很多；不同种属、不同年龄、不同部位皮肤的渗透性不同；皮肤的含水量不同渗透性不同（水合作用明显地使角质层紧密物质"开口"，水合的机制就是增加孔径）；温度（角质层在加热到65℃以上或在pH＜3或＞9的水溶液中培养时会发生不可逆的结构变化）、用药面积、次数、接触时间等也会影响吸收

四、鼻黏膜给药

特点	鼻黏膜极薄，黏膜内毛细血管丰富，药物吸收后直接进入体循环，可避免肝脏的首关作用及药物在胃肠道中的降解。有些药物如黄体酮经鼻黏膜给药的生物利用度与静脉给药相当。鼻黏膜给药被认为是较理想的取代注射给药的全身给药途径
优点	①为蛋白多肽类药物提供一条非注射的给药途径；②避免肝脏首过效应；③增加药物的脑内递送；④鼻腔免疫

五、肺部给药（★）

肺部给药的特点	肺部能产生局部或全身的治疗作用。与其他给药途径比，肺部给药的吸收表面积大，肺泡上皮细胞膜薄，通透性高；吸收部位的血流丰富，酶的活性相对较低，能够避免肝脏的首过效应，生物利用度较高。肺部给药主要是通过口腔吸入，经过咽喉进入呼吸道，到达吸收或作用部位

六、直肠给药（★）

直肠给药的吸收途径	直肠的药物吸收主要有两条途径：①通过直肠中、下静脉和肛管静脉吸收，汇集于下腔静脉，直接进入体循环；②通过直肠上静脉吸收，经门静脉进入肝脏，然后进入体循环。给药部位距肛门口2cm左右时，药物主要通过前一途径吸收，可以避免肝脏首关效应；而距肛门口6cm处给药时，大部分通过直肠上静脉吸收，具有明显的首关效应
直肠给药的特点	①口服给药困难或不能口服给药时，如昏迷患者、婴幼儿或哮喘患者可采用直肠给药；②对胃肠道有刺激性的药物或者在胃中不稳定的药物如红霉素，通过直肠给药能够避免上述缺点；③有明显肝脏首关效应的药物通过直肠给药，有可能避免首关效应，提高生物利用度；④连续肌内注射给药不能耐受者，尤其适用于哮喘、糖尿病、贫血等慢性病的长期治疗；⑤直肠吸收比口服吸收慢，可以延长药物作用时间

七、眼部给药（★）

药物吸收途径	眼吸收途径有两条：一条是渗入角膜，经前房到达虹膜和睫状肌，角膜吸收主要用于眼局部疾病的治疗；另一条是从结膜吸收，经巩膜转运至眼球后部，结膜吸收可以治疗全身性疾病
影响眼部吸收的因素	①生理因素；②药物的理化性质；③剂型因素；④渗透促进剂

八、阴道给药（★）

阴道给药的吸收途径	药物通过阴道黏膜以被动扩散透过细胞膜的脂质通道有关，同时阴道吸收也可通过含水的微孔通道。激素类药物能有效地通过阴道黏膜吸收，经阴道给药能够避免口服给药造成的肝脏首关作用和胃肠道副作用。如黄体酮和雌二醇由于肝脏首关作用口服生物利用度很低，前列腺素口服胃肠道刺激性较强，经阴道给药比较有利
阴道给药特点	特点如下：①阴道中酶的降解很少，药物吸收直接进入体循环，避免首关效应，提高生物利用度；②阴道环等用于计划生育的给药系统安全、长效、使用方便

历年考点串讲

常考的细节有：

1. 肌内注射：肌内注射存在吸收过程，药物先经结缔组织扩散，再经毛细血管和淋巴进入血液循环。

2. 基质促进皮肤水合作用的能力为油脂性基质＞W/O 型基质＞O/W 型基质＞水溶性基质。

3. 常用的透皮吸收促进剂有乙醇、丙二醇、聚乙二醇、甘油。

第四节　药物的分布

一、基本概念与特点

	表观分布容积（V）是用来描述药物在体内分布状况的重要参数，是将全血或血浆中的血药浓度与体内药量联系起来的比例常数。表观分布容积不是指体内药物分布的真实容积
表观分布容积（★★）	大多数药物由于本身理化性质及其与机体组织的亲和力差别，在体内的分布大致分 3 种情况： ①组织中的药物浓度与血液中的药物浓度几乎相等的药物，即具有在各组织内均匀分布特征的药物。安替比林是这一类药物的代表，也就是说该类药物的分布容积近似于总体液量 ②组织中的药物浓度比血液中的药物浓度低，则 V 将比该药实际分布容积小。水溶性药物或与血浆蛋白结合率高的药物，例如水杨酸、青霉素、磺胺等有机酸类药物主要存在于血液中，不易进入细胞内或脂肪组织，故它们的 V 值通常较小，为 0.15～0.30L/kg ③组织中的药物浓度高于血液中的药物浓度，则 V 将比该药实际分布容积大。如地高辛的表观分布容积为 600L。当一种药物具有较大的表观分布容积时，此药物排出就慢，比那些不能分布到深部组织中去的药物药效要强且持久、毒性要大
组织分布与药效（★★）	药物从血液向组织器官分布的速度取决于组织器官的血液灌流速度和药物与组织器官的亲和力。药物分布到达作用部位的速度越快，起效就越迅速；药物和作用部位的亲和力越强，药效就越强且越持久；药物在靶部位停留时间越长，药效就越持久

二、影响药物分布的因素

血液循环与血管通透性对体内分部的影响（★）	血液循环对分布的影响：药物向体内各组织分布是通过血液循环进行的。除了中枢神经系统外，药物穿过毛细血管壁的速度快慢主要取决于血液循环的速度，其次为毛细血管的通透性
	血管通透性对分布的影响：大多数药物通过被动扩散透过毛细血管壁，小分子的水溶性药物分子可以从毛细血管的膜孔中透出（即微孔途径），脂溶性药物还可以扩散通过血管的内皮细胞（即类脂途径）。组织内毛细动脉端与毛细静脉端之间存在流体静压差，水溶性药物可以顺压差进入血管内皮细胞间隙和淋巴液。毛细血管的透过性因脏器不同而存在差异。如肝脏中的肝窦分布着不连续性毛细血管，壁上有许多缺口，即使分子量较大的药物也比较容易通过。而脑和脊髓的毛细血管内壁结构致密、细胞间隙极少，水溶性药物及极性药物很难透入脑和脊髓。肠道和肾部位的毛细血管壁，低分子量的水溶性物质易透过
药物与血浆蛋白结合对体内分布的影响（★★）	蛋白结合与体内分布：分布主要表现在与血浆蛋白的竞争性结合上。对于那些与血浆蛋白结合率高、分布容积小、安全范围窄及消除半衰期较长的药物，易受其他药物置换而致作用加强，如阿司匹林与香豆素类抗凝药竞争性结合血浆蛋白，致使游离的抗凝药增多，导致抗凝血效应增强而引起出血；口服降血糖药易受阿司匹林等解热镇痛药置换而产生低血糖反应
	蛋白结合与药效：药物与血浆蛋白可逆性结合是药物在血浆中的一种储存形式，能降低药物的分布于消除，是血浆中的游离型药物保持一定的浓度和维持一定的时间，不致因很快消除而作用短暂。毒性作用较大的药物与血浆蛋白结合可起到减毒和保护机体的作用。若药物与血浆蛋白结合率高，药理作用将受到显著影响。特别是临床要求迅速起效的磺胺类抗菌药，形成蛋白结合物往往会降低抗菌效力
	影响蛋白结合的因素：药物与蛋白结合除了受药物的理化性质、给药剂量、药物与蛋白质的亲和力及药物相互作用等因素影响外，还与动物种属差异、性别差异、生理和病理状态有关
药物的理化性质对体内分布的影响（★★）	药物以被动扩散方式转运，一般只有非离子型易于透过细胞膜，其透过速度取决于药物的油/水分配系数、解离度以及膜两侧药物的浓度差
药物与组织亲和力对体内分布的影响（★★）	药物在体内的选择性分布除决定于生物膜的转运特性外，不同组织对药物亲和力的不同也是重要原因之一。一般组织结合是可逆的，药物在组织与血液间仍保持着动态平衡关系
药物相互作用对体内分布的影响（★★）	药物与血浆蛋白结合的程度分为高度结合率（80%以上）、中度结合率（50%左右）及低度结合率（20%以下）。一般来讲，蛋白结合率高的药物对置换作用敏感。如一个药物结合率从99%降到95%，其游离型分子浓度从1%增加到5%（即5倍），有些会导致致命的并发症。但只有当药物大部分分布在血浆中（不在组织）时，这种置换作用才可能显著增加游离型药物浓度，所以只有低分布容积、高结合率的药物才受影响

历年考点串讲

常考的细节有：

1.表观分布容积（V）是用来描述药物在体内分布状况的重要参数。

2.血浆蛋白结合率指药物吸收入血液后，多数与血浆蛋白结合，治疗剂量的药物与血浆蛋白结合的百分率。

3.药物相互作用对体内分布的影响：蛋白结合率高的药物对置换作用敏感。

4.组织中的药物浓度高于血液中的药物浓度。

5.蛋白结合率高的药物对置换作用敏感，这种置换作用才可能显著增加游离型药物浓度，所以只有低分布容积、高结合率的药物才受影响。

第五节 药物代谢

一、药物代谢酶和代谢系统

<table>
<tr><td rowspan="3">药物代谢酶
系统（★★）</td><td colspan="2">参与药物体内代谢的酶统称为药酶。主要有微粒体药物代谢酶系与非微粒体药物代谢酶系</td></tr>
<tr><td>微粒体
药物代
谢酶系</td><td>哺乳动物肝微粒体中存在一类氧化反应类型极为广泛的氧化酶系，称为肝微粒体混合功能氧化酶系统或称单加氧酶，它特异性不强，催化氧化、还原和水解反应，其活性受多种药物诱导或抑制。这个酶使药物氧化必须有细胞色素P450、NADPH等参与</td></tr>
<tr><td>非微粒
体药物
代谢酶
系</td><td>非微粒体酶系又称Ⅱ型酶，除肝脏外也存在于血液及其他组织，主要催化葡萄糖醛酸化、硫酸化或乙酰化反应。非微粒体酶在肝脏和血浆、胎盘、肾、肠黏膜及其他组织中均有存在。通常，凡是结构类似于体内正常物质、脂溶性较小、水溶性较大的药物都由这组酶系代谢</td></tr>
<tr><td rowspan="2">药物代谢的
部位
（★）</td><td colspan="2">肝脏：肝脏是药物代谢的最主要器官。药物代谢的第Ⅰ相反应如氧化、还原、水解和第Ⅱ相反应中的葡萄糖醛酸结合与甲基化通常在微粒体中进行。脱氨基氧化、氨基酸结合等反应主要在线粒体中进行</td></tr>
<tr><td colspan="2">其他部位：包括消化道、肺、皮肤、脑、肾脏、鼻黏膜等</td></tr>
<tr><td>首过效应
（★★★）</td><td colspan="2">经胃肠道吸收的药物，在到达体循环前，首先经过门静脉进入肝脏，在首次通过肝脏的过程中，有相当大的一部分药物在肝组织被代谢或与肝组织结合，使进入体循环的原形药物量减少的现象，称为"首关效应"。有首关效应的药物生物利用度低</td></tr>
</table>

二、药物代谢反应的类型（★）

第一相反应	是药物代谢过程的第一阶段，包括氧化反应、还原反应和水解反应。第Ⅰ相反应通常是脂溶性药物通过反应生成极性基团，比如药物结构中增加了羟基、羧基、氨基、亚氨基、硫醇基等极性基团，分子的水溶性增大，利于排泄
第二相反应	第Ⅱ相反应包括葡萄糖醛酸结合、硫酸结合、谷胱甘肽结合、氨基酸结合、甲基化、乙酰化等。通常形成水溶性更大、极性更大、药理活性通常降低的化合物，更易于排出体外

三、影响药物代谢的因素（★★）

给药途径	给药途径和方法所产生的代谢差异主要与药物代谢在体内的分布以及局部器官和组织的血流量有关。由于肝脏和胃肠道存在众多的药物代谢酶，口服药物的"首关效应"明显，因此"首关效应"是导致药物体内代谢差异的主要原因
给药剂量 和剂型	剂量对代谢的影响：当体内药物量增加到一定程度，达到药物代谢酶的最大代谢能力时，代谢反应会出现饱和现象，不再随剂量增加而增加。此时可导致体内血药浓度异常升高，引起中毒反应。有些药物在治疗剂量范围内，就会产生代谢饱和现象
	剂型对代谢的影响：剂型对代谢的影响主要针对一些会在胃肠道代谢的药物
酶抑或酶 促作用	酶抑制作用：药物代谢被减慢的现象称为酶抑制作用，能使代谢减慢的物质称为酶抑制剂。分为可逆抑制与不可逆抑制
	酶诱导作用：药物代谢被促进的现象称为酶诱导作用，能使代谢加快的物质称为酶诱导剂。酶诱导剂分为两类，即苯巴比妥型和甲基胆蒽型
生理因素	包括性别、年龄、种族、个体、疾病、饮食等差别

历年考点串讲

常考的细节有：

1. 首关效应：经胃肠道吸收的药物，在到达体循环前，首先经过门静脉进入肝脏，在首次通过肝脏的过程中，有相当大的一部分药物在肝组织被代谢或与肝组织结合，使进入体循环的原形药物量减少的现象，称为"首关效应"。有首关效应的药物生物利用度低。

2. 酶抑制作用：药物代谢被减慢的现象称为酶抑制作用，能使代谢减慢的物质称为酶抑制剂。

3. 酶诱导作用：药物代谢被促进的现象称为酶诱导作用，能使代谢加快的物质称为酶诱导剂。

第六节　药物的排泄

一、肾排泄

定义		肾脏是人体排泄药物及其代谢物的最重要的器官。药物的肾排泄是肾小球滤过、肾小管分泌和肾小管重吸收的综合结果，即肾排泄率=肾小球滤过率＋肾小管分泌率－肾小管重吸收率
分类	肾小球滤过（★★）	药物滤过方式以膜孔转运，即被动转运为主，滤过率较高。药物若与血浆蛋白结合，则不能滤过 肾小球滤过率（GFR）为单位时间肾小球滤过的血浆体积数，单位 ml/min 肾小球滤过作用的大小用肾小球滤过率（GFR）表示。GFR 正常值为 l25～130ml/min
	肾小管分泌（★★）	该过程是一主动转运过程。肾小管主动分泌属于载体介入系统，需要能量供应；该载体系统受到能量限制，可以被饱和，类似结构的药物可竞争同一载体
	肾小管重吸收（★★）	肾小管重吸收是指被肾小球滤过的药物，在通过肾小管时药物重新转运回血液的过程。重吸收存在主动重吸收和被动重吸收两种形式。用离子障原理，弱酸性或弱碱性药物在肾小管能通过单纯扩散重吸收
		重吸收的程度与药物的脂溶性、pK_a、尿液的 pH 和尿量有关。①药物脂溶性的影响：脂溶性大的药物易于重吸收；水溶性大的药物则不利于重吸收，易被肾脏排泄。②尿液 pH 的影响：尿液的 pH 可影响弱酸性或弱碱性药物的解离，从而影响肾小管重吸收。尿液呈酸性，可使弱碱性药物（如奎宁、可待因、抗组胺药等）解离型增多，在肾小管内重吸收减少，排泄量增加；尿液呈碱性，可使弱酸性药物（如阿司匹林、磺胺类、保泰松等）解离型增多，排泄量增加。反之，弱碱性药物在碱性尿液解离型少，弱酸性药物在酸性尿液解离型少，从而排泄量减少。③尿量的影响：尿量的多少影响药物浓度，影响肾小管重吸收，也会影响排泄速率

二、药物的胆汁排泄

肠肝循环概念及对药物作用的影响（★★）	随胆汁排入十二指肠的药物或其代谢物，在小肠被重吸收，经门静脉返回肝，重新进入全身循环，然后再分泌直至最终从尿中排出的现象称为肠肝循环。肠肝循环能使药物在体内存留较长时间，如强心苷类地高辛和洋地黄毒苷、氯霉素、吗啡、苯妥英钠、卡马西平、己烯雌酚、螺内酯、美沙酮和吲哚美辛等药物

三、其他途径排泄（★）

除肾脏排泄外，其他排泄途径有消化道排泄、肺排泄、乳汁排泄、汗排泄和唾液排泄等。

历年 **考点串讲**

常考的细节有：

1.肾小球滤过，药物滤过方式以膜孔转运，即被动转运为主，滤过率较高。

2.肾小管分泌，该过程是主动转运过程。

3.肾小管重吸收是指被肾小球滤过的药物，在通过肾小管时药物重新转运回血液的过程。

4.随胆汁排入十二指肠的药物或其代谢物，如果在小肠被重吸收，会经门静脉返回肝，重新进入全身循环，然后再分泌直至最终从尿中排出的现象称为肠肝循环。

第七节 药动学概述

一、药动学定义（★★）

药动学是应用动力学的原理和数学处理方法，研究药物在体内的吸收、分布、代谢和排泄过程的量变规律的学科，即药动学是研究药物体内过程动态变化规律的一门学科。

二、血药浓度与药物效应

治疗浓度范围（★★）	治疗浓度范围即治疗窗，是指给药后产生药效的最低有效浓度和产生毒性的最低中毒浓度之间的浓度范围。治疗窗窄的药物，其治疗浓度相对较难控制，易发生治疗失败或不良反应，常需进行治疗药物监测
血药浓度与药物效应的关系（★）	对于大多数药物及其制剂，药物进入体内后，血中的药物浓度与药物作用靶位的实际浓度呈正相关，从而间接反映药物的临床效应，包括治疗效果及不良反应。部分药物在血液中可能与血浆蛋白结合，药物的存在形式包括结合型与游离型，只有游离型药物能通过生物膜到达作用部位。药动学中常以血液中的药物总浓度作为观察指标

三、药动学的基本概念和主要参数

血药浓度－时间曲线（★★★）	药动学的研究中，将药物制剂通过适当的方式给予受试者，然后按照适当的时间间隔抽取血样，检测血样中的药物浓度，每一个取血时间点有一个对应的药物浓度，由此就得到一系列的血药浓度相对于时间的实验数据，简称为药－时数据。将其用坐标图表示，称为血药浓度－时间曲线，简称药－时曲线。血管内给药的药－时曲线通常为曲线，而血管外给药的药－时曲线一般为抛物线。根据研究的需要，常将药－时曲线的不同时间段用吸收相、平衡相和消除相来表示，表明该时间段（时相）体内过程的主要影响
血药浓度－时间曲线下面积（★★★）	血药浓度－时间曲线图中，药－时曲线与时间轴共同围成的面积称为血药浓度－时间曲线下面积，简称药－时曲线下面积，用 AUC 表示。其与药物吸收的总量成正比，能够反映药物吸收的程度。AUC 越大，表明制剂中的药物被生物体吸收越完全。血药浓度－时间曲线下面积是评价制剂生物利用度和生物等效性的重要参数
峰浓度和达峰时间(★★★)	血管外给药的药－时曲线一般为抛物线，其中有两项特征性参数，即血药峰浓度和达峰时间 ①血药峰浓度即药－时数据中的最大浓度，用 C_{max} 表示，C_{max} 的大小能够反映药物的疗效情况和毒性水平 ②与 C_{max} 相对应的时间称为达峰时间，用 t_{max} 表示，它能够反映药物吸收的快慢，t_{max} 越小，药物的吸收越快。峰浓度和达峰时间是评价制剂生物利用度和生物等效性的重要参数

续表

速率过程 （★★★）	**一级速率过程**：一级速率表示药物在体内某一部位的变化速率与该部位的药量或血药浓度的一次方成正比，多数药物在常规给药剂量时的体内过程通常符合一级速率过程
	零级速率过程：零级速率表示体内药物的变化速率与该部位的药量或血药浓度的零次方成正比，恒速静脉滴注的给药速率、理想的控释制剂的释药速率都符合零级速率过程
	非线性速率过程：当体内的酶被饱和时的速率过程，称为受酶活力限制的速率过程，非线性速率过程。符合非线性药动学特征的药物的速率过程通常以米氏方程描述
速率常数 （★★★）	药物在体内变化的速率过程的快慢由速度（率）常数 k 决定，k 越大，体内药物的量或浓度变化得越快。速率常数有多种，其中消除速率常数是最主要的一种 如肾脏排泄、胆汁排泄、肺消除和生物转化的速率常数分别用 k_e、k_{bi}、k_{lu} 和 k_b 表示。消除速率常数具有加和性，体内总的消除速率常数 k 是各种途径消除的速率常数之和 $k=k_e+k_{bi}+k_{lu}+k_b$ 消除速率常数的单位是时间的倒数，如 h^{-1}、min^{-1} 等
生物半衰期 （★★★）	生物半衰期是指药物在体内的量或血药浓度下降一半所需要的时间，以 $t_{1/2}$ 表示。生物半衰期是衡量药物从体内消除快慢的指标 根据体内过程不同，半衰期还有吸收半衰期 $[t_{1/2(Ka)}]$、分布半衰期 $[t_{1/2(\alpha)}]$ 和消除半衰期 $[t_{1/2(\beta)}]$。大多数药物在一定的剂量范围内符合一级消除，它的消除半衰期与消除速率常数有如下关系： $t_{1/2}=0.693/k$
表观分布 容积 （★★★）	表观分布容积是体内药量与血药浓度间的一个比例常数，用 V 表示，没有直接的生理学意义。对于一室模型药物的静脉注射，给药剂量或体内药量 X_0 与血药初浓度 C_0 之间存在如下关系： $V=X_0/C_0$ 表观分布容积是药的一个特征性参数，能够反映药物在组织器官中分布的大致情况，表观分布容积大，表明药物的体内分布广泛。表观分布容积的单位为 L 或者 L/kg（体重）。药物的组织分布与药物的理化性质有关，一般来说，亲脂性药物的组织亲和性大，体内分布广泛，表观分布容积相对也较大，它们的数值往往大于体液总体积
清除率 （★★★）	清除率是指单位时间内机体能将相当于多少体积血液中的药物完全清除，即单位时间内从体内清除的药物的表观分布容积，常用"Cl"表示。可以用消除速率常数和消除半衰期来表示，计算公式为： $CL=k \times V$ 清除率的单位为 L/h 或 L/（h·kg）
隔室模型（★）	药物通过各种途径进入血液循环，然后向体内的各个组织分布，药物的性质不同，其分布速度和分布部位也可能存在差异 ①单室模型：机体给药后药物立即分布，并在体内迅速达到平衡。整个机体可视为一个隔室，称为单室模型或一室模型 ②双室模型：机体给药后药物首先迅速分布于血流比较丰富的中央室，并且迅速达到动态平衡，然后再分布于血流不太丰富的外周（又称外室、周边室），此类体内过程称为双室模型或二室模型 ③多室模型：隔室的划分是按药物转运速率划分的，并不具有解剖学意义。隔室数一般不超过 3 个
线性与非线性 药动学（★★）	药动学按给药剂量与动力学参数的线性关系不同可以分为线性和非线性药动学两大类。临床应用的大部分药物符合线性药动学特征，它们在体内的转运和消除速率常数与给药剂量或药物浓度不相关。而对于具有非线性药动学特征的药物，尤其是治疗窗窄的药物，在临床应用时要特别谨慎，因为剂量的少许增加可能会引起血药浓度的急剧上升，从而导致药物中毒
统计矩（★）	统计矩源于概率统计理论，具有相同化学结构的各个药物分子，其体内的转运是一个随机过程，具有概率性。药动学的统计矩分析中，通常将血药浓度 – 时间曲线下面积（AUC）定义为零阶矩，而将时间与血药浓度的乘积 – 时间曲线下面积（AUMC）定义为一阶矩。一阶矩与零阶矩的比值即为药物在体内的平均滞留时间（MRT），表示消除给药剂量的 63.2% 所需的时间，与消除半衰期的意义类似

历年 考点串讲

常考的细节有:

1. 治疗浓度范围即治疗窗,是指给药后产生药效的最低有效浓度和产生毒性的最低中毒浓度之间的浓度范围。

2. 一级速率过程:一级速率表示药物在体内某一部位的变化速率与该部位的药量或血药浓度的一次方成正比,多数药物在常规给药剂量时的体内过程通常符合一级速率过程。

3. 零级速率过程:零级速率表示体内药物的变化速率与该部位的药量或血药浓度的零次方成正比。

4. 表观分布容积是药物的一个特征性参数,能够反映药物在组织器官中分布的大致情况,表观分布容积大,表明药物的体内分布广泛。

第八节 药物应用的药动学基础

一、一室模型血管内给药的药动学

要点	内容
一室模型静脉注射单次给药的药动学(★★)	单室模型静脉注射单次给药的药动学 单室模型药物静脉注射后很快在体内达到分布平衡,药物的体内过程基本上只有消除过程,血药浓度与时间的关系式为: $C=C_0 \cdot e^{-kt}$ 式中,C_0 为静脉注射后的血药初始浓度;C 为 t 时刻的血药浓度,其对数方程为: $\ln C = -kt + \ln C_0$ 对数方程为线性方程,因此由血药浓度数据的回归直线的斜率可以求得消除速率常数 k,由其截距可以求得 C_0
一室模型静脉滴注单次给药的药动学(★★)	静脉滴注是指以缓慢、近乎恒定的速度向静脉血管内给药的一种方式。单室模型药物静脉滴注后血药浓度与时间的关系式为: $C=k_0(1-e^{-kt})/kV$ 式中,C 为 t 时刻的血药浓度;k_0 为滴注速度。滴注初始 C 值迅速增大,随后增大速度逐渐减小,最后趋于一个恒定的浓度值,称为稳态血药浓度或坪浓度,用 C_{ss} 表示。 $C_{ss}=k_0/kV$
一室模型血管内多次给药的药动学(★★)	对于单室模型的多次静脉注射给药,给药间隔时间为 τ,C_{max}^{ss} 与 C_{min}^{ss} 分别为每次静脉注射后与下次静脉注射前的血药浓度。 $C_{max}^{ss}=C_0/(1-e^{-kt})$ $C_{min}^{ss}=C_0 \cdot e^{-kt}/(1-e^{-kt})$

二、一室模型血管外给药的药动学

要点	内容
一室模型血管外单次给药的药动学(★★)	药物除了直接通过血管进入血液循环外,还可以通过血管外给药,如口服、肌内注射、透皮给药和黏膜给药等。通常以吸收速率常数 k_a 来描述这个速率过程。血管外给药的血药浓度-时间关系式为: $C=Fk_aX_0(e^{-kt}-e^{-k_at})/V(k_a-k)$ 由于血管外给药并非 100% 被吸收,所以剂量 X_0 需乘以吸收分数 F_0

一室模型血管外多次给药的药动学（★★）	多次血管外给药具有与静脉注射给药类似的规律，尤其是当药物吸收进入体循环的速率极快时，情况基本与静脉注射相同。由于多剂量给药在一个给药间隔内存在血药浓度波动，理想的情况是对每一药物建立一个多剂量给药方案，既要保证可以达到有效的血药浓度，又要保证没有过大的浓度波动和过多的药物蓄积
	为了简便地反映多剂量给药达稳态时的血药浓度的平均特征，通常需要引入平均稳态血药浓度的概念。平均稳态血药浓度 C_{ss} 系指血药浓度达到稳态后，在一个给药间隔时间 τ 内，药-时曲线下面积除以 τ 得的商 $$\overline{C}_{ss}=X_0/vk\tau$$ $$\overline{C}_{ss}=FX_0/vk\tau$$ $\overline{C}_{ss}$ 既不是 C_{max}^{ss} 与 C_{min}^{ss} 的算术平均值，也不是其几何平均值，仅代表 C_{max}^{ss} 与 C_{min}^{ss} 之间的某一血药浓度值

三、二室模型的药动学

二室模型静脉注射单次给药的药动学（★★）	通常，药物在一部分组织器官中的分布相对较快，可以将这部分组织连同血液系统构成一个隔室，称为中央室；将药物分布较慢的组织器官归并为另一个隔室，称为周边室，由此构成双室模型。静脉注射双室模型药物的血药浓度与时间的关系通常为： $$C=A\cdot e^{-\alpha t}+B\cdot e^{\beta}\cdot t$$ 式中，A、B、α、β 为混杂参数，其中 A、B 为经验常数，α 为分布速率常数或快处置速率常数，β 为消除速率常数或称为慢处置速率常数

四、多剂量给药的药动学（★）

特点	固定剂量、固定给药间隔是临床最常用的给药方案。这种给药方法，血药浓度和体内药量是被动的。第二次给药前体内的药物尚未被完全清除，所以后一次给药使体内的药量在前一次的基础上逐渐累积，血药浓度逐渐升高。随着给药次数的不断增加，血药浓度几乎不再升高，而是恒定在一定的水平上随每次给药作周期性的变化。血药浓度达到稳态主要有三个特征性参数，及稳态最大血药浓度 C_{max}^{ss}、稳态最小血药浓度 C_{min}^{ss} 和稳态血药浓度的波动范围（简称坪幅）
每次静脉注射后与下次静脉注射前的血药浓度	对于一室模型的多次静脉注射给药，给药间隔时间为 τ，C_{min}^{ss} 与 C_{max}^{ss} 分别为每次静脉注射后与下次静脉注射前的血药浓度 $$C_{max}^{ss}=\frac{C_0}{1-e^{-k\tau}} \qquad C_{min}^{ss}=\frac{C_0\cdot e^{-k\tau}}{1-e^{-k\tau}}$$ 多次血管外给药具有与静脉注射给药类似的规律，尤其当药物吸收进入体循环的速率极快时，情况基本与静脉注射相同。由于多剂量给药在一个给药间隔内存在血药浓度波动，理想的情况是对每一药物建立一个多剂量给药方案，既要保证可以达到有效的血药浓度，又要保证没有过大浓度波动和过多的药物蓄积
平均稳态血药浓度 $\overline{C}_{ss}$	$$\overline{C}_{ss}=\frac{X_0}{K\cdot V\cdot\tau}$$ 药物治疗时，总是希望将平均稳态血药浓度调整到安全有效的治疗范围内。因此，可根据 $\overline{C}_{ss}$ 计算公式，选定 τ 调整 X_0，或选定 X_0 调整 $-K\tau$，由此进行给药方案设计。由 $\overline{C}_{ss}$ 设计给药方案的局限性是不能说明血药水平波动的情况

续表

蓄积因子 （R）	临床常常需要知道经过多少次给药，经过多少时间（或多少个半衰期）体内的血药浓度才能接近或达到稳态。因此与前述的静脉滴注相似，要估算达到稳态的程度可引入达坪分数（f_{ss}）的概念。通过公式推导，通常可以认为给药7个半衰期后，体内的药物浓度达到稳态的99%。多剂量给药时，体内药物不断蓄积程度，引入蓄积因子（R）的概念，R是指稳态时的血药浓度与单剂量给药时相应血药浓度的比值。多次静脉注射给药 R 的计算公式为 $R = 1/(1-e^{-k\tau})$ 对于多次血管外给药，当药物吸收进入体循环的速率极快时，情况基本与静脉注射相同
波动度（DF）	多剂量给药后，血药浓度总是在一定的范围内波动。对于那些安全有效浓度范围很窄的药物，若血药浓度波动太大，则易引起中毒。药动学中常用波动度（DF）来描述多剂量给药达稳态后一个给药间隔内的血药浓度波动情况，DF 系指 C_{min}^{ss} 与 C_{max}^{ss} 之差 $\overline{C_{ss}}$ 与 的比值。多次静脉注射给药的 DF 计算公式为 $DF=k\tau$ 可见药物消除越快，给药频率越慢，波动度越大；对于多次血管外给药，情况与静脉注射类似

五、非线性药动学

非线性药动学的特点 （★★）	非线性药动学的特点：①给药剂量与血药浓度不成正比关系；②给药剂量与 AUC 不成正比关系；③药物的消除半衰期随给药剂量增加而变化；④容量限制过程的饱和会受其他需要相同酶或载体系统的药物的竞争性影响；⑤药物代谢物的组成比例可能由于剂量变化而变化
非线性药动学方程（★）	非线性药动学主要由酶或载体饱和所致，故可采用表示酶动力学过程的米氏方程拟合动力学过程 $-dC/dt=V_m \times C/(K_m+C)$ 式中，C 为血药浓度；V_m 为药物体内消除的理论最大速率；K_m 为米氏常数，它反映酶或载体系统的催化或转运能力。K_m 不是消除常数，而是酶动力学的一个混合速率常数，是指药物体内的消除速率为 V_m 一半时的血药浓度

六、给药方案的药动学基础

给药方案 （★★）	定义	系指在药物治疗方案中患者用药的计划表，它包括给药途径、给药剂量、给药速度、给药间隔和给药方法等的选择与确定。最佳给药方案是众多给药方案中安全性、有效性和经济性最佳的方案
	设计临床给药方案的基本要求	从药动学角度而言，设计临床给药方案的基本要求是将血药浓度控制在治疗窗内，以期达到最佳疗效和避免毒副作用。在设计临床给药方案时，除应考虑文献资料提供的有效血药浓度范围外，还应充分考虑前述的血药浓度影响因素，如因年龄、性别、疾病状态、遗传因素等不同导致的患者之间的差异，具体情况具体分析
	血药浓度监测的意义	设计临床给药方案的目的是力求使患者的血药浓度达到并维持在有效血药浓度范围之内。如治疗窗窄的药物，要求血药浓度波动范围控制在最低中毒浓度与最低有效浓度之间；对于在治疗剂量即表现出非线性药动学特征的药物，给药剂量微小的变化可能导致血药浓度的较大差异，甚至产生严重的毒副作用；对于生理活性很强的药物，患者体内吸收、分布、代谢和排泄的个体差异导致血药浓度水平的显著改变，则极易引起严重的不良后果 必须指出的是当血药浓度与临床疗效或药物的毒副作用相关时，血药浓度监测才有意义；若血药浓度与临床疗效没有相关性时，则应监测其药效学指标 对于治疗窗较宽的药物，则可根据药物的半衰期或稳态血药浓度或平均稳态血药浓度等设计给药方案

续表

给药方案 （★★）	设计临床给药方案应需考虑的因素	针对患者所患疾病的初步临床诊断，应及时选择适宜的药物，设计临床给药方案。在设计给药方案时，需考虑多个方面的影响因素 ①药物对机体的作用：药效学因素，包括药物的效应和毒性 ②人体对所用药物制剂的作用：药动学因素，包括药物吸收、分布、代谢、排泄过程的特点 ③患者自身的生理因素及病理状态：前者主要包括年龄、体重、性别、遗传背景，以及吸烟、饮酒等饮食习惯；后者包括各种器官的病理性改变，尤其是肝、肾功能的损伤程度及心功能的改变 ④考虑药物制剂因素：药物剂型、剂量、给药途径、给药间隔及药物的相互作用等 ⑤患者的心理因素：如患者对医师的信赖程度、用药的依从性等
	给药方案设计的基本步骤	①选择最佳给药途径和药物制剂：确定治疗所需的药物后，首先应根据患者的病情、治疗目的及药物的性质选择最佳给药途径和制剂。若患者的病情危急，需用药后立即发挥治疗作用，则宜选择静脉给药；若为慢性疾病，需长期服药，则宜选择口服给药和长效缓控释制剂；若为皮肤浅表损伤或炎症，宜选择刺激性小的药物制剂局部给药 ②确定期望的血药浓度：选定药物制剂后，应确定治疗所需的有效血药浓度范围，有两种方法可以帮助确定期望的血药浓度。一种方法是通过查阅文献获得药物的最低有效浓度和最低中毒浓度；另一种是通过临床经验先给予一定剂量的药物，密切观察临床疗效，并测定血药浓度，以观察到获得最佳临床疗效的血药浓度作为期望的血药浓度 ③确定必要的药动学参数：某种药物的药动学参数可以通过查阅文献得到，但这是正常情况下的平均药动学参数，个体之间的药动学参数可能存在很大差异，在应用某些治疗窗较窄的药物时，还需要得到个体的药动学参数来制订个体化给药方案，或者进行治疗药物监测 ④计算、确定初步的给药方案：根据所得到的有效血药浓度范围和药动学参数，按药动学方法计算最适剂量（包括负荷剂量和维持剂量）及给药间隔 ⑤试用方案并进行方案调整：将计算确定的试用方案用于患者，观察疗效与反应，监测血药浓度，进行安全性和有效性评价。根据血药浓度、安全性和有效性等监测结果，及时进行给药方案调整，直至获得临床最佳给药方案
根据药动学参数设计给药时间 （★★）		临床上可根据药物的 $t_{1/2}$ 来确定适当的给药间隔时间（或每日的给药次数），预计连续用药时血浆药物浓度达到相对稳定的时间及停药后药物从体内消除的时间。一般情况下，代谢快、排泄快的药物 $t_{1/2}$ 短，而代谢慢、排泄慢的药物 $t_{1/2}$ 较长 临床上常利用药物的蓄积性使药物浓度达到有效水平，然后再改用较小剂量维持血药浓度，以便充分发挥药物的防治作用。如果药物进入体内的量过多、速度过快或消除过慢，使药物在体内过分蓄积，血浆药物浓度过高，就会引起蓄积性中毒。为了较准确地掌握药物在体内的蓄积和消除，既能维持有效血药浓度产生防治疾病的治疗作用，又不至于发生蓄积中毒，根据 $t_{1/2}$ 规定用药间隔时间就显得十分必要 根据 $t_{1/2}$ 制订临床给药方案较简单且方便，但不同品种的药物其 $t_{1/2}$ 差异很大。$t_{1/2}$ 太短的药物若按 $t_{1/2}$ 给药，则给药过频；$t_{1/2}$ 太长的药物若按 $t_{1/2}$ 给药，则可能引起血药浓度的较大波动。因此，可以按照 $t_{1/2}$ 的长短对药物进行分类，并根据药物分类设计临床给药方案

续表

根据药动学参数设计给药时间（★★）	①超快速消除类药物（$t_{1/2} \leq 1$ 小时）：如青霉素 G 的 $t_{1/2}$ 为 0.7 小时、头孢噻吩为 0.5 小时、对氨基水杨酸为 0.9 小时，大多吸收快，消除亦快，不易在体内蓄积，可多次应用，毒副作用相对不易产生 ②快速消除类药物（$t_{1/2} = 1 \sim 4$ 小时）如利多卡因的 $t_{1/2}$ 为 2 小时、庆大霉素为 2 小时、乙胺丁醇为 4 小时。吸收较快，消除偏快，通常主张多次应用。由于其消除快，一些药物的体内蓄积往往被忽视，长时间用药会使毒性增加，对此应有所警惕 上述两类药物都属于 $t_{1/2}$ 较短的药物，根据药物治疗窗的大小，有两种给药方案可供选择：若该药物的治疗窗较宽，可采用适当加大给药剂量、适当延长给药间隔的方案，但必须使给药间隔末期仍能保持有效血药浓度水平。如青霉素的给药间隔可设置为 $4 \sim 6$ 小时，比其半衰期（约 0.7 小时）长很多倍，常用剂量产生的血药浓度比对大多数微生物有效的血药浓度要高得多。若该药物的治疗窗较窄，可采用静脉滴注给药方案 ③中速消除类药物（$t_{1/2} = 4 \sim 8$ 小时）：如茶碱的 $t_{1/2}$ 为 $4 \sim 7$ 小时，多采用按 $t_{1/2}$ 作为给药间隔时间用药。为迅速达到有效血药浓度，可首次给以负荷剂量。该给药方案可以使血药峰谷浓度波动在最小范围内，一方面比较安全，另一方面可减少晚上至次日清晨由于服药时间间隔过长而引起的血药浓度下降过大 ④慢速或超慢速消除类药物（$t_{1/2} \geq 8$ 小时）：如地高辛的 $t_{1/2}$ 为 40.8 小时、地西泮为 55 小时，若按 $t_{1/2}$ 给药，则可能引起血药浓度的较大波动，临床多采用适当缩短给药间隔、多次分量的给药方案，以减小血药浓度波动
	对于非线性动力学类药物，如苯妥英钠等，此类药物的 $t_{1/2}$ 随剂量的变化而变化，变化情况往往因人而异，用药剂量较难掌握。若长期应用，最好在血药浓度监测下调整用药方案
根据药动学参数设计给药剂量（★★）	为了在短时间内使血药浓度接近稳态浓度，临床上通常可以采用以下 2 种方法： ①常规静脉滴注以前先静脉注射一个负荷剂量 X 负荷，使血药浓度能够迅速达到或接近稳态血药浓度 C_{ss}。只要知道药物的消除速率常数 k，根据预先设定的滴注速度 k_0，就能确定静脉注射的负荷剂量 X 负荷 $X_{负荷} = C_{ss} \times V = k_0/k$ ②常规静脉滴注以前先快速滴注一个负荷剂量，先以速度 k_1 快速滴注 T 时间，使血药浓度迅速达到或接近稳态浓度，然后再按常规速度 k_0 滴注。只要知道药物的消除速率常数 k，根据预先设定的 k_0 和 T，就能确定快速滴注的速度 k_1 $k_1 = k_0/(1 - e^{-k\tau})$ 口服多剂量给药时，根据药动学计算可知当 $\tau = t_{1/2}$ 时，给予 2 倍维持剂量的负荷剂量后即可达到最小稳态浓度，之后再按给药周期给予维持剂量，即可维持血药浓度不低于最小稳态浓度。这是临床给药方案设计时常用的原则

七、个体化给药

给药方案个体化（★★）	按拟订的方案给药可能出现两种情况：一种情况是给药后患者的血药浓度在期望的血药浓度范围内，另一种是给药后血药浓度与期望的有效血药浓度范围有一定差距。对于第一种情况，若临床有效，则证明给药方案合理，无需调整；若临床效果不佳或已出现毒副作用，则证明患者个体与群体的有效血药浓度有差异，需调整给药方案。第二种情况只要临床有效，便无需调整给药方案，但若临床效果不佳或出现毒副作用，则必须调整给药方案

续表

治疗药物监测（★★）	治疗药物监测简称 TDM，是指在药物治疗过程中监测体内的药物浓度，依据药物浓度信息，利用药动学原理，判断药物应用的合理性和制订合理的给药方案的临床药学实践。TDM 的核心是给药方案个体化。有下列情况需进行需要浓度监测： ①治疗指数低的药物：即药物的有效治疗血药浓度范围窄、毒副作用强的药物，如地高辛、茶碱、苯妥英钠等 ②具有非线性药动学特性的药物：药物剂量与血药浓度不成正比关系，血药浓度达到一定水平后，剂量稍有增加血药浓度变化很大，容易引起毒副作用，如苯妥英钠 ③需要长期服用药物的患者：长期服药的患者可能有各种生理（如生长、发育、体重增加、妊娠）或病理（如肝肾胃肠道疾患）等因素影响血药浓度（升高或降低），应通过血药浓度测定重新调整剂量。有些药物长期使用后可产生耐药性或诱导（或抑制）肝药酶活性，从而引起药效降低（或升高）以及原因不明的药效变化，也应通过血药浓度测定来调整给药方案 ④怀疑患者药物中毒：有些药物的中毒症状与剂量不足时的症状类似，而临床又难以辨别。如苯妥英钠中毒的症状也可以表现为抽搐，与癫痫发作相似 ⑤肝、肾或胃肠功能不良的患者：口服药物要经胃肠道吸收，各种给药途径的药物均经肝脏代谢、肾脏排泄。因此，肝、肾或胃肠功能不良的患者药动学参数常发生变化，需要通过 TDM 来调整药物剂量 ⑥合并用药：合并用药时药物相互作用可能影响药物的体内过程和血药浓度 ⑦药物体内过程个体差异大的药物：有些药物给同一剂量后个体间的血药浓度水平差距很大，如三环类抗抑郁药 ⑧成分不明的药物：血药浓度测定有助于了解患者所服药物的真实情况，引导患者接受正规治疗 ⑨提供治疗上的医学法律依据：在某些时候，如医疗纠纷或患者对治疗有疑问时，TDM 的结果可以作为解决纠纷的依据之一 通常，对于临床上药效易于判断且能定量测定、药物治疗浓度范围很大以及血药浓度不能预测药理作用强度时，不需要进行 TDM。如抗高血压药物，可通过观察血压的变化判断降压药的疗效

历年考点串讲

常考的细节有：
1. 一室模型血管外单次给药的药动学，由于血管外给药存在吸收过程，其药 – 时曲线为一条抛物线。
2. 药物的治疗指数是指最小中毒浓度与最小有效血药浓度的比值，它是衡量药物安全性的指标。
3. 临床上可根据药物的 $t_{1/2}$ 来确定适当的给药间隔时间（或每日的给药次数），一般情况下，代谢快、排泄快的药物 $t_{1/2}$ 短，而代谢慢、排泄慢的药物 $t_{1/2}$ 较长。

第九节　新药的药动学研究

一、药动学与新药研发的关系（★）

阻碍创新药物开发成功的药动学性质有不易通过肠黏膜吸收、首关效应较大、生物利用度低、半衰期太短、消除太快、不易通过生物膜进入靶器官、形成毒性代谢物。新药的临床药动学则是研究新药在人体内吸收、分布和消除的变化规律和作用特点，揭示疾病对药物体内过程的影响规律，考察联合用药的药物相互作用等，其目的是为拟订新药临床试验的给药方案提供参考资料，为制订新药上市后的临床治疗方案提供重要依据。

二、非临床药动学研究

非临床药动学研究的目的与内容（★★）	非临床药动学研究的目的在于揭示药物在人体外及动物体内动态变化的规律和特点，为临床用药的安全性和合理性提供依据。主要研究内容包括药物的吸收、分布、代谢和排泄过程和特点等，并根据数学模型提供重要的药动学参数
实验对象的选择（★）	必须采用成年、健康的动物，常用动物有小鼠、大鼠、兔、豚鼠、狗和猴等。选择实验动物的原则为 ①首选动物应与药效学或毒理学试验中所选用的动物一致 ②尽量在清醒状态下进行实验，整个动力学研究过程最好从同一动物多次采样 ③创新药物研究应该选用两种动物，其中一种为啮齿类动物，另一种为非啮齿类动物 ④口服给药不宜选用兔子等食草类动物 ⑤一般受试动物采用雌雄各半
实验样品的选择（★）	实验样品的基本要求是质量稳定并且与药效学或毒理学研究所用的实验样品一致
实验方案的设计（★）	①动物药的确定：药－时曲线的每个时间点不少于 5 只动物的数据 ②采样点的确定：完整的药－时曲线应兼顾到药物的吸收相、分布相和消除相，整个采样时间至少应持续到被测药物的半衰期的 3 倍以上，或检测到峰浓度 C_{max} 的 1/20 ～ 1/10 ③给药剂量和途径：药－时曲线研究至少应设置高、中和低 3 个剂量组，所用的给药途径和方式应尽可能与临床用药一致
药动学参数的计算与统计学分析（★★）	进行血药浓度－时间曲线拟合时，选择最佳条件得到血药浓度－时间拟合曲线，给出血药浓度－时间的数学表达式，并提供有关的药动学参数

三、新药临床药动学研究

临床药动学研究的目的与内容（★★）	新药临床药动学研究的目的在于了解新药在人体内吸收、分布和消除的动力学规律和特点，为指导临床试验设计合理的给药方案和临床安全有效用药提供理论依据。其主要研究内容包括： ①Ⅰ期临床试验中，健康受试者单次给药和多次给药的药动学研究 ②Ⅱ或Ⅲ期临床试验中，相应患者单次和多次给药的药动学 ③前体药物或主要以代谢方式进行消除的药物，需进行该药的代谢途径、药物代谢物的结构及其药动学的研究 ④药物相互作用的药动学研究 ⑤特殊药动学研究 ⑥群体、特殊人群的药动学及人体内血药浓度和临床药理效应相关性的考察与研究等
临床药动学研究中受试者权益的保护（★）	伦理委员会与知情同意书是保障受试者权益的主要措施
健康受试者的临床药动物学研究（★）	①单剂量和多剂量给药试验：一般选择健康受试者 8～12 名，兼顾男女。在研究食物对口服物药动学的影响时，受试者可选择 6～8 名男性。健康检查合格并签订知情同意书后参加试验 ②试验样品的选择：试验药物应为经国家药检部门检验符合临床研究用质量标准（草案）的中试放大产品，其含量、体外溶出度、稳定性以及安全性检查均符合要求，并为报送生产及进行Ⅰ期临床耐受性试验的同批药品 ③药物剂量的确定：一般选用高、中和低 3 种剂量。剂量的确定主要根据Ⅰ期临床耐受性试验结果，以及Ⅱ期临床试验拟采用的治疗剂量，高剂量组的剂量必须小于人的最大耐受剂量

续表

疾病对药物体内过程的影响研究（★）	新药在相应患者体内的药动学研究，包括单剂量给药或多剂量给药的药动学研究，也可采用群体药动学研究方法。以观察病理状态对新药药动学的影响。试验设计除受试者为相应的患者外，其他试验条件和要求均与Ⅰ期临床药动学研究相同
特殊人群的临床药动学研究（★）	研究工作包括肝功能损害患者的药动学研究、肾功能损害患者的药动学研究；老年人的药动学研究；儿科人群的药动学研究

历年考点串讲

常考的细节有：

1. 非临床药动学研究的目的在于揭示药物在人体外及动物体内动态变化的规律和特点，为临床用药的安全性和合理性提供依据。主要研究内容包括药物的吸收、分布、代谢和排泄过程和特点等，并根据数学模型提供重要的药动学参数。

2. 新药临床药动学研究的目的在于了解新药在人体内吸收、分布和消除的动力学规律和特点，为指导临床试验设计合理的给药方案和临床安全有效用药提供理论依据。

第十节　药物制剂的生物等效性与生物利用度

一、基本概念及意义

药学等效性（★★★）	两制剂含等量的相同活性成分，具有相同的剂型，符合同样的或可比较的质量标准，则互为药学等效。具有药学等效性的药物制剂间互称为药学等效性
生物等效性（★★★）	如果含有相同活性物质的两种药品药剂学等效或药剂学可替代，并且它们在相同的摩尔剂量下给药后，生物利用度（速度和程度）落在预定的可接受限度内，则被认为生物等效 在生物等效性试验中，一般通过比较受试药品和参比药品的相对生物利用度，根据选定的药动学参数和预设的接受限，对两者的生物等效性作出判定。血浆浓度–时间曲线下面积AUC反映暴露的程度，最大血浆浓度 C_{max} 以及达到最大血浆浓度的时间 t_{max} 是受到吸收速度影响的参数
生物利用度（★★★）	生物利用度是指活性物质从药物制剂中释放并被吸收后，在作用部位可利用的速度和程度，通常用血浆浓度–时间曲线来评估。根据参比标准的不同，生物利用度可分为绝对生物利用度和相对生物利用度 ①绝对生物利用度：以同一药物的静脉注射剂为参比制剂，试验制剂与参比制剂的血药浓度–时间曲线下面积之比称为绝对生物利用度 ②相对生物利用度：以同一药物的非血管内给药制剂为参比制剂，试验制剂与参比制剂的血药浓度–时间曲线下面积之比称为相对生物利用度
生物利用度评价的药动学参数（★★★）	① t_{max} 即达峰时间，指血管外给药后达到最高血药浓度所对应的时间。t_{max} 可以作为药物吸收速度的近似指标，当药物吸收速度增大时，t_{max} 值减小 ② C_{max} 即达峰浓度，系指血管外给药后达到的最高血药浓度。对于许多药物，其药理作用和血药浓度之间存在一定的关系，C_{max} 是药物吸收能否产生疗效的指标，也是评判出现药物中毒的指标 ③AUC 即血药浓度–时间曲线下面积，是药物生物利用度高低的指标，反映活性药物进入体循环的总量

二、生物利用度试验与生物效应等效性试验的基本要求

受试者的选择（★）	应该根据适当的样本量计算法，确定包括在试验中的受试者数目。在一项生物等效性试验中，可评价的受试者数目不应少于18名。受试者不应<18岁，体重指数一般在 19～26kg/m²，通常为健康受试者
参比制剂与受试制剂的要求（★）	参比制剂：必须引用参比制剂的资料，该制剂已经在中国获得上市授权或特别批准进口，具有全面的资料。申请者应该对参比制剂的选择说明理由。对于仿制药品申请，受试药品通常与可从市场上获得的参比制剂相应的剂型比较。该药品已有多个上市剂型时，如果能在市场上获得，推荐使用该药品最初批准的剂型作为参比药品
	受试制剂：试验用的受试制剂应具有对将上市药品的代表性。例如对于全身作用的口服固体制剂应具备以下条件：①受试药品应来自于一个不少于生产规模1/10的批次，或100000单位，两者中选更多的，除非另外说明理由；②使用的生产批次应该确实保证产品和过程在工业规模可行；③对于受试批号药品，应该建立其关键性质量属性的特点和说明，如溶出度；④为支持申请，应该从额外的预备性试验或整个生产批次的产品中取样，与生物等效性试验的受试批次的样品比较
试验设计（★★）	①标准设计：如果比较两种制剂，则推荐随机、双周期、双顺序的单剂量交叉试验。应通过洗净期来分开给药周期，洗净期应足以确保在所有受试者第二周期开始时药物浓度低于生物分析定量的下限。通常为达到这一要求至少需要7个消除半衰期 ②备选设计：在某些情况下，只要试验设计和统计分析足够完善，可以考虑备选的良好试验设计，例如对于半衰期非常长的药物采用平行试验，以及对药动学性质高度变异的药物采用多次给药试验。当由于耐受性原因不能在健康受试者中进行单剂量试验，并且对患者不适于进行单剂量试验时，可以接受对患者进行多剂量试验
生物样本的采集（★）	服药前应先取空白血样。一般在吸收相部分取2~3个点，峰浓度附近至少需要3个点，消除相取3~5个点。尽量避免第一个点即为C_{max}，预实验将有助于避免这个问题。采样持续到受试药原型或其活性代谢物3~5个半衰期时，或至血药浓度为C_{max}的1/10~1/20
生物样品的检测（★）	对于生物样本中微量药物的定量分析时，首选色谱法，如HPLC、GC等方法，以及GC-MS、LC-MS联用技术，其中又以HPLC法居多。为保证测定方法的可靠性，必须建立生物样本分析的质量控制标准，主要包括：①灵敏度；②特异性；③标准曲线和定量范围；④精密度；⑤准确性；⑥样品稳定性
药动学参数的计算（★）	一般用非房室数学模型分析方法来估算药动学参数。其主要测量参数C_{max}和T_{max}均以实测值表示，$AUC_{0\to t}$根据实测浓度以梯形法计算
统计学分析（★）	在单剂量给药测定生物等效性的试验中，需要分析的参数是$AUC_{0\to t}$（有时为$AUC_{0\to 72h}$）和C_{max}。对于这些参数，参比和受试药品几何均值比的90%置信区间应该落在接受范围的80%~125%之内。对于治疗指数窄的药物的特殊情况，AUC的可接受区间应该被缩窄为90%~111% 高变异性药品是指药动学参数的个体内变异>30%的药品，C_{max}的接受范围可以最宽为70%~143%

历年考点串讲

常考的细节有：

1. 两制剂含等量的相同活性成分，具有相同的剂型，符合同样的或可比较的质量标准，则互为药学等效。

2. 生物利用度是指活性物质从药物制剂中释放并被吸收后，在作用部位可利用的速度和程度，通常用血浆浓度－时间曲线来评估。

3. 绝对生物利用度：以同一药物的静脉注射剂为参比制剂，试验制剂与参比制剂的血药浓度－时间曲线下面积之比称为绝对生物利用度。

4. 相对生物利用度：以同一药物的非血管内给药制剂为参比制剂，试验制剂与参比制剂的血药浓度－时间曲线下面积之比称为相对生物利用度。

5. t_{max} 即达峰时间，指血管外给药后达到最高血药浓度所对应的时间。t_{max} 可以作为药物吸收速度的近似指标，当药物吸收速度增大时，t_{max} 值减小。

6. AUC 即血药浓度－时间曲线下面积，是药物生物利用度高低的指标，反映活性药物进入体循环的总量。

经典例题

1. 关于药物通过生物膜转运的特点的正确表述是
   A. 被动扩散的物质可由高浓度区向低浓度区转运，转运的速度为一级速度
   B. 促进扩散的转运速率低于被动扩散
   C. 主动转运借助于载体进行，不需消耗能量
   D. 被动扩散会出现饱和现象
   E. 胞饮作用对于蛋白质和多肽的吸收不是十分重要

2. 药物通过血液循环向组织转移过程中相关的因素是
   A. 解离度
   B. 血浆蛋白结合
   C. 溶解度
   D. 给药途径
   E. 制剂类型

3. 具有被动扩散的特征是
   A. 消耗能量
   B. 有结构和部位专属性
   C. 有高浓度向低浓度转运
   D. 借助载体进行转运
   E. 有饱和状态

4. 生物药剂学所研究的剂型因素不包括
   A. 药物的理化性质
   B. 药物的处方组成
   C. 药物的剂型及用药方法
   D. 药物的疗效和毒副作用
   E. 药物制剂的工艺过程

5. 影响药物胃肠道吸收的影响因素不包括
   A. 胃肠液的成分和性质
   B. 胃排空的速率
   C. 胃肠道的蠕动
   D. 循环系统的转运
   E. 药物在胃肠道中的稳定性

6. 药物口服后主要的吸收部位是
   A. 口腔
   B. 胃
   C. 小肠
   D. 大肠
   E. 直肠

7. 下列有关药物表观分布容积的叙述中，叙述正确的是
   A. 表观分布容积大，表明药物在血浆中浓度小
   B. 表观分布容积表明药物在体内分布的实际容积
   C. 表观分布容积不可能超过体液量
   D. 表观分布容积的单位是升／小时
   E. 表观分布容积具有生理学意义

8. 有关分布容积正确的描述是
   A. 体内含药物的真正容积
   B. 有生理意义
   C. 指全血或血浆中药物浓度与体内药量联系起来的比例常数
   D. 给药剂量与 t 时间血浆浓度的比值
   E. 是药物动力学的重要参数，用来评价体内药物分布的程度

9. 药物的代谢反应的类型中不正确的是
   A. 氧化反应
   B. 水解反应
   C. 结合反应
   D. 取代反应
   E. 还原反应

10. 影响药物代谢的因素不包括
    A. 给药途径
    B. 药物的稳定性
    C. 给药剂量和剂型
    D. 酶抑或酶促作用
    E. 合并用药

11. 胆汁中排出的药物或代谢物，在小窗转运期间重吸收而返回门静脉的现象时

A. 药物动力学   B. 生物利用度
C. 肝肠循环   D. 单室模型药物
E. 表观分布容积

12. 药物排泄的主要器官是
A. 肾   B. 消化道
C. 胆汁   D. 汗腺
E. 脾脏

13. 药物的主要排泄途径是
A. 经乳汁排泄   B. 经肾排泄
C. 经胆汁排泄   D. 经汗液排泄
E. 经呼吸道排泄

14. 制剂中药物进入体循环的想对数量和相对速度是
A. 药物动力学   B. 生物利用度
C. 肠肝循环   D. 单室模型药物
E. 表观分布容积

15. 关于生物利用度测定方法叙述正确的有
A. 采用双周期随机交叉实验设计
B. 洗净期为药物的 3～5 个半衰期
C. 整个采样时间至少 7 个半衰期
D. 多剂量给药计划要连续测定 3 天的峰浓度
E. 所用剂量不得超过临床最大剂量

16. 静脉滴注给药达到稳态血药浓度99%所需半衰期的个数为
A. 8   B. 6.64
C. 5   D. 3.32
E. 1

17. 药物等效性是指
A. 即生物等效
B. 含有相同的活性炭成分
C. 含相同等量的活性成分
D. 含相同等量的活性成分，具有相同剂型
E. 含相同等量的活性成分，具有不同剂型

18. 单室模型口服给药用残数法求 k_a 的前体条件是
A. $k=k_a$，且 t 足够大   B. $k\gg k_a$，且 t 足够大
C. $k\ll k_a$，且 t 足够大   D. $k\gg k_a$，且 t 足够小
E. $k\ll k_a$，且 t 足够小

19. 非线性药物动力学的特征有
A. 药物的生物半衰期与剂量有关
B. 当 C 远大于 K_m 时，血药浓度下降的速度与药物浓度无关
C. 稳态血药浓度与给药剂量成正比
D. 药物代谢物的组成、比例不因剂量变化而变化
E. 血药浓度–时间曲线下面积与剂量成正比

20. 关于隔室模型的概念不正确的是
A. 房室模型理论是通过建立一个数学模型来模拟机体
B. 一室模型是指药物进入体内后能迅速在血液与各组织脏器之间达到动态平衡
C. 房室模型中的房室数一般不宜多于三个
D. 隔室概念具有生理学和解剖学的意义
E. 房室模型中的房室划分依据药物在体内各组织或器官的转运速率而确定的

21. 用统计矩估算的药物动力学参数主要的计算依据为
A. 稳态时的分布容积
B. 平均稳态血药浓度
C. 峰浓度
D. 达峰时
E. 血药浓度–时间曲线下面积

22. 需进行生物利用度研究的药物不包括
A. 用于预防、治疗严重疾病及治疗剂量与中毒剂量接近的药物
B. 剂量–反应曲线陡峭或具不良反应的药物
C. 溶解速度缓慢、相对不溶解或在胃肠道称为不溶物
D. 溶解速度不受粒子大小、多晶型等影响的药物制剂
E. 制剂中的辅料能改变主要特性的药物制剂

参考答案

1.A 2.B 3.C 4.D 5.B 6.B 7.A 8.C 9.D 10.B
11.E 12.A 13.B 14.B 15.A 16.B 17.D 18.C
19.B 20.D 21.E 22.D

第四篇　专业实践能力

第一章　岗位技能

第一节　药品调剂

一、处方的概念、结构和种类

处方的概念 （★★）	处方是由注册的执业医师和执业助理医师在诊疗活动中为患者开具的，由药学专业技术人员审核、调配、核对，并作为发药凭证的医疗文件。处方包括医疗机构病区用药医嘱单。处方具有法律、技术和经济上的意义
处方的结构 （★★★）	处方由处方前记、处方正文、处方后记组成 ①前记：医疗机构名称、门诊或住院病历号、处方编号、科别或病室和床位、费别、患者姓名、性别、年龄、临床诊断、开具日期等，并可添列专科要求的项目 麻醉药品和第一类精神药品处方还应当包括患者身份证明编号，代办人姓名、身份证明编号 ②正文（核心部分）：以 Rp 或 R 标示；名称、规格、数量、用法用量等与药品性质有关的内容 ③后记：医师签名签章、金额以及审核、调配、核对、发药的药学专业技术人员签名
处方的种类 （★★★）	①普通处方：处方颜色为白色 ②急诊处方：处方颜色为淡黄色，右上角标注"急诊" ③儿科处方：处方颜色为淡绿色，右上角标注"儿科" ④麻醉药品和第一类精神药品处方：处方颜色为淡红色，右上角标注"麻、精一" ⑤第二类精神药品处方：处方颜色为白色，右上角标注"精二"

二、处方规则

处方规则（结合实践掌握） （★★★）	①处方必须在专用处方笺上书写，每张处方限于一名患者的用药 ②处方内容必须完整，字迹清晰，不得涂改；如需涂改，须在涂改处签名并标注日期 ③一般项目填写完整清晰，除特殊情况外，应注明临床诊断，并与病历记录一致。患者年龄应当填写实足年龄，新生儿、婴幼儿应填写日龄、月龄，必要时要注明体重 ④西药和中成药可以分别开具处方，也可以开具一张处方，中药饮片应当单独开具处方 ⑤每个药物占一行，在药名后写明剂型，规格和数量写在药名右面，用药方法写在下一行。所开药物为两种或两种以上时，按主次顺序写。每张处方不得超过 5 种药物 ⑥药品名称、剂型、规格、数量、用法用量必须准确规范。药品名称应使用药品通用即国际非专利名称（INN）、新活性化合物的专利药物名称和复方制剂药物名称；药品数量、剂量统一用阿拉伯数字表示；药品用量单位采用药典规定的法定计量单位，重量以克（g）、毫克（mg）、微克（μg）为单位，容量以升（L）、毫升（ml）为单位，国际单位（IU）、单位（U），中药饮片以克（g）为单位，其中 g 和 ml 可省略，其他单位不能省略；药物浓度一般采用百分比浓度。片剂、丸剂、胶囊剂、颗粒剂分别以片、丸、粒、袋为单位；溶液剂以支、瓶为单位；软膏及乳膏剂以支盒为单位；注射剂以支瓶为单位，应注明含量；气雾剂以瓶或支为单位；中药饮片以剂为单位

续表

处方规则（结合实践掌握）（★★★）	⑦药物剂量应按药典规定的常规剂量使用，一般不得超过药典规定的极量，如因病情特殊需要超过极量时，应在剂量旁边签名 ⑧处方一般不得超过 7 日用量；急诊处方一般不得超过 3 日用量；对于某些慢性病、老年病或特殊情况，处方用量可适当延长，但医师必须注明理由。麻醉药品、精神药品、医疗用毒性药品、放射性药品的处方用量应当严格执行国家有关规定 ⑨处方开具当日有效。特殊情况下需延长有效期的，需由开具处方的医师注明有关期限，但最长不得超过 3 天，急诊处方当日有效 ⑩开具处方后的空白处划一斜线以示处方完毕
药物通用名（★★★）	①定义：新药开发者在新药申请时向政府主管部门提出的正式名称，为列入国家标准的药品名称，又称为药品法定名称 ②国际非专利名称：是由 WHO 制定的一种原料药或活性成分的唯一名称，INN 已被全球公认且属公共财产 ③中国药品通用名（CADN）：是中国法定的药物名称，由国家药典委员会负责制定《中国药典》收载的中文药物名称均为法定名称，为文献、资料、教材药品说明书中标明有效成分的名称

三、常用处方缩写词（★★★）

缩写	中文含义	缩写	中文含义	缩写	中文含义
q.d.	每日 1 次	cito!	急速地	Sol.	溶液剂
b.i.d.	每日 2 次	lent!	慢慢地	Syr.	糖浆剂
t.i.d.	每日 3 次	i.d.	皮内注射	Mist.	合剂
q.i.d.	每日 4 次	i.h.	皮下注射	Tinct.	酊剂
q.2d.	每二日 1 次	i.m.	肌内注射	Inhal.	吸入剂
q.o.d.	隔日 1 次	i.v.	静脉注射	Ung.	软膏剂
q.h.	每小时	i.v.gtt	静脉滴注	Ocul.	眼膏剂
q.m.	每晨	p.o.	口服	Gtt.	滴眼剂
q.n.	每晚	Rp.	取	Aur.	滴耳剂
q.6h.	每 6 小时 1 次	Co.	复方的	Nar.	滴鼻剂
h.s.	睡前	sig. 或 s.	用法	Supp.	栓剂
a.c.	饭前	Tab.	片剂	us int	内服
p.c	饭后	ad.	加至	us ext	外用
a.m.	上午	q.s.	适量	Caps.	胶囊剂
p.m.	下午	U	单位	Pil.	丸剂
p.r.n.	必要时	I.U.	国际单位	$\overline{aa}$	各
s.o.s	需要时	Inj.	注射剂		
stat!st!	立即	Amp.	安瓿剂		

四、处方调配

处方调配的一般程序（★★★）	药学专业人员应按操作规程调配处方药品，配方程序为：收方→审方→计价→调配→包装、标示→核对→发药	
	收方	从患者处接收处方
	审方	审方包括"处方规范审核"和"用药安全审核"处方规范审核：开方医师的资质是否符合？不同的药品是否用固定的处方笺分开写？处方内容是否完整？书写是否规范？字迹是否清晰？用药安全审核：①对规定必须做皮试的药物，处方医师是否注明过敏试验及结果的判定；②处方用药与临床诊断是否符合；③药品名称、剂量、用法是否正确；④选用的剂型与给药途径是否合理；⑤是否有重复给药现象；⑥是否有潜在的临床意义的药物相互作用和配伍禁忌 审方后如认为存在用药安全性问题，应拒绝调配，并及时告知处方医师，但不得擅自更改或配发代用药品
	计价	自费药品先经患者同意，处方上注明"自费"字样
	调配处方	①仔细阅读处方，按处方药品顺序自上而下逐一调配对贵重药品及麻醉药品等分别登记账卡；②取药完毕后应及时将储放药品的容器或包装归原位；③药品配齐后，与处方逐条自下而上核对药名、剂型、规格、数量和用法，调配的药品必须完全与处方相符；④调配好每张处方上的所有药品后再调配下一张处方，以免发生差错；⑤严禁用手直接接触药品；⑥配方人签名
	包装标示	于分装袋或分装容器上贴上或写上药名、规格、用法、用量、用药注意事项及有效期限，对需要特殊保存的药品加贴醒目的标签提示患者注意。标注用法、用量及用药注意事项要明确
	核对	调配处方必须做到四查十对：查处方，对科别、姓名、年龄；查药品，对药名、剂型、规格、数量；查配伍禁忌，对药品性状、用法用量；查用药合理性，对临床诊断
	发药	①核对患者姓名，逐一核对药品与处方的相符性，检查规格、剂量、数量并签名 ②详细交代每种药品的用法、用量、不良反应和用药注意事项，耐心回答患者的询问
药物的摆放及注意事项（★★★）	①根据药品性质所要求的条件，对不同性质的药品应按规定冷藏、置于干燥处、常温以及避光、冷冻等分别保存 ②根据《药品管理法》的要求，分别对麻醉、精神、毒性等药品分别专柜加锁保存 ③从药品价格出发，对贵重药品单独保存 ④对一些误用可引起严重反应的一般药品，如氯化钾注射液、氧化可的松注射液等宜单独放置 ⑤对于名称相近、包装外形相似、同种药品不同规格等常引起混淆的药品应分开摆放并要有明显标记		

五、处方差错的防范与处理

处方差错的性质（★）	①药品名称出现差错；②药品调剂或剂量差错；③药品与适应证不符；④剂型或给药途径差错；⑤给药时间差错；⑥疗程差错；⑦药物配伍禁忌；⑧药品标识差错如贴错标签、错写药袋及其他
处方差错的原因及类别（★）	出现原因：①调配工作时精神不集中或业务不熟练；②选择药品错误；③处方辨认不清；④处方缩写不规范；⑤药品名称相似；⑥药品外观相似 类别：①客观环境或条件可能引起的差错（差错未发生）；②发生差错但未发给患者（内部核对控制）；③发给患者但未造成伤害；④需要监测差错对患者的后果，并根据后果判断是否需要采取预防或减少伤害；⑤差错造成患者暂时性伤害；⑥差错对患者的伤害可导致患者住院或延长患者住院时间；⑦差错导致患者永久性伤害；⑧差错导致患者生命垂危；⑨差错导致患者死亡

续表

防范措施（★★）	正确摆放药品：是重要的防范措施 配方：①配方前先读懂处方上所有药品的名称、规格和数量，有疑问时不要凭空猜测，可咨询上级药师或电话联系处方医师；②配齐一张处方的药品后再取下一张处方，以免发生混淆；③贴服药标签时再次与处方逐一核对；④如果核对人发现调配错误，应将药品退回配方人，并提醒配方人注意 发药：①确认患者的身份，以确保药品发给相应的患者；②对照处方逐一向患者交代每种药的使用方法，可帮助发现并纠正配方及发药差错；③对理解服药标签有困难的患者或老年人，需耐心仔细地说明用法并辅以服药标签；④在咨询服务中确认患者/家属已了解用药方法
处理原则（★★）	①建立本单位的差错处理预案 ②当患者或护士反应药品差错时，须立即核对相关的处方和药品；如果是发错了药品或错发了患者，药师应立即按照本单位的差错处理预案迅速处理并上报部门负责人 ③根据差错后果的严重程度，分别采取救助措施，如请相关医师帮助救治、到病房或患者家中更换、致歉、随访、取得谅解 ④若遇到患者自己用药不当、请求帮助，应积极提供救助指导，并提供用药教育 ⑤认真总结经验，对引起差错的环节进行改进，制定防止再次发生的措施

六、调剂室工作制度

岗位责任制度（★★）	调剂室的收方划价、配药、核查、发药为一线工作岗位，药品分装、补充药品、处方统计、登记、处方保管为二线工作岗位。调剂室工作人员岗位责任制的内容要求具体化、数据化，这样便于对岗位工作人员的考核待查。调剂室工作人员除确保药品质量和发给患者药品准确无误外，还应明确调剂室工作环境的卫生责任，并应经常对进行患者热情的服务
查对制度（★★★）	查对制度可以保证药品质量和发药质量。配方时，查对处方的内容、药物剂量、配伍禁忌；发药时，查对药名、规格、剂量、用法与处方内容是否相符；查对标签（药袋）与处方内容是否相符；查对药品有无变质，是否超过有效期；查对姓名、年龄，并交代用法及注意事项
错误处方的登记、纠正及缺药的处理（★★）	差错登记一方面是对医师处方差错进行登记，另一方面是对药剂人员调配和发药的差错登记。一般与经济利益结合的差错登记制度有利于提高医师和药剂工作人员责任心
领发药制度（★★）	调剂室药品从药库领取应有领药制度；控制领药的品种、数量和有效期，发到治疗科室病房及其他部门的药品必须有发药制度。领发药制度除保证医疗、教学、科研的供应外，还具有药品账目管理的目的
药品管理制度（★★）	药品管理制度分三级管理 ①一级管理：麻醉药品和毒性药品原料药管理 ②二级管理：精神药品、贵重药品和自费药品管理 ③三级管理：普通药品管理
特殊药品管理制度（★★★）	特殊管理药品是指麻醉药品、精神药品、医疗用毒性药品和放射性的药品 ①麻醉药品是指连续使用后易产生身体依赖性，能成瘾癖的药品。严格执行"五专管理"，即专人负责、专柜加锁、专用处方、专用账册、专册登记；每张处方注射剂不得超过2日常用量，片剂、酊剂、糖浆剂等不得超过3日常用量，连续使用不得超过7天；凭"晚期癌症患者麻醉药品专用卡"每次发药不超过5日用量；处方应保存3年备查

特殊药品管理制度（★★★）	②精神药品是指直接作用于中枢神经系统，使之兴奋或抑制，连续使用能产生依赖性的药品。依据其对人体产生依赖性和对身体的危害程度，分为第一类精神药品和第二类精神药品。第一类精神药品处方不得超过 3 日常用量，第二类精神药品处方不得超过 7 日常用量；处方应保存 2 年备查 ③医疗性毒性药品是指毒性剧烈，治疗剂量与中毒剂量相近，使用不当会致人中事或死亡的药品。毒性药品的管理要做到专人负责、专柜加锁、专用账册，处方应保存 2 年待查 ④部分价格昂贵的药品作为贵重药品也应专账专人管理
有效期药品管理制度（★★★）	①调剂室对效期药品的使用应注意按批号摆放、做到先产先用，近期先用 ②应定期由专人检查，并做好登记记录：发现临近失效期且用量较少的药品，应及时报告药剂科，以便各调剂室之间调配使用 ③调剂室对距失效期 6 个月的药品失效的药品不能领用；发给患者的效期药品，必须计算在药品用完前应有 1 个月的时间；失效的药品不能发出

七、调剂室的位置、设施与设备

调剂室的设置和环境要求（★）	①调剂室的设置应以方便患者、便于管理为原则 ②根据医院规模、门诊患者数量和药品品种多少确定调剂室的面积和环境 ③急诊调剂室与普通门诊调剂室分开，急症调剂室 24 小时值班，药品准备应突出速效、高效、安全和全面的特点
调剂室的设备和条件（★）	遮光：指用不透光的容器包装，如用棕色容器或黑纸包裹的无色透明、半透明的容器 密闭：指将容器密闭，防止尘土及异物进入 密封：指将容器密封，防止风化、吸潮、挥发或异物进入 熔封或严封：指将容器熔封或用适宜的材料严封，防止空气和水分的侵入并防止污染 阴凉处：指温度不超过 20℃ 凉暗处：指避光且温度不超过 20℃ 冷处：指温度在 2℃~10℃ 冰箱要求：冷冻室不宜过大，冷藏室则应满足储存药品的要求。许多生物制品、酶制剂和某些注射剂（如胰岛素、麦角新碱、垂体后叶素等）应低温储存（2℃~10℃）
药品的摆放（★★★）	①按药理作用分类摆放：如按抗感染药、心血管系统药等排列。如条件允许，每类药物可细分，如抗感染药可分为 β-内酰胺类、大环内酯类等。每一种药品存放位置要有标签注明药物名称、规格，如有变化，应随时更改标签以防差错 ②按剂型分类摆放：一般综合性医院片剂、注射剂是品种数量最多的剂型，应有足够的摆放空间并且要放在容易拿取的地方 ③按使用频率摆放：这是目前最广泛、最实用的摆放方法。使用频率高的药物放在最容易拿取的位置，既能减轻调配人员的劳动强度，又能提高工作效率，缩短患者取药等候时间 ④按内服药与外用药分开摆放：摆放外用药处要用醒目的标识（红字白底），以提示调配时注意 ⑤麻醉药品、精神药品的摆放：第二类精神药品使用广泛且用量大，在摆放时应固定位置，并在使用的标签颜色上与普通药品有所区别，以便于管理 ⑥西药与中成药分类摆放：中成药也应按功能主治分类摆放
门诊、急诊、病房调剂的特性与差异（★★）	①急诊药房的工作人员应由药学专业院校毕业并取得相应的药学专业技术职务任职资格的药师组成应具有丰富的工作经验，并有一定的医学基础知识，对危重疾病和药物中毒等治疗能够在用药选择、用药剂量、给药途径及可能出现的不良反应等方面提出合理建议。急诊药房药品准备突出速效、高效、安全和全面的特点 ②门诊药房实现大窗口或柜台式发药，住院药房实行单剂量配发药品。门诊的发药方式一般为独立法、流水法和结合法，病房的发药方式有凭处方发药、小药柜和摆药制

历年考点串讲

常考的细节有：

1. 处方的种类、结构为考试重点，应熟练掌握。

2. 处方一般不得超过 7 日用量；急诊处方一般不得超过 3 日用量；对于某些慢性病、老年病或特殊情况，处方用量可适当延长，但医师必须注明理由。麻醉药品、精神药品、医疗用毒性药品，放射性药品的处方用量应当严格执行国家有关规定。

3. 配方时，查对处方的内容、药物剂量、配伍禁忌。发药时，查对药名、规格、剂量、用法与处方内容是否相符；查对标签（药袋）与处方内容是否相符；查对药品有无变质，是否超过有效期；查对姓名、年龄，并交代用法及注意事项。

4. 各缩写词的含义，如 i.v.gtt.（静脉滴注）、t.i.d.（每日 3 次）、a.c.（饭前）、p.c.（饭后）、Sig. 或 S（用法）、Syr.（糖浆剂）、Rp（取）、cito!（急速地）、q.6h.（每 6 小时 1 次）、Sol（溶液剂）、Tab.（片剂）、Caps（胶囊剂）、i.h.（皮下注射）、i.m.（肌内注射）。

5. 麻醉药品应专人负责、专柜加锁、专用账册、专用处方、专册登记管理。

第二节　临床用药的配制

一、危害药品的配制

配制和使用过程中应注意的问题（★）	《静脉用药集中调配质量管理规范》的基本要求：药学部门根据医师处方（医嘱），经药师进行适宜性审核，由药学专业技术人员按照无菌操作要求，在洁净环境下对静脉用药物进行加药混合调配，使其成为可供临床直接静脉输注使用的成品输液操作过程
	（1）人员基本要求：①负责人：药学专业本科、中级以上专业技术；②审方人：药学专业本科、5 年以上临床用药或调剂工作经验、药师以上专业技术；③摆药核对：药士以上专业技术 （2）房屋、设施和布局、仪器和设备基本要求：①洁净区：十万级：一次更衣室、洗衣洁具间；万级：二次更衣室、加药混合调配操作间；百级：层流操作台；②抗生素类、危害药品静脉用药调配配备百级生物安全柜；营养药品调配间，肠外营养液和普通输液静脉用药调配配备百级水平层流洁净台 （3）全过程进行规范化质量管理：各道工序与记录有完整的备份输液标签，并保证与原始输液标签信息相一致，备份文件保存 1 年备查

二、肠外营养液的配置

临床营养支持的意义、重要性和进展（★）	定义：肠外营养液是由碳水化合物、脂肪乳剂、氨基酸、维生素、电解质及微量元素等各种营养成分按一定的比例，混合于特定的配液袋中，通过静脉途径提供患者每日所需的能量及各种营养物质，维持机体正常代谢，改善其营养状况
	意义：营养支持已成为重危病人的综合治疗措施之一且已成为现代临床治疗学中不可缺少的重要组成部分
	进展：①营养支持的目的：已从维持氮平衡，发展到维护细胞代谢、改善与修复组织、器官的结构，调整生理功能，从而促进病人的康复；②营养支持的同时可以获得特殊治疗效果，在肠内肠外营养液中加入特殊营养物质，如重组人生长激素、谷氨酰胺、精氨酸、生长抑素、核苷酸、膳食纤维等，可获得特殊的治疗作用

续表

配制过程中应注意的问题（★★）	影响肠外营养液稳定性的因素 ①葡萄糖液：葡萄糖注射液为酸性液体，pH 约为 3.3～3.5，脂肪乳剂的 pH 约为 8，两者直接混合会因 pH 的急速下降而破坏脂肪乳剂的稳定性 ②氨基酸液：具有缓冲和调节 pH 的作用。氨基酸液量越多，缓冲能力越强 ③脂肪乳剂在混合液中的稳定性：加入药物往往容易影响乳浊液的稳定性，产生乳析、破裂、转相等现象 ④维生素：维生素 A 的丢失量和速率依赖于暴露日光的程度，包括光照方向、一天中的时间和气候环境。氨基酸的存在可对维生素 A 有一定的保护作用。维生素在暴露于日光下的玻璃瓶中是稳定的，6 小时内未见丢失。在混合配液时，维生素之间可发生配伍变化，亚硫酸盐的浓度和 pH 会影响维生素 B_1 的稳定性，如将维生素 B_1 直接加到高浓度的硫酸盐中会出现明显的沉淀 ⑤微量元素在混合液中的稳定性：微量元素硒的降解主要受 pH 影响；铜能促进维生素 C 的氧化分解，降低维生素 B_{12} 活性；铁在含磷酸的输液中慢慢产生胶体铁沉淀。氯化钾注射液含着色剂磷酸核黄素，遇锌析出结晶阻塞滤孔 ⑥电解质：电解质通过离子催化作用和浓度影响稳定性；主要电解质的浓度影响脂肪乳剂的颗粒变化。电解质主要通过离子的催化作用和浓度来影响肠内营养的稳定性 ⑦放置的温度和时间：温度升高，脂粒的运动增强，其相互碰撞机会增多，易发生聚集。TPN 液在室温下 36 小时内完全稳定，但在室温下 48 小时或 35℃下，12 小时脂粒开始聚集。在 4℃下冷藏 7 天，再于室温下放置 48 小时，则出现脂肪乳微粒破坏 ⑧配液袋的材质：聚氯乙烯（PVC）袋可释放出脂溶性增塑剂，对脂肪粒有破坏作用，但在室温下 24 小时内，其释放量很少，不致引起有害作用。由于 PVC 袋增塑剂的毒性反应，聚乙烯醋酸酯（EVA）已作为目前肠外营养袋的主要原料
	肠外营养液的混合顺序：①将微量元素和电解质加入到氨基酸溶液中；②将磷酸盐加入到葡萄糖中；③将上述两液转入 3L 静脉营养输液袋中，如需要，可将另外数量的氨基酸和葡萄糖在此步骤中加入；④将水溶性维生素混合后加入脂肪乳中；⑤将脂肪乳、维生素混合液转移入 TNA 袋中；⑥排气，轻轻摇动 TNA 袋中的混合物，备用
	注意事项 ①混合顺序非常重要，在终混前氨基酸可被加到脂肪乳剂中或葡萄糖中，以保证氨基酸对乳剂的保护作用，避免乳剂破裂 ②钙剂和磷酸盐应分别加在不同的溶液中稀释，以免发生沉淀；在氨基酸和葡萄糖混合后，先用肉眼检查袋中有无沉淀生成，再确认没有沉淀后再加入脂肪乳剂 ③混合液中不要加入其他药物，除非已有资料报道或验证过 ④加入液体总量应 ≥ 1500ml，混合液中葡萄糖的最终浓度为 0～23%，有利于混合液的稳定 ⑤现配现用：24 小时输完，最多不超过 48 小时；如不立即使用，应将混合物置于 4℃冰箱保存 ⑥电解质不应直接加入脂肪乳剂中 ⑦配好的口袋上应注明配方组成、床号、姓名及配制时间
使用过程中应注意的问题（★★）	①采用同一条通路输注 TPN 和其他治疗液中间要用基液冲洗过渡 ②输注速度：应在 18～20 小时内输完 ③输注时不能在 Y 形管中加入其他药物，避免配伍禁忌 ④使用 PCV 袋时应避光

三、药物配伍变化

溶剂性质改变引起配伍禁忌 （★★）	①注射液溶媒组成改变：因改变溶媒的性质而析出沉淀，某些注射剂内含有非水溶剂，目的是使药物溶解或制剂稳定，若把这类药物加入水溶液中，由于溶媒的性质改变而析出药物产生沉淀。如氯霉素注射液（含乙醇、甘油等）加入5%葡萄糖注射液或氯化钠注射液中，可析出氯霉素沉淀 ②电解质的盐析作用：主要是对亲水胶体或蛋白质药物自液体中被脱水或因电解质的影响而凝集析出。两性霉素 B，注射剂与氯化钠注射液合用可发生盐析作用而出现沉淀 ③直接反应：头孢菌素与 Ca^{2+}、Mg^{2+} 等形成难溶性螯合物析出沉淀 ④变色：变色是由于化学作用产生新的有色产物所致。酚类化合物水杨酸及其衍生物，以及含酚基的药物如肾上腺素与铁盐发生络合作用，或受空气氧化都能产生有色物质，异烟肼或维生素 C 与氨茶碱、多巴胺与苯妥英钠等合用均可导致颜色改变
pH 变化引起药物沉淀 （★★）	注射液 pH 值是一个重要因素，在不适当的 pH 下，有些药物会产生沉淀或加速分解。如5%硫喷妥钠10ml加入5%葡萄糖500ml中，由于pH下降产生沉淀
配伍引起氧化还原反应 （★★）	主要由于药物间发生化学变化或受光、空气影响而引起。有些药物本身是氧化剂，能和另外一些具有还原性的药物反应使药物化学结构发生改变。例如：维生素 C 具有还原性，与醌类药物维生素 K_1 混合后可发生氧化还原反应，导致维生素 K_1 疗效降低
混合顺序引起变化 （★★）	如钙剂和磷酸盐、碳酸盐应分别加在不同的溶液中稀释，避免发生钙盐沉淀
其他配伍变化 （★★）	①效价下降：乳酸根离子可加速氨苄西林的水解，氨苄西林在含乳酸根的复方氯化钠注射液中，4 小时效价损失 20% ②聚合反应：由同种药物的分子相互结合成大分子的反应为聚合反应。药物发生聚合反应往往会产生沉淀或变色，影响药物正常使用及疗效

历年考点串讲

常考的细节有：

1. 肠外营养（TPN）是由碳水化合物、脂肪乳剂、氨基酸、维生素、电解质及微量元素等各种营养成分按一定的比例，混合于特定的配液袋中，通过静脉途径提供患者每日所需的能量及各种营养物质，维持机体正常代谢，改善其营养状况。

2. 混合顺序非常重要，在终混前氨基酸可被加到脂肪乳剂中或葡萄糖中，以保证氨基酸对乳剂的保护作用，避免因 pH 改变和电解质的存在而使乳剂破裂。

3. 注射液 pH 值是一个重要因素，在不适当的 pH 下，有些药物会产生沉淀或加速分解。

第三节　药品的仓储与保管

一、药品的采购

药品采购计划编制、采购流程（★）	编制药品购进计划时应先进行药品货源和销售趋势的调查，了解本机构药品实际库存情况 药品采购计划的内容主要包括：药品的品种、规格、数量、费用、购进时间、采购方式、供应商确定等 药品收支平衡关系为：期初库初＋购入＝调出＋期末库未编制 药品采购计划基本方法：根据综合平衡原理，常用平衡公式、编制平衡表、召开平衡会议等方法
供应商资质审核（★）	医疗机构必须从具有药品生产、经营资格的企业购进药品。医疗机构使用的药品应对按照规定由专门部门统一采购，禁止医疗机构其他科室和医务人员自行采购 购进药品应符合的条件：①合法企业所生产和经营的药品；②具有法定的质量标准；③除国家规定的以外，应有法定的批准文号和生产批号。进口药品应有符合规定的、加盖了供货单位质量检验机构原印章的《进口药品注册证》和《进口药品检验报告书》复印件；④包装和标识符合有关规定和储运要求；⑤中药材应标明产地
采购合同签订（★）	购销合同是买卖双方实现一定经济目的明确相互权利与义务的书面协议 签订药品采购合同的主要条款与合同内容包括：①确定标的和数量：包括药品的品名、规格、单位、剂型、数量等；②明确合同中的质量条款；③协议价款和付款方式：即药品价格和结算方式等；④确定合同期限、地点和方式；⑤确定标的物的验收方法：即药品数量、质量验收，明确验收标准和验收方法等；⑥确定违约责任及解决合同纠纷方式；⑦其他约定事项
购进记录（★★）	医疗机构购进药品时应当索取、留存供货单位的合法票据，并建立购进记录，做到票、账、货相符。合法票据包括税票及详细清单，清单上必须载明供货单位名称、药品名称、生产厂商、批号、数量、价格等。票据保存期不得少于 3 年
	医疗机构购进药品，必须建立和执行进货验收制度，购进药品应当逐批验收，并建立真实、完整的药品验收记录。药品验收记录应对包括药品通用名称、生产厂商、规格、剂型、批号、生产日期、有效期、批准文号、供货单位、数量、价格、购进日期、验收日期、验收结论等内容。验收记录必须保存至超过药品有效期 1 年，但不得少于 3 年

二、药品的入库验收

药品的验收内容（★）	药品的验收内容主要包括数量点收与药品质量验收。质量验收指药品外观的性状检查和药品内外包装及标识的检查	
	药品外包装	药品外包装应清晰标明药品名称规格、生产批号、生产日期、有效期、贮藏条件、包装规格、批准文号运输注意事项及其他标识。在验收时应检查药品包装箱是否牢固、干燥；封签封条有无破损；包装箱有无渗液、污迹、破损、包装箱上药品其他标识：指麻醉药品、精神药品、医疗用毒性药品、放射性药品等专有标识，外用药专有标识，非处方药专有标识，特定储运图示标识，危险药品包装标识等
	药品标签、说明书	按照规定，药品包装必须印有或者贴有标签并附说明书，标签和所附说明书有生产企业的名称地址，有药品的通用名称、规格、批准文号产品批号、生产日期、有效期；标签或说明书上还应有药品的成分；适应证或功能主治用法用量、禁忌不良反应、注意事项以及贮藏条件等

药品的验收内容（★）	特殊管理的药品	特殊药品、外用药品包装的标签或说明书上必须印有规定的标识和警示说明。非处方药的包装有国家规定的标识	
	药品合格证	按照规定，药品每个整件包装中应有产品合格证；合格证的内容一般包括药品通用名称、规格含量及包装、生产企业、生产批号、化验单号、检验依据、出厂日期、包装人、检验部门和检验人员签字盖章 对于首营品种首次到货时，应进行内在质量检验。某些项目如无检验能力，应向生产企业作要求，索要该批号药品的质量检验报告书；验收生产企业同批号药品的检验报告书	
	进口药品	①核查该药品的包装标签是否符合要求：进口药品的标签应以中文注明药品的名称、主要成分、进口药品注册证号或医药产品注册证号、药品生产企业名称等；并有中文说明书；②核查该药品的合法身份证明文件：《进口药品注册证》和《进口药品检验报告书》；进口预防性生物制品、血液制品应有《生物制品进口批件》复印件；《进口药材应有进口药过批件》复印件。以上批准文件应加盖供货单位质量检验机构或质量管理机构原印章	
药品的外观检查内容、方法、判断依据与处理（★★★）	检查内容	①药品包装的外观：包装箱、封条、包装盒、药瓶、合格证等项 ②药品本身的外观形状：药物的聚集状态、色泽以及臭、味等性质	
	外观检查方法	通过人的视、触、听、嗅；最基本的技术依据：比较法；检查时需将包装容器打开	
	判断依据与处理	包装检查	药品标签和说明书上必须印有厂家、批准文号批号，否则即为假药。药品标签或说明书上还须注明：名称、规格与数量、批准文号、生产批号、有效期、所含成分、适应证、用法与用量、禁忌证、不良反应、注意事项和生产厂家
		药品本身的外观形状	①片剂：普通药片（素片）：颜色均匀，无吸潮，无斑点，无碎片，无发粘、变形；糖衣片：检查有无变色、粘连、裂开等 ②冲剂、颗粒剂、散剂：应干燥、松散，颜色与颗粒应均匀，无吸潮结块，无发粘、生霉或变色等 ③胶囊剂（胶丸）：装液体药剂的软胶囊：应无粘连，无破裂漏药，无异味；装粉剂的硬胶囊：应无受潮粘连，无破碎等现象 ④糖浆剂和水溶液：酊剂、水剂、流浸膏剂、糖浆：应检查有无大量挥发、沉淀、发霉、变色及异味等；乳剂：检查有无沉淀、分层等；眼药水：注意有无浑浊、沉淀产生；如絮状物、混浊、沉淀、发酵和出现异味 ⑤栓剂、软膏及乳膏：应无硬块、渗没、变色，无分层及颗粒析出，无酸败和异味；栓剂应检查有无溶化变形现象 ⑥注射剂和粉针剂：注射剂要检查澄清度、色泽等；粉针剂要检查是否粘瓶、结块、变色等 如有上述现象则为变质药品
		处理	清点登记，列表上报，监督销毁，签字备查，及时送检
药品验收记录：填写要求与注意事项（★★）	验收记录记载药品名称、规格、剂型、数量、供货单位、生产企业、产品批号、批准文号、有效期、到货日期、注册商标、合格证、外观质量情况、包装质量、验收结论和验收人员签名日期等项内容。验收记录保存至超过药品有效期一年，但不得少于三年 填写要字迹清楚，内容真实完整，不得用铅笔填写，不得撕毁或任意涂改记录，确实需要更改时，应划去在旁边重写，并使原记录清晰可见，在改动处签名或盖本人图章		
药品入库手续与程序（★★）	仓库要及时准确地完成入库业务，做到数量准确、质量完好、搬运迅速、手续简便、把关稳妥、交接认真除做好入库前的准备工作外，应按核对凭证、大数点收、检查包装、办理交接手续、库内验收、签收等程序完成入库工作		

三、药品的效期管理

有效期的概念（★★★）	指药品在规定的储藏条件下能保持其质量的期限，药品的有效期从生产日期开始算起
有效期的标示方法（★★★）	①直接标明有效期：如有效期为 2013 年 6 月 6 日，表明至 2013 年 6 月 7 日起便不得使用。国内多数药厂都用这种方法 ②直接标明失效期：如某药品的失效期为 2013 年 6 月 6 日，表明可使用至 2013 年 6 月 5 日。一些进口药品可见这种表示方法 ③标明有效期年限，则可由批号推算：如某药品批号为 20130922，有效期为 3 年。由批号可知本产品为 2013 年 9 月 22 日生产，有效期 3 年，表明本品可使用到 2016 年 9 月 21 日为止
有效期药品的管理（★★★）	①有计划地采购药品，以免积压或缺货 ②验收时检查效期，并按效期先后在账目上登记。库房内要设"效期药品一览表"，将每批药品失效期的先后分别标明，使之一目了然 ③每一货位要设货位卡，注明效期与教量，记录发药、进药情况应与"效期药品一览表"相一致。要定期检查，按效期先后及时调整货位，做到近期先用 ④药品的色标管理：在库药品均应实行色标管理：待验药品库（区）、退货药品库（区）为黄色；合格药品库（区）、待发药品库（区）为绿色；不合格药品库（区）为红色 ⑤药剂科因配方需要常将药品倒入砂塞玻瓶中使用；因此必须注意再次补充药品时，要尽量将瓶中的药品用完，必要时可将剩余的少量药品用纸另外包上先用，防止旧药积存，久而久之出现过期失效 ⑥库房人员要勤检查。一般效期药品在到期前 2 个月，要向药剂科科主任提出报告，及时作出处理 ⑦超过有效期的药品一律不得再使用，因超过有效期的药品，即使在正常的储存条件下，其效价（含量）也会下降，甚至增加毒性，不能保证药品的有效性和安全性

四、药品的储存与养护

影响药品储存质量的因素（★）	（1）内因：药品的理化性质是影响药品质变的内在因素 （2）外因 ①日光：日光中所含有的紫外线能加速药物的氧化分解 ②空气：其中对药品质量影响比较大的为氧气和二氧化碳，氧气易使某些药物发生氧化作用而变质；二氧化碳被药品吸收，发生碳酸化而使药品变质 ③湿度：湿度太大能使药品潮解、液化、变质或霉败；湿度过低，则容易使某些药品风化 ④温度：温度过高或过低都能使药品变质，故药品在贮存过程时要根据其不同性质选择适宜的温度 ⑤贮存时间：根据药品性质的不稳定程度，规定了不同的有效期限，对有效期药品，要在规定的效期内使用 ⑥微生物和昆虫：许多药品剂型如糖浆剂、胶囊剂、片剂及某些中药类药品等都含有淀粉、油脂、蛋白质、糖类等成分，是微生物的良好培养基和昆虫的饵料。药品在空气中暴露放置，极易被细菌、霉菌、昆虫和螨等侵入，使药品腐败、发酵、霉变、虫蛀
药品的储存（★★★）	分区、分类管理药品：药品常按药品的剂型分成原料药、散剂、片丸剂、注射剂、酊水糖浆剂、软膏剂等类别，采取同类集中存放的办法保管。然后选择每一类药品最适宜存放的地点把存放地点划分为若干个货区，每个货区又划分为若干货位，并按顺序编号。这种管理方法称为"分区分类，货位编号" 分区，是根据仓库保管场所的建筑、设备等条件，将库区划分为若干个保管区，以便分区储存一定种类的药品。分类，即是将仓储药品按其自然属性、养护措施及消防方法的一致性划分为若干个类别，分别存放于普通库、阴凉库、冷藏库、麻醉药品库、毒品库和危险品库。实行分区分类管理可以有利于保管员掌握药品进出库的规律，有利于清仓盘库，缩短药品收发作业时间，提高药品管理水平
	货位编号：货位编号是将仓库范围的库房、仓间、货架按顺序编号，做出标志，以便识别寻找

药品的保管与养护（★★★）	药品的养护： 遮光：指用不透光的容器包装，如棕色容器或黑纸包裹的无色透明、半透明容器 密闭：指将容器密闭，防止尘土和异物进入 密封：是指将容器密封，以防止风化、吸潮、挥发或异物进入 熔封或严封：是指将容器熔封或用适当的材料严封，防止空气和水分及其他气体入侵，防止污染 阴凉处：指不超过 20℃ 凉暗处：避光并温度不超过 20℃ 冷处：指 2℃～10℃；常温：指 10℃～30℃ 常温：指 10℃～30℃
	药品的分类保管： ①药品码垛：药品堆码与散热或者供暖设施的间距不小于 30cm，距离墙壁间距不少于 20cm，距离房顶及地面间距不小于 10cm，库房内通道宽度不小于 200cm，照明灯具垂直下方不堆放药品，垂直下方与货垛的水平距离不小与 50cm ②规范药物堆垛和搬运操作，遵守药品外包装图示标志的要求，不得倒置存放。对一些包装不坚固或过重药品，不宜码放过高，以防下层受压变形。贮藏在药库的货物应便于搬运，对于质重体积庞大的药品应堆垛在离装卸地点较近的货区；码垛时应注意符合防火规定，要与防火门等电器装置保持一定距离，利于药库检查、搬运、消防工作 ③药品入库后每种药品应当按批号及有效期远近依次或分开堆码并有明显标志，遵循"先产先用""先进先用""近期先用"和按批号发药使用的原则。有效期药品应挂明显标记，对接近有效期限的药品，应按月填报近效期药品汇总表，发至药房各部门，相互调剂使用，以免药品过期而造成不必要的浪费 ④按药品性质分类时，应注意内服和外用药分别存放，名称易混的药品分别存放，性能相互影响的药品分别存放

五、特殊管理药品的保管方法

麻醉药品的保管方法（★★）	五专：专人负责、专柜加锁、专用账册、专用处方、专册登记 入库：双人验收、双人签字、双锁保管；定期盘点、及时上报；遮光保存 出库：专人核查、另人复核、共同签字
精神药品的管理方法（★★）	二类精神药品的保管：可储存于普通的药品库内。过期、失效、破损需登记造册，并上报销毁 五专： 专人负责：药师或有经验的药士负责；每日统计、处方单订、保存 3 年、每班交班、责任明确 专柜加锁：结构坚固、安全保险、单独加锁 专用账册：专人做账、日清月结、帐物相符、保存三年 专用处方：专印"麻醉药品处方笺"颜色区分；按"管理办法"书写、保存 3 年 专册登记：逐方消耗登记、分析使用情况、问题及时汇报、查清问题实质
医疗用毒性药品的保管方法（★★）	①毒性药品一般可根据检验报告书或产品合格证验收。外观检查验收可从塑料袋或瓶外查看，不能随意拆开内包装。毒性药品的包装容器必须贴有规定的毒药标记；黑底白字的"毒"字 ②毒性药品必须储存在设有必要安全设施的单独仓间内（铁门、铁栅窗）或专柜加锁并由专人保管 ③毒性药品的验收、收货均应由两人进行并共同在单据上签字。严防收假，严禁与其他药品混放 ④建立毒性药品收支账目，定期盘点，做到账物相符。发现问题应立即报告当地医药主管部门及公安部门及时查处

六、药品的出库发放

药品出库发放的 要求与原则 （★）	①按照《药品管理法》的要求，应建立并执行药品出库检查复核制度。《药品经营质量管理规范》要求药品出库应遵循"先产先出""近期先出"和按批号发货的原则，并做好药品质量跟踪记录 ②"先产先出"是指对于同一品种不同批号的药品，在发货时应按照药品生产时间顺序将生产时间早的药品先行发出。"近期先出"是指对于有效期长短不同的药品，在发货时应将近效期药品先行发出。按批号发货是指按照药品生产批号集中发货，保证药品有可追踪性，便于药品的质量跟踪
药品出库工作程序、复核、记录 （★）	药品出库时，应按照发货凭证对实物进行质量检查和数量、项目的核对，核对无误后标明质量状况，做好出库复核记录，记录应包括以下内容：出库日期、药品通用名称、药品商品名称、剂型、规格、数量、产品批号、有效期、生产企业、购货单位、发货人、质量状况、复核人等，记录要保存至超过药品有效期1年，但不得少于3年

七、药品盘点与结算

药品盘点操作流程、对账与结账操作 （★）	药品盘点是对药品实物数量及其价值余额的清点，及时掌握药物库存水平，了解药品积压及短缺状况，是考核药品资金定额执行情况的重要依据
	药品盘点操作前要做好盘点前的准备工作，主要是药品整理和单据整理工作。药品盘点后要完成资料整理、计算盘点结果、结果上报、根据盘点结果找出问题提出改善对策等
	盘点作业的方法包括：①点货（点库存药品），对卡（对货卡，以卡对账），对账（对药品明细账）；②核对相符应做好盘点标记并盖章，若盘点库存药品数量有溢余或短缺，填制盘点损益情况说明表
	盘点作业包括初点作业、复点作业和抽点作业。初点作业是盘点人员在实验盘点时，按照负责的区位，由左而右、由上而下展开盘点。复点作业可在初点进行一段时间后进行，复点人员持初点盘点表，依序检查，把差异填入差异栏。抽点作业是对各小组的盘点结果，由负责人进行抽查
	结算操作包括对账和结账。对账就是把账薄上所反映的资料进行内部核对、内外核对，做到账证相符（账薄与凭证）、账账相符（总账与所属明细账）、账实相符（账面数与实物数），在对账中发现差错和疑问，应及时查明原因，加以更正与处理。结账是把一定时期内所发生的经济业务全部登记入账后，结算出个账户本期发生额和期末余额，结束本期账薄记录
药品报损与退换货 （★）	①对销后退回的药品，凭销售部门开具的退货凭证收货。存放于退货药品库（区），由专人保管并做好退货记录。退货记录应保存3年 ②不合格药品应存放在不合格库（区），并有明显标志。不合格药品的确认、报告、报损、销毁应有完善的手续和记录 ③对于过期药品以及国家明令淘汰的药品，经质量管理部门核实后，应作报废处理。对报废药品，要填写报损单，经质量管理部门核对签署意见后方可转账。销毁药品应按规定进行销毁

历年考点串讲

常考的细节有：

1. 毒性药品必须储存在设有必要安全设施的单独仓间内（铁门、铁栅窗）或专柜加锁并由专人保管。

2. 麻醉药品保管方法五专：专人负责、专柜加锁、专用账册、专用处方、专册登记。

3. 精神药品的管理方法：二类精神药品可储存于普通的药品库内，过期、失效、破损需登记造册，并上报销毁。

4. 熟练掌握药品的外观检查内容、方法、判断依据与处理。

5. 熟练掌握影响药品储存质量的因素。

第四节　医院制剂

一、称量操作

常用天平及量器（★★）	医院制剂室常用的天平有架盘天平和电子天平两种。反应天平性能的技术指标主要有最大称量和感量。最大称量是天平所能称量的最大值，是天平的最大负载量。感量又称分度值即最小称量，是一台天平所能显示的最小刻度，是使天平产生一个最小分度值变化所需要的质量值。感量越小，天平越灵敏。架盘天平的最大称量有 100、200、500 和 1000g 等多种，其相应的最小称量分别为 0.1、0.2、0.5 和 1g。电子天平的最大称量有 100、200、300、500、600 和 1000g 等多种，最小称量多为 0.01 和 0.1g 医院制剂室常用的量器主要有量筒、量杯、量瓶、滴定管等玻璃制品，带有容量刻度，其主要的量取单位有升、毫升等。有些量器为陶瓷制品，可以用于量取加热的液体。某些含医疗用毒性药品等毒副作用比较大的酊剂或溶液用量很少，一般少于 1ml，须以"滴"为单位，应用规定的标准调管来量取
称重方法（★★★）	医院制剂常用的称重方法主要有直接称量法及减重称量法。直接称量法适用于在空气中稳定的样品，是制剂生产中经常使用的称量方法。减重称量法一般称量比较少的药物，减重称量法能够连续称取若干份样品，不用每次称量时调整天平零点，节省称量时间，医院制剂生产中不常使用
称量操作注意事项（★★★）	①根据称取药物的轻重和称重的允许误差正确选用感量适宜的天平，且天平经校准并在有效期内 ②称重前，须将天平放置在平稳的台面上，架盘天平的游码应移到标尺的零刻度，调节不平的平衡螺母使指针指到分度盘的中央，或左右偏转的格数相同；电子天平开机前，应观察天平后部水平仪内的水泡是否位于圆环的中央，否则通过调节天平的地脚螺栓使水泡位于水平仪中心 ③任何药物称重时，须根据药物性质在盘上衬以普通称量纸、硫酸纸称量纸表面皿或其他适当容器；过热药物应待冷却后再称重。称重时切勿将药品落入天平各部，以免损坏天平；若天平被污染，应及时用软毛刷清扫或柔软的细布擦拭 ④电子天平每次开机后必须等显示器归零后方可进行称重。称重时，必须等显示器左下角的"0"标志熄灭后才可读数 ⑤称取广口瓶盛装的固体药物时，要求瓶盖不离手，用左手中指与无名指夹瓶颈，以左手拇指与示指拿瓶盖；右手拿药匙。称重过程中应注意"三看"即取药瓶时看、称重前看、药瓶放回原位时看 ⑥使用架盘天平称重时，药物与砝码均应放置于盘的中心，以避免误差；无论是否用到码砝，砝码盒与天平要始终在一起。架盘天平不用时两个托盘原则上置于一侧，使天平处于休止状态，以保护刀口

二、粉碎、过筛、混合

常用粉碎与过筛设备（★）	粉碎设备：研钵、球磨机、万能粉碎机、流能磨、胶体磨 筛分设备：制剂生产中常用的筛分设备有药筛和筛分装置（包括振荡筛分仪和旋振筛）
混合方法及混合原则（★★★）	混合是指将两种以上的物料相互掺和而达到均匀状态的操作 常用的混合方法有搅拌混合、研磨混合、过筛混合以及混合筒混合
	物料混合时应注意以下几方面的问题： ①组分比例量：混合物料比例量相差悬殊时，应采用等量递加法（配研法）混合。即将量大的物料先取出部分，与量小物料约等量混合均匀，如此倍量增加量大的物料，直至全部混匀为止 ②组分的堆密度：混合物料堆密度不同时，应将堆密度小的物料先放入容器内，再加堆密度大的物料，混匀 ③混合器械的吸附性：若将量小的药物先置于混合机中，量小的药物可被混合机壁吸附造成较大的损耗，故应先取少部分量大的辅料于混合机内先行混合，再加入量小的药物混匀 ④组分的粒径：在混合操作中，一般被混合的组分间的粒径大小相近时，物料容易混合均匀；粒径不同或相差较大时，由于粒子间的离析作用而不易混合均匀。当组分粒径相差大时，在混合之前，应将它们粉碎处理，使各组分的粒子都比较小且大小分布均匀 此外，混合机中装料量以占容器体积的 30% 为宜；混合时间以混合均匀为宜，不宜做过久的混合

三、灭菌与无菌操作

洁净室操作技术（★★）	洁净室设计要求	①洁净区是需要对环境中尘粒及微生物数量进行控制的房间（区域），其建筑结构、装备及其使用应当能够减少该区域内污染物的引入、产生和滞留。各种制剂应根据剂型的需要和工序合理衔接，设置不同的操作间，按工序划分操作岗位。各工作间应按制剂工序和空气洁净度级别要求合理布局。一般区和洁净区分开；配制、分装与贴签、包装分开；内服制剂与外用制剂分开；无菌制剂与其他制剂分开。洁净区应设有一次更衣、二次更衣和洗手、消毒等设施 ②洁净室的内表面应平整光滑，无裂缝、接口严密，无颗粒物脱落并能耐受清洗和消毒。墙壁与地面等交界处宜呈弧形或采取其他措施，以减少积尘和便于清洁 ③洁净室内各种管道、灯具风口以及其他公用设施在设计和安装时应避免出现不易清洁的部位应当尽可能在生产区外部对其进行维护。排水设施应当大小适宜，并安装防止倒灌的装置 ④进入洁净室(区)的空气必须净化，并根据生产工艺要求划分空气洁净级别。洁净室(区)应维持一定的正压，并送入一定比例的新风 ⑤洁净区与非洁净区之间、不同级别洁净区之间的压差应当不低于 10Pa。必要时，相同洁净度级别的不同功能区域（操作间）之间也应当保持适当的压差梯度。口服液体和固体制剂、腔道用药（含直肠用药）、表皮外用药品等非无菌制剂生产的暴露工序区域及其直接接触药品的包装材料最终处理的暴露工序区域，应当参照《药品生产质量管理规范(2010 年修订)》附录"无菌药品"中 D 级洁净区的要求设置。滴眼剂的称量、配液、粗滤工艺应在 C 级洁净室内完成，精滤和灌封应在 A/B 级洁净区域内完成 ⑥制剂的原辅料称量通常应当在专门设计的称量室内进行。洁净室(区)应有足够照度，主要工作间的照度宜为 300lx（勒克斯）

续表

洁净室操作技术（★★）	洁净室的清洁消毒	洁净室（区）应定期消毒。使用的消毒剂不得对设备、物料和成品产生污染。消毒剂品种应定期更换，防止产生耐药菌株。用消毒液擦洗墙、天花板，并且至少停留10分钟 ①普通制剂净化区的卫生清洁：每日生产操作前、工作结束后进行一次清洁，先用清洁布蘸纯化水清洁台面，除去附着物，再用清洁布蘸消毒液擦拭。用75%乙醇擦拭和消毒所有的不锈钢设备、台面、座椅、门把手及传递窗的底部和两壁（注意一定要将清洁消毒液擦干，否则易留下清洁消毒液的印渍）。再使用专用拖把蘸消毒液擦拭地面。将清洁消毒液倒入地漏及排水管，清洁消毒。内服与外用间的抹布和拖把用不同颜色分开，专区专用。每周工作结束后，进行清洁、消毒一次。清洁范围是用纯化水擦洗室内所有部位，包括地面、废物贮存器、地漏、灯具、排风口、顶棚等。每月生产结束后，进行大清洁消毒一次，包括拆洗设备附件及其他附属装置。根据室内菌检情况，决定消毒频率 ②洁净工作台的卫生清洁：使用后，先用清洁布施纯化水清洁台面，除去附着物，再用清洁布蘸消毒液擦拭。再取清洁布蘸75%乙醇擦拭消毒。用清洁布擦拭操作台面及周围墙壁时注意不要碰到高效空气过滤器。操作室每天用臭氧消毒
	洁净室的人员管理	制剂人员应有健康档案，并每年至少体检一次。传染病、皮肤病，和体表有伤口者不得从事制剂的配制和分装工作。洁净室仅限于在该室的配制人员和批准的人员进入。配制人员工作前洗干净手，不涂化妆品，上岗时不佩戴饰物、手表。随时保持个人清洁卫生，做到勤剪指甲、勤理发、剃须，勤洗衣服、勤洗澡。洁净区内工作人员的操作要稳、轻，减少不必要的活动和交谈，以免造成空气过多污染。不携带个人物品进入洁净室，不在室内吃东西。工作时严禁坐在地上，避免工作服受到污染。离开工作场地必须脱掉工作服装 D区服装必须覆盖头发、耳朵、胡须，穿大褂，戴鞋套或换鞋；C区服装必须完全覆盖头发、耳朵、胡须，穿连体工作服，戴手套和口罩，戴鞋套或换鞋，衣服要求要无纤维脱落；B/A区服装必须完全覆盖头发、耳朵、胡须，穿连体工作服，戴无菌手套和口罩，穿无菌靴，戴护目镜，衣服要求要无纤维脱落及无菌
	洁净室的物料管理	制剂配制所用物料的购入、储存、发放与使用等应制订管理制度。制剂配制所用的物料应符合药用要求。制剂配制所用的中药材应按质量标准购入，合理储存与保管。合格物料、待验物料及不合格物料应分别存放，并有易于识别的明显标志。不合格的物料应及时处理。各种物料应按其性能与用途合理存放。对温度、湿度等有特殊要求的物料，应按规定条件储存。挥发性物料的存放，应注意避免污染其他物料。各种物料不得露天存放。物料应按规定的使用期限储存，储存期内如发现对质量有不良影响的特殊情况，应当进行复验。应当由指定人员按照操作规程进行配料，核对物料后，精确称量或计量，并做好标识。配制的每一物料及其重量或体积应当由他人独立进行复核，并有复核记录，用于同一批药品生产的所有配料应当集中存放，并做好标识。制剂的标签、使用说明书必须与药品监督管理部门批准的内容、式样、文字相一致，不得随意更改；应专柜存放，专人保管，不得流失
物理灭菌技术（★★★）	干热灭菌法	本法系指将物品置于干热灭菌柜、隧道灭菌器等设备中，利用干热空气达到杀灭微生物或消除热原物质的方法。适用于耐高温但不宜用湿热灭菌法灭菌的物品灭菌，如玻璃器具、金属制容器、纤维制品、固体试药、液状石蜡等均可采用本法灭菌干热灭菌条件一般为160℃～170℃×120min以上、170℃～180℃×60min以上或250℃×45min以上，也可采用其他温度和时间参数。无论采用何种灭菌条件，均应保证灭菌后的SAL≤10^{-6}。本法缺点是穿透力弱温度不易均匀，而且由于灭菌温度过高，不适用于橡胶、塑料及大部分药品

续表

物理灭菌技术 （★★★）	湿热 灭菌法	本法系指将物品置于灭菌柜内利用高压饱和蒸汽、过热水喷淋等手段使微生物菌体中的蛋白质、核酸发生变性而杀灭微生物的方法。该法灭菌能力强，为热力灭菌中最有效、应用最广泛的灭菌方法。药品、容器、培养基、无菌衣、胶塞以及其他遇高温和潮湿不发生变化或损坏的物品，均可采用本法灭菌。流通蒸汽不能有效杀灭细菌孢子，一般可作为不耐热无菌产品的辅助灭菌手段 湿热灭菌条件的选择应考虑被灭菌物品的热稳定性、热穿透力、微生物污染程度等因素。湿热灭菌条件通常采用 121℃×15min、121℃×30min 或 116℃×40min 的程序，也可采用其他温度和时间参数。但无论采用何种灭菌温度和时间参数，都必须证明所采用的灭菌工艺和监控措施在日常运行过程中能确保物品灭菌后的 SAL ≤ 10^{-6}。热不稳定性物品的 F_0 值一般不低于 8min 采用湿热灭菌时，被灭菌物品不能排列过密，以保证灭菌的有效性和均一性
	紫外线 灭菌法	用于灭菌的紫外线波长是 200～300nm，灭菌力最强的紫外线波长为 254nm。紫外线进行直线传播，其强度与距离平方成比例地减弱，其穿透作用微弱，但易穿透洁净空气及纯净的水，故广泛用于纯净水、空气灭菌和表面灭菌。一般在 6~15m³ 的空间可装置 30W 紫外灯 1 只，灯距地面距离为 1.8~2.0m 为宜，室内相对湿度为 45%~60%，温度为 10℃～55℃，杀菌效率最理想。紫外线灯管必须保证无尘、无油垢，否则辐射强度将大为降低。普通玻璃可吸收紫外线。因此安瓿中药物不能用此法灭菌 应用紫外线的注意事项： ①人体照射紫外线时间过久易产生结膜炎、红斑及皮肤烧灼等现象，因此必须在操作前开启紫外灯 30~60min，然后进行操作。在操作时仍需继续照射时，应有劳动保护措施 ②各种规格的紫外灯都有规定有效使用时限，一般在 2000h。故每次使用应登记开启时间，并定期进行无菌效果检查 ③紫外灯管必须保持无尘、无油垢，否则辐射强度将大为降低 ④玻璃可吸收紫外线，故装在玻璃容器中的药物不能用紫外线进行灭菌紫外线能促使易氧化的药物或面脂等氧化变质，故生产此类药物时不宜与紫外线接触
化学灭菌技术 （★★）		①气体灭菌法：常用的化学消毒剂有环氧乙烷、甲醛、臭氧等，本法适用于在气体中稳定的物品灭菌 ②药液灭菌法：系采用杀菌剂溶液进行灭菌的方法。该法常作为其他灭菌法的辅助措施，适用于皮肤、无菌器具和设备的消毒。常用的杀菌剂有 0.1% 和 0.2% 苯扎溴铵溶液、2% 左右的酚或煤酚皂溶液 75% 乙醇等
无菌操作技术（★）		无菌操作法系指在无菌控制条件下制备无菌制剂的操作方法，整个过程没有杀灭细菌，只是保持原有的无菌度。无菌操作所用的一切用具、材料以及环境均须应用适宜的灭菌法灭菌，操作须在无菌操作室、洁净工作台或无操作柜内进行 ①无菌操作室的灭菌：对无菌操作室的流动空气采用过滤介质除菌法，对于静止环境的空气采用化学药剂的蒸气熏蒸、臭氧灭菌和紫外线灭菌法等。除用上述方法定期进行较彻底的灭菌外，还要对室内的空间、用具（桌椅等）、地面、墙壁等用 3% 酚溶液、2% 煤酚皂溶液 0.2% 苯扎溴铵溶液或 75% 乙醇喷洒或擦拭，其他用具尽量用热压灭菌法或干热灭菌法灭菌 ②无菌操作：无菌操作室、洁净工作台和无菌操作柜是无菌操作的主要场所。无菌操作所用的一切物品、器具及环境均需采用适宜的灭菌法灭菌，操作人员进入操作室之前要洗澡，并换上已灭菌的工作服和清洁的鞋子和帽子，不使头发、内衣等露出来，以免造成污染机会

四、制药用水

选用原则（★★★）	《中国药典》（2015年版）所收载的制药用水，因其使用的范围不同而分为饮用水、纯化水、注射用水及灭菌注射用水 ①饮用水：为天然水经净化处理所得的水，其质量必须符合现行中华人民共和国国家标准《生活饮用水卫生标准》。饮用水可作为药材净制时的漂洗、制药器具的粗洗用水。除另有规定外，也可作为饮片的提取溶剂 ②纯化水：为天然水经蒸馏法、离子交换法、反渗透法或其他适宜的方法制备的制药用水，不含任何附加剂，其质量应符合现行版《中国药典》（2015年版）纯化水项下的规定。纯化水可作为配置普通药物制剂用的溶剂或试验用水；可作为制备中药注射剂、滴眼剂等灭菌制剂所用饮片的提取溶剂；口服、外用制剂配制用溶剂或稀释剂；非灭菌制剂用器具的精洗用水。也用作非灭菌所用饮片的提取溶剂。纯化水不得用于注射剂的配制与稀释 ③注射用水：为纯化水经蒸馏所称的水，其质量应符合现行版《中国药典》（2015年版）注射用水项下的规定。注射用水可作为配制注射剂、滴眼剂等的溶剂或稀释剂及容器的精洗 ④灭菌注射用水：为注射用水按照注射剂生产工艺制备所得，不含任何附加剂，其质量符合现行版《中国药典》（2015年版）灭菌注射用水项下的规定。主要用于注射用灭菌粉末的溶剂或注射剂的稀释剂
生产及质量控制（★）	制药用水的原水通常为饮用水。制药用水的制备从生产设计、材质选择、制备过程、贮存、分配和使用均应符合生产质量管理规范的要求。制药用水的贮缸和管道应采用适宜的方法（紫外灯管照射、加热灭菌等）定期清洗和灭菌

五、外用制剂

洗剂的制备及举例（★★★）	洗剂系指含药物的溶液、乳状液、混悬液，供清洗或涂抹无破损皮肤用的液体制剂。洗剂有溶液型、混悬型、乳剂型以及它们的混合液，其中以混悬型的洗剂居多。洗剂的类型不同，其制备方法亦不同。溶液型洗剂按溶解法配制。混悬型洗剂如含有不溶性亲水性药物时，应先研细过六号筛再用加液研磨法配制；如含有疏水性药物时，应先用乙醇、甘油等润湿，或酌加适当的助悬剂，然后再用加液研磨法配制。乳浊液型洗剂将油相、水相、乳化剂采用适当的乳化方法使其均匀分散而制成。洗剂应无毒、无局部刺激性。洗剂在贮藏时，如为乳状液若出现油相与水相分离，但经振摇易重新形成乳状液；如为混悬液放置后的沉淀物经振摇应易分散，并具足够稳定性，以确保给药剂量的准确。易变质的洗剂应于临用前配制
	举例：复方炉甘石洗剂 处方：炉甘石150g、氧化锌100g、液化苯酚10g、甘油100g、纯化水适量，制成1000ml 制法：取炉甘石、氧化锌加适量纯化水研成糊状；另取液化苯酚溶于甘油后，再缓缓加入上述糊状物中，随加随研，加纯化水使成1000ml，搅匀，即得 附注：本品为淡红色混悬液，有苯酚特臭
滴鼻剂、滴耳剂的制备及举例（★★）	①滴鼻剂系指用药物与适宜辅料制成的澄明溶液、混悬液或乳状液，供滴入鼻腔用的鼻用液体制剂。滴鼻剂常用于鼻腔局部消毒、消炎、收缩血管、麻醉和润滑等，多用水、甘油、丙二醇、液状石蜡、植物油为溶剂。溶液型滴鼻剂应澄清，不得有沉淀和异物；混悬型滴鼻剂要求颗粒细腻、分布均匀，若出现沉淀物，经振摇应易分散；鼻用乳状液若出现油相与水相分离，经振摇应易恢复成乳状液。除另有规定外，多剂量包装的水性介质的滴鼻剂应当添加适宜浓度的抑菌剂，如制剂本身有足够抑菌性能，可不加抑菌剂。滴鼻用水溶液容易与鼻腔内分泌物混合，容易分布于鼻腔黏膜表面，但维持药效短。油溶液刺激性小，作用持久，但不易与鼻腔黏液混合。滴鼻剂pH一般为5.5~7.5 ②滴耳剂系指药物与适宜辅料制成的水溶液，或由甘油或其他适宜溶剂和分散介质制成的澄明溶液、混悬液或乳状液，供滴入外耳道用的液体制剂。溶液型滴耳剂的制备，一般通过溶解、搅拌、过滤而制得。对较不易溶解，但不易挥发且对热稳定的原料药，溶解时可加热，或加助溶剂溶解。溶液型滴耳剂应澄清，不得有沉淀和异物。混悬型滴耳剂常采用的制备方法是分散法，要求颗粒细腻、分布均匀，若出现沉淀物，经振摇应易分散。耳用乳状液若出现油相与水相分离，振摇应易恢复成乳状液。除另有规定外，多剂量包装的水性滴耳剂应含有适宜浓度的抑菌剂，如制剂本身有足够抑菌效能，可不加抑菌剂。滴耳剂启用后最多可使用4周。外耳道炎症所用滴耳剂最好为弱酸性。用于手术、耳部伤口或耳膜穿孔的滴耳剂应符合无菌检查的要求

滴鼻剂、滴耳剂的制备及举例（★★）	举例：复方薄荷脑滴鼻液 处方：薄荷脑 10g、樟脑 10g、液状石蜡适量、制成 1000ml 制法：取薄荷脑、樟脑加入液状石蜡中，待溶解后，搅匀，即得 作用与用途：滋润、保护黏膜、用于干燥性和萎缩性鼻炎 用法与用量：滴鼻用。一日数次 附注：本品为无色澄明油状液体 薄荷脑、樟脑在液状石蜡中均易溶解，两者直接混合，所得的液化共熔物略显浑浊，需经加温后方澄明。分别溶解于液状石蜡再混合者，则为澄明液
软膏剂的制备及举例（★★★）	软膏剂系指药物与油脂性或水溶性基质混合制成的均匀的半固体外用制剂。因药物在基质中分散程度不同，有溶液型软膏剂和混悬型软膏剂之分。乳膏剂系指药物溶解或分散于乳状液型基质中形成的半固体外用制剂。乳膏剂又分为水包油型乳膏剂和油包水型乳膏剂两种 软膏剂的制备方法有熔合法、研和法和乳化法 3 种。为保证软膏剂均匀细腻，减少对病患处机械性刺激，制备中常根据药物的性质决定药物的加入方法。①药物不溶于基质或基质的任何组分中时，必须将药物粉碎至细粉。若用研和法，配制时取药粉先与适量液体组分如液状石蜡、植物油、甘油等研匀成糊状，再与其余基质混匀碎；②药物可溶于基质某组分中时，一般油溶性药物溶于油相或少量有机溶剂中，水溶性药物溶于水相或少量水中，再吸收混合或乳化混合；③药物可直接溶于基质中时，则油溶性药物溶于少量液体油中，再与油脂性基质混匀成为油脂性溶液型软膏。水溶性药物溶于少量水后，与水溶性基质成水溶性溶液型软膏；④具有特殊性质的药物如半固体黏稠性药物，可直接与基质混合，必要时与少量羊毛脂或聚山梨酯类混合，再与凡士林等油性基质混合。若药物有共熔组分（如樟脑、薄荷脑）时，可先共熔再与基质混合；⑤中药浸出物为液体时，可先浓缩至稠膏状再加入基质中。固体浸膏可加少量水或稀醇等研成糊状，再与基质混合
	举例：氧化锌软膏 处方：氧化锌 150g、凡士林 850g、制成 1000g 制法：取氧化锌细粉，加等量熔化的凡士林，研匀后，分次添加剩余的凡士林使成 1000g，研匀，直至冷凝，即得 作用与用途：本品具有收敛、保护皮肤作用。用于湿疹、亚急性皮炎等 用法与用量：适量。涂于患处，一日数次 附注： ①氧化锌露置空气中能吸收 CO_2 及水分，经研磨后会出现小块，不易分散均匀，应预先烘干 ②本法配制时，第一次加入的熔化凡士林量不宜太多，一般以能研成糊状为宜 ③用熔合法配制时，凡士林温度不宜过高（约 60℃），否则会引起氧化锌聚结 ④本品也可加入适量的液状石蜡，按加液研磨法配制
外用散剂的制备及举例（★★）	散剂系指药物与适宜的辅料经粉碎、均匀混合制成的干燥粉末状制剂，分为口服散剂和外用散剂。外用散剂可供皮肤、口腔、咽喉、腔道等处应用；专供治疗、预防和润滑皮肤的散剂也可称为撒布散或撒粉。供制散剂的成分均应粉碎成细粉，除另有规定外，口服散剂应为细粉，儿科及外用散剂应为最细粉。散剂的制备方法详见相关专业知识药剂学部分
	举例：痱子粉 处方：薄荷脑 6.0g、樟脑 6.0g、麝香草酚 6.0g、薄荷油 6.0ml、水杨酸 11.4g、硼酸 85.0g、升华硫 40.0g、氧化锌 60.0g、淀粉 100.0g、滑石粉加至 1000.0g 制法：取薄荷脑、樟脑、麝香草酚研磨至全部液化，并与薄荷油混合。另将升华硫、水杨酸、硼酸、氧化锌、淀粉、滑石粉研磨混合均匀，过七号筛。然后将共熔混合物与混合的细粉研磨混匀，过筛，即得 附注：①薄荷脑、樟脑、麝香草酚为共熔成分，先让其共熔液化后再与其他固体粉末混合有利于均匀分散、混合均匀；②在混合操作时，应根据各混合组分的比例量，按配研法进行

六、内服制剂

合剂制备及举例（★★★）	合剂系指主要以水为分散介质，含两种或两种以上药物的内服液体药剂。合剂在临床应用广泛，包括溶液型、胶体型、混悬型及乳剂型各种分散系统。制备合剂时，除应按照前述按分散系统分类液体药剂基本法操作外，还应注意以下几点： ①药物溶解时应按照其溶解度的难易先后溶解，然后与其他药物混合 ②不易溶解的药物应研细，搅拌促其溶解，遇热易分解的药物不宜加热。挥发性药物或芳香性药物最后加入 ③胶体型合剂一般不宜过滤，以免因带电荷不同而被滤纸吸附 ④不溶性药物如为亲水性药物或质地较轻者，可不加助悬剂；如为疏水性药物或质地较重者，因不易分散均匀，应加适宜助悬剂 ⑤两种药物混合时可发生沉淀者可分别溶解，稀释后再混合，并可酌加糖浆或甘油等以避免或延缓沉淀的产生 ⑥酊剂、流浸膏剂、醑剂等醇性制剂在与水混合时，应以细流将其缓缓加入，并不断搅拌或加入适量的黏性物质，使其易于混悬，减少浑浊或沉淀 ⑦凡水溶性药物应先溶于水，醇溶性药物应先溶于醇或醇溶液，然后混合，以防止或减少沉淀 ⑧合剂中含有易氧化变质的药物时，可酌加适量的抗氧剂（硫代硫酸钠、焦亚硫酸钠、亚硫酸钠等）和防腐剂。为了便于服用和区别，对某些含有刺激性或味苦不易服用的药物，可加入适宜的矫味剂和着色剂，以调节其色、香、味 ⑨混悬液型合剂必须在标签上注明"服时摇匀"字样
	举例：颠茄合剂 处方：颠茄酊 50ml、羟苯乙酯溶液（5%）10ml、纯化水适量、制成 1000ml 制法：取颠茄酊、5% 羟苯乙酯溶液混合，缓缓加入约 800ml 纯化水中，随加随搅拌，再加纯化水至 1000ml，搅匀，分装，即得 附注：①颠茄酊和 5% 羟苯乙酯溶液均为乙醇溶液，应呈细流缓缓加入纯化水中，边加边搅拌；②颠茄酊经水稀释后易析出浑浊，可加入吐温 80 以帮助溶解
糖浆剂制备及举例（★★）	糖浆剂系指含有药物的浓蔗糖水溶液，供口服用。除另有规定外，一般将药物用新煮沸过的水溶解加入单糖浆；如直接加入蔗糖配制，则需煮沸，必要时滤过，并自滤器上添加适量新煮沸过的水至处方规定量 制备糖浆剂时的注意事项：①糖浆剂应在洁净环境中配制，所用的容器、用具应进行洁净或灭菌处理，并及时灌装于灭菌、干燥容器中；②蔗糖应符合现行版《中国药典》（2015 年版）标准；③严格控制加热的温度、时间，并注意调节 pH，以防止蔗糖水解后生成转化糖；④糖浆剂应密封，在 30℃以下贮存
	举例：硫酸亚铁糖浆 处方：硫酸亚铁 30g、枸橼酸 2g、纯化水 100ml、单糖浆加至 1000ml 制法：取枸橼酸和硫酸亚铁加入纯化水中溶解，滤过，与单糖浆混合，随加随搅拌，加单糖浆至 1000ml，搅匀，即得 作用与用途：补充铁质，用于缺铁性贫血 用法与用途：饭后口服，一次 10ml，一日 3 次。小儿酌减 附注：①硫酸亚铁于空气中易氧化成碱式硫酸铁，变为黄棕色，不可供药用；②本品加入枸橼酸或 1% 维生素 C 可防止铁的氧化，促进铁的吸收。蔗糖在酸性溶液中有还原性，也可以防止硫酸亚铁氧化；③本品与鞣质、生物碱类、碘化物和四环素类药物有配伍禁忌，不可同服；④本品服后大便变黑或便秘

七、无菌制剂

滴眼剂制备及举例（★）	滴眼剂的制备工艺一般有三种：①药物性质稳定者，采用灭菌工艺制备；②主药不稳定者，全部采用无菌操作法制备；③用于眼部手术或眼外伤的制剂，必须制成单剂量剂型，按安瓿瓶生产工艺进行
	举例：氯霉素滴眼液 处方：氯霉素 2.5g、硼酸 19g、硼砂 0.38g、硫柳汞 0.04g、注射用水加至 1000ml 制法：取注射用水约 900ml，加热至沸，加入硼酸、硼砂使溶解，待冷至约 40℃，加入氯霉素、硫柳汞搅拌使溶，加注射用水至 1000ml，精滤至透明后，100℃流通蒸汽灭菌 30min，无菌分装，即得 附注：①本品含氯霉素不得少于标示量的 85.0%；②氯霉素在水中的溶解度为 1∶400，处方中的用量已达饱和，故需加热溶解。若配制高浓度时可加入适量的聚山梨酯 80 作为增溶剂；③氯霉素在中性或弱酸性溶液中对热较稳定，但在强碱或强酸性溶液中则迅速破坏而失效。本处方选用硼酸缓冲液调整 pH 在 5.8～6.5 之间，《中国药典》规定本品 pH 为 6.0～7.0。氯霉素滴眼液不宜使用磷酸盐缓冲液，因磷酸盐枸橼酸盐和醋酸盐都催化氯霉素的水解

历年考点串讲

常考的细节有：
1. 熟练掌握称量操作注意事项。
2. 物理灭菌技术（湿热灭菌法、干热灭菌法、紫外线灭菌法）。
3. 掌握称重方法。

第五节　药品检验基本技术

一、玻璃仪器的洗涤、干燥与保管

洗液的配制及使用（★）	常用洗涤剂及配制方法： ①合成洗涤剂、洗衣粉和去污粉 ②铬酸洗液：饱和 $K_2Cr_2O_7$ 的浓硫酸溶液 ③有机溶剂混合洗涤剂：HNO_3–乙醇（1∶1）、HCl–乙醇（1∶1）
玻璃仪器的洗涤（★★）	要求：洁净透明，其内外壁应能被水均匀地润湿且不挂水珠 ①仪器洗涤的一般方法：对一般玻璃仪器：如锥形瓶、烧杯、试剂瓶等可用刷子蘸取肥皂、洗衣粉、去污粉等洗涤剂直接刷洗，再用自来水清洗干净（不挂水珠），最后用纯化水冲洗 3 次，晾干后备用。对于不便用刷子刷洗的仪器，如滴定管、移液管、容量瓶、比色皿、垂熔玻璃漏斗、凯氏烧瓶等特殊要求与特殊形状的仪器等，先用自来水冲洗，沥干，用合适的铬酸洗液浸泡后，再用自来水冲洗干净，最后用纯化水冲洗 3 次，晾干后备用 ②洗涤仪器的注意事项：不是任何器皿都需要用洗涤剂和铬酸洗液进行洗涤。无污物时，可直接用自来水清洗后，再用纯化水冲洗 3 次。洗涤时，应遵守少量多次的原则

续表

玻璃仪器的干燥 （★）	①玻璃的性质：化学稳定、热稳定、热后效应 ②玻璃仪器的干燥：晾干、加热烘干 容量瓶、移液管等要求容积标准的量器，应尽量自然晾干或低温风吹干，避免加热干燥
玻璃仪器的保管 （★）	①移液管洗净后置于防尘的盒中 ②滴定管倒置夹在滴定管夹上 ③比色皿用毕后洗净，在小瓷盘或塑料盘中下垫滤纸，倒置晾干后收于比色皿盒或洁净的器皿中 ④带磨口塞的仪器如容量瓶或比色管等最好在清洗前就用小线绳或塑料细套管把塞和管口拴好，以免打破塞子或互相弄混。需长期保存的磨口仪器要在塞间垫一张纸片，以免日久粘住

二、玻璃仪器的使用

滴定管 （★★★）	定义	滴定管是用来进行滴定操作的仪器，同时测定在滴定中所用的标准溶液的体积
	分类	分类滴定管分为酸式滴定管和碱式滴定管：酸式滴定管用于装酸性或具有氧化性的滴定液；碱式滴定管用于装碱性或具有还原性的滴定液；有些需要避光的溶液可以采用茶色（棕色）滴定管
	滴定管的使用	①检漏和涂凡士林：滴定管在使用前要先检查是否漏液、酸式滴定管活塞是否润滑。检查酸式滴定管漏液的方法是在滴定管内装满水，擦干滴定管外部，将滴定管直立观察管尖有无水珠滴出，活塞缝隙中是否有水渗出。然后将活塞旋转180°再观察一次，如不漏水即可使用。碱式滴定管同样装满水，挤压玻璃珠并移动其位置，看管尖有无水珠滴出，如不漏水即可使用。若酸式滴定管活塞不滑润、转动不灵活或漏水，应在活塞上涂凡士林 ②装液、排气：装滴定液之前，要用该滴定液荡洗滴定管 2～3 次，以除去管内残留水分，保证滴定液浓度不变，每次倒入滴定液 5～10ml，从试剂瓶直接倒入滴定管，不能借助其他容器（如漏斗、烧杯等）。滴定管处理完毕，即可将滴定液直接倒入管内，溶液面至 "0" 刻线以上。将滴定液充满滴定管后，若管下部有气泡，应排气 ③滴定操作：滴定是将标准滴定液由滴定管滴加到被测溶液（被测溶液放入锥形瓶、碘量瓶或烧杯内）中的操作过程。 滴定开始时速度可稍快，但不能太快。接近终点时速度应放慢，每滴加 1 滴都要观察溶液颜色变化，最后半滴半滴加。平行测定几份样品时，每次滴定都应从 0.00 开始，这样使用滴定管的同一部位，由于滴定管不均匀或刻度不够准确而引起的误差可以互相抵消，且记录数据方便 ④读数方法：注入或放出溶液后稍等 1～2 分钟，待附着于内壁的溶液流下后再开始读数。读数时应将滴定管取下，用右手拇指和示指捏住滴定管上部无刻度处，使滴定管保持垂直状态，读取弯月面下最低处与刻度的相切之点，视线应与切线在同一水平线上，否则将因眼睛的位置不同而引起误差，读数应估计到 0.01ml，为了使读数清晰，亦可在滴定管后面衬一张白纸作为背景。常量滴定管读数可估读到小数点后第 2 位，读取后立即记录在实验记录本上，一次滴定的始末两次读数要由一个人用同样的方法读取，以减小误差 ⑤滴定后的处理：滴定完毕后，滴定管内的溶液应弃去，不能倒回原试剂瓶中

续表

容量瓶（★★★）	定义	容量瓶（也称量瓶）是一种细颈梨形的平底瓶，带有磨口塞或塑料塞，瓶颈上刻有环形标线，表示在所指温度下，当液体至标线时，液体体积恰好与瓶上注明的体积相等。容量瓶一般用于准确配制标准溶液和定量稀释溶液。常用的容量瓶有25、50、100、200、250和500ml等不同规格。可以根据需要选用
	容量瓶的使用	①检漏：容量瓶在使用前先要检查其是否漏水。检查的方法是：先注入自来水至标线，盖好瓶塞，将瓶倒立2分钟，观察瓶口处是否有水渗出。如不漏水，将瓶塞转动180°后，再试验一次，仍不漏水，即可洗涤后使用 ②溶液的配制：如用固体基准物质准确配制标准溶液时，先将准确称量的基准固体物质放入烧杯中，加少量蒸馏水溶解后，再将溶液定量转移至容量瓶中。转移时，用玻璃棒插入容量瓶内，玻璃棒下端接触瓶颈内壁，烧杯嘴紧靠玻璃棒，使溶液沿玻璃棒流入容量瓶中，溶液全部流完后，将玻璃棒沿烧杯嘴向上提起并同时直立，使附在玻璃棒与烧杯嘴之间的溶液流回烧杯中，再用蒸馏水冲洗烧杯，洗液一并转入容量瓶中，重复冲洗3次。若是溶液的定量稀释，用移液管或吸量管准确移取一定体积的浓溶液，直接放入容量瓶，然后加溶剂至刻度线，混匀即可
	使用注意	①容量瓶的磨口玻璃塞一般用橡皮筋或细绳系在瓶颈上，以防调换或掉下摔破 ②容量瓶只能用来配制溶液，不能用来贮存溶液，特别是不能用来贮存强碱溶液 ③容量瓶不能加热，也不能盛放热溶液 ④容量瓶用完后，应立即冲洗干净，若长期不用，磨口塞处应垫上纸片，以防止塞子黏住
移液管和吸量管（★★★）	定义	移液管和吸量管都是用来准确量取一定体积的溶液的量器，均可精确到0.01ml 移液管是一种中部膨大两端细长的玻璃管，上端管颈刻有一条环形标线，下端细长并带有尖端。常用的有5、10、25和50ml等多种规格 吸量管又称刻度吸管，是具有精密刻度的细长长玻璃管，常用的有1、2、5和10ml等规格，只在吸取小容量体积或分次移放溶液时使用
	移液管和吸量管的使用	①移取溶液前，将洗净的移液管和吸量管用吸水纸将尖端外的水吸除掉，然后用待吸溶液转洗3次，管内用过的溶液从下管口放出弃掉 ②吸取溶液时，左手拿洗耳球，右手将移液管插入溶液中吸取，当溶液吸至标线以上时，立即用右手示指将管口堵住，将管尖离开液面，稍松示指，使液面缓缓下降至弯月面下缘与标线相切，立即按紧管口，用滤纸轻拭管尖，把移液管移入稍微倾斜的容器中并同时将其竖直，使管尖与容器内壁接触松开示指，使溶液全部流出约等15秒后取出移液管。注意管尖残留液体，除非管上特别注明需要"吹"，否则不要将管尖残留的液体吹出 ③吸量管的使用方法与移液管基本相同，只是它可以分多次放出溶液，放出的体积以刻度管上为准。应小心操作，谨防放过刻度
	使用注意	①移液管和容量瓶常配合使用，使用前应做校准 ②为减少误差，吸量管每次应将溶液吸至最上刻度处然后将溶液放至适当刻度

三、化学试剂的规格和常用溶液的配制

化学试剂的分类和规格（★）	规格：高纯（有的叫超纯、特纯）、光谱纯、分光纯、基准、优级纯、分析纯和化学纯 分类：①一般试剂；②基准试剂：用于直接配制和标定标准溶液；③专用试剂：具有专门用途的试剂

续表

溶液配制一般步骤（含天平的使用）（★★）	称量和量取			根据配置溶液的用途不同，固体试剂选用托盘天平或分析天平称取，液体试剂选用量筒或移液管量取
	溶解			易溶于水且不水解的固体均可用适量的水在烧杯中溶解（必要时可加热）。易水解的固体试制（如 $FeCl_3$ 等）须先用少量浓酸或浓碱使之溶解，然后加水稀释至所需刻度
	定量转移			将溶液从烧杯向量筒或容量瓶中转移后，应用少量溶剂荡洗烧杯 2 ~ 3 次，并将荡洗液全部转移到量筒或容量瓶中，再用胶头滴管定容至所需刻度
	贮藏			配制好的溶液应转移至洗净的试剂瓶中，不能长期贮存在量筒、烧杯、容量瓶等容器中。若为易侵蚀或腐蚀玻璃的溶液，如含氟的盐类及苛性碱等应保存在聚乙烯瓶中；易挥发、分解的溶液，如 $KMnO_4$ 等溶液应置棕色瓶中密闭，于阴凉暗处保存。配好的溶液应立即贴上标签
	分析天平的使用	定义		分析天平是精确测定物体质量的重要计量仪器。药品检验中称量的准确度直接影响测定的准确度。目前各医院药品检验室使用的分析天平多为电子分析天平
		使用方法	调节零点	使用前接通电源，按下归零键使天平读数为 "0.0000"
			称量	①直接称量法：调定零点后，将称量物置于秤盘上，天平达到平衡，所得读数即为称量物的质量。常用于空称量瓶和其他空瓶的称量 ②减重称量法：这种方法称出试样的质量不要求固定的数值，只需在要求的称量范围即可。如含量测定中药粉的称量，一般为规定重量的 ±10% 范围。例如称取某药粉约 0.3g，精密称定，则称量范围为 $0.3g ± 0.3g × 10\% = 0.27$ ~ $0.33g$ ③固定质量称量法：此法适用于在空气中没有吸湿性的试样如用基准物质直接配制标准溶液，可用此称量法精密称取一定质量的基准物质进行配制先用直接称量法称取盛试样的器皿的重量，然后用小匙将试样逐步加到盛放试样的器皿中，直到天平读数达到规定的数值
			注意事项	①取放物品应戴手套，防止手上汗液或其他污染物引起的误差 ②分析天平是精密仪器，应正确地使用和维护 ③称重物必须干净，过冷和过热的物品都不能在天平上称量（会使水汽凝结在物品上，或引起天平箱内空气对流，影响准确称量）。不得将化学试剂和试样直接放在天平盘上，应放在干净的表面皿或称量瓶中；具有腐蚀性的气体或吸湿性物质，必须放在称量瓶或其他适当的密闭容器中称量。 ④天平的载重不应超过天平的最大载重量 ⑤称量结束，关闭天平，取出称量物，清刷天平，关好天平门，将使用情况登记在天平使用登记本上，切断电源，罩好天平罩
常用溶液的配制与标定（★★）	配制 75%（体积分数）的消毒乙醇 50ml			用量筒量取所需乙醇的体积，置 50ml 烧杯中，然后加纯化水稀释，同时用玻璃棒搅拌，直到溶液体积达到 50ml 为止，即得
	甲基红指示液的配制			如配制变色范围为 4.2 ~ 6.3 的甲基红指示液，先称取甲基红 0.1g，加 0.05mol/L 的 NaOH 溶液 7.4ml 使溶解，再加水稀释至 200ml，即得
	滴定液的配制			①直接配制法：准确称取一定量的基准物质，溶解后转入容量瓶，稀释成准确体积的溶液，根据基准物质的质量和溶液体积，即可计算出该滴定液的准确浓度 ②间接配制法：适合于不符合基准物质条件的试剂。先将试剂配制成近似于所需浓度的溶液，然后用基准物质或另一种滴定液，通过滴定来确定溶液的准确浓度
化学试剂的保管（★★）				①滴定液在配制后应按药典规定的贮藏条件储存，一般宜采用质量较好的具塞玻璃瓶 ②应在滴定液贮存瓶外的醒目处贴上标签，填写滴定液名称、标示浓度、配制时间、配制者及标定者等 ③滴定液经标定所得的浓度，除另有规定外，可在 3 个月内应用；过期应重新标定。当标定与使用时的室温之差超过 10℃，应加温度补正值，或重新标定

四、药品的鉴别方法

试管反应 （★★）	定义：试管反应是一种简单而常用的鉴别反应。其原理是根据试管中的药物与加入的某种特效试剂发生化学反应所产生的现象（颜色变化、沉淀产生、气体生成）来判断药物的真伪
	盐酸普鲁卡因的鉴别 ①水解反应：盐酸普鲁卡因遇氢氧化钠试液即游离出普鲁卡因白色沉淀，该沉淀熔点低，受热成为油状物，继续加热至水解，产生具有挥发性的二乙氨基乙醇和对氨基苯甲酸钠，二乙氨基乙醇能使湿润的红色石蕊试纸变成蓝色。含有对氨基苯甲酸钠的水溶液放冷后，加盐酸酸化，生成对氨基苯甲酸的白色沉淀，加入过量的盐酸而溶解 ②芳香第一胺反应：此反应又称重氮化－偶合反应，盐酸普鲁卡因具有芳伯基氨，在盐酸介质中与亚硝酸钠作用，生成重氮盐，重氮盐进一步与 β－萘酚偶合，生成有色偶氮化合物
滤纸片反应 （★★）	滤纸片反应是将药物配成一定溶液，滴加到滤纸片上，再加入一种特效试剂，根据两者的反应现象（颜色、荧光等）来判断药物的真伪
薄层色谱的 一般操作步骤 （★★）	①薄层板的制备：自制薄层板，常用的薄层板有硅胶和硅胶 GF_{254}（荧光板）板等 ②点样：用铅笔在距离薄层板一端约 2.0cm 处画一点样基线（起始线），用微量注射器或定量毛细管分别将供试品溶液和对照品溶液点于基线（起始线）上 ③展开：将适量展开剂加入展开缸中，如展开缸需预先用展开剂饱和，可在展开缸内壁贴两张与展开缸同宽同高的滤纸条，一端浸入展开剂中，密封顶盖，使系统平衡或按各品种项下的规定操作 ④显色与检视：荧光板可用荧光淬灭法；硅胶 G-CMC-Na 薄层板，有色斑点可直接检视，无色斑点可喷适当的显色剂，使斑点显色检视 ⑤鉴别：根据样品和对照品比移值的一致性进行判断
对照品 鉴别法举例 （★★）	《中国药典》中诺氟沙星的鉴别：取本品与诺氟沙星对照品适量，分别加三氯甲烷－甲醇（1∶1）制成 1ml 中含 2.5mg 的溶液。吸取上述两种溶液各 10μl，分别点于同一硅胶 G 薄层板上，以三氯甲烷－甲醇－浓氨溶液（15∶10∶3）为展开剂，展开，晾干，置紫外光灯（365nm）下检视。供试品溶液所显主斑点的荧光与位置应与对照品溶液主斑点的荧光与位置相同

五、一般杂质检查和制剂通则检查

干燥失重 （含仪器） （★★）	定义	干燥失重是检查规定的条件下药物中挥发性物质和水分的一种方法。属于一般杂质检查项目
	分类	①常压恒温干燥法：本法适用于受热较稳定的药物，由于干燥温度一般为 105℃，所以要求药物的熔点一般在 110℃ 以上 仪器：常压恒温干燥箱、扁形称量瓶、干燥器和分析天平等 操作：精密称定空称量瓶重 (W_1)，将供试品（研细）平铺于扁形称量瓶中，厚度不超过 5mm，精密称定总重 (W_2)，将称量瓶置于干燥箱内，称量瓶盖斜倚在瓶的旁边。干燥温度一般为 105℃，时间达到指定温度后干燥 2~4 小时，取出后置于干燥器中放冷至室温后称重，再干燥（1 小时），直至恒重，称重 W_3。干燥失重不得超过《中国药典》（2015 年版）规定量 $$干燥失重\% = \frac{供试品干燥至恒重后失的重量}{供试品取样} \times 100\% = \frac{w_2 - w_3}{w_2 - w_1} \times 100\%$$ ②减压干燥法　本法适用于熔点低、受热不稳定及难赶除水分的药物 仪器：减压干燥器或恒温减压干燥箱、扁形称量瓶和分析天平等 操作：压力应控制在 2.67kPa 以下，温度一般为 60℃。其余同常压恒温干燥法 pH 测定法属于一般杂质检查项目，是检查药物中酸碱杂质的一种方法

续表

pH 值测定（含酸度计的使用）（★★）	测定溶液 pH 常用的电极	目前常使用复合 pH 电极：将指示电极和参比电极组装在一起就构成了复合电极。通常是由玻璃电极与银 - 氯化银电极或玻璃电极与甘汞电极组合而成
	操作步骤	①接通电源，将温度补偿按钮调至 25℃，选择量程，选择 pH ②校正仪器：按品种项下的规定，选择两种 pH 约相差 3 个单位的标准缓冲液，使供试液的 pH 处于两者之间 常用两点定位法：第一点，用 pH=6.86 缓冲溶液定位。第二点，若供试液的 pH<7，则用 pH=4.0 的缓冲液定位（调斜率）；若供试液 pH>7，则用 pH=9.18 的缓冲溶液定位（调斜率） ③测定：将复合电极取出，用纯化水冲洗干净，吸水纸将电极上的水分吸干，插入供试品溶液中，读取 pH 即可
	标准缓冲溶液的配制及贮存	①标准缓冲溶液的配制方法：准备好配制标准缓冲溶液所需的化学试剂，检查包装袋上注明的试剂名称、25℃的 pH、配制溶液的体积和生产厂家等。取出化学试剂的包装袋，剪开上端一角，将试剂倒入烧杯中。用少量纯化水冲洗包装袋的内表面，将袋中残余部分洗入烧杯，重复 3 次。向烧杯内加注纯化水，一直到 80 ~ 100ml，用玻璃棒搅动直至试剂全部溶解，将溶液转移到容量瓶内，用 20 ~ 30ml 纯化水清洗烧杯，并将清洗液转移到容量瓶中。如此重复 3 次。将配制完成的标准缓冲溶液转移到洗净并干燥好的试剂瓶中，贴好标签，妥善保存，备用 ②标准缓冲溶液的使用和保存：缓冲溶液用带盖试剂瓶保存，瓶盖盖严。在常温下保存和使用标准缓冲溶液时，应避免太阳直射。保存 1 周以上时，应放置在冰箱的冷藏室内（4℃ ~10℃）。缓冲溶液的保存和使用时间不得超过 3 个月
重量差异检查（★）		重（装）量差异是药典中片剂、胶囊剂等的制剂通则检查项目。系指按规定方法测定每片（粒）的重量与平均片重之间的差异程度。《中国药典》（2015 年版）规定检查含量均匀度的片剂，一般不再进行重量差异检查 《中国药典》（2015 年版）规定：糖衣片的片芯应检查重量差异并符合规定，包糖衣后不再检查重量差异。薄膜衣片应在包薄膜衣后检查重量差异并符合规定
无菌检查法（★）		①无菌检查方法：薄膜过滤法和直接接种法 ②培养基的种类：7 种 ③培养基的适用性检查：灵敏度、无菌 ④结果判断：样品管是否浑浊

六、药品的含量测定

常用的滴定、分析方法与举例（★★）	滴定分析方法举例	药物的原料药含量测定通常采用滴定分析法，而药物制剂的含量测定多采用光谱分析和色谱分析法。但是《中国药典》（2015 年版）中某些药物的制剂目前仍采用滴定分析法，如维生素 C 片剂和注射液的含量测定均采用碘量法 实验原理：利用维生素 C 具有很强的还原性，在稀醋酸的酸性条件下，以淀粉为指示剂，用 0.05mol/L 碘滴定液直接滴定，滴定至溶液显蓝色为终点。由于维生素 C 注射液中加有适量的焦亚硫酸钠为稳定剂，焦亚硫酸钠具有还原性，会与碘滴定液发生氧化还原反应，导致含量测定结果偏高，可在滴定前加入适量丙酮，排除干扰
	紫外分光光度法举例	紫外分光光度法是药物含量测定中较为常见的方法，其仪器简单、操作方便，是医院药检室必备的仪器

常用的滴定、分析方法与举例（★★）	紫外分光光度法举例	测定方法	①对照品比较法：按各品种项下的方法分别配制供试品溶液和对照品溶液，两者浓度相近，所用溶剂也应完全一致，在规定的波长处分别测定供试品溶液和对照品溶液的吸光度 A，按下式计算供试品中被测溶液的浓度： $$\frac{A_X}{A_R} = \frac{C_X}{C_R} \quad C_X = \frac{A_X}{A_R} \times C_R$$ C_X 为供试品溶液的浓度，A_X 为供试品溶液的吸光度，C_R 为对照品溶液的浓度，A_R 为对照品溶液的吸光度 ②吸收系数法：按各品种项下的方法配置供试品溶液，在规定的波长处测其吸光度，以该品种在规定条件下的吸收系数计算含量。用本法测定时，吸收系数通常应大于 100，并注意仪器的校正和检定 $$C = \frac{A}{E_{1cm}^{1\%}} \times 100\%$$
		含量测定举例	对乙酰氨基酚原料的含量测定：精密称取对乙酰氨基酚 42mg，置 250ml 量瓶中，加 0.4% 氢氧化钠溶液 50ml 溶解后，加水至刻度，摇匀，精密量取 5ml，置 100ml 量瓶中，加 0.4% 氢氧化钠溶液 10ml，加水至刻度，摇匀，照紫外 – 可见分光光度法，在 257nm 的波长处测定吸光度为 0.594，按对乙酰氨基酚的吸收系数为 715 计算，即得
紫外分光光度计的构造和操作（★）	紫外分光光度计按其光学系统可分为单波长分光光度计和双波长分光光度计；单波长分光光度计又可分为单光束分光光度计和双光束分光光度计两类		
	紫外分光光度计的构造		紫外分光光度计主要由光源、单色光器、吸收池、检测器、显示器等五个部件构成 ①光源：常用的紫外 – 可见分光光度计的工作波长范围为 200 ~ 1000nm。有钨丝灯 (W) 和氘灯 (D) 两种，氘灯在 200 ~ 330nm 波长范围内使用，钨灯在 330 ~ 1000nm 波长范围内使用 ②吸收池：配有玻璃吸收池和石英吸收池各一套，可见光区使用 1cm 玻璃吸收池，紫外光区使用 1cm 石英吸收池
	使用方法		①操作前的准备：先检查样品室内有无样品遗留，仪器是否处于正常状态；然后接通电源，仪器自动进入初始化状态，开始自检和自动基线校正。如果吸收池配对校正零点，若不配对校正基线 ②最大吸收波长的测定：除另有规定外，应以配制供试品溶液的同批溶剂为空白对照，采用 1cm 的石英吸收池，在规定的吸收峰波长 ±2nm 以内测试几个点的吸光度，或由仪器在规定波长附近自动扫描测定，以核对供试品的吸收峰波长位置是否正确。除另有规定外，吸收峰波长应在该品种项下规定的波长 ±2nm 以内，并以吸光度最大的波长作为测定波长 ③测定：在选定的最大吸收波长处，分别测定空白溶液、样品溶液、对照品溶液的吸光度 A 值，以对照品比较法或吸收系数法计算样品的含量或标示量 ④仪器使用完毕，取出样品室内的吸收池，关机，登记
	注意事项		①取吸收池时，手指拿两侧面的毛玻璃。盛装样品溶液以池体积的 4/5 为宜。透光面要用擦镜纸由上而下擦拭干净 ②称量应按药典规定要求。配制稀释溶液时稀释转移次数应尽量少，转移稀释时所取容积一般应不少于 5ml ③供试品溶液的吸光度在 0.3 ~ 0.7 为宜 ④仪器的狭缝波带宽度应小于供试品吸收带的半宽度的 1/10，否则测得的吸光度会偏低；狭缝宽度的选择应以减小狭缝宽度时供试品的吸光度不再增大为准 ⑤由于吸收池和溶剂本身可能有空白吸收，因此测定供试品的吸光度后应减去空白读数，或由仪器自动扣除空白读数后再计算含量 ⑥当溶液的 pH 对测定结果有影响时，应将供试品溶液和对照品溶液的 pH 调成一致

续表

高效液相色谱法仪的结构和操作（★）	高效液相色谱法由于分离效能和专属性强，既可定性鉴别，又可进行杂质检查和有效成分的含量测定
	典型的高效液相色谱仪的基本组成为：贮液器→输液泵→进样器→色谱柱→检测器→记录仪（工作站）
	高效液相色谱仪的操作规程：准备→系统适应性试验→进样→数据处理与打印→善后工作→填写使用记录

历年考点串讲

常考的细节有：

1. 熟练掌握滴定管、容量瓶、移液管和吸液管使用方法。

2. 掌握溶液配制一般步骤（含天平的使用）。

3. 掌握一般杂质检查和制剂通则检查。

4. 干燥失重的分类：常压恒温干燥法、干燥剂干燥法、减压干燥法和热分析法。

第六节　药物信息咨询服务

一、药物信息与药学实践

药学信息服务的意义（★）	①医务人员对药学信息的需求不断增长 ②药学人员对药学信息的依赖日益增加 ③药品消费者成为药学信息利用的主流
药学信息服务的目的（★）	①促进合理用药 临床治疗需要协作：医生、药师、护士、病人 合理用药包括：安全、有效、经济，防止药害事件 ②改善药物治疗结果 ③实现药师角色的转换：医院药学服务从"以药品为中心"的供应保障型服务模式逐渐转变为"以病人为中心"的模式
如何判断文献的真实可靠性（★）	①收集要准确、可靠，并准确无误地记录和保存 ②向用户提供准确、可靠的情报、信息

二、信息资料分类

一次文献（★）	即原始文献，指直接记录研究工作者首创的理论、实验结果、观察到的新发现以及创造性成果的文献。最常见的是发表在期刊上的论文、学术会议宣读的报告等
二次文献（★）	是对分散的一次文献进行筛选、压缩和组织编排而形成的进一步加工产物。二次文献是管理和查找利用一次性文献的工具，本身并不含有用户需要的详细资料。目录、索引、文摘、题录等形式的文献检索工具就是二次文献
三次文献（★）	指在合理利用一、二次文献的基础上，对一次文献的内容进行归纳、综合而写出的专著、综述、述评、进展报告、数据手册、年鉴、指南、百科全书和教科书等

三、临床常用资料

中文、外文资料（★）	原始文献和数据	一般指发表在连续出版物（医药期刊）上的各类文章，如研究论文、综述评论、经验介绍、业界新闻等，也包括本单位医疗实践中实际产生的药物用方面的第一手资料。原始医药文献容易得到，一般医院药学信息室都订阅多种有关的中、外文医药期刊；医药数据需要花大力收集、整理和保存，如本院发生站用药事件、药物疗效评价、药物不良反应报告和老药新用经验等
	药学核心典籍	所谓药学核心典籍，指在药学信息服务工作中使用最频繁、学术权威性最强的药学著作，包括大全、专著手册和标准等 ①百科类：主要指这类出版物涉及内容广泛，比较全面地收集了药学的基本知识和信息。百科类书籍的代表有《雷明登药学大全》以及《中国药学年鉴》等 ②药品集类：中文的包括《新编药物学》《中药大辞典》及各种药品介绍；英文的包括《马丁代尔大药典》《默克索引》 ③专著和教科书类 ④药品标准类：包括最新版的《中华人民共和国药典》 ⑤工具书类：包括数据手册、词典等，如《化学化工词典》
	医药文献检索工具	《中国药学文摘》《国际药学文摘》（IPA）《化学文摘》（CA）《生物学文摘》（BA）《医学索引》(IM)《医学文摘》(EM)

四、咨询服务方法（★）

明确提出的问题	患者提问，明确患者需求
问题归类	判断问题类型，明确关键
获取附加的消息	通过交流获得进一步信息及资料
查阅文献	保证答案的准确性及完整性
回答提问	复述问题，简练答案，必要时提供书面材料
随访咨询者	通过反馈，评价咨询效果，建立档案

五、用药咨询（★★）

1. 为医师提供新药信息、合理用药信息、药物不良反应、药物配伍禁忌、相互作用、禁忌。
2. 为护士提供注射药物的剂量、用法、提示常用注射药物的适宜溶媒、溶解或稀释的容积、浓度和滴速、配伍变化。
3. 提供关于药品使用、贮存、运输、携带包装的方便性的信息。
4. 参与药品治疗方案的设计。

六、药物信息中心的管理

分类编目，订购，工作记录，存档，出版发行（★）

分类	将每本书籍、每篇文献、每条讯息归到内容性质、形式体裁、主题范围、信息用户需要相同或相近的一组文献中去。药学信息资料一般先按照体裁分成书籍、期刊、电子出版物、视听材料等。每一种体裁的信息资料再按照特殊分类系统分类。图书资料应按照中国图书资料分类法进行分类，信息资料的类目应当在存放位置上予以标识

续表

编目与索引	直接索引是将分类法中的全部类目，按照一定的字顺、音顺排列起来，并在每个类目后面标明其号码。相关索引除了将分类表中的类目归纳成标题外。还将许多与各个标题有关的类目也集中起来。索引系统往往有一定的层次等级，主标题下有副标题和下级标题，组合起来构成完整的含义
管理	信息资料经过加工整理一系列工序之后，必须进行科学的组织管理，包括文献资料的排放布局、信息资料的贮存、文献的阅览和出借、信息的查询、文献的清理以及各种安全性保护等

历年考点串讲

常考的细节有：

1．掌握用药咨询的意义。

2．了解信息资料分类的定义和应用。

第七节　用药指导

一、用药指导的必要性、基本内容及方法

用药指导的必要性（★）	将适当的药物以适当的剂量在适当的时间，经适当的途径给适当的患者使用适当的疗程达到适当的治疗目标，是医生在开写处方时应遵循的原则。患者通过告知医生完整的病史帮助医生作出正确的决断包括以前曾发生过的过敏反应服用的其他任何药物所患的性疾病，以及是否正处于怀孕或哺乳期
内容（★★）	①治疗目的：为什么要采用此药治疗；正确用药后何时会产生效果；用药后哪些症状可消失或改善；如果不用药或不能正确使用药物会出现什么情况等 ②用法用量：怎样使用此药；用药的方法和技巧；何时使用此药；用量是多少；如何增减药量及用药的最大剂量；连续用药多长时间；必须按时用药 ③不良反应：预先告诉患者可能出现的不良反应和处理方法，有助于减少患者的不依从性。要告知患者用药后可能会出现哪些（主要的）不良反应；怎样识别药物的不良反应；不良反应会持续多久；不良反应的严重程度；出现后应采取何种措施；是否会影响到继续用药治疗等 ④注意事项：说明用药的要求；如何贮藏药品及识别药品是否过期；用药期间的禁忌；是否需要复诊及何时复诊；复诊时需要向医生提供什么信息等。患者使用特殊药物时可向其提供各种形式的信息资料，但内容要简明扼要，易为患者理解，才能产生良好效果
方法（★★）	①取药：当患者拿处方取药时，首先需要了解处方中的药物治疗什么疾病，用药方案是什么，以及如何正确贮存药物。患者应该清楚防治或减少副作用发生的注意事项，在用药期间是否需要限制饮食或饮酒，哪些副作用是已经预知要发生的或不可避免的，哪些症状需要提醒医生注意 ②阅读处方及核对药物：大多数符号和短语都是拉丁语或希腊语的缩写，如 gtt 意为"滴"，b.i.d. 意为"一天两次"。拿到药物后要核对包装上的标签，以便确定药师给的是否和处方中的一致 ③与患者交谈：保证患者回家用药安全，包括非处方药、贮存药物、药物不良反应的处理、明显的不良反应、细微的不良反应、孕期及哺乳期用药、不良反应的处置

二、药品的正确使用方法

口服药的使用方法（★★★）		若药片或胶囊可能会黏在嗓子里，则服药之前先漱漱口，或用水湿润一下，然后将药片或胶囊放在舌的后部，喝一口水，咽下。如果药片或胶囊看起来太大以致不易吞咽或可能卡在嗓子里，可将药片研碎或胶囊打开，倒在汤匙中，用苹果汁或汤混匀。但在这样做之前一定要与药师商量，因为有些片剂或胶囊必须整个咽下而不能研碎或将胶囊打开 某些药物被制成口服粉状形式（如考来烯胺），这些制剂需要用液体混合完全后再吞服，而不是直接吞服干药粉
外用药的使用方法（★★★）	滴耳剂	①清洁双手 ②用药棉清洁外耳 ③将药瓶放在手掌之间前后滚动以使药液达到身体温度，滴药时较舒服 ④将头侧向一边，患耳朝上 ⑤抓住耳垂轻轻拉向后上方使耳道变直 ⑥将滴管吸满药液，滴入规定滴数的药物。不要将滴管触及耳道的壁或边缘，否则很容易污染滴管 ⑦滴药后，保持耳朵侧面朝上 5～10 秒，并一直抓住耳垂。将一小团棉花塞入耳朵以防药液流出 ⑧滴管用完后不要冲洗或擦拭，重新放进瓶中并拧紧瓶子以防受潮 注意：切勿使用已变色、变坏或过期的药水；用药后应把药水瓶盖好；若开瓶后一个月仍未将滴耳药水用完，应把它弃掉；连续用 3 日患耳仍痛，应及时去医院就诊
	滴眼剂与眼膏剂	姿势：坐下或躺下 动作：头向后仰，用拇指和食指轻轻地将下眼睑向下拉，形成小囊，将滴眼瓶接近眼睑，但不要触及 点药：挤规定量的药液，轻轻闭上眼睛，尽量不要眨眼，轻轻按压鼻侧眼角1～2分钟（防止药液从眼睛表面通过鼻泪管流入鼻腔和口腔） 擦去眼周围药液，拧紧药瓶保存 注意：点药前洗手、擦净眼周围、不宜频繁点、5分后换药、异常问医生 眼膏剂：①挤出一定量眼膏使成线状，滴入下眼睑（注意药膏管不要触及眼睛）；②皮肤科或外科的药膏会对眼球产生毒性，非眼科专用的药膏不能点入眼睛 注意：眼药的存放不能放置于高温、高湿或阳光直射处；有些眼药水需放置于黑袋中（遮光）避免变质；开封后若发现药水颜色改变或有混浊沉淀物产生即应丢弃；未开封眼药点用前应注意保存期限
	滴鼻剂与喷鼻剂	①清理鼻部，头后倾，滴入规定滴数 ②滴瓶不要接触鼻黏膜，滴完保持头部向后倾斜 5~10 秒，同时轻轻用鼻吸气 2～3 次 ③喷嘴插入鼻子，尽量避免接触鼻黏膜，并在按压喷雾器的同时吸气，在抽出喷雾器之前，要始终按压喷雾器，在一侧或双侧鼻孔中喷药后，轻轻地用鼻吸气 2～3 次 ④同一容器给药时间不要多于 1 周，因为鼻中的细菌很容易进入容器污染药液 ⑤用药时间必须多于 1 周时，则需另外购买一个新的容器
		鼻用喷雾剂：①喷雾前先呼气；②头稍前倾，保持坐位；③将喷嘴插入一个鼻孔，堵住另一鼻孔并闭嘴；④在按压喷雾器的同时慢慢用鼻子吸气
	局部软膏和霜剂	①无论薄厚药物的功效都是一样，尽可能在皮肤上涂薄的一层药物 ②涂药前，将皮肤清洗、擦干，再按说明涂药 ③霜剂的油脂少，最好用于头皮和身体其他多毛发的部位 ④干性皮肤则应使用软膏，可以保持皮肤柔软 ⑤勿轻易覆盖涂药处，若必需使用，应使用像包裹食物用的透明的塑料膜

右上角：续表

特殊剂型的使用方法 （★★★）	局部用 气雾剂	①使用气雾剂之前，振摇药罐 ②将药罐拿于皮肤上 10～15 厘米高处，按下喷嘴几秒钟后释放 ③若用气雾剂治疗脸部部分区域，可先将溶液喷在手中，然后涂抹于脸部
	吸入剂	开盖→摇动→呼气至无气→喷口完全含在口中（无空隙）→慢慢吸气→同时按下药罐 →继续吸气→撤出气雾剂→屏息 5～10s→缓慢呼气→盖套→漱口 若再吸，需要过 1 分钟再重复上面步骤 八字：摇、开、呼、吸、按、屏、吐、漱 姿势：清洁喉咙、（半）坐位、侧仰、头后倾、舌向下 儿童可用储雾罐 不要入眼，干燥保存
	直肠栓	①在炎热的天气下，若栓剂变软可将栓剂放入冰箱、凉水杯或流动的凉水中，直到变硬为止 ②使用时：左侧卧位并弯曲右膝 ③插入后力争在给药后 1 小时内不要大便 ④如果在插入直肠栓时有困难或是有疼痛感，可将栓剂涂上一层薄的凡士林或矿物油
	舌下片剂	①迅速，药片放在舌头下（闭上嘴），含 5 分钟左右 ②尽可能在舌下长时间地保留一些唾液以帮助药片溶解 ③服药后至少 5 分钟内不要饮水 ④药物溶解过程中不要吸烟、进食或嚼口香糖
	咽喉 用含片	让其在口中溶解，不要咀嚼 在药物溶解后的一段时间内，不要吃东西或饮用任何液体
	喉部 喷雾剂	①应张大嘴并尽可能向口腔后部喷射药物 ②使药物在口中保留尽可能长的时间 ③用药后数分钟内不要饮用任何液体
	透皮吸收 的贴膜剂	①用于无毛发或刮净毛发的皮肤，选择一个不进行剧烈运动的部位，例如胸部或上臂 ②避开伤口 ③每次将贴膜剂贴于身体的不同部位（为使疗效最好、刺激最小） ④如果贴膜剂效力已尽，马上更换一张新的贴膜剂以保持给药的连续性 ⑤使用贴膜剂时可洗澡或淋浴
	阴道用 软膏和 霜剂、阴 道用药片 和栓剂	①使用前，必须阅读使用说明 ②仰卧，将膝部提起 ③使给药器保持水平，尖端微微向下倾斜 ④向前、下方将药推入，只要感觉正常，将给药器尽可能深地插入阴道 ⑤合拢双腿，保持仰卧 20 分钟 ⑥给药后 1～2 小时不排尿 ⑦入睡前给药，月经期停药
液体药物的使用方法 （★★★）		①混悬液在用前一定要振摇均匀，这样每次使用时可保证成分一致 ②药液是用于皮肤的，倒出少量液体在棉片或纱布上（倒在手中，会使药液流出，引起浪费），如果需要治疗的区域很小，用手指或棉棒将药液散开

常考的细节有：

1. 熟练掌握指导用药内容：治疗目的、用法用量、不良反应、注意事项。

2. 口服药的使用方法。

3. 外用药的使用方法。

4. 液体药物的使用方法。

5. 特殊剂型的使用方法。

第八节　治疗药物监测

一、概念（★★）

治疗药物监测（TDM）是采用现代分析测定技术，定量测定生物样品中的药物或其代谢物的浓度，并将所得的数据以药动学原理来探讨体液中药物浓度与药物疗效和毒性的关系，制定合理的给药方案，使给药方案个体化，以提高药物的疗效，避免或减少不良反应，同时也为药物过量中毒的诊断和处理提供有价值的实验室依据。

二、工作内容（★）

实验室的工作内容	①血药浓度的测定 ②数据的处理（峰–谷浓度法） ③对结果进行解释：在取得异常结果时，应该分析原因，提出造成异常的可能原因及处理意见 ④临床药代动力学研究：在进行常规 TDM 情况下，实验室还可结合临床特点开展多种科研，如疾病对药物处置的影响、活性代谢物、药物相互作用等研究
TDM 的咨询服务	一般可分为二类： ①简单测定和报告测定结果 ②提供测定结果，解释结果，设计个体化给药方案

三、适用范围（★★）

治疗指数低、毒性大的药物	常见于：地高辛、洋地黄毒苷、锂盐、茶碱、氨基糖苷类抗生素、免疫抑制剂及某些抗心律失常药（如利多卡因、奎尼丁）等 治疗指数：药物治疗指数越高表明药物越安全 治疗窗：产生治疗效应的药物浓度范围
中毒症状容易和疾病本身的症状混淆的药物	①苯妥英钠中毒引起的抽搐与癫痫发作而引起的抽搐不易区别 ②地高辛控制心律失常时，药物过量也可引起心律失常，亦难于区别 ③环孢素预防器官移植患者剂型排斥反应时，药物过量引起的肾损害和因为药物治疗不足引起的肾损害临床表现类似，很难区分
临床效果不易很快被觉察的药物	①特别是用于预防某些慢性发作性疾病的药物 ②抗癫痫药物卡马西平、苯巴比妥等

续表

具有非线性药动学特征的药物	非线性药动学指药物在体内的消除速率常数与剂量有依赖关系，即剂量与血浓度间不呈线性关系，药物剂量对药物浓度的影响可能很大，也可能很小。常见于苯妥英钠，茶碱、普萘洛尔等
联合用药出现相互作用而影响药效或产生严重不良反应者	如红霉素与茶碱合用、奎尼丁与地高辛合用，可使茶碱及地高辛的血药浓度增高，需调整剂量
同一剂量可能出现较大的个体间血液浓度差异、并可引起较大的药动学差异的药物	如三环类抗抑郁药
其他	肝、肾功能不全或衰竭患者使用主要经肝代谢（利多卡因、茶碱等）或肾排泄（氨基苷类抗生素）的药物时，胃肠道功能不良的口服某些药物时；新生儿、婴幼儿及老年患者用药；患者依从性差；某些药物长期使用产生耐受性；诱导或抑制肝药酶因其药效降低或提高及原因不明的药效变化

历年考点串讲

常考的细节有：

1. 治疗药物监测概念。

2. 治疗药物监测适用范围。

经典例题

1. 处方的核心部分是

　　A. 处方前记　　　　　　　B. 调配人员签名

　　C. 划价　　　　　　　　　D. 医师签名

　　E. 处方正文

2. 以下有关对处方书写要求的叙述中，最正确的是

　　A. 中药饮片与中成药可写在一张处方上

　　B. 不得超过 3 日用量

　　C. 字迹清楚，不得涂改，如需涂改，须在涂改处签名并注明日期

　　D. 不得使用药品缩写名称

　　E. 每张处方不得限于一名患者用药

3. 关于肠外营养液的使用，正确的是

　　A. 经 4℃冷藏后，取出即可使用

　　B. 经 4℃冷藏后，不能立即使用，需要加热处理

　　C. 经 4℃冷藏后，放至室温方可使用

　　D. 冷冻储藏后，不能立即使用，需要加热处理

　　E. 冷冻储藏后，放至室温方可使用

4. 透析过程中如反复发作透析低血压且与血管反应性有

关时应该

　　A. 停止透析　　　　　　　B. 增加钠的浓度

　　C. 增加钙的浓度　　　　　D. 降低透析液的温度

　　E. 升高透析液的温度

5. 关于量取操作描述正确的是

　　A. 根据量取药物容量的多少，选择适宜的量器（量杯、量筒），一般不少于量器总量十分之一为度

　　B. 除量取非水溶液或制剂外，一般水性制剂不必干燥容器，但要求清洁

　　C. 使用量筒和量杯时，要保持量器垂直。读数时透明液体以液体凹面边缘处为准；不透明液体以液体凹面最低处为准

　　D. 将量器中液体倾倒出时，要根据液体的黏度适当地倒置停留数分钟

　　E. 量过的量器，洗净后即可再量其他的液体

6. 关于物料混合原则描述正确的是

　　A. 混合物料比例量相差悬殊时，将量大的物料先取出部分，与量小物料约等量混合均匀，如此倍量增加量大的物料，直至全部混匀为止

　　B. 混合物料堆密度不同时，应将堆密度大的物料先放

入容器内，再加堆密度小的物料，混匀

C. 应先取少部分量小的辅料于混合机内先行混合，再加入量大的药物混匀

D. 在混合操作中，一般被混合的组分间的粒径大小相近时，物料不容易混合均匀；所以当组分粒径大小相近时，在混合之前，应将它们粉碎处理

E. 混合机中装料量以占容器体积的50%为宜；混合时间以混合均匀为宜，不宜做过久的混合

7. 关于滴耳剂描述正确的是

A. 用于手术、耳部伤口或耳膜穿孔的滴耳剂，应符合微生物限度检查的要求

B. 用于手术、耳部伤口或耳膜穿孔的滴耳剂，应符合无菌检查的要求

C. 多剂量包装的水性滴耳剂，必须添加适宜浓度的抑菌剂

D. 滴耳剂启用后最多可使用8周

E. 滴耳剂系指药物与适宜辅料制成的水溶液，供滴入外耳道用的液体制剂

8. 关于滴眼剂叙述错误的是

A. 滴眼剂系指药物与适宜辅料制成的供滴入眼内的无菌液体制剂

B. 用于眼部手术或眼外伤的制剂，必须制成单剂量剂型，按安瓿剂生产工艺进行

C. 滴眼剂所用溶剂应为纯化水

D. 滴眼剂须符合现行版《中国药典》无菌检查的要求

E. 主药不稳定者，全部采用无菌操作法制备

9. 滴定液配制或使用错误的是

A. 盐酸滴定液（0.1mol/L）配制时，先用移液管精密量取9.0ml浓盐酸，移入1000ml容量瓶中

B. 氢氧化钠滴定液（0.1mol/L）配制时，应取澄清的饱和NaOH溶液2.8ml，置于聚乙烯塑料瓶中，加新煮沸的冷纯化水至500ml

C. 滴定液一般使用有效期为6个月，过期应重新标定。当标定与使用时的室温之差超过10℃，应加温度补正值，或重新标定

D. 配制滴定液（0.1mol/L）1000ml，需要精密称取基准硝酸银试剂16.987g，置烧杯中，硝酸银摩尔质量为169.87

E. 硝酸银滴定液（0.1mol/L）配制时，应用台秤称取分析纯硝酸银4.4g，置于500ml棕色细口瓶中，加蒸馏水250ml溶解

10. 关于高效液相色谱仪的结构和使用错误的是

A. 典型的高效液相色谱仪的基本组成为：贮液器－输液泵－进样器－色谱柱－检测器－记录仪（工作站）

B. 测定完毕后，用规定的溶剂冲洗泵和柱子→并将流速逐渐降为"0"→依次关闭泵、柱温箱、检测器和电脑开关→关闭ups电源开关→拔下电源插头

C. 所用溶剂必须符合色谱法试剂使用条件

D. 流动相需经脱气、过滤后方可使用

E. 色谱系统的适用性试验通常包括理论板数、分离度、吸收系数、峰面积或峰高、校正因子和拖尾因子等指标

11. 下列药学信息服务中，属于咨询服务方法步骤的是

A. 明确提出的问题，问题归类

B. 注意非语言的运用

C. 关注特殊人群

D. 重视证据原则，强调有形证据

E. 填写用药纪录，用药评价

12. 发表在期刊上的论文、学术会议宣读的报告是

A. 零次情报　　　　　　B. 一次文献

C. 二次文献　　　　　　D. 三次文献

E. 四次文献

13. 下列不属于药学信息服务目的的是

A. 促进合理用药

B. 改善治疗效果

C. 推动医院药学服务模式的转变

D. 提高医院的收入

E. 实现药师角色的转换

14. 用药咨询不包括的内容是

A. 参与药物治疗方案的设计

B. 提供关于药品使用、贮存、运输、携带包装的方便性的信息

C. 为医师提供新药信息

D. 为护士提示常用注射药物的适宜溶媒、溶解或稀释的容积、浓度和滴速等

E. 为患者提供药品

15. 用药后出现发痒的副作用，采用的处置方法是

A. 保持安静，在医生指导下服用阿司匹林或对乙酰氨基酚

B. 喝大量的水以补充丢失的水分

C. 食物中不要加盐

D. 经常洗澡或淋浴

E. 使用加湿器或雾化器

16. 下面属于治疗药物监测实验室工作内容的是

    A. 血药浓度的测定

    B. 推荐给药剂量

    C. 向临床提供合适的抽血时间

    D. 帮助医生设计个体化给药方案

    E. 推荐给药剂型

参考答案

1.E 2.C 3.C 4.D 5.B 6.A 7.B 8.C 9.C 10.E

11.A 12.B 13.D 14.E 15.D 16.A

第二章　临床药物治疗学

第一节　药物治疗的一般原则

一、药物治疗方案制定的一般原则

药物治疗的有效性	药物治疗的有效性是选择药物的首要标准应考虑如下因素 ①只有利大于弊，药物治疗的有效性才有实际意义 ②药物方面因素：药物的生物学特性、药物的理化性质、剂型、给药途径、药物之间的相互作用等因素均会影响药物治疗的有效性 ③机体方面因素：患者的年龄、体重、性别、精神因素、病理状态、时间因素等对药物治疗效果均可产生重要影响 ④药物治疗的依从性
药物治疗的安全性	药物在发挥治疗作用的同时，可对机体产生不同程度的损害或改变病原体对药物的敏感性，甚至产生药源性疾病。保证患者的用药安全是药物治疗的前提。产生药物治疗安全性问题的原因主要有三点：药物本身固有的生物学特性、药品质量问题、药物的不合理应用
药物治疗的经济性	药物治疗的经济性是要以消耗最低的药物成本，实现最好的治疗效果。经济性要考虑治疗的总成本，而不是单一的药费 药物的经济性主要是指： ①控制药物需求的不合理增长和盲目追求新药、高价药 ②控制有限药物资源的不合理配置、资源浪费与资源紧缺 ③控制被经济利益驱动的不合理过度药物治疗
药物治疗的规范性	在药物治疗方面，往往根据疾病的分型、分期、疾病的动态发展及并发症，对药物选择、剂量、剂型、给药方案及疗程进行规范指导

历年考点串讲

常考的细节有：
1. 掌握药物治疗安全性、有效性、经济性与规范性内容。
2. 患者的年龄、体重、性别、精神因素、病理状态、时间因素等对药物治疗效果均可产生重要影响。

第二节　药物治疗的基本过程

一、药物治疗方案的确定药物

治疗药物选择的 基本原则及方法 （★★）	治疗药物选择的原则是药物的安全性、有效性、经济性，也要考虑给药的方便性

右上角：续表

治疗药物选择的基本原则及方法（★★）	①安全性：用药安全是药物治疗的前提 ②有效性：是选择药物的首要标准 ③经济性：治疗总成本，而不是单一的药费 ④方便性：可能影响患者对治疗的依从性	
给药方案制定和调整的基本原则及方法（★★）	制订药物治疗方案的原则	药物治疗方案制订的一般原则： ①为药物治疗创造条件，改善环境、改善生活方式 ②确定治疗目的，选择合适药物"消除疾病、去除诱因、预防发病、控制症状治疗并发症、为其他治疗创造条件或增加其他疗法的疗效" ③选择合适的用药时机，强调早治疗 ④选择合适的剂型和给药方案 ⑤选择合理配伍用药 ⑥确定合适的疗程 ⑦药物与非药物疗法的结合
	制订给药方案的方法	制订给药方案时，首先明确目标血药浓度范围。目标血药浓度范围一般为文献报道的安全有效范围，特殊患者可根据临床观察的药物有效性或毒性反应来确定。药物手册和说明书中推荐的标准剂量方案中的药物剂量大多数是能够保证有效血药浓度的平均剂量，一般是基于药物临床试验的研究结果制订的，属于群体模型化方案
		制订给药方案的一般策略：①获取患者的个体数据（体重，烟、酒嗜好，肝、肾疾病史等） ②按群体参数计算初始剂量方案，并用此方案进行治疗 ③患者评估：个体药效学（疗效，不良反应）和药动学（血药浓度） ④必要时按个体数据重新计算剂量方案
		根据半衰期制订给药方案：①半衰期小于30分钟：维持药物有效治疗浓度有较大困难。治疗指数低的药物一般要静脉滴注给药；治疗指数高的药物也可分次给药，但维持量要随给药间隔时间的延长而增大，这样才能保证血药浓度始终高于最低有效浓度 ②半衰期在30分钟~8小时：主要考虑治疗指数和用药的方便性。治疗指数低的药物，每个半衰期给药1次，也可静脉滴注给药；治疗指数高的药物可每1~3个半衰期给药1次 ③半衰期在8~24小时：每个半衰期给药1次，如果需要立即达到稳态，可首剂加倍 ④半衰期大于24小时：每天给药1次较为方便，可提高患者对医嘱的依从性。如果需要立即达到治疗浓度，可首剂加倍
		根据平均稳态血药浓度制订治疗方案：根据平均稳态血药浓度和给药间隔而确定给药剂量指定给药方案时应注意个体化给药，综合考虑药物和机体对药物的影响
	调整给药方案的方法	如果出现下述情况，应对标准剂量方案进行相应的调整，实行个体化治疗。 ①治疗窗改变位置：高敏性，耐受性，治疗阈与治疗上限的靶点不同；②血药浓度-时间曲线的改变：药-时曲线整体降低或升高，或大幅波动而超出治疗窗；③治疗窗和药-时曲线均改变：调整给药方案的途径包括改变每日剂量、改变给药次数或两者同时改变

历年考点串讲

常考的细节有：

1. 熟练掌握治疗药物选择的基本原则及方法。

2. 治疗指数低的药物一般要静脉滴注给药；治疗指数高的药物也可分次给药，但维持量要随给药间隔时间的延长而增大，这样才能保证血药浓度始终高于最低有效浓度。

3. 个体化治疗的适用情况。

第三节　药物不良反应

一、基本知识

<table>
<tr><td rowspan="4">不良反应的定义及分型
(★★)</td><td>定义</td><td>药物不良反应是指合格药品在正常用法用量下出现的与用药目的无关或意外的有害反应</td></tr>
<tr><td rowspan="3">分型</td><td>①A型(量变型异常)：是由药物的药理作用增强所致，其特点是可以预测、常与剂量有关，停药或减量后症状很快减轻或消失，发生率高，但死亡率低。副作用毒性反应、继发反应、后遗效应、首剂效应和撤药反应等均属A型不良反应
特点：常见；剂量相关；时间关系较明确；可重复性；在上市前常可发现</td></tr>
<tr><td>②B型(质变型异常)：是与正常药理作用完全无关的一种异常反应，一般很难预测，常规毒理学筛选不能发现，发生率低，但死亡率高。例如应用青霉素治疗量或极少量就可发生过敏反应。其特点为罕见，非预期，较严重，时间关系明确</td></tr>
<tr><td>③C型：一般在长期用药后出现，潜伏期较长，没有明确的时间关系，难以预测。其发病机制有些与致癌、致畸以及长期用药后心血管疾患、纤溶系统变化等有关。其特点为背景发生率高，非特异性(指药物)，没有明确的时间关系，潜伏期较长，不可重现，机制不清。例如妇女妊娠期服用己烯雌酚，子代女婴至青春期后患阴道腺癌</td></tr>
<tr><td>各种不良反应的发生原因及临床特征
(★★)</td><td colspan="2">①副作用：是指在治疗量出现的与治疗目的无关的不适反应。产生副作用的原因是药物选择性低。一般都较轻微，多为一过性可逆的功能变化
②毒性作用：由于患者的个体差异、病理状态或合用其他药物引起敏感性增加，在治疗量时造成某种功能或器质性损害。一般情况下，具有明显的剂量反应关系，其毒性的严重程度随剂量加大而增强。例如氨基糖苷类抗生素如链霉素、庆大霉素等具有的耳毒性
③首剂效应：某些药物在开始应用时，由于机体对药物的作用尚未适应，而引起较强烈的反应。例如哌唑嗪等降压药首次应用治疗高血压可导致血压骤降
④过敏反应(变态反应)：药物作为半抗原或全抗原刺激机体而发生的非正常免疫反应。这种反应的发生与药物剂量无关，治疗量或极小量都可发生。临床主要表现为皮疹、血管神经性水肿、过敏性休克、血清病综合征、哮喘等。例如注射青霉素引发全身性变态反应
⑤特异质反应：因先天性遗传异常，少数患者用药后发生与药物本身药理作用无关的有害反应。例如有些人肝细胞内缺乏乙酰化酶的人群服用异烟肼药物后出现多发性神经炎
⑥继发反应：由于药物的治疗作用所引起的不良后果，又称为治疗矛盾。例如耐药性葡萄球菌及白色念珠菌等大量繁殖，引起葡萄球菌假膜性肠炎或白色念珠菌病等继发感染，也称二重感染
⑦停药综合征：或称撤药反应。由于药物较长期应用，致使机体对药物的作用已经适应，一旦停用该药，就会使机体处于不适应状态，主要的表现是症状反跳。例如长期应用糖皮质激素类药，停用后引起原发疾病的复发，还可能导致病情恶化</td></tr>
<tr><td rowspan="2">不良反应的诱发因素
(★)</td><td colspan="2">药物因素：①药物本身的药理作用引起不良反应；②药物相互作用；③与制剂相关的不良反应：如药物理化性质、赋形剂等；④给药方法的影响：如给药间隔和时辰等</td></tr>
<tr><td colspan="2">非药物因素：①机体因素：如年龄、性别等。；②外在因素：如环境、饮食习惯等</td></tr>
</table>

续表

预防原则 （★）	A型不良反应的预防 ①注意药物选择：注意妊娠、哺乳及儿童用药的特殊性；掌握所用药物的禁忌证、慎用、注意事项；询问药品不良反应史 ②注意用法用量：降低剂量可避免或减轻A型不良反应 ③注意药物相互作用：避免不合理联合用药
	B型变态反应的预防：①询问药物过敏史；②注意交叉过敏；③皮试

二、监测

监测的目的和意义 （★）		药品不良反应监测虽然不能阻止不良反应的发生，但可以及早的监测不良反应，避免对人类的进一步损害，同时能够为药品的安全性提供证据 通过ADR监测，除了发现ADR，还可以发现药品质量问题、发现假药问题、发现药品的处方或标准问题、发现药物的风险大于效应的问题、发现药物安全性问题，提出安全性建议。这些方面都对药品安全监管提供了重要技术支持
监测的方法 （★）	自愿 呈报 系统	自愿报告系统是一种自愿而有组织的报告制度。目前，WHO国际药物监测合作中心的成员国大多采用这种方法 优点：简单易行，监测覆盖面大，耗资少，可发现罕见的ADR 缺点：资料可有偏差，有漏报现象，且难于避免
	集中 监测 系统	集中监测系统是指在一定时间、范围内根据研究目的进行的监测，分为： 患者源性监测——即以患者为线索了解用药及药品不良反应情况 药物源性监测——即以药物为线索对某一种或几种药物的不良反应进行考察 优点：监测结果较自愿呈报制度监测结果可靠、漏报率低，可以计算ADR的发生率以及进行流行病学研究 缺点：耗资大，花费人力物力多，由于监测范围受限制，代表性不强，结果差异大
	记录 联结 系统	通过一种独特方式（如计算机软件）把各种分散的信息（如出生、婚姻、住院史、处方、家族史等）联结起来，可能会发现与药物有关的事件即记录联结系统 成功的应用如牛津记录联结研究，发现服镇静剂与交通事故间高度相关 特点：需建立专门系统，费用昂贵
程度分级标准 （★）		轻度：指轻微的反应或疾病，症状不发展，一般无需治疗 中度：指不良反应症状明显，重要器官或系统功能有中度损害 重度：指重要器官或系统功能有严重损害，缩短或危及生命
因果关系 评价原则 （★）		Karch Lasagna评定方法：该方法将因果关系确定程度分为5级标准——肯定、很可能、可能、可疑、不可能 ①肯定：时间顺序合理；停药以后反应停止；再次使用，反应再现（激发试验阳性）；与已知药品不良反应相符合 ②很可能：无重复用药史，无法用患者疾病进行合理解释，余同"肯定" ③可能：时间顺序合理；与已知的药品不良反应相符合；患者疾病或其他治疗也可造成这样的结果 ④可疑：时间顺序合理；与已知的药品不良反应相符合；不能合理的用患者疾病进行解释 ⑤不可能：不符合上述各项指标 我国国家药品不良反应监测中心所采用因果关系评定方法系在此方法的基础上发展起来的，其评价等级分为六个等级：肯定、很可能、可能、可能无关、待评价、无法评价
		计算推算法：本法针对时间顺序，是否有其他原因引起等问题予以打分，按总分评定因果关系等级
报告范围 （新药、老药） （★★）		我国药品不良反应的监测范围包括：①上市5年以内的药品和列为国家重点监测的药品，报告该药品引起的所有可疑不良反应；②上市5年以上的药品，主要报告该药品引起的严重、罕见或新的不良反应

三、信息

来源（★）	药品不良反应信息来源包括药品说明书、参考书、工具书、报纸、杂志、会议资料、临床资料及各种宣传材料以及药品不良反应报告系统等
种类（★）	药品不良反应信息种类包括：公开发表的病例报告、ADR 报告系统的病例报告、专题研究论文、综述性资料、新闻类资料及政策法规性资料

四、药源性疾病

药源性疾病的概念（★）		药源性疾病又称药物性疾病，指药物在预防、诊断、治疗疾病过程中，因药物本身的作用、药物相互作用以及药物的使用引致机体组织或器官发生功能性或器质性损害而出现各种临床症状的异常状态
常用药品的主要不良反应与常用药物致常见药源性疾病发生原因、临床特点、防治原则（★★）	常见药源性疾病发生原因	患者的因素：年龄因素、性别因素、遗传因素、基础疾病因素、过敏反应、不良生活方式
		药物因素：①与药理作用有关的因素；②药物相互作用因素；③药物制剂因素；④药物使用因素
	临床特点	药源性疾病与病理性疾病的临床表现基本一致。最多见的药源性疾病是过敏反应
	防治原则	重视药源性疾病的危害
		提高临床安全用药水平 ①用药要有明确的指征 ②选用药物时要权衡利弊，尽量做到个体化给药，并要注意用法与用量 ③用药品种应合理，应避免不必要的联合用药，还应了解患者自用药品的情况，以免发生药物不良的相互作用 ④了解患者的过敏史或药物不良反应史，这对有过敏倾向和特异体质的患者十分重要 ⑤老年人病多，用药品种也较多，医生应提醒患者可能出现的不良反应。至于小儿，尤其是新生儿，对药物的反应不同于成人，其剂量应按体重或体表面积计算，用药期间应严密观察 ⑥孕妇用药应特别慎重，尤其是妊娠初期的 3 个月内应尽量避免使用药物，有可能使胎儿致畸形 ⑦肝病和肾病患者，除选用对肝、肾功能无不良影响的药物外，还应适量减少剂量 ⑧应用对器官功能有损害的药物时，须按规定进行相关器官的检查。如应用利福平、异烟肼时检查肝功能，应用氨基糖苷类抗菌药物时检查听力、肾功能 ⑨用药过程中应注意观察药物不良反应的早期症状或迟发反应，以便及时停药和处理 ⑩加强临床药师对临床的药学服务，临床药师要深入临床工作，及时为临床医师、护理部门及患者提供正确的药学信息，协助制定合理的给药方案，实施全面的药学监护
		加强药物安全信息的收集和交流
		药源性疾病的治疗：①停用致病药物；②排除体内残留的致病药物（输液、利尿、导泻、洗胃、催吐、透析等）；③拮抗致病药物；④调整治疗方案

五、药物流行病学（★）

基本概念	运用流行病学的原理、方法，研究药物在人群中的应用及效应的学科
研究方法	①描述性研究方法：包括：病例报告、生态学研究、纵向研究（ADR监测方法）、横断面研究 ②分析性研究方法：病例对照研究、前瞻性队列研究、实验性研究
实施应用的价值	药物流行病学的应用可推进药物安全信息的公开交流和公共健康政策的发展，还为药物警戒、药物利用度研究、效益比较研究、风险管理等方面提供支持

历年考点串讲

常考的细节有：

1.各种不良反应的发生原因及临床特征。副作用、毒性反应、首剂效应、变态反应、遗传药理学不良反应、继发反应、撤药反应。

2.监测的方法如自愿报告系统、医院集中监测系统，对重点药品进行监测。

3.程度分级标准：轻度、中度、重度。

4.常用药品的主要不良反应与常用药物致常见药源性疾病发生原因、临床特点、防治原则。

第四节　药物相互作用

一、药动学方面的相互作用

		药物在给药部位的相互作用将影响其吸收，多数情况下表现为妨碍吸收
吸收过程的药物相互作用（★★★）	胃肠道 pH 的影响	①对药物溶解度的影响：固体药物必须首先溶解于体液中，才能进行跨膜扩散。例如：某些抗真菌药物如酮康唑和伊曲康唑，要在胃内的酸性环境中充分溶解，进而在小肠中吸收。若合用升高胃内 pH 的药物，如质子泵抑制剂、H_2 受体阻断剂和抗酸药，可显著减少这些药物的吸收，降低血药浓度 ②对药物解离度的影响：药物在胃肠道的吸收主要通过被动扩散方式进行，药物的脂溶性是决定这一被动扩散过程的重要因素。大多数溶解在体液中的药物都是以解离型和非解离型混合存在的。非解离型药物脂溶性较高，易扩散通过生物膜；而解离型药物脂溶性较低，扩散能力比较差。因此药物与能改变胃肠道 pH 的其他药物合用，其吸收将会受到影响。例如水杨酸类药物在酸性环境的吸收较好，若同时服用碳酸氢钠，将减少水杨酸类药物的吸收
	胃肠运动影响	由于药物的主要吸收部位在小肠，故改变胃排空、肠蠕动速率的药物能明显地影响其他药物到达小肠吸收部位的时间和在小肠的滞留时间，而影响它们的吸收。促胃动力药如：甲氧氯普胺、多潘立酮、西沙必利可使药物提前进入肠道
	络合作用的影响	机制：含二价或三价金属离子的化合物如：钙、镁、铝、铋、铁、锌等盐与其他药物在胃肠道内形成难溶的和难以吸收的络合物，影响其他药物的吸收 举例：容易被螯合的药物有四环素、喹诺酮类、地高辛等 防范措施：避免将上述两类药物同时服用

续表

吸收过程的药物相互作用（★★★）	吸附作用的影响	活性炭、白陶土、阴离子交换树脂（如考来烯胺）有较强的吸附作用，可使一些与其同服的药物吸收减少
	食物的影响	①多数情况——食物减少药物吸收 ②有时——食物增加药物吸收：螺内酯、青霉素类、头孢菌素类、大环内酯类 ③食物中脂肪——可增加脂溶性药物的吸收。脂溶性强的药物如：抗生素的酯化物、灰黄霉素、地高辛、维生素 B_2 等
	肠吸收功能的影响	细胞毒类抗肿瘤药如甲氨蝶呤、卡莫司汀、长春碱等能破坏肠壁黏膜，从而妨碍其他药物的吸收
	肠道菌群改变的影响	例如口服地高辛后，约在 10% 的患者肠道中，地高辛能被肠道菌群大量代谢灭活。红霉素、四环素和其他广谱抗菌药物能抑制这些肠道菌群，可使地高辛血药浓度增加一倍
	其他因素的影响	如局麻药加入缩血管药，可以减少局麻药吸收，延长麻醉效果
分布过程的药物相互作用（★★★）	竞争蛋白结合部位	药物经吸收进入血液循环后，有一部分与血浆蛋白发生可逆性结合，称结合型，另一部分为游离型。结合型药物有以下特性：①不呈现药理活性；②不能通过血管壁；③不被肝脏代谢；④不被肾排泄 当药物合用时，它们可在蛋白结合部位发生竞争，结果是与蛋白亲和力较强的药物可将另一种亲和力较强弱的药物从血浆蛋白结合部位置换出来，使后一种药物的游离型增多。由于只有游离型的药物分子才有药物活性，能被代谢或排泄，因此这种蛋白结合的置换可对被置换药的药动学与药效学产生一定的影响。一般认为，被置换的药物须具备以下特性：①分布容积小；②半衰期长；③治疗窗窄
	改变组织血流量	一些作用于心血管系统的药物能改变组织的血流量。例如去甲肾上腺素减少肝脏血流量，减少利多卡因在其主要代谢部位中的分布量，从而明显减慢该药的代谢，使血药浓度增高；反之，异丙肾上腺素增加肝脏的血流量，因而增加利多卡因在肝中的分布与代谢，使其血药浓度降低
	改变组织结合位点的竞争置换	与药物在血浆蛋白上的置换一样，类似的反应也可发生于组织结合位点上，而且置换下来的游离型药物可返回到血液中，使血药浓度升高。由于组织结合位点的容量一般都很大，这种游离型药物浓度的升高通常都是短暂的，但有时也能产生有临床意义的药效变化。例如奎尼丁将地高辛从骨骼肌的结合位点上置换下来，使地高辛的血药浓度增高，引起毒性反应
代谢过程的药物相互作用（★★★）	酶诱导作用	一些药物能增加肝药酶的合成或者提高肝药酶的活性，称之为酶诱导。它们通过酶诱导作用可使其他药物加速代谢，而失效亦加快。对于前体药物，则可使其加速转化为活性物而加强作用。在多数情况下，酶诱导没有大的临床意义，但对于一些治疗窗窄的药物可严重影响治疗效果，甚至导致不良反应的发生
	酶抑制作用	一些药物能减少肝药酶的合成或者降低肝药酶的活性，称之为酶抑制。肝药酶抑制的结果可使其他药物的代谢受阻，消除减慢，血药浓度高于正常，药效增强，同时也有引起中毒的风险 酶抑制能否引起有临床意义的药物相互作用取决于：①目标药的毒性及治疗窗的大小；②是否存在其他代谢途径；③细胞色素的 P450 酶的遗传多态性，分为快代谢型和慢代谢型两种表型 有些药物在体内通过各自的灭活酶而被代谢，这些灭活酶若被抑制，将加强相应药物的作用

续表

排泄过程的药物相互作用（★★★）	影响药物肾排泄的相互作用发生在肾脏，主要表现在	改变尿液的pH值	药物的脂溶性高低与它的解离度有关。改变尿液的pH可以明显改变弱酸性或弱碱性药物的解离度，从而改变药物重吸收程度。酸性药在酸性环境或碱性药在碱性环境时药物在肾小管的重吸收增加，尿中排泄量减少；反之，酸性尿及碱性尿分别促进碱性药与酸性药在尿中的排泄。例如，苯巴比妥、水杨酸类中毒时，给予碳酸氢钠碱化尿液使药物解离度增大，重吸收减少，增加排泄
排泄过程的药物相互作用（★★★）	影响药物肾排泄的相互作用发生在肾脏，主要表现在	干扰肾小管分泌	两种或两种以上通过相同机制排泌的药物联合应用，就可以在排泌部位上发生竞争性抑制现象。易于排泌的药物占据了孔道，使那些相对较不易排泌的药物的排出量减少而潴留。使之效应加强，甚至出现毒性。例如丙磺舒和青霉素竞争肾小管上的酸性转运系统，可延缓青霉素的排泄，使其能够较长时间停留在体内发挥较持久的抗菌疗效
		影响肾脏血流	肾脏在排泄肾提取率高（>0.7）的药物时受肾血流量的影响较大，所以能减少肾脏血流量的药物可妨碍药物的经肾排泄。肾脏的血流量部分受到肾组织中扩血管的前列腺素生成量的调控，例如当服用锂盐的患者又要合用某种非甾体抗炎药（如吲哚美辛等）时，则锂的排泄量会减少并伴有血清锂水平的升高，此时应密切监测血清锂的水平

二、药效学方面的相互作用

作用于同一部位或受体的协同作用和拮抗作用（★★）	协同作用 ①药理作用增加：例如安定药与中枢抑制药（镇静催眠药、全身麻醉药、镇痛药、乙醇等）合用，能够明显加强中枢抑制药的作用 ②治疗作用和副作用相加：有些药物的治疗作用和其他药物的副作用可产生性质协同的相互作用。例如，治疗帕金森的抗胆碱药与具有抗胆碱副作用的其他药物（如氯丙嗪、H_1受体阻断药、三环类抗抑郁药）合用时，引起胆碱能神经功能过度低下的中毒症状，表现为中毒性精神病、回肠无力症等 ③不良反应相加：如耳毒性、肾毒性、肝毒性、骨髓抑制等。氨基糖苷类与两性霉素B合用可致肾毒性增加
	拮抗作用：两种药物在同一部位或受体上产生的拮抗作用叫做竞争性拮抗。临床上利用这种拮抗作用来纠正另一类药物的有害作用，例如阿片受体拮抗剂纳洛酮抢救吗啡过量中毒
作用于不同部位的协同作用和拮抗作用（★）	协同作用：一些药物能作用于生化代谢系统的不同环节，例如合用甲氧苄啶与磺胺药，磺胺药是二氢叶酸合成酶抑制剂，而TMP是二氢叶酸还原酶抑制剂，两药合用可双重阻断四氢叶酸的合成，增强磺胺药的抗菌作用数倍至数十倍，甚至出现杀菌作用。
	拮抗作用：作用物与拮抗物作用于不同受体或部位产生的拮抗作用叫做非竞争性拮抗。例如左旋多巴不宜与维生素B_6合用，因为左旋多巴（治疗帕金森病）能通过血–脑屏障，在中枢部位被多巴脱羧酶脱去羧基转变为多巴胺而起作用。由于外周组织中也有大量的多巴脱羧酶，而维生素B_6是多巴脱羧酶的辅基，增加外周多巴脱羧酶的活性，加速左旋多巴在外同部位转变为多巴胺，使左旋多巴进入中枢的量减少，降低左旋多巴的疗效
对作用部位的增敏作用（★）	一种药物可使组织或受体对另种药物的敏感性增强，称为增敏作用。例如排钾利尿药可降低血钾浓度，使心脏对强心苷药物的敏感性增强，容易发生心律失常

![历年考点串讲]

常考的细节有：
1. 吸收、分布、代谢、排泄的药物相互作用。
2. 作用于同一部位或受体的协同作用和拮抗作用。

第五节　特殊人群用药

一、特殊人群用药

	对药动学影响较大的是血浆白蛋白浓度、胃肠运动、肾小球滤过率方面的改变	
妊娠期药动学特点（★★）	药物吸收	妊娠期间胃酸分泌减少，胃肠活动减弱，胃排空时间延长，使口服药物的吸收延缓，达峰时间延长且峰值常偏低，但难溶性药物因药物通过肠道的时间延长而生物利用度提高；早孕呕吐也可导致药物吸收减慢减少；此外，妊娠妇女心输出量增加30%，肺通气加大，肺容量增加，这一变化可促进吸入性药物（如麻醉气体）在肺部的吸收
	药物分布	妊娠期孕妇血浆容积增加约50%，体重平均增长10~20kg，体液总量平均增加8L，细胞外液增加约1.5L，故妊娠期药物分布容积明显增加，如果没有其他药代动力学变化补偿的话，一般讲孕妇的血药浓度低于非妊娠妇女；此外，药物还会经胎盘向胎儿分布，则药物需要量应高于非妊娠期妇女。妊娠期间白蛋白生成速度加快，但血浆容积增大，使血浆蛋白的浓度相对较低；同时，妊娠期很多蛋白结合部位被内泌素等物质占据，蛋白结合能力下降，使药物游离部分增多，孕妇用药效力增高，因而在考虑药物作用时，应兼顾血药浓度及游离型和结合型的比例
	药物代谢	妊娠期间孕激素浓度增高，引起肝脏微粒体药物羟化酶活性增加，故妊娠期苯妥英钠、苯巴比妥等药物羟化过程加快；但妊娠期高雌激素水平的影响，使胆汁在肝脏内淤积，药物在肝脏的清除速度减慢
	药物排泄	妊娠期肾血流量增加25%~50%，肾小球滤过率持续增加50%，多数药物的消除相应加快，尤其是主要经肾排出的药物，如硫酸铁、地高辛、碳酸锂等。在应用抗菌药如氨苄西林、苯唑西林等时，为维持有效的抗菌浓度，必须适当增加用量，但妊娠晚期仰卧位时，肾血流量减少又使肾排出的药物作用延缓，所以孕妇应采用侧卧位以促进药物排泄，再加妊娠高血压症孕妇，因其肾功能受影响，药物排泄减慢减少，反使药物容易在体内蓄积，应加以重视
药物通过胎盘的影响因素（★★）	胎盘药物转运的主要方式有被动转运、主动转运、胞饮作用、膜孔或细胞裂隙通过	
	胎盘因素	①胎盘的发育和成熟程度：胎盘的发育程度不同，影响胎盘药物转运，随着孕期的发展，绒毛膜数量增加，母儿间接触面积越来越大，胎儿血管与绒毛膜间隙组织的厚度也越来越薄，这都有利于药物通过胎盘到达胎儿；此外，胎盘的成熟程度不同，其生物功能也有差异，影响药物转运 ②胎盘的血流量：胎盘的血流量对药物经胎盘的转运有明显影响，母亲子宫收缩时，胎盘的血流量减少，药物由母亲血液循环通过胎盘进入胎儿血液循环的量随之减少 ③胎盘屏障：妊娠期孕妇患感染性疾病，合并糖尿病、心脏病、妊娠高血压症等，常能破坏胎盘屏障，使正常情况下不易通过胎盘屏障的药物变得容易通过

药物通过胎盘的影响因素（★★）	胎盘因素	④胎盘的药物代谢：胎盘含有某些药物的代谢酶，对某些药物可以进行代谢。主要的有催化药物氧化的氧化酶，以及对内源性生物活性物质进行代谢的其他代谢酶。因此胎盘组织本身就可以对一些药物，如对芳香族化合物进行羟化代谢、脱甲基代谢等。虽然胎盘的药物代谢活性远较母亲和胎儿的肝脏代谢小，但对皮质激素等内源性物质有重要的生物学意义
	母体因素	药物通过胎盘转运的程度和速度与孕妇体内的药物动力学过程有密切的关系，受其影响和支配
	药物因素	①药物的脂溶性：脂溶性高的药物易经过胎盘扩散到胎儿血液循环如安替比林、硫喷妥钠；相反，非脂溶性的药物通过胎盘的速度很慢，如筒箭毒碱、肝素等 ②药物分子的大小：小分子量药物比大分子量的扩散速度快，水溶性的小分子(分子量250~500)的药物易通过胎盘屏障；较大分子量(500~1000)的药物难以通过，如多肽及蛋白质；分子量大于1000的几乎不能通过胎盘 ③药物的解离程度：离子化程度低的经胎盘渗透较快，如水、尿素及其他未负电荷的小分子物质比 Na^+、K^+ 及 Cl^- 通过胎盘的速度快 ④药物与蛋白的结合力：通过胎盘的药量与药物的蛋白结合力成反比，药物与蛋白结合后分子量越大越不易通过胎盘
药物对妊娠期不同阶段胎儿的影响（★★）	妊娠前期	应防止妇女可能在妊娠前已接触过有致畸危险的药物，甚至父体用药，药物通过精子或精液影响胚胎的正常发育造成后代致畸的可能
	着床前期（受精后两周内）	着床前期是指卵子受精至受精卵着床于子宫内膜前的这段时期，此时期的受精卵与母体组织尚未直接接触，胚胎发育正处于细胞增殖早期，细胞还没有进行分化，药物损害常导致极早期流产，如只有部分细胞受损，补偿机制可使胚胎继续发育而不发生后遗问题，故如在此期曾短期服用少量药物，不必过分忧虑
	晚期囊胚着床至12周左右	妊娠12周内是药物致畸最敏感的时期，是胚胎、胎儿各器官处于正度分化迅速发育、不断形成的阶段，首先是心脏、脑开始分化发育，随后是眼、四肢等药物损害可影响器官形成，导致畸形，药物毒性作用出现越早，发生畸形可能越严重
	妊娠12周至分娩	胎儿各器官已分化完成，药物致畸作用明显减弱，但对于尚未分化完全的器官，某些药物还可能对其产生影响，使胎儿发育迟缓或造成某些功能缺陷，如胎儿牙齿、生殖系统。而神经系统因在整个妊娠期间持续分化发育，药物对神经系统的影响可以一直存在
	分娩期	分娩活动虽属正常生理过程，但在分娩过程中出现产妇的合并症、并发症或胎儿出现宫内窘迫时均需用药，亦应注意药物对胎儿的影响
药物妊娠毒性分级（★★★）		美国食品药品管理局(FDA)根据药物对胎儿的致畸情况，将药物对妊娠妇女的治疗获益和胎儿的潜在危险进行评估，将药物分为 A、B、C、D、X 五个级别
	A级	经临床对照研究，未见药物在妊娠早期与中、晚期对胎儿有危害作用。包括维生素（A、B、C、D、E）、左甲状腺素钠、叶酸、泛酸、KCl
	B级	经动物实验研究，未见对胎儿有危害，无临床对照试验。或动物研究实验中表现有副作用，但并未在临床研究中得到证实

续表

药物妊娠毒性分级（★★★）	C 级	动物实验表明，对胎儿有不良影响，没有临床对照试验。或没有进行动物和临床研究
	D 级	临床对照或观察试验有足够证据证明对胎儿有危害，但治疗获益可能超过潜在危害
	X 级	各种实验证实会导致胎儿异常，禁用于妊娠或即将妊娠的妇女
		需要强调的是，以上分类是在药物常用剂量下评价妊娠期妇女用药对胎儿的危害性，药物作用有剂量的差异，当 A 类药物大剂量时则可能产生 C 类药或 X 类药的危害。这一分类系统是评估药物对妊娠妇女的治疗获益和对胎儿的潜在危险，并不反映药物的真正毒性大小，例如口服避孕药毒副作用小，但标记为 X 类，只是因为妊娠期间没有必要使用该类药物
妊娠期用药原则（★★★）		妊娠期用药需有明确指征，应采用疗效肯定、不良反应小且已明确的老药，并且注意用药时间、疗程和剂量的个体化，必要时需测定血药浓度以及时调整剂量。对尚未搞清是否有致畸危险的新药尽量避免使用；小剂量有效地避免用大剂量；单药有效的避免联合用药（对致病菌不明的重症感染患者使用抗菌药时例外）；用药时需清楚地了解妊娠周数，在妊娠头 3 个月是胚胎器官形成期，应尽量避免使用药物，如应用可能对胎儿有影响的药物时，要权衡利弊以后再决定是否用药；若确实病情需要，也不应过于顾虑而延误母体必要的治疗需求，因为一些疾病，如糖尿病、癫痫的惊厥发作、子宫内感染（如梅毒）等也有致畸的可能，若病情急需，应用肯定对胎儿有危害的药物，则应先终止妊娠后再用药

二、哺乳期妇女用药

| 药物的乳汁分泌（★★） | ①药物的脂溶性：脂溶性较高的药物易穿透生物膜进入乳汁
②药物分子的大小：药物的分子量越小越容易转运
③母体的游离性药物浓度：乳母体内的游离型药物浓度越高，则药物分子向低浓度区域的被动扩散就越容易
④乳母服药的剂量大小和疗程长短
⑤血浆与乳汁的 pH 差：正常乳汁的 pH 低于血浆，分子量小、脂溶性高而又呈弱碱性的药物在乳汁中含量越高 |
| 哺乳期合理用药原则（★★★） | 宜选用正确的用药方式。最安全的办法是在服药期间暂时不哺乳或少哺乳 |

三、新生儿用药

| 新生儿药动学（★） | ①药物的吸收：很难估计新生儿口服给药的吸收量；应尽量避免给新生儿尤其是早产儿肌内或皮下注射；危重患儿须静脉给药；经皮给药吸收迅速广泛
②药物的分布：小儿体液比重大，排出减慢；血浆蛋白浓度低，游离浓度升高；脂肪含量相对少，游离型药物浓度升高；血-脑屏障不完善，脂溶性易分布入脑
③药物的代谢：慢
④药物的排泄：慢 |
| 药物对新生儿的不良反应（★★★） | ①对药物有超敏反应：新生儿中枢神经系统尚未健全，对中枢神经系统的药物敏感。例如常规剂量的洋地黄即可出现中毒
②溶血、黄疸和核黄疸：与血浆蛋白结合率高的药物，如磺胺药，地西泮、阿司匹林和合成的维生素 K 等——可将已与血浆蛋白结合的胆红素竞争性置换出来，增加的游离型胆红素可透过血-脑屏障引起脑核黄疸，故出生一周内的新生儿应禁用上述药物 |

续表

药物对新生儿的不良反应（★★★）	③高铁血红蛋白血症：新生儿若服用具有氧化作用的药物，有诱发高铁血红蛋白血症的可能，应慎重 ④出血：新生儿肝功能未完善，其凝血功能也不健全，故用药稍不当即可引起出血 ⑤神经系统毒性反应：如吗啡类对新生儿、婴幼儿呼吸中枢的抑制作用特别明显；抗组胺药、苯丙胺、氨茶碱、阿托品可致昏迷或惊厥 ⑥灰婴综合征：新生儿服用氯霉素，发展为循环衰竭，全身呈灰色称为"灰婴综合征"，其死亡率很高，如必须使用，其治疗药物范围控制在 10~25mg/L
合理用药原则（★★★）	①日龄、胎龄、病理等因素使不同个体的药物代谢有较大差异，即使严格按千克体重计算剂量投药，血浆中药物浓度也可能相差很大 ②新生儿禁用的抗生素：四环素类、磺胺类（复方磺胺甲噁唑例外）、喹诺酮类；耳毒性较大的氨基糖苷类；新生霉素、硝基呋喃类、多黏菌素类、杆菌肽、乙胺丁醇等 ③药物安全及中毒范围较窄，不良反应发生率较儿童及成人高 2~3 倍。新生儿宜按照不同日龄的药代动力学参数调整用药剂量和给药间隔
剂量计算（★★★）	计算药物剂量的基本公式为： $D = \Delta C \times V_d$ D 为药物剂量（mg/kg）；ΔC 为血浆药物峰谷浓度差（mg/L）；ΔC = 预期的药物血液浓度 - 起初的药物血浓度。首次剂量计算时，起初的药物血浓度为 0，以后的剂量计算，ΔC 为本次剂量所预期的高峰血浓度（峰浓度）与首次剂量的低峰血浓度（谷浓度）之差；V_d 为分布容积（L/kg）
	负荷量和维持量的计算方法 ①首次负荷量计算公式为 $D = C \times V_d$ C 为预期达到的血药浓度 ②维持量和输注速度计算公式为 $K_0 = K \times C_{ss}$ K_0 为滴注速率 [mg/（kg·min）]；K 为药物消除速率常数（min⁻¹）；C_{ss} 为稳态血药浓度（mg/L）

四、儿童用药

儿童药效学方面的改变（★★）	①药酶活性不足引起的药效学改变：药酶活性不足可引起的某些药物作用或毒性增加；使用与胆红素竞争力强的药物可致高胆红素血症 ②使用具有氧化作用的药物可致高铁血红蛋白血症：使用具有氧化作用的药物如硝基化合物、对氨基水杨酸、非那西丁、氯丙嗪、磺胺等，均可能引起高铁血红蛋白血症 ③神经系统特点对药效的影响：小儿神经系统发育不完善，其胆碱能神经与肾上腺素能神经调节不平衡，血-脑屏障不成熟，对各类药物表现出不同反应。如氨基糖苷类抗生素能使婴幼儿听神经受损而成聋哑儿 ④小儿消化道特点与用药：药物过量容易产生毒性和副作用 ⑤泌尿系统对药物作用的影响：易受药物伤害 ⑥药物对小儿生长发育的影响：例如糖皮质激素在影响钙盐吸收的同时，还影响骨骼钙盐代谢，导致骨质疏松、脱钙，严重者发生骨折，影响生长发育 ⑦其他：有的药物在乳汁中浓度高，可通过母乳进入婴儿体内发生作用；外用药物可使小儿吸收过度而中毒；某些儿童在儿科的使用目的可与成人不同

儿童药动学方面的改变（★★）	①吸收 口服：小儿胃酸度相对较低，胃排空时间较快 肌内注射：油脂类药物难以吸收，故肌内注射后药物吸收不佳 皮下注射：目前已经很少采用注射量较大的液体或药物 ②分布：小儿体液量比成人相对为多，故药物在体液内分布相对多，应用剂量相对较大 ③与蛋白质结合：小儿药物的蛋白结合率比成人低，其主要原因是：血浆蛋白水平较成人低；蛋白与药物结合能力差；小儿特别是婴幼儿由于肾脏泌氨排氢作用较弱，血 pH 偏低，常影响药物与蛋白质的结合 ④代谢：小儿年龄越小，各种酶活性较低或缺乏，使代谢减慢，易致药物在体内蓄积 ⑤排泄：年龄越小，肾脏滤过及浓缩、排泄功能越不完善，特别是早产儿，故药物剂量和用药间隔都要改变	
儿童用药的一般原则（★★★）	①严格掌握适应证：特别是对中枢神经系统、肝、肾功能有损害的药物尽可能不用或少用 ②注意给药途径和方法：口服给药为首选，肌内注射给药要充分考虑注射部位的吸收状况；栓剂和灌肠剂对儿童不失为一种较安全的剂型，但目前品种较少；儿童皮肤吸收较好，然而敏感性高，不宜使用含有刺激性较大的品种 ③严格掌握用药剂量：严格掌握用药剂量儿童用药，特别是新生儿、婴幼儿用药。目前儿童剂量的计算方法很多，有年龄折算法、体重折算法、体表面积折算法等，可选择使用 ④严密观察用药反应	
剂量计算方法（★★★）	根据成人剂量按小儿体重计算	①小儿剂量 $= \dfrac{\text{成人剂量} \times \text{小儿体重（kg）}}{70}$ 但对年幼儿剂量偏小，而对年长儿，特别是体重过重儿，剂量偏大 ②根据推荐的小儿剂量按小儿的体重计算：每次（日）剂量 = 小儿体重 × 每次（日）药量 /kg
	根据小儿年龄计算	① Fried 公式：婴儿量 $= \dfrac{\text{月龄} \times \text{成人量}}{150}$ ② Young 公式：儿童量 $= \dfrac{\text{年龄} \times \text{成人量}}{\text{年龄} +12}$ ③其他公式： 1 岁以内用量 =0.01 ×（月龄 +3）× 成人剂量 1 岁以上用量 =0.05×（月龄 +2）× 成人剂量 根据年龄计算的方法不太实用，很少被儿科医生采用，但对某些计量不需要十分精确的药物，如止咳药、消化药，仍有以年龄计算
	根据体表面积算	小儿剂量 = 成人剂量 × 小儿体表面积（M）/1.73m² 这种计算比较合理，但比较繁琐，首先要计算小儿体表面积： 体表面积 =（体重 ×0.035）+0.1 此公式不适宜体重大于 30kg 以上的小儿，对 10 岁以上儿童，每增加体重 5kg，增加体表面积 0.1m²。体重超过 50kg 时，则每增加体重 10kg，增加体表面积 0.1m²
	根据成人剂量折算	初生 ~ 1 个月小儿用药相当于成人计量的比例为：1/18 ~ 1/14 1 个月 ~ 6 个月小儿用药相当于成人计量的比例为：1/14 ~ 1/7 6 个月 ~ 1 岁小儿用药相当于成人计量的比例为：1/7 ~ 1/5 1 ~ 2 岁小儿用药相当于成人计量的比例为：1/5 ~ 1/4 2 ~ 4 岁小儿用药相当于成人计量的比例为：1/4 ~ 1/3 4 ~ 6 岁小儿用药相当于成人计量的比例为：1/3 ~ 2/5 6 ~ 9 岁小儿用药相当于成人计量的比例为：2/5 ~ 1/2 9 ~ 14 岁小儿用药相当于成人计量的比例为：1/2 ~ 2/3 但总的印象是剂量偏小，然而较安全

续表

剂量计算方法（★★★）	按药动学参数计算	血药浓度 = $\dfrac{剂量 \times 生物利用度 / 给药间隔}{分布容积 \times 消除速率常数}$ 虽然这种方法合理，但是由于我国目前血药浓度监测还不普遍，使其在临床应用方面还受一定限制

五、老年人用药

	老年人对药物的反应性改变	靶器官对某些药物的敏感性增加，可提高药效。对少数药物的反应性降低，即靶器官对药物的敏感性降低，故老年人使用普萘洛尔反应降低
老年人药效学方面的改变（★★）	老年人用药个体差异大个体差异大的原因	①遗传因素和老化进程有很大差别 ②各组织器官老化改变不同 ③过去所患疾病及其影响不同 ④多种疾病多种药物联合使用的相互作用 ⑤环境、心理素质等
	老年人药物的不良反应增多	在 75 岁以上的老人中最常见。药物不良反应的普遍发生是老年人的一个重大问题，大多数不良事件与剂量相关，而不是特异体质或过敏现象。老年患者不良反应危险性增加的其他因素有： ①药物不良反应的既往史 ②因多种病症而使用多种药物 ③肾脏和肝脏功能紊乱 ④疾病表现不典型，临床评价不恰当 ⑤患者用药的依从性差，体内药物消除情况改变
老年人药动学方面的改变（★★）	吸收	老年人胃酸分泌减少，弱酸性药物的吸收可能减少而弱碱性药物的吸收则可能增多
	分布	①机体组成变化：老年人由于水分减少，脂肪组织增加，因而水溶性药物分布容积减少，血药浓度增高；而脂溶性药物分布容积增大，血药浓度较低 ②血浆蛋白含量：老年人血浆蛋白约减少 20%，但药物与血浆蛋白的结合率变化不大。在老年人单独应用血浆蛋白结合率高的药物时，血浆蛋白含量的降低对于该药在血浆中自由药物浓度的影响并不明显
	代谢	老年人的代谢功能随年龄增长而相应降低，主要是肝重量、有功能的肝细胞数减少、肝血流量下降及肝微粒体酶活性降低等因素所致。值得注意的是有些肝药酶在老年人体内活性并不降低，如乙醇的脱氢酶、异烟肼等，这些药物在体内的代谢并不减慢
	排泄	主要经肾脏排泄的药物其排泄量随年龄增长而减少，这是老年患者易致药物蓄积中毒的主要原因之一。为此，老年人应用地高辛、头孢菌素等药物，半衰期均有相应延长，应相应减少剂量
老年人用药的一般原则（★★★）		①药物的选择：配伍用药不宜超过 3~4 种，因为过多的同类型或相似副作用的药物合并应用，会加重不良反应；有些药物对老年人可致严重或罕见副作用的药物，需慎用或应用时密切观察不良反应的发生，以便及时停药 ②剂量的选择：应用最低有效剂量开始治疗，或者是由小剂量逐渐加大以求找到最合适的剂量，一般采用成年人的 1/2~2/3 或 3/4 的剂量，最好是剂量个体化，这对主要由肾排泄而治疗指数较小的药物尤为重要。尽量避免老年人长期用药，以防蓄积中毒；许多老年人吞药有困难，故不宜选用片剂或胶囊等固体制剂而改用液体制剂；老年人胃肠道功能不稳定，所以不宜服用缓释制剂 ③给药方法的选择：应尽量简化治疗方案

历年考点串讲

常考的细节有：

1.妊娠期母体的生理功能在心血管系统、血液系统、血流量、呼吸系统、胃肠道系统、肾功能等方面发生改变，从而改变母体内药物的体内过程和作用。

2.最安全的办法是在服药期间暂时不哺乳或少哺乳。

3.药物对新生儿的不良反应。

4.儿童用药剂量计算方法。

5.老年人用药的一般原则。

第六节　疾病对药物作用的影响

一、肝脏疾病对药物作用影响

药动学的影响 （★★）	肝脏疾病对药物吸收的影响	首关消除又称首过效应，即口服药物在胃肠道吸收后，首先要经过门静脉到肝，大部分药物被破坏灭活再进入体循环，使进入血液循环的有效药量大大减少。在慢性或严重肝病时，由于有效肝血流量降低，也可使一些口服药物肝脏首关消除减少生物利用度提高，血药浓度上升，如水杨酸类、利多卡因、氯丙嗪、吗啡等
	肝脏疾病对药物分布的影响	药物进入血液后，多数能不同程度地与血浆蛋白结合，肝脏尤其是在严重肝功能不全时，因肝脏蛋白合成减少或血浆中脂肪酸、尿素及胆红素等内源性抑制物的蓄积使血浆白蛋白减少，药物血浆蛋白结合率降低，原来结合率高的药物，游离型明显增加，但只在伴有药物消除减慢时肝病引起的血中游离型药物浓度的增高才可能造成毒剧反应，此时用药应谨慎，注意减量或从小剂量开始，并加强监护
	肝脏疾病对药物代谢的影响	肝脏是药物在体内代谢的主要器官，肝功能障碍时，对机体的药物代谢产生影响。一般来说，药物代谢受影响的程度与肝脏疾病的严重程度成正比。影响药物在肝脏代谢的因素很多，其中以肝药酶活性和肝血流量的影响较为明显
	肝脏疾病对药物排泄的影响	肝脏疾病、胆道阻塞或肺部疾患所致的肝缺氧，将阻碍药物经胆汁排泄致血浆内药物总浓度升高，如红霉素、利福平、四环素、地高辛、螺内酯及甾体激素等
肝病患者的药物应用 （★★）		肝病时许多药物消除速率减慢，血药浓度升高，但一般不超过正常血药浓度的2～3倍 ①慎重选择药物：评价应用药物的益处和风险，益处大于风险时方可使用。禁用或慎用经肝脏代谢活化后才起效的药物；慎用经肝脏代谢且不良反应多的药物，尽量用主要经肾脏消除的药物；禁用或慎用可诱发肝性脑病的药物；禁用或慎用肝毒性药物，避免肝功能的进一步损害 ②注意给药方式：降低剂量、延长给药时间或从小剂量开始，小心逐渐加量；必须使用有效血药浓度范围窄、毒性大的药物或对肝脏有毒性的药物时应进行血药浓度监测及严密的生化监护

二、肾脏疾病对药物作用影响

影响药物肾脏排泄量的因素 （★）	①肾小球滤过减少：如地高辛、普鲁卡因胺、氨基糖苷类抗菌药物都主要经肾小球滤过而排出体外。急性肾小球肾炎患者肾小球滤过率下降，上述药物排泄减慢 ②肾小管分泌减少：肾脏疾病时有机酸竞争，使弱酸性药物排出减少 ③肾小管重吸收增加：弱酸性药物重吸收增加 ④肾血流量减少：滤过、分泌、重吸收均可能发生障碍，从而导致药物经肾排泄减少

续表

肾病时的给药方案调整（★★）	选药的注意事项	①避免或慎用肾毒性药物 ②原形或活性代谢产物主要从肾脏排出的药物须减量或延长给药间隔 ③选用那些在较低浓度即可生效或毒性较低的药物 ④主要通过肝脏代谢的药物可用常用剂量 ⑤选用疗效易衡量判断或毒副反应易辨认的药物
	减少药物剂量	首次先给予正常剂量，以后根据肾衰竭程度按正常间隔时间给予较小维持量 $$肾衰竭时药物维持量程 = \frac{正常时血肌酐浓度（1.3mg/dl）\times 正常时药物维持量}{肾衰竭时血肌酐浓度}$$ 肾功受损严重，血肌酐大于 10mg/dl 时，用此法无参考价值
	延长给药间隔时间	正常剂量，延长给药间隔时间维持药效 $$肾衰竭时药物维持量 = \frac{患者血肌酐浓度 \times 正常给药间隔时间}{正常血肌酐浓度（1.3mg/dl）}$$ 给药间隔较长，药物血浓度波动较大，使得维持有效血浓度时间短而影响药效
	个体化给药方案	以上两种方法简便，但未考虑年龄、体重、性别及肾外排泄等因素，准确性欠佳 对毒性大的氨基糖苷类抗菌药物、万古霉素、去甲万古霉素等进行血药浓度监测，制定个体化给药方案是最理想的方法。可按峰－谷浓度法估算剂量或按药动学方法计算给药剂量及间隔

历年考点串讲

常考的细节有：

1. 肾病时的给药方案调整。

2. 对毒性大的氨基糖苷类抗菌药物、万古霉素、去甲万古霉素等进行血药浓度监测，制定个体化给药方案是最理想的方法。可按峰－谷浓度法估算剂量或按药动学方法计算给药剂量及间隔。

3. 肝病时许多药物消除速率减慢，血药浓度升高。应慎重选择药物及注意给药方式。

第七节　呼吸系统常见病的药物治疗

一、急性上呼吸道感染

治疗原则（★★）		①一般治疗原则：保持室内空气流通、多休息、戒烟、多饮水、补充适当的维生素 ②用药目的与原则：可选利巴韦林以及中药治疗，细菌感染予以抗感染治疗。宜给予抗组胺药、解热镇痛药、鼻咽减充血药等对症治疗
治疗药物选择（★★）	急性细菌性咽炎及扁桃体炎	应选择针对 β 型溶血性链球菌感染选用抗菌药物；抗菌治疗以清除病灶中细菌为目的，疗程需 10 天 药物选择与合理应用： ①青霉素为首选，可肌内注射普鲁卡因青霉素或口服青霉素 V，也可口服阿莫西林，疗程均为 10 天。某些患者的依从性差，可予苄星青霉素单剂肌内注射 ②青霉素过敏患者可口服红霉素等大环内酯类，疗程 10 天 ③其他可选药有口服第一代或第二代头孢菌素，疗程 10 天

续表

治疗药物选择（★★）	急性细菌性中耳炎	药物选择与合理应用： ①初治宜口服阿莫西林 ②其他可选药物有复方磺胺甲噁唑和第一代、第二代口服头孢菌素 ③青霉素过敏患者除有青霉素过敏休克史者外，确有用药指征时可慎用头孢菌素类
	急性细菌性鼻窦炎	初始治疗宜选用能覆盖肺炎链球菌、流感嗜血杆菌和卡他莫拉菌的抗菌药物

二、肺炎

肺炎的分类（★）	①病理形态学的分类：将肺炎分成大叶肺炎、支气管肺炎、间质性肺炎及毛细支气管炎 ②根据病原体种类：包括细菌性肺炎，常见细菌有肺炎链球菌、葡萄球菌嗜血流感杆菌等；病毒性肺炎，常见病毒如呼吸道合胞病毒、流感病毒、副流感病毒、腺病毒等。另外还有真性肺炎，支原体肺炎、衣原体肺炎等 ③根据病程分类：分为急性肺炎、迁延性肺炎及慢性肺炎，一般迁延性肺炎病程长达1~3个月，超过3个月则为慢性肺炎 ④按获病方式分类：分为社区获得性肺炎和医院获得性肺炎。社区获得性肺炎是指在社会环境中患的感染性肺实质性炎症。医院获得性肺炎是指患者入院时不存在、也不处于感染潜伏期，而于入院48小时之后在医院内发生的肺炎
抗菌药物的合理应用原则（★★★）	①抗感染治疗是肺炎治疗的最主要环节，重症肺炎首选广谱强力抗菌药物 ②应重视病原检查 ③48~72小时后应对病情进行评价，根据培养结果选择针对性抗菌药物 ④疗程根据不同病原菌、病情严重程度、基础疾病等因素而定
社区获得性肺炎治疗药物的选择（★★）	青壮年无基础疾病者可能的致病菌有肺炎链球菌流感杆菌、支原体、衣原体等；老年人或有基础疾病者可能的病原菌有肺炎链球菌、流感杆菌需氧革兰阴性杆菌、金黄色葡菌球菌、卡他莫拉菌 （1）治疗原则 ①尽早开始抗菌药物经验治疗。应选用能覆盖肺炎链球菌流感嗜血杆菌的药物，需要时加用对肺炎支原体、肺炎衣原体、军团菌属等细胞内病原体有效的药物；有肺部基础疾病患者的病原菌亦可为需氧革兰阴性杆菌、金黄色葡萄球菌等 ②住院治疗患者入院后应立即采取痰标本，做涂片革兰染色检查及培养；体温高、全身症状严重者应同时送血培养 ③轻症患者可口服用药；重症患者选用静脉给药，待临床表现显著改善并能口服时改用口服药 （2）病原治疗 ①经验治疗 ②明确病原体后，对经验治疗效果不满意者，可按药敏试验结果调整用药
医院获得性肺炎治疗药物的选择（★★）	医院获得性肺炎常见的病原菌为肠杆菌科细菌、金黄色葡萄球菌，亦可为肺炎链球菌、流感嗜血杆菌、厌氧菌等。重症患者及机械通气、昏迷、激素应用等危险因素患者的病原菌可为铜绿假单胞菌、不动杆菌属及耐甲氧西林金黄色葡菌球菌等 （1）治疗原则： ①应重视病原检查，给予抗菌治疗前先采取痰标本进行涂片革兰染色检查及培养，体温高、全身症状严重者同时送血培养。有阳性结果时做药敏试验 ②尽早开始经验治疗，首先采用针对常见病原菌的抗菌药物。明确病原后，根据药敏试验结果调整用药 ③疗程根据不同病原菌、病情严重程度、基础疾病等因素而定。宜采用注射剂，病情显著好转或稳定后并能口服时改用口服药 （2）病原治疗

社区获得性肺炎的经验治疗

相伴情况	宜选药物	可选药物
不需住院，无基础疾病，青年	青霉素；氨苄（阿莫）西林 ± 大环内酯类	第一代头孢菌素 ± 大环内酯类
不需住院，有基础疾病，老年	第一、二代孢菌素 ± 大环内酯类	氨苄西林 / 舒巴坦或阿莫西林 / 克拉维酸 ± 大环内酯类；氟喹诺酮类 ± 大环内酯类
需住院	第二代或第三代头孢菌素 ± 大环内酯类；氨苄西林 / 舒巴坦或阿莫西林 / 克拉维酸 ± 大环内酯类	氟喹酮类 ± 大环内酯类
重症患者	第三代头孢菌素 ± 大环内酯类；氟喹诺酮类 ± 大环内酯类	具有抗铜绿假单胞菌作用的广谱青霉素 / β- 内酰胺酶抑制剂或头孢菌素类 ± 大环内酯类

社区获得性肺炎的病原治疗

病原	宜选药物	可选药物	备注
肺炎链球菌	青霉素，氨苄（阿莫）西林	第一代或第二代头孢菌素	
流感嗜血杆菌	氨苄西林，阿莫西林，氨苄西林 / 舒巴坦，阿莫西林 / 克拉维酸	第一代或第二代头孢菌素；氟喹诺酮类	
肺炎支原体	红霉素等大环内酯类	氟喹诺酮类，多西环素	
肺炎衣原体	红霉素等大环内酯类	氟喹诺酮类，多西环素	10% ~ 40% 的菌株产 β- 内酰胺酶
军团菌属	红霉素等大环内酯类	氟喹诺酮类	
革兰阴性杆菌	第二代或第三代头孢菌素	氟喹诺酮类，β- 内酰胺类 / β- 内酰胺酶抑制剂	
金黄色葡萄球菌	苯唑西林，氯唑西林	第一代或第二代头孢菌素，克林霉素	

医院获得性肺炎的病原治疗

病原	宜选药物	可选药物	备注
金黄色葡萄球菌	苯唑西林，氯唑西林	第一代或第二代头孢菌素，克林霉素	
耐甲氧西林金黄色葡萄球菌	万古霉素或去甲万古霉素	磷霉素、利福平，复方磺胺甲噁唑与万古霉素或去甲万古霉素联合，不宜单用	青霉素类过敏性休克史者不宜用头孢菌素类
肠杆菌科细菌	第二代或第三代头孢菌素单用或联合氨基糖苷类	氟喹诺酮类，β- 内酰胺酶抑制剂复方，碳青霉烯类	
铜绿假单胞菌	哌拉西林，头孢他啶，头孢哌酮；环丙沙星等氟喹诺酮类，联合氨基糖苷类	具有抗铜绿假单胞菌作用的 β- 内酰胺酶抑制剂复方或碳青霉烯类 + 氨基糖苷类	通常需联合用药
不动杆菌属	氨苄西林 / 舒巴坦，头孢哌酮 / 舒巴坦	碳青霉烯类，氟喹诺酮类	
真菌	氟康唑，两性霉素 B	氟胞嘧啶（联合用药）	重症患者可联合氨基糖苷类
厌氧菌	克林霉素，氨苄西林 / 舒巴坦，阿莫西林 / 克拉维酸	甲硝唑	

三、支气管哮喘

哮喘的分期（★）	①急性发作期 ②慢性持续期：指患者虽然没有哮喘急性发作，但在相当长的时间内仍有不同频度和（或）不同程度的喘息、咳嗽、胸闷等症状，可伴有肺通气功能下降 ③临床缓解期：是指经过治疗或未经治疗症状、体征消失，肺功能恢复到急性发作前水平，并维持3个月以上
治疗原则（★★）	①尽可能控制症状，包括夜间症状 ②改善活动能力和生活质量 ③使肺功能接近最佳状态 ④预防发作及加剧 ⑤提高自我认识和处理急性加重的能力，减少急诊或住院 ⑥避免影响其他医疗问题 ⑦避免药物的副作用 ⑧预防哮喘引起死亡
急性发作期用药（★★）	急性发作的治疗目的是尽快缓解气道阻塞，纠正低氧血症，恢复肺功能，预防进一步恶化或再次发作，防止并发症 （1）脱离诱发因素 （2）用药方案：治疗的措施如下 ①吸氧：纠正低氧血症 ②迅速缓解气道痉挛：首选雾化吸入 β_2 受体激动剂，其疗效明显优于气雾剂。亦可同时加入异丙托溴铵（每次0.25mg）进行雾化吸入。静脉使用氨茶碱有助于缓解气道痉挛 ③经上述处理不缓解：应及时进行人工通气 ④注意并发症的防治：包括预防和控制感染；补充足够液体量，避免痰液黏稠；纠正严重酸中毒和调节水、电解质平衡，当pH<7.2时，尤其是合并代谢性酸中毒时，应适当补碱；防治自发性气胸等
慢性持续期治疗（★★）	哮喘的治疗分两种情况：一个是长期治疗方案，一个是急性发作期的治疗。缓解药物包括吸入抗胆碱药、口服短效 β_2 受体激动剂、短效茶碱 ①间歇状态（第1级）：不必每天使用控制药物，发生严重性发作者应按中度持续患者处理 ②轻度持续（第2级）：吸入糖皮质激素（不多于500μg BDP或相当剂量的其他激素）。其他治疗选择根据治疗费用排序，包括缓释茶碱、色甘酸钠、白三烯受体调节剂 ③中度持续（第3级）：吸入糖皮质激素（200~1000μg BDP或相当剂量的其他吸入激素），联合吸入长效 β_2 受体激动剂。其他治疗选择根据价格排序：①吸入糖皮质激素（500~1000μg BDP或相当剂量的其他吸入激素），合用缓释茶碱；②吸入糖皮质激素（500~1000μg BDP或相当剂量的其他吸入激素），合用口服长效 β_2 受体激动剂；③吸入大量糖皮质激素（大于1000μg BDP或相当剂量的其他吸入激素），合用白三烯受体调节剂 ④重度持续（第4级）：吸入糖皮质激素（大于1000μg BDP或相当剂量的其他吸入激素）联合吸入长效 β_2 受体激动剂，需要时可再增加1种或1种以上下列药物，如缓释茶碱、白三烯受体调节剂、口服长效 β_2 受体激动剂、口服糖皮质激素 注意：以上方案为基本原则，但必须个体化，联合应用。以最小的剂量、最简单的联合、最少的不良反应达到最佳控制症状为原则

续表

缓解期用药 （★★）	《全球哮喘防治策略》推荐，长期控制用药的首选药物是能全面覆盖过敏性炎症的吸入性的糖皮质激素这些药物安全性高同时可以联合应用长效的支气管扩张剂，或缓释茶碱，或抗白三烯受体药物等。另外，患者家里都必须备有一些能够快速解除症状的药物如短效的 β_2 受体激动剂（沙丁胺醇）等
特殊 患者用药 （★★）	①抗胆碱能药物可阻断节后迷走神经传出，通过降低迷走神经张力而舒张支气管。临床用途为缓解急性发作和预防夜间哮喘发作，本品对有吸烟史的老年哮喘患者较为适宜。但此类药物对伴有青光眼前列腺肥大者、对妊娠早期及哺乳妇女应慎用，对阿托品过敏者应禁用 ②茶碱类药物具有舒张支气管平滑肌、强心、利尿、扩张冠状动脉、兴奋呼吸中枢和呼吸肌等作用，低浓度（5～10mg/L）茶碱亦有抗炎和免疫调节作用。口服给药临床常用氨茶碱和茶碱用于轻、中度哮喘的发作和维持治疗，缓、控释剂型尤适用于夜间哮喘的控制 ③白三烯受体调节剂包括半胱氨酰白三烯受体调节剂和 5- 酯氧化酶抑制剂。应用此类药物可能引起肝损害，需监测肝功能

四、慢性阻塞性肺病

稳定期 药物治疗	支气管 舒张剂	① β_2 受体激动剂：短效 β_2 受体激动剂（SABA）主要有沙丁胺醇、特布他林等定量雾化吸入剂，数分钟内起效；长效 β_2 受体激动剂（LABA）主要有沙美特罗、福莫特罗等，作用持续 12 小时以上，每日吸入两次 ②抗胆碱药：短效抗胆碱药（SAMA）主要有异丙托溴铵定量雾化吸入剂，起效较沙丁胺醇慢，疗效持续 6~8 小时，每次 40~80μg，每日 3~4 次；长效抗胆碱药（LAMA）主要有噻托溴铵，作用时间长达 24 小时以上，每次吸入剂量 18μg，每日一次 ③甲基黄嘌呤类药物：包括短效和长效型，短效剂型如氨茶碱，常用剂量为每次 100~200mg，每日 3 次；长效剂型如缓释茶碱，常用剂量为每次 200~300mg，每 12 小时 1 次。高剂量茶碱因其潜在的毒副作用，不建议常规应用。由于此类药物的治疗浓度和中毒浓度相近，建议有条件的医院监测茶碱的血药浓度
	糖皮质 激素	长期规律吸入糖皮质激素适于重度和极重度且反复急性加重的患者，联合吸入糖皮质激素和长效 β_2 受体激动剂的疗效优于单一制剂。不推荐长期口服、肌内注射或静脉应用糖皮质激素治疗
	其他 药物	①祛痰药：常用药物有盐酸氨溴索、乙酰半胱氨酸、羧甲司坦等 ②抗氧化剂：抗氧化剂如羧甲司坦、N- 乙酰半胱氨酸等可降低疾病急性加重次数 ③疫苗：主要指流感疫苗和肺炎疫苗适用于各级临床严重程度的 COPD 患者 ④中医治疗：某些中药具有调理机体状况的作用，可予辨证施治
急性加 重期药 物治疗	COPD 急性加 重的院 外治疗	①支气管舒张剂：COPD 急性加重患者的门诊治疗包括适当增加以往所用支气管舒张剂的剂量及次数。若未曾使用抗胆碱能药物，可以加用。对更严重的病例，可以给予数天较大剂量的雾化治疗，如沙丁胺醇、异丙托溴铵，或沙丁胺醇联合异丙托溴铵雾化吸入。支气管舒张剂亦可与糖皮质激素联合雾化吸入治疗 ②糖皮质激素：全身使用糖皮质激素。如患者的基础 FEV_1<50% 预计值，除应用支气管舒张剂外，可考虑口服糖皮质激素，如泼尼松龙每日 30~40mg，连用 7~10 天 ③抗菌药物：COPD 症状加重、痰量增加特别是呈脓性时应给予抗菌药物治疗。应根据病情严重程度，结合当地常见致病菌类型、耐药趋势和药敏情况尽早选择敏感抗菌药物

续表

急性加重期药物治疗	COPD急性加重的住院治疗	①抗菌药物：抗菌药物治疗在COPD患者住院治疗中居重要地位。当患者呼吸困难加重、咳嗽伴有痰量增多及脓性痰时，应根据病情严重程度，结合当地常见致病菌类型、耐药趋势和药敏情况尽早选择敏感药物 通常COPD轻度或中度患者急性加重时，主要致病菌常为肺炎链球菌、流感嗜血杆菌及卡他莫拉菌等。COPD重度或极重度患者急性加重时，除上述常见致病菌外，常有肠杆菌科细菌、铜绿假单胞菌及耐甲氧西林金黄色葡萄球菌等感染 ②支气管舒张剂：短效 β_2 受体激动剂较适用COPD急性加重的治疗。若效果不显著，建议加用抗胆碱能药物（异丙托溴铵、噻托溴铵等）。对于较为严重的COPD急性加重，可考虑静脉滴注茶碱类药物，但须警惕心血管与神经系统副作用 ③糖皮质激素：COPD急性加重住院患者在应用支气管舒张剂基础上，可口服或静脉滴注糖皮质激素。使用糖皮质激素要权衡疗效及安全性。建议口服泼尼松龙每日30~40mg，连续7~10天后减量停药。也可以先静脉给予甲泼尼松龙40mg，每日一次，3~5天后改为口服 ④利尿剂：COPD急性加重合并右心衰竭时可选用利尿剂，利尿剂不可过量过急使用，以避免血液浓缩、痰黏稠而不易咳出及电解质紊乱 ⑤强心剂：COPD加重合并左心室功能不全时可适当应用强心剂；对于感染已经控制，呼吸功能已改善，经利尿剂治疗后右心功能仍未改善者也可适当应用强心剂 ⑥血管扩张剂：COPD急性加重合并肺动脉高压和右心功能不全时，在改善呼吸功能的前提下可以应用血管扩张剂 ⑦抗凝药物：COPD患者有高凝倾向。对卧床、红细胞增多症或脱水难以纠正的患者，如无禁忌证均可考虑使用肝素或低分子肝素 ⑧呼吸兴奋剂：危重患者如出现 $PaCO_2$ 明显升高、意识模糊、咳嗽反射显著减弱，若无条件使用或不同意使用机械通气，在努力保持气道通畅的前提下可试用呼吸兴奋剂治疗，以维持呼吸及苏醒状态。目前国内常用的药物为尼可刹米、洛贝林和多沙普仑等

稳定期COPD的分级治疗方案

分级	Ⅰ级	Ⅱ级	Ⅲ级	Ⅳ级
治疗方案	避免危险因素，接种流感疫苗；按需使用短效支气管舒张剂			
		规律应用1种或多种长效支气管舒张剂；加用康复治疗		
			如果反复加重，可吸入糖皮质激素	
				出现呼吸衰竭，应长期氧疗；可考虑外科治疗

COPD急性加重期抗菌药物应用

病情	可能的病原菌	宜选用的抗生素
轻度及重度COPD急性加重	流感嗜血杆菌、肺炎链球菌、卡他莫拉菌	青霉素、β-内酰胺/酶抑制剂（阿莫西林）、大环内酯类（罗红霉素）、第一代或第二代头孢菌素（头孢呋辛）、左氧氟沙星等，一般可口服
重度及极重度COPD急性加重（无铜绿假单胞菌感染危险因素）	流感嗜血杆菌、肺炎链球菌、卡他莫拉菌、肺炎克雷伯杆菌、大肠埃希菌、肠杆菌属等	β-内酰胺/酶抑制剂、第二代头孢菌素（头孢呋辛等）、氟喹诺酮类（左氧氟沙星）、第三代头孢菌素（头孢曲松等）
重度及极重度COPD急性加重（有铜绿假单胞菌感染危险因素）	以上细菌及铜绿假单胞菌	第三代头孢菌素（头孢他啶）、头孢哌酮/舒巴坦、哌拉西林/他唑巴坦、美罗培南等也可联合应用氨基糖苷类、喹诺酮类（环丙沙星等）

五、肺结核

临床表现与分型 （★）	临床表现	①咳嗽、咳痰 3 周或以上，可伴有咯血、胸痛、呼吸困难等症状 ②发热（常午后低热），可伴盗汗、乏力、食欲降低、体重减轻、月经失调 ③结核变态反应引起的过敏表现：结节性红斑、疱性结膜炎和结核风湿症等 ④结核菌素（PPD-C STU）皮肤试验：当呈现强阳性时表示机体处于超过敏状态，发病概率高，可作为临床诊断结核病的参考指征 ⑤患肺结核时肺部体征常不明显
	结核病分类	①原发型肺结核（第一次感染） ②血行播散型肺结核、急性粟粒型肺结核（重症） ③继发型肺结核：包括浸润性、纤维空洞及干酪性肺炎等 ④结核性胸膜炎（结核穿透肺，累及胸膜） ⑤其他肺外结核：如骨关节结核、结核性脑膜炎、肾结核、肠结核等
治疗原则 （★★）		结核病合理化疗的五项原则即早期、联合、适量、规律、全程 根据此原则和实践证明将抗结核药物化疗的全程分为初期强化治疗期及巩固治疗期两个不同的治疗阶段是提高化疗效果、减少药物毒副作用、节省开支的重要措施。①初期强化治疗期：抓住结核菌大量繁殖、药物最能发挥杀菌效能的有利时期，采取强有力的化疗方案尽快地杀死繁殖期菌群。强化治疗期为每日给药，为期 2～3 个月。必须采用两种或两种以上的杀菌药，另外再加上 1 种杀菌或抑菌药。②巩固治疗期：强化期后病灶内仍残留少数代谢低下或半静止状态的结核菌，该部分细菌必须有足够长的化疗时间加以消灭，以防复发。此期可采取每日给药或间歇给药（每周 2～3 次）以 2～3 种药物联用为宜。巩固期标准化疗方案需 9～15 个月，包括利福平的短程化疗也需要控制在 4～7 个月
药物选择 （★★）		①初治肺结核治疗方案：为强化期 2 个月或巩固期 4 个月。常用方案为 2S（E）HRZ/4HR；2S（E）HRZ/4H3R3；2S（E）H3R3Z3/4H3R3 ②复治肺结核治疗方案：为强化期 3 个月或巩固期 5 个月。常用方案为 2SHRZE/1HRZE/5HRE；2SHRZE/1HRZE/5H3R3E3；2S3H3Z3E3/1H3R3Z3E3/5H3R3E3 ③复治患者应作药敏试验，慢性排菌者一般认为化疗不理想且具备手术条件的，可考虑手术治疗 ④耐多药肺结核（MDR-TB）治疗方案对至少包括异烟肼（INH）和利福平（RFP）两种或两种以上药物产生耐药的结核病称耐多药肺结核（MDR-TB）。治疗主张采用每天用药疗程要延长至 21 个月为宜
		除了有效的阶段疗法，结核病用药还有其独特的给药方法 ①顿服法：把一天剂量的抗结核药物集中一次应用谓"顿服"此法的优点是减少了给药次数，方便患者，患者容易记住，利于督导下的不住院治疗 ②间歇疗法：根据抗结核药物能使细菌的生长在一定时间内受到抑制，而且在此期间对药物不敏感的特性，而间歇地给予抗结核药物，从而达到最高的治疗效果和降低副作用的目的 ③短程化疗：短程化疗是指在较短的疗程内快速杀灭机体内结核菌中各种菌群，如快速间断、缓慢繁殖的菌群，在治疗的全疗程采用杀菌药的组合。此方案中必须包括异烟肼、利福平及两种或两种以上的杀菌药在内的 3～5 种药物联用

历年考点串讲

常考的细节有：

1. 抗菌药物的合理应用原则。

2. 哮喘急性发作的治疗目的是尽快缓解气道阻塞，纠正低氧血症，恢复肺功能，预防进一步恶化或再次发作，防止并发症。

3. 肺结核治疗药物选择。

4. 医院获得性肺炎治疗药物的选择。

5. 但由于茶碱的"治疗窗"窄，以及茶碱代谢存在较大的个体差异，可引起心律失常、血压下降、甚至死亡，应监测血药浓度，及时调整浓度和滴速。

第八节　心血管系统常见病的药物治疗

一、原发性高血压

（一）高血压的定义和分类（★★）

在未使用降压药物的情况下，非同日3次测量血压，收缩压≥140mmHg和／或舒张压≥90mmHg

1. 按血压水平分类　高血压的临床诊断标准是根据流行病学数据来确定的。

分　类	收缩压（mmHg）与舒张压（mmHg）		
正常血压	< 120	和	< 80
正常高值	120 ~ 139	和（或）	80 ~ 89
高血压	≥ 140	和（或）	≥ 90
1 级高血压（轻度）	140 ~ 159	和（或）	90 ~ 99
2 级高血压（中度）	160 ~ 179	和（或）	100 ~ 109
3 级高血压（重度）	≥ 180	和（或）	≥ 110
单纯收缩期高血压	≥ 140	和	< 90

注：若患者收缩压和舒张压分属不同级别时，以较高的分级为准

2. 按心血管风险分层　根据血压水平、心血管危险因素、靶器官损害、临床并发症和糖尿病，分为低危、中危、高危和很高危4个层次。3级高血压伴1项及以上危险因素；合并糖尿病；临床心、脑血管或慢性肾脏疾病等并发症，属于心血管风险很高危患者。

其他危险因素和病史	血压（mmHg）		
	1 级高血压	2 级高血压	3 级高血压
无	低危	中危	高危
1-2 其他危险因素	中危	中危	很高危
≥ 3 个其他危险因素，或靶器官损害	高危	高危	很高危
临床并发症或合并糖尿病	很高危	很高危	很高危

（二）高血压一般治疗原则（★★）

基本原则	定期测量血压；规范治疗，改善依从性，尽可能实现降压达标；坚持长期、平稳、有效地控制血压
主要目的	最大程度地降低心脑血管并发症发生和死亡的总体危险
生活方式干预	减少钠盐摄入、控制体重、不吸烟、限制饮酒、体育运动、减轻精神压力，保持心理平衡

（三）高血压药物治疗原则（★★）

降压目的和平稳达标	①降压治疗的目的：通过降低血压，有效预防或延迟脑卒中、心肌梗死、心力衰竭、肾功能不全等心脑血管并发症发生；有效控制高血压的疾病进程，预防高血压急症、亚急症等重症高血压发生 ②降压治疗的目标：一般情况：140/90mmHg 以下；高风险患者：130/80mmHg；老年人：收缩压150mmHg 以下。可以显著降低心脑血管并发症的风险 ③降压药物治疗的时机：高危、很高危或 3 级高血压患者，应立即开始降压药物治疗；确诊的2 级高血压患者，应考虑开始药物治疗；1 级高血压患者，可在生活方式干预数周后，血压仍≥ 140／90mmHg 时，再开始降压药物治疗
降压药物应用基本原则	①小剂量：较小有效剂量起步，逐步增加至最小有效量 ②优先选择长效制剂：平稳降压，减少波动，降低心脑血管并发症；一日一次维持24h 的药物最好 ③两种或多种药物联合治疗：增效、减量、协同、方便；2 级以上高血压、中危以上患者起始即可两药联合 ④个体化

（四）常用降压药物的分类及代表药物（★★★）

钙通道阻滞剂、ACEI、ARB、利尿剂和 β 受体阻断药及其低剂量固定复方制剂均可作为降压治疗的初始用药或长期维持用药，单药治疗或联合治疗。

钙通道阻滞剂	主要通过阻滞血管平滑肌细胞上的钙离子通道发挥扩张血管降低血压的作用。包括二氢吡啶类钙通道阻滞剂和非二氢吡啶类钙通道阻滞剂。前者如硝苯地平、尼群地平、拉西地平等。此类药物可与其他 4 类药联合应用，尤其适用于老年高血压、单纯收缩期高血压、伴稳定型心绞痛、冠状动脉或颈动脉粥样硬化及周围血管病患者。常见的副作用包括反射性交感神经激活导致心跳加快、面部潮红、脚踝部水肿、牙龈增生等。心动过速与心力衰竭患者应慎用，急性冠状动脉综合征患者般不推荐使用短效硝苯地平 临床上常用的非二氢吡啶类钙通道阻滞剂主要包括维拉帕米和地尔硫草两种药物，也可用于降压治疗。常见的副作用包括抑制心脏收缩功能和传导功能，有时也会出现牙龈增生
ACEI	作用机制是抑制血管紧张素转化酶阻断肾素血管紧张素系统发挥降压作用。常用药包括卡托普利、依那普利等，此类药物对于高血压患者具有良好的靶器官保护和心血管终点事件预防作用。尤其适用于伴慢性心力衰竭、心肌梗死后伴心功能不全、糖尿病肾病、非糖尿病肾病、代谢综合征、蛋白尿或微量白蛋白尿患者。最常见不良反应为持续性干咳，其他不良反应有低血压、皮疹，偶见血管神经性水肿及味觉障碍。长期应用有可能导致血钾升高应定期监测血钾和血肌酐水平。禁忌证为双侧肾动脉狭窄、高钾血症及妊娠妇女
ARB	阻断血管紧张素 Ⅱ 型受体发挥降压作用。常用药物包括氯沙坦、替米沙坦等。尤其适用于伴左室肥厚、心力衰竭、心房颤动预防、糖尿病肾病、代谢综合征、微量白蛋白尿或蛋白尿患者，以及不能耐受 ACEI 的患者。不良反应少见，长期应用可升高血钾，双侧肾动脉狭窄、高钾血症及妊娠妇女禁用

续表

利尿剂	通过利钠排水、降低高血容量负荷发挥降压作用。主要包括噻嗪类利尿剂、袢利尿剂、保钾利尿剂与醛固酮受体拮抗剂等几类。用于控制血压的利尿剂主要是噻嗪类利尿剂。常用的噻嗪类利尿剂主要是氢氯噻嗪和吲达帕胺。小剂量噻嗪类利尿剂尤其适用于老年和高龄老年高血压、单独收缩期高血压或伴心力衰竭患者，也是难治性高血压的基础药物之一。噻嗪类利尿剂可引起低血钾。痛风者禁用；对高尿酸血症以及明显肾功能不全者慎用，后者如需使用利尿剂，应使用袢利尿剂，如呋塞米等 保钾利尿药如阿米洛利、醛固酮受体拮抗剂如螺内酯等有时也可用于控制血压。在与其他具有保钾作用的降压药如 ACEI 或 ARB 合用时需注意发生高钾血症的危险。螺内酯长期应用可导致男性乳房发育等不良反应
β 受体阻断药	常用药物包括美托洛尔、比索洛尔等。美托洛尔、比索洛尔对 β_1 受体有较高选择性，因阻断 β_2 受体而产生的不良反应较少，既可降低血压，也可保护靶器官、降低心血管事件风险。β受体阻断药尤其适用于伴快速型心律失常、冠心病心绞痛、慢性心力衰竭、交感神经活性增高以及高动力状态的高血压患者常见的不良反应有疲乏、肢体冷感、激动不安、胃肠不适等，还可能影响糖脂代谢。高度心脏传导阻滞、哮喘为禁忌证。长期应用者突然停药可发生反跳现象，即原有的症状加重或出现新的表现，较常见的有血压反跳性升高，伴头痛、焦虑等，称之为撤药综合征
α 受体阻断药	不作为一般高血压治疗的首选药，适用于高血压伴前列腺增生患者，也用于难治性高血压患者的治疗。开始用药应在入睡前，以防直立性低血压发生

（五）降压药物的选择（★★★）

1. 常用降压药物的临床选择

分类	适应证	禁忌证	
		绝对禁忌证	相对禁忌证
钙通道阻滞剂（二氢吡啶类）	老年高血压、周围血管病、单纯收缩期高血压、稳定性心绞痛、颈动脉粥样硬化、冠状动脉粥样硬化	无	快速型心律失常，心力衰竭
钙通道阻滞剂（非二氢吡啶类）	心绞痛、颈动脉粥样硬化、室上性心动过速	二至三度房室传导阻滞	心力衰竭
血管紧张素转换酶抑制剂（ACEI）	心力衰竭、心肌梗死后、左室肥厚、左室功能不全、颈动脉粥样硬化、非糖尿病肾病、糖尿病肾病、蛋白尿/微量白蛋白尿、代谢综合征	妊娠、高血钾、双侧肾动脉狭窄	/
血管紧张素Ⅱ受体阻断剂（ARB）	糖尿病肾病、蛋白尿/微量白蛋白尿、心力衰竭、左室肥厚、心房纤颤预防、ACEI引起的咳嗽、代谢综合征	妊娠、高血钾、双侧肾动脉狭窄	/
噻嗪类利尿剂	心力衰竭、老年高血压、高龄老年高血压、单纯收缩期高血压	痛风	妊娠
袢利尿剂	肾功能不全、心力衰竭		
利尿剂（醛固酮拮抗剂）	心力衰竭、心肌梗死后	肾衰竭、高血钾	/
β 受体阻断剂	心绞痛、心肌梗死后、快速性心律失常、稳定型充血性心力衰竭	二至三度房室传导阻滞、哮喘	慢性阻塞性肺病、周围血管病、糖耐量低减、运动员
α 受体阻断剂	前列腺增生、高血脂	直立性低血压	心力衰竭

2. 降压药的联合应用

意义	联合应用降压药物已成为降压治疗的基本方法
适应证	2级高血压和（或）伴有多种危险因素、靶器官损害或临床疾患的高危人群
方法	两药联合时，降压作用机制应具有互补性，因此，具有相加的降压作用，并可互相抵消或减轻不良反应
联合用药方案	① ACEI 或 ARB 加噻嗪类利尿剂：ACEI 或 ARB 加噻嗪类利尿剂联合治疗有协同作用，有利于改善降压效果 ②二氢砒啶类钙通道阻滞剂加 ACEI 或 ARB：两药有协同降压作用 ③钙通道阻滞剂加噻嗪类利尿剂：二氢吡啶类钙通道阻滞剂加噻嗪类利尿剂治疗可降低高血压患者脑卒中发生的风险 ④二氢吡啶类钙通道阻滞剂加 β 受体阻断药：前者具有的扩张血管和轻度增加心率的作用，正好抵消 β 受体阻断药的缩血管及减慢心率的作用。两药联合可使不良反应减轻 我国临床主要推荐应用的优化联合治疗方案是 D-CCB 加 ARB；D-CCB 加 ACEI；ARB 加噻嗪类利尿剂；ACEI 加噻嗪类利尿剂；D-CCB 噻嗪类利尿剂；D-CCB 加 β 受体阻断药 不常规推荐的但必要时可慎用的联合治疗方案是 ACEI 加 β 受体阻断药；ARB 加 β 受体阻断药；ACEI 加 ARB；中枢作用药加 β 受体阻断药
多种药物的合用	①三药联合的方案：其中二氢吡啶类钙通道阻滞剂 +ACEI（或 ARB）+ 噻嗪类利尿剂组成的联合方案最为常用 ②四药联合的方案：主要适用于难治性高血压患者，可以在上述三药联合基础上加用第四种药物如 β 受体阻断药螺内酯、可乐定或 α 受体阻断药等 固定配比复方制剂：是常用的一组高血压联合治疗药物。通常由不同作用机制的两种小剂量降压药组成，也称为单片固定复方制剂 ①我国传统的固定配比复方制剂包括：复方利血平（复方降压片）；复方利血平氨苯蝶啶片（降压0号）；珍菊降压片等 ②新型的固定配比复方制剂：目前我国上市的新型的固定配比复方制剂主要包括 ACEI+ 噻嗪类利尿剂；ARB+ 噻嗪类利尿剂；二氢吡啶类钙通道阻滞剂 + ARB；二氢吡啶类钙通道阻滞剂 +β 受体阻断药；噻嗪类利尿剂 + 保钾利尿剂等 ③降压药与其他心血管治疗药物组成的固定配比复方制剂：有二氢吡啶类钙通道阻滞剂 + 他汀类、ACEI+ 叶酸

二、冠状动脉粥样硬化性心脏病

心绞痛的药物治疗原则（★★）	①改善预后的药物治疗原则：无用药禁忌如胃肠道活动性出血、阿司匹林过敏或有不耐受阿司匹林的病史者应口服阿司匹林。对于不能使用阿司匹林的患者，推荐使用氯吡格雷作为替代治疗。所有冠心病稳定型心绞痛患者均应接受他汀类药物治疗。明确冠状动脉疾病的所有患者，所有合并糖尿病、心力衰竭、左心室收缩功能不全、高血压、心肌梗死后左室功能不全的患者推荐使用血管紧张素转化酶抑制剂（ACEI）类。心肌梗死后稳定型心绞痛或心力衰竭患者推荐使用 β 受体阻断药 ②减轻症状、改善缺血药物的治疗原则：应使用短效硝酸甘油缓解和预防心绞痛急性发作。使用 β 受体阻断药并逐步增加至最大耐受剂量，选择的剂型及给药次数应能24小时抗心肌缺血。当不能耐受 β 受体阻断药或 β 受体阻断药作为初始治疗药物效果不满意时，可使用钙通道阻滞剂。长效硝酸酯类或尼可地尔可作为减轻症状的治疗药物。当 β 受体阻断药作为初始治疗药物效果不满意时，联合使用长效二氢吡啶类钙通道阻滞剂或长效硝酸酯类。合并高血压的冠心病患者可应用长效钙通道阻滞剂作为初始治疗药物

心绞痛发作期和缓解期的药物选择（★★★）	改善预后的药物 ①阿司匹林：通过抑制环氧化酶和血栓素 A_2 的合成达到抗血小板聚集的作用，所有患者要没有用药禁忌证都应该服用。阿司匹林的最佳剂量范围为 75～100mg/d。主要不良反应为胃肠道出血或对阿司匹林过敏。不能耐受阿司匹林的患者，可改用氯吡格雷 ②氯吡格雷：主要用于支架植入以后及对阿司匹林有禁忌证的患者 ③β 受体阻断药：心肌梗死后患者长期接受 β 受体阻断药二级预防治疗，可降低相对死亡率 ④调脂治疗：他汀类药物能有效降低 TC 和 LDL–C，并因此降低心血管事件。为达到更好的降脂效果，在他汀类治疗基础上，可加用胆固醇吸收抑制剂依折麦布 10mg/d。高三酯甘油血症或低高密度脂蛋白血症的高危患者可考虑联合应用降低 LDL–C 药物和一种贝特类药物（非诺贝特）或烟酸 ⑤血管紧张素转化酶抑制剂：在稳定型心绞痛患者中，合并糖尿病、心力衰竭或左心室收缩功能不全的高危患者应该使用血管紧张素转化酶抑制剂
	减轻症状、改善缺血的药物 ① β 受体阻断药：只要无禁忌证，β 受体阻断药可作为稳定型心绞痛的初始治疗药物。β 受体阻断药能降低心肌梗死后稳定型心绞痛患者死亡和再梗死的风险。如美托洛尔、阿替洛尔及比索洛尔。变异型心绞痛，不宜使用 β 受体阻断药 ②硝酸酯类：硝酸酯类药会反射性增加交感神经张力使心率加快 舌下含服或喷雾用硝酸甘油仅作为心绞痛发作时缓解症状用药，长效硝酸酯类不适宜用于心绞痛急性发作的治疗，而适宜用于慢性长期治疗 硝酸酯类药物的不良反应包括头痛、面色潮红、心率反射性加快和低血压 ③钙通道阻滞剂：对变异型心绞痛首选钙通道阻滞剂。地尔硫草和维拉帕米用于伴有心房颤动或心房扑动的心绞痛患者，这两种药不宜用于已有严重心动过缓、高度房室传导阻滞和病态窦房结综合征的患者 外周水肿便秘、心悸、面部潮红是所有钙通道阻滞剂常见的副作用，低血压也时有发生，其他不良反应还包括头痛、头晕、虚弱无力等 ④其他治疗药物：代谢性药物如曲美他嗪、尼可地尔
不稳定型心绞痛的药物选择（★★）	①抗缺血治疗：采用舌下含服或口服硝酸甘油后静脉滴注以迅速缓解缺血及相关症状。在硝酸甘油不能即刻缓解症状或出现急性肺充血时，静脉注射硫酸吗啡。如果有进行性胸痛，并且没有禁忌证，口服 β 受体阻断药，必要时静脉注射。血管紧张素转换酶抑制剂（ACEI）用于左心室收缩功能障碍或心力衰竭、高血压患者，以及合并糖尿病的 ACS 患者 ②抗血小板与抗凝治疗：除非有禁忌证，每位 UA/NSTEMI 患者均应使用阿司匹林 噻氯匹定和氯吡格雷是二磷酸腺苷（ADP）受体拮抗剂，它们对血小板的抑制是不可逆的。噻氯匹定的副作用限制了其应用，其副作用有胃肠道反应（腹泻、腹痛、恶心、呕吐）、中性粒细胞减少和罕见的血栓性血小板减少（TTP）。因此在使用噻氯匹定时需要每 2 周监测全血细胞计数。氯吡格雷的疗效等于或大于阿司匹林，因而对不能耐受阿司匹林者，氯吡格雷可作为替代治疗
心肌梗死的治疗原则（★）	①休息和护理；②吸氧；③监测；④饮食；⑤阿司匹林；⑥解除疼痛
急性心肌梗死溶栓治疗的药物选择（★★）	溶栓治疗 ①抗血小板治疗：阿司匹林；氯吡雷格；GP Ⅱ b/ Ⅲ a 受体拮抗剂 ②抗凝治疗：普通肝素：必须与充分抗凝治疗相结合，使用肝素期间应监测血小板计数，及时发现肝素诱导的血小板减少症；低分子量肝素：建议可用低分子量肝素代替肝素；磺达肝癸钠；口服抗凝剂治疗：通常选用华法林

续表

急性心肌梗死溶栓治疗的药物选择（★★）	心肌缺血的治疗 ①硝酸酯类：常用硝酸酯类药物包括硝酸甘油、硝酸异山梨酯和单硝酸异山梨酯。硝酸酯类药物的不良反应有头疼、反射性心动过速和低血压等 ② β 受体阻断药 ③ ACEI 和 ARB ④醛固酮受体拮抗剂 ⑤钙通道阻滞剂：STEMI 患者不推荐使用短效二氢吡啶类钙通道阻滞剂 ⑥他汀类药物

三、血脂异常和高脂蛋白血症

高脂蛋白血症的分型（★）	① I 型高脂蛋白血症——高乳糜微粒血症 ② II 型高脂蛋白血症——高 β 脂蛋白血症 ③ III 型高脂蛋白血症——"宽 β 病" ④ IV 型高脂蛋白血症——高前 β 脂蛋白血症 ⑤ V 型高脂蛋白血症——高前 β 脂蛋白血症兼高乳糜微粒血症
血脂异常治疗药物的选择（★★）	首先调整生活方式，饮食治疗是首要的基本措施 ①他汀类：目前国内临床上可供选择的他汀类药物有洛伐他汀、辛伐他汀、普伐他汀、氟伐他汀、阿托伐他汀和瑞舒伐他汀 ②贝特类：亦称苯氧芳酸类药物。临床上可供选择的药物有非诺贝特、苯扎贝特、吉非罗奇。其适应证为高 TG 血症或以 TG 升高为主的混合型高脂血症和低 HDL-C 血症 ③烟酸类：该药物的适用范围较广，可用于除纯合子型家族性高胆固醇血症及 I 型高脂蛋白血症以外的任何类型的高脂血症。 烟酸有速释剂和缓释剂两种剂型，速释剂不良反应明显，缓释剂烟酸片不良反应明显减轻，较易耐受。适用于高 TG 血症、低 HDL-C 血症或以 TG 升高为主的混合型高脂血症 烟酸的常见不良反应有颜面潮红、高血糖、高尿酸、上消化道不适等。这类药物的绝对禁忌证为慢性肝病和严重痛风；相对禁忌证为溃疡、肝毒性和高尿酸血症 ④胆酸螯合剂：常用的胆酸螯合剂有考来烯胺、考来替泊 ⑤胆固醇吸收抑制剂：常用依折麦布，最常见的不良反应为头痛和恶心 ⑥其他调脂药：普罗布考：此药通过掺入到脂蛋白颗粒中影响脂蛋白代谢，而产生调脂作用；主要适用于高胆固醇血症尤其是纯合子型家族性高胆固醇血症。ω-3 脂肪酸：主要用于高 TG 血症；可以与贝特类合用治疗严重高 TG 血症，也可与他汀类合用治疗混合型高脂血症

四、心力衰竭

心力衰竭的药物治疗机制（★）	①利尿剂：利尿剂能更快的缓解心力衰竭症状，使肺水肿和外周水肿在数小时或数天内消退 ② ACEI 类：ACEI 有利于 CHF 主要有两个机制：抑制 RAAS；作用于激肽酶 II，抑制激肽酶的降解，提高缓激肽水平，通过缓激肽 – 前列腺素 –NO 通路而发挥有益作用 ③ β 受体阻断药：负性肌力药 ④正性肌力药：洋地黄类：洋地黄并非只是正性肌力药物，也是一种神经内分泌活动的调节剂。磷酸二酯酶抑制剂：磷酸二酯酶抑制药通常只能短期使用，不推荐常规间歇静脉滴注；常用的药物有米力农

续表

不同类型心衰的药物选择（★）	急性左心衰竭的药物治疗	①镇静剂：主要应用吗啡 ②支气管解痉剂：一般应用氨茶碱 ③利尿剂：首选呋塞米 ④血管扩张药物 应用指征：此类药可应用于急性心衰早期阶段。收缩压水平是评估此类药是否适宜的重要指标，收缩压＜90mmHg的患者禁用 药物种类和用法：主要有硝酸酯类、硝普钠、乌拉地尔、酚妥拉明，但钙通道阻滞剂不推荐用于急性心衰的治疗 ⑤正性肌力药物
	急性右心衰竭的药物选择	①右心室梗死伴急性右心衰竭 扩容治疗：低分子右旋糖酐或生理盐水 禁用利尿剂、吗啡和硝酸甘油等血管扩张剂 ②急性大块肺栓塞所致急性右心衰竭 止痛：吗啡或哌替啶 溶栓治疗：尿激酶→肝素→华法林 ③右侧心瓣膜病所致急性右心衰竭：治疗主要应用利尿剂，以减轻水肿
	慢性心衰的药物治疗	慢性心衰的常规治疗包括联合使用3大类药物，即利尿剂、ACEI（或ARB）和β受体阻断剂 为进一步改善症状、控制心率等，第四个联用的药物是地高辛

五、心律失常

不同类型心律失常治疗药物的选择（★）	室上性快速心律失常	窦性心动过速（窦速）	首选β受体阻断剂。不能使用β受体阻断剂时，可选用维拉帕米或地尔硫草
		房性期前收缩	β受体阻断剂
		房性心动过速	可选用胺碘酮、β受体阻断药、维拉帕米静脉注射。对反复发作的房速，可选用不良反应少的β受体阻断剂、维拉帕米、地尔硫草。洋地黄可与β受体阻断剂或钙通道阻滞剂合用
		室上性心动过速	急性发作的处理：①维拉帕米静脉注射；②普罗帕酮缓慢静脉推注；③腺苷或三磷酸腺苷静脉快速推注；④毛花苷丙静脉注射；⑤静脉地尔硫草或胺碘酮也可考虑使用 预防发作：频繁发作者，应首选经导管射频消融术以根除治疗
		加速性交界区自主心律	β受体阻断剂
		心房颤动及心房扑动	①心房颤动的治疗控制心室率：地高辛、β受体阻断剂 药物转复：胺碘酮、普罗帕酮、莫雷西嗪、普鲁卡因胺、奎尼丁、丙吡胺、索他洛尔等防止附壁血栓形成：华法林，使INR在2～3的范围 ②房扑的治疗：药物治疗原则与房颤相同

续表

不同类型心律失常治疗药物的选择（★）	室性心律失常	无器质性心脏病基础的室上性心动过速	①发作时的治疗：对起源于右室流出道的特发性室上性心动过速：可选用维拉帕米、普罗帕酮、β受体阻断剂、腺苷或利多卡因；对左心室特发性室上性心动过速：首选维拉帕米静脉注射 ②预防复发的治疗：β受体阻断剂和钙通道阻滞剂合用可增强疗效
		有器质性心脏病基础的室上性心动过速	①非持续性室上性心动过速：应用β受体阻断剂有助于改善症状和预后 ②持续性室上性心动过速：胺碘酮静脉用药安全有效
		室性期前收缩	可考虑短时使用ⅠB或ⅠC类抗心律失常药。首先应治疗原发疾病，控制促发因素，在此基础上用β受体阻断剂作为起始治疗，一般考虑使用具有心脏选择性但无内源拟交感作用的品种

历年考点串讲

常考的细节有：

1. 常用降压药物的分类及代表药。

2. 心绞痛发作期和缓解期的药物。

3. 高血压的定义和分类，若患者收缩压和舒张压分属不同级别时，以较高的分级为准。

4. 只要无禁忌证，β受体阻断药应作为稳定型心绞痛的初始治疗药物。

5. 当单一降脂药物疗效欠佳时，可考虑联合用药。在药物治疗时，必须监测不良反应，主要是定期监测肝功能和血肌酸激酶。

第九节　神经系统常见病的药物治疗

一、缺血性脑血管病

病因（★）	①短暂性脑缺血发作：短暂性脑缺血发作（TIA）由颅内血管病变引起的一过性或短暂性、局灶性脑或视网膜功能障碍，临床症状一般持续10~15分钟，多在1小时内，不超过24小时 ②脑梗死：血管壁病变、血液成分和血流动力学改变是引起脑梗死的主要原因
发病机制（★）	①短暂性脑缺血发作：TIA的发病机制主要有：微栓子学说；在颅内动脉有严重狭窄的情况下，血压的波动可使原来靠侧支循环维持的脑区发生一过性缺血；血液黏度增高等血液成分改变，如纤维蛋白原含量增高也与TIA的发病有关；无名动脉或锁骨下动脉狭窄或闭塞所致的椎动脉-锁骨下动脉盗血也可引发TIA ②脑梗死：血管壁病变血液成分和血流动力学改变是引起脑梗死的主要原因

治疗原则 （★）	短暂性脑缺血发作：①控制危险因素；②药物治疗：包括抗血小板、抗凝和降纤治疗；③ TIA 的外科治疗 脑梗死： ①防止并发症原则：调整血压，防止并发症，防止血栓进展 换药与合并用药原则：单一药物治疗无效者，可换用或合并使用另一类化学结构或作用机制不同的药物，作用机制相同的药物原则上不宜合用 ②综合治疗与个体化治疗相结合原则：药物种类、剂量和用法均应注意个体化，且联合用药 ③早发现、早治疗原则：要特别重视超早期治疗（指发病 1~6 小时内）和急性期（指发病 48 小时内）的处理 ④全程治疗原则：包括急性治疗期、进展期和预防治疗康复期治疗；强调早期康复治疗和加强护理
超早期的药物治疗 （★★）	在进展期防治血栓扩展和新血栓形成的抗凝治疗非常重要，常选用肝素、低分子量肝素及华法林等
急性期的药物治疗 （★★）	急性期尤其超早期和进展期常选用溶栓药物，如组织纤溶酶原激活物(t−PA)联合支持疗法，即采用 t−PA 合用脑保护药等方法，同时对于伴有颅压增高者可适当加用脱水药如甘露醇和利尿药如呋塞米；对于高血压患者还要及时调整血压，但不主张使用降压药物，以免减少脑循环灌注量加重梗死，如平均血压 > 130mmHg 或收缩压 >220mmHg 可慎服降压药物。此外常用的溶栓药还有 UK、SK 及乙酰化纤溶酶原链激酶激活剂复合物（APSAC）等
恢复期的药物治疗 （★★）	康复期治疗长，可适当使用低分子右旋糖酐或羟乙基淀粉、糖皮质激素、21- 氨基类固醇、N- 甲基 –D– 天（门）冬氨酸受体拮抗药（NMDA）等

二、出血性脑血管病

治疗原则 （★）	一般治疗原则	①应保持安静，卧床休息，严密观察体温、脉搏、呼吸和血压等生命体征，注意瞳孔和意识变化，保持呼吸道通畅；②水、电解质平衡和营养；③控制脑水肿，降低颅内压；④控制高血压；⑤并发症的治疗；⑥外科治疗；⑦康复治疗
	药物治疗原则	①积极控制脑水肿、降低 ICP 是脑出血急性期治疗的重要环节 ②根据患者年龄、病情有无高血压、病后血压情况等确定最适血压水平 ③积极防治感染、应激性溃疡、稀释性低钠血症、急性发作、中枢性高热、下肢深静脉血栓形成等并发症
治疗药物的选择 （★★）	脑出血的 药物治疗	①对症支持治疗 ②控制血压：一般可遵循下列原则：对脑出血患者不要急于降血压，应先降颅内压后，再根据血压情况决定是否进行降血压治疗；血压 ≥ 200/110mmHg 时，在降颅压的同时可慎重平稳降血压治疗，使血压维持在略高于发病前水平或 180/105mmHg 左右；收缩压在 170 ~ 200mmHg 或舒张压 100 ~ 110mmHg 暂时可不必使用抗高血压药，先行脱水降颅压，并严密观察血压情况，必要时再用抗高血压药；血压过低者应升压治疗，以保持脑灌注压 ③降低颅内压：药物降颅压治疗首先以高渗脱水药为主，如甘露醇或甘油果糖、甘油氧化钠等，注意尿量、血钾及心、肾功能。可酌情选用呋塞米、白蛋白 ④止血药一般不用，若有凝血功能障碍，可应用，但时间不超过 1 周

续表

治疗药物的选择 （★★）	蛛网膜下隙出血的药物治疗	①对症治疗，保持生命体征稳定 ②降低颅内压：同脑出血降颅压治疗 ③防止再出血：绝对卧床 4～6 周，镇静、镇痛，避免用力和情绪刺激，调控血压：可选用钙通道阻滞剂、β 受体阻断药或 ACEI 类等 ④抗纤维蛋白溶解药：常用氨基己酸，也可用氨甲苯酸或氨甲环酸。抗纤溶治疗可以降低再出血的复发率，但同时也增加脑血管痉挛和脑梗死的发生率，建议与钙通道阻滞药同时使用 ⑤防治脑动脉痉挛及脑缺血：维持正常血压和血容量；早期使用尼莫地平 ⑥防治脑积水：轻度的急、慢性脑积水都应先行药物治疗，给予乙酰唑胺等药物减少 CSF 分泌，酌情选用甘露醇、甘油果糖、呋塞米等。呋塞米与其他药物合用治疗急性肺水肿和急性脑水肿等

三、癫痫

药物治疗机制（★）	目前对于抗癫痫药物（AEDs）的作用机制尚未完全了解
治疗药物的选择（★★）	大部分新诊断的癫痫患者可以通过服用单一 AEDs 使发作得以控制，根据发作类型和综合征分类选择药物是癫痫治疗的基本原则。同时还需考虑以下因素：禁忌证、可能的副作用、达到治疗剂量的时间等
治疗药物的选择（★★）	（1）根据发作类型的选药原则 ①卡马西平、丙戊酸钠、拉莫三嗪、奥卡西平可用于部分性发作的单药治疗。苯妥英钠已经逐渐退出部分发作治疗的一线药物 ②丙戊酸钠、拉莫三嗪、托吡酯可用于各种类型的全面性发作的单药治疗。卡马西平、苯巴比妥、苯妥英钠可用于全面性强直-阵挛性发作的单药治疗 ③丙戊酸钠、拉莫三嗪、托吡酯是广谱的 AEDs，对部分性发作和全面性发作均有效，可作为发作分类不确定时的选择 ④所有的新型 AEDs 都可以作为部分性癫痫的添加治疗 （2）有一些 AEDs 可能使某些发作类型加重，在某些情况应避免使用 （3）苯巴比妥是最早用于临床的 AED，苯巴比妥治疗癫痫（主要用于强直-阵挛性发作的控制） （4）氯硝西泮目前仍较多地用于肌痉挛发作和一部分难治性癫痫的治疗，但其镇静作用比较明显，并且有耐受性和成瘾性，增减剂量均应缓慢进行

四、帕金森病

药物治疗机制（★）	中枢拟多巴胺药	①多巴胺替代药：其作用机制是在多巴脱羧酶的作用下生成多巴胺以及通过抑制外周多巴脱羧酶，减少左旋多巴外周脱羧作用从而增加其脑内脱羧作用，代表药是左旋多巴-卡比多巴普通制剂和缓释制剂 ②多巴胺受体激动药：通过激动多巴胺受体，增强黑质-纹状体多巴胺功能，代表药有溴隐亭、培高利特、普拉克索、罗匹尼罗等 ③ COMT 抑制药和 MAO-B 抑制药：通过抑制儿茶酚氧位甲基转移酶 (COMT) 和单胺氧化酶 B(MAO-B)，干扰多巴胺的代谢，代表药分别是恩托卡朋、托卡朋和司来吉兰等 ④多巴胺递质释放药：通过增加纹状体释放多巴胺补充其耗竭，代表药有金刚烷胺
	中枢抗胆碱药	通过阻断 M 受体降低胆碱能神经功能，抑制腺体分泌以及缓解肌紧张，代表药有苯扎托品、苯海索等

药物治疗机制（★）	抗组胺药		通过阻断 H_1 受体，减少腺体分泌和抑制中枢，改善症状，代表药有苯海拉明、奥芬那君等
	胆碱酯酶抑制药		通过可逆性抑制胆碱酯酶，促进神经末梢释放乙酰胆碱，直接兴奋胆碱能受体，适用于帕金森病伴痴呆患者或者帕金森病合并痴呆患者，代表药有多奈哌齐、石杉碱甲、利斯的明等
治疗药物的选择和用药注意事项（★★）	保护性治疗		保护性治疗的目的是延缓疾病的发展，改善患者的症状。目前临床上作为保护性治疗的药物主要是单胺氧化酶 B 型抑制剂司来吉兰
	症状性治疗	早期 PD 治疗	何时开始用药：疾病早期若病情未对患者造成心理或生理影响，可适当暂缓用药。若影响患者的日常生活和工作能力，则应开始症状性治疗
			首选药物原则 ①老年前期（<65 岁）患者，且不伴认知障碍，可有如下选择：Ⅰ：DR 激动剂；Ⅱ：司来吉兰，或加用维生素 E；Ⅲ：复方左旋多巴＋儿茶酚氧位甲基转移酶（COMT）抑制剂；Ⅳ：金刚烷胺和（或）抗胆碱能药：震颤明显而其他抗 PD 药物效果不佳时，选用抗胆碱能药；Ⅴ：复方左旋多巴：一般在Ⅰ、Ⅱ、Ⅳ方案治疗效果不佳时可加用。但在某些患者，如果出现认知功能减退，或因特殊工作之需，需要显著改善运动症状，复方左旋多巴也可作为首选 ②老年患者（≧65 岁）患者，或伴认知障碍：首选复方左旋多巴，必要时可加用 DR 激动剂、MAO-2B 抑制剂或 COMT 抑制剂
			治疗药物 ①抗胆碱能药：主要药物有苯海索（安坦），此外有东莨菪碱等。而对无震颤的患者一般不用 ②金刚烷胺 ③复方左旋多巴：初始用量 62.5～125mg，2~3 次／天，根据病情而渐增剂量至疗效满意和不出现不良反应为止，餐前 1 小时或餐后 1.5 小时服药。活动性消化道溃疡者慎用，闭角型青光眼、精神病患者禁用 ④DR 激动剂：目前大多推崇 DR 激动剂为首选药物，尤其对于年轻的早期患者 ⑤MAO-B 抑制剂：目前国内有司来吉兰，胃溃疡者禁用 ⑥COMT 抑制剂：恩托卡朋或托卡朋
		中期 PD 治疗	若在早期阶段首选 DR 激动剂、司来吉兰或金刚烷胺／抗胆碱能药治疗的患者，发展至中期阶段时，则症状改善往往已不明显，此时应添加复方左旋多巴治疗；此时应适当加大剂量或添加 DR 激动剂、司来吉兰或金刚烷胺，或 COMT 抑制剂
		晚期 PD 治疗	运动并发症的治疗 ①症状波动的治疗：其处理原则为在复方左旋多巴应用的同时，首选增加半衰期长的 DR 激动剂，或增加对纹状体产生持续性 DA 能刺激（CDS）的 COMT 抑制剂，或增加 MAO-B 抑制剂 ②异动症的治疗：其治疗首先考虑减少左旋多巴的用量。如果患者是左旋多巴单药治疗，那么先考虑合用 DR 激动剂，并逐渐减少左旋多巴的用量
			非运动症状 ①神经精神障碍的治疗：出现精神症状时，先停用最后应用的药物或首先考虑依次逐减或停用如下抗 PD 药物，抗胆碱药、金刚烷胺、司来吉兰、DR 激动剂 ②自主神经功能障碍的治疗：可以考虑停用抗胆碱药 ③姿势反射障碍、冻结和慌张步态的治疗：目前缺乏有效的治疗措施 ④睡眠障碍的治疗：多数患者 DR 激动剂治疗 RLS 和 PLMS 有效，增加睡前左旋多巴控释片的剂量也可奏效。其他治疗包括服用小剂量氯硝西泮

五、老年痴呆

药物治疗机制（★）	乙酰胆碱酯酶抑制药用于 AD 的治疗，尤其是轻、中度 AD 的治疗。乙酰胆碱酯酶抑制药应从小剂量用起，并依据其反应和耐受性增加剂量。 美金刚是 N– 甲基 –D– 天（门）冬氨酸（NMDA）受体拮抗药，影响谷氨酸传递，用于治疗中到重度的阿尔茨海默病	
治疗药物的选择和用药注意事项（★★）	多奈哌齐	注意事项：①轻、中度肝功能不全者宜适当调整剂量；②病窦综合征或其他室上性心脏传导阻滞，消化道溃疡者，哮喘、慢性阻塞性肺疾病者慎用 禁忌证：孕妇及对本品过敏者
	利斯的明	注意事项：①以下情况慎用：胃及十二指肠溃疡、病态窦房结综合征、心脏传导阻滞、哮喘或慢性阻塞性肺疾病、癫痫、膀胱流出道梗阻、严重肝功能不全、孕妇及哺乳期妇女、儿童；②如停药数日后再次服用，应从起始剂量重新开始服用 禁忌证：对本品及其他氨基甲酸衍生物过敏者及严重肝损害者
	石杉碱甲	注意事项：①心动过缓、支气管哮喘者慎用；②治疗应从小剂量开始，逐渐增量。 禁忌证：癫痫、肾功能不全、机械性肠梗阻、心绞痛者
	美金刚	注意事项：①肌酐清除率在 10 ~ 60ml/min 者，应减量至一日 10mg，建议肌酐清除率 <10ml/min 的患者应避免使用本品；②孕妇慎用；③癫痫患者、惊厥史患者慎用 禁忌证：过敏者，哺乳期妇女

历年考点串讲

常考的细节有：

1. 缺血性脑血管病急性期的药物治疗。

2. 蛛网膜下隙出血的药物治疗。

3. 帕金森病老年患者（≥65 岁）患者，或伴认知障碍：首选复方左旋多巴，必要时可加用 DR 激动剂、MAO–2B 抑制剂或 COMT 抑制剂。

4. 老年痴呆治疗药物的选择和用药注意事项。

第十节　消化系统常见病的药物治疗

一、消化性溃疡

消化性溃疡药物治疗原则（★★）	一般治疗原则	①生活：避免过度紧张和劳累 ②饮食：规律进食，不过饱，避免辛辣等刺激性食物 ③镇静：对少数伴有焦虑、紧张、失眠等症状的患者，可短期适量镇静药物
	药物治疗原则	①降低胃酸：抗酸（碳酸氢钠等）+抑酸（替丁/拉唑） ②修复黏膜：胶态次枸橼酸铋（GBS）、前列腺素 E、硫糖铝表皮生长因子（EGF）、生长抑素 ③抗 Hp 感染：青霉素、克拉霉素、甲硝唑，三选二 ④促进胃肠动力：甲氧氯普胺、多潘立酮、西沙比利

续表

质子泵抑制剂的治疗机制和代表药物（★★★）	治疗机制	抑制 H^+，K^+-ATP 酶的活性即可阻断由任何刺激引起的胃酸分泌
	代表药物	奥美拉唑、兰索拉唑、泮托拉唑、雷贝拉唑、埃索美拉唑
活动期溃疡的药物治疗（★★）	难治性和顽固性溃疡的治疗：可增加 H_2 受体拮抗剂的剂量，或应用奥美拉唑	
	NSAIDs 相关性溃疡的治疗：米索前列醇单用或 H_2 受体拮抗剂合用	
	消化性溃疡的维持治疗：①正规维持治疗；②间隙全剂量治疗；③按需治疗	
根除幽门螺杆菌的适应证和常用治疗方案（★★）	①质子泵抑制剂 + 克拉霉素（0.5g）+ 阿莫西林（1g），每日 2 次，共 7 天 ②质子泵抑制剂 + 克拉霉素（0.5g）+ 甲硝唑（0.4g），每日 2 次，共 7 天 ③质子泵抑制剂 + 阿莫西林（1g）+ 甲硝唑（0.4g），每日 2 次，共 7 天 ④铋制剂 + 阿莫西林（1g）+ 甲硝唑（0.4g），每日 2 次，共 14 天 ⑤铋制剂 + 四环素（0.75g 或 1g）+ 甲硝唑（0.4g），每日 2 次，共 14 天 ⑥质子泵抑制剂 + 铋制剂 + 甲硝唑（0.4g）+ 四环素（1g），每日 2 次，疗程 7 ~ 14 天	

二、胃食管反流病

胃食管反流病的药物治疗原则（★★）	GERD 一般治疗：改变生活方式是 GERD 的基础治疗，患者饮食宜少量多餐，忌烟、酒、咖啡、浓茶、巧克力、过酸及过多脂肪食物；避免餐后即平卧、束过紧腰带及各种腹压增加情况；平卧时床头可抬高 20 ~ 30cm
胃食管反流病治疗药物种类和各自特点（★★）	① H_2RA 仅适用于轻至中度 GERD 治疗。西咪替丁：一次 400mg，一日 4 次；雷尼替丁：一次 150 ~ 300mg，一日 2 次；法莫替丁：一次 20 ~ 40mg，一日 2 次 ② PPI 抑酸能力强，是 GERD 治疗中最常用的药物，疗效明显优于 H_2 受体拮抗药。奥美拉唑一次 20mg，一日 1 ~ 2 次；兰索拉唑一次 30mg，一日 1 ~ 2 次 ③伴有食管炎的 GERD 治疗首选 PPI ④非糜烂性 GERD 治疗的主要药物是 PPI ⑤凡具有胃灼热、反流等典型症状者，如无警戒症状即可予以 PPI 进行经验性治疗
控制发作治疗药物选择（★★）	①原剂量或减量维持 ②间歇治疗：维持原剂量或破量使用 PPI 一日 1 次，长期使用以维持症状持久缓解，预防食管类复发 ③按需治疗：仅在出现症状时用药，在状缓解后即停药 ④抗酸剂铝碳酸镁可作为 GERD 维持治疗的一个选择

历年考点串讲

常考的细节有：

1. 质子泵抑制剂的治疗机制　抑制 H^+，K^+-ATP 酶的活性即可阻断由任何刺激引起的胃酸分泌。临床应用的 PPIs 多为弱碱性药物。

2. 胃食管反流病治疗药物种类和各自特点。

3. 根除幽门螺杆菌的适应证和常用治疗方案。

第十一节 内分泌及代谢性疾病的药物治疗

一、甲状腺功能亢进症

药物治疗机制 （★★）	硫脲类	硫脲类药物能与甲状腺内的过氧化物酶结合而使之失活，从而使 I 不能被氧化成活性碘，酪氨酸不能被碘化成一碘酪氨酸和二碘酪氨酸，且使 MIT 和 DIT 不能缩合成 T_3 和 T_4
	碘剂	①抑制甲状腺激素的释放；②抑制碘有机化剂抑制甲状腺素的合成；③减少腺体血供，使甲状腺变硬变小，有利于手术
	肾上腺素能阻断药	β 受体阻断药可迅速缓解甲亢症状，普萘洛尔还可抑制 T_4 向 T_3 转化
治疗药物的选用 （★★）	硫脲类	包括：丙硫氧嘧啶（PTU）、甲巯咪唑（MMI）和卡比马唑等 优点：口服用药易接受，不会引起腺体损伤 缺点：疗程长、依从性差、儿童用药需家长和医师的严密监护、复发率较高、不良反应危险性大 儿童甲亢的治疗应选用 MMI 适应证：①甲亢的内科治疗；②甲状腺危象的治疗；③术前准备
治疗药物的选用 （★★）	碘剂	碘剂可减少腺体血供并增加腺体硬度使其易于切除。手术前碘剂可与 β 受体阻断药或硫脲类药物先后或联合使用。此外，碘剂可用于甲状腺危象的抢救

二、糖尿病

病因和发病机制 （★）		糖尿病患者可按照病因、发病机制分为 1 型和 2 型糖尿病 1 型糖尿病的主要病因是由于胰岛 B 细胞破坏后造成胰岛素分泌的绝对缺乏，故 1 型糖尿病患者需要胰岛素治疗来维持生命 2 型糖尿病的发生是由于胰岛素分泌减少或是外周胰岛素抵抗，可表现为以胰岛素抵抗为主伴胰岛素相对缺乏，或胰岛素分泌缺陷为主伴或不伴胰岛素抵抗
治疗原则 （★★）		糖尿病的治疗目标是通过纠正糖尿病患者不良的生活方式和代谢紊乱以防止急性并发症的发生和减低慢性并发症的风险 糖尿病的治疗应是综合性的治疗。"综合性"的第一层含义是：糖尿病的治疗是包括饮食控制、运动、糖尿病自我管理教育和药物治疗 "综合性"的第二层含义是：虽然糖尿病主要是根据高血糖确诊因而需要医疗照顾，但对大多数的 2 型糖尿病患者而言，往往同时伴有"代谢综合征"的其他表现，如高血压、血脂异常等所以糖尿病的治疗应是包括降糖、降压、调脂和改变不良生活习惯如戒烟等措施的综合治疗
常用降糖药的治疗机制 （★★）	噻唑烷二酮类（胰岛素增敏剂）	主要代表药物有马来酸罗格列酮、盐酸吡格列酮 药理作用：增加组织细胞对胰岛素的敏感性，使现有的胰岛素（包括自己分泌的和注射的）发挥更大的作用，并减少高胰岛素血症的副作用
	双胍类药	主要代表药物有二甲双胍、苯乙双胍 药理作用：抑制肝糖原异生，降低肝糖从细胞内输出到血液中，增加组织对胰岛素的敏感性，增加胰岛素介导的葡萄糖利用，增加非胰岛素依赖组织对葡萄糖的利用
	α-葡萄糖苷酶抑制剂	主要代表药有阿卡波糖、伏格列波糖 药理作用：抑制碳水化合物的消化酶，减缓碳水化合物在肠道消化成葡萄糖的速度，延长吸收时间，降低餐后血糖

续表

常用降糖药的治疗机制（★★）	促胰岛素分泌剂	①磺脲类胰岛素促泌剂：主要代表药物有格列本脲、格列吡嗪等 ②非磺脲类胰岛素促泌剂：主要代表药物有瑞格列奈、那格列奈等。属于超短效药物，因此又被称为餐时血糖调节剂。其促胰岛素分泌作用与血糖浓度有关，具有血糖依赖性，血糖高时其作用增强，血糖低时其作用则减弱，即具有"按需促泌"的特点
2 型糖尿病的药物治疗（★★★）		口服降糖药的选择和联合用药： ①决定降糖药物选择的因素：肥胖，因此常采用两种不同作用机制的口服降糖药物进行联合治疗。严重高血糖的患者应首先采用胰岛素降低血糖 ②肥胖或超重的 2 型糖尿病患者的药物选择和治疗程序：可首先采用非胰岛素促分泌剂类降糖药物 ③体重正常的 2 型糖尿病患者的药物选择和疗程治疗：可首先采用胰岛素促分泌剂或 α-葡萄糖苷酶抑制剂
糖尿病合并妊娠的治疗（★）		在糖尿病诊断之后妊娠者为糖尿病合并妊娠，在妊娠期间发现糖尿病者为妊娠糖尿病。妊娠期间高血糖的主要危害为增加新生儿畸形、巨大儿增加母、婴在分娩时发生并发症与创伤的危险和新生儿低血糖发生的危险性。一般来讲，在糖尿病患者合并妊娠时血糖水平波动较大，血糖较难控制，绝大多数患者需要使用胰岛素控制血糖。相反，妊娠糖尿病患者的血糖波动相对较轻，血糖易于控制，多数患者可通过严格的饮食计划和运动使血糖得到满意控制，仅部分患者需要使用胰岛素控制血糖

三、骨质疏松症

治疗原则（★★）	促进骨矿化类药物为治疗的基础用药；当骨密度减少但仍在骨折阈值以上时，建议选择骨吸收抑制剂。骨密度下降明显且低于骨折阈值时，建议选择骨吸收抑制剂和骨形成促进剂的联合用药，对于继发性骨质疏松的治疗应以治疗原发病为根本。预防和治疗骨质疏松药物可分为促进骨矿化药物、骨吸收抑制剂、促进骨细胞形成的药物和中药四大类
不同类型骨质疏松症的药物选择（★★）	①双膦酸盐类：抑制骨吸收。主要代表药物有依替膦酸二钠、阿仑膦酸钠等 ②降钙素：降钙素是一种钙调节激素，从而减少骨量丢失并增加骨量。主要代表药物有降钙素、依降钙素 ③雌激素类抑制骨转换，阻止骨丢失 ④甲状旁腺激素（PTH） ⑤选择性雌激素受体调节剂（SERMs）

四、痛风

治疗原则（★★）		①急性痛风性关节炎的治疗：以控制关节炎的症状（红、肿、痛）为目的 ②高血尿酸治疗 ③非药物治疗：如禁酒、饮食控制、生活调节极为重要 ④抗痛风治疗是终生的 ⑤无症状的高尿酸血症不一定需要治疗
痛风急性期和发作间期治疗药物（★★）	急性期治疗药物的选择	①秋水仙碱：秋水仙碱治疗急性痛风 ②非甾体抗炎药 ③糖皮质激素：治疗急性痛风有效，但一般只是在患者不能耐受秋水仙碱和 NSAIDs 或有相对禁忌证时使用
	发作间期治疗药物的选择	在间歇期及慢性期的治疗主要是维持血清尿酸水平在正常范围和预防急性发作 ①排尿酸药：丙磺舒（羧苯磺胺） ②抑制尿酸生成药：别嘌醇

历年考点串讲

常考的细节有：

1. 常用降糖药的治疗机制。
2. 型糖尿病的药物治疗。
3. 不同类型骨质疏松症的药物选择。
4. 抑制尿酸生成药在用药过程中应定期检查白细胞、血小板及肝功能。溃疡病者慎用。

第十二节　泌尿系统常见疾病的药物治疗

一、急性肾小球肾炎

病因和发病机制（★）	病因：A组β溶血性链球菌致肾炎的菌株感染 发病机制：目前认为急性肾炎主要与A组溶血性链球菌中的致肾炎的菌株感染有关
药物治疗原则（★★）	主要为通过对症治疗，防治急性期并发症、保护肾功能，以利其自然恢复
治疗药物的选择（★★）	①急性期的一般治疗：卧床2~3周，待肉眼血尿消失、血压恢复、水肿减退即可逐步增加室内活动量。3个月内宜避免剧烈体力活动。可于卧床后逐渐增加活动量，2个月后如无临床症状，尿常规基本正常，即可开始半日上学，逐步到参加全日学习 ②急性期的药物治疗：利尿（噻嗪类、呋塞米）；降压（硝苯地平、卡托普利）；清除链球菌感染：给予青霉素7~10天 ③急性期并发症的治疗 急性循环充血的治疗：重点应在纠正水钠潴留、恢复血容量，而不是应用加强心肌收缩力的洋地黄类药物 高血压脑病的治疗：除以强有效的降压药控制血压外，要注意对症处理。对持续抽搐者可应用地西泮每次0.3mg/kg，总量不超过20mg，静脉注射，或采用其他止痉药。利尿剂有协助降压的效果，本症常伴脑水肿，宜采用速效有力的利尿剂 ④其他治疗：一般不用肾上腺皮质激素。对内科治疗无效的严重少尿或无尿高度循环充血状态及不能控制的高血压可用透析治疗

二、慢性肾小球肾炎

药物治疗机制（★）	①降压药：现已公认血管紧张素转换酶抑制剂不仅降低外周血管阻力，尚可抑制组织中肾素血管紧张素系统，降低肾小球出球小动脉张力，改善肾小球内血流动力学改变的作用。宜使用保钾利尿剂，以免发生高钾血症 主要用药：ACEI，对有肾功能不全者宜使用双通道排泄药物如贝那普利和福辛普利。也可用缬沙坦、氯沙坦等，替代ACEI；若未能控制高血压，可加用氨氯地平；发生急进性高血压甚至高血压危象时需用硝普钠静脉滴注；对明显水钠潴留者，利尿药可作首选 ②激素、免疫抑制剂：肾病型及多数急性发作型患者需加用激素，以作用时间快、疗程短为原则
常用抗高血压药的类别和代表药物（★★）	常用药物为卡托普利、贝那普利、依那普利、福辛普利，除卡托普利外，其余品种均为长效制剂，对有肾功能不全者宜使用双排通道排泄药物如贝那普利和福辛普利 若未能控制高血压，加用氨氯地平 也可使血管紧张素Ⅱ受体拮抗剂如氯沙坦，可替代ACEI 发生急进性高血压或高血压危象时需用硝普钠

三、肾病综合征

药物治疗原则和治疗目标（★★）	①低盐饮食：水肿时应低盐（＜3g/d） ②利尿消肿：噻嗪类利尿剂：适用于轻度水肿患者；潴钾利尿剂：适用于低钾血症；袢利尿剂：适用于中、重度水肿患者；右旋糖酐及代血浆 ③减少尿蛋白：ACEI 或 ARB。
药物治疗机制及治疗药物的选择（★★）	抗炎及免疫抑制治疗 ①糖皮质激素：常用药物为泼尼松，水肿严重、有肝功能损害或泼尼松疗效不佳时，可更换为泼尼松龙或甲泼尼龙口服或静脉滴注 ②免疫抑制剂：一般不作为首选或单独治疗用药。环磷酰胺、环孢素、麦考酚吗乙酯（MMF）、他克莫司、雷公藤总苷
肾病综合征中高脂血症的治疗方案（★★）	可选用的降脂药物有：贝特类、HMG-CoA 还原酶抑制剂

四、急性肾衰竭

治疗药物的选择（★）	①少尿期治疗 控制液体入量——"量出为入"（可按前日尿量加 500ml 计算） 代谢性酸中毒——口服或静脉滴注碳酸氢钠 高血钾症——胰岛素与葡萄糖溶液静脉滴注；10% 葡萄糖酸钙 10ml 静脉注射；钾离子交换树脂（如聚磺苯乙烯钠）口服或保留灌肠等 药物治疗无效可开始血液净化治疗，包括血液透析、腹膜透析和连续性血液净化等 ②多尿期治疗：重点是维持水、电解质和酸碱平衡，控制氮质血症和防止各种并发症 ③恢复期：无需特殊治疗，需定期监测肾功能

五、慢性肾衰竭

治疗药物的选择（★）	①营养治疗：从肾功能失代偿期开始给予患者优质低蛋白饮食治疗，已接收血液透析或腹膜透析治疗的患者应适当增加蛋白质的摄入量 ②控制高血压：如 ACEI 和 ARB ③纠正肾性贫血：重组人促血红素（rhEPO） ④钙磷代谢紊乱和肾性骨病的治疗：活性维生素 D_3 ⑤纠正代谢性中毒：主要是补充碳酸氢钠 ⑥水钠代谢紊乱的防治：水肿者应限制盐和水的摄入，也可根据需要应用袢利尿剂（如呋塞米等） ⑦高钾血症的防治：首先应积极预防高钾血症的发生，积极纠正酸中毒，除口服碳酸氢钠外，必要时可静脉给予碳酸氢钠 10～25g，根据病情需要 4～6 小时后还可重复给予；给予袢利尿剂，最好静脉注射呋塞米（或布美他尼）；应用葡萄糖 – 胰岛素溶液输入（葡萄糖 4～6g 中加胰岛素 1U）；口服降钾树脂，增加肠道钾排出，还能释放游离钙；对严重高钾血症（血钾＞6.5mmol/L），且伴有少尿、利尿患者欠佳者，应及时给予血液透析治疗 ⑧促进尿毒症性毒素的肠道排泄口服吸附剂，如：药用炭等，也可选用大黄制剂口服或保留灌肠。尿毒症期的患者应接受血液净化治疗

六、肾移植排异反应

药物治疗原则 及治疗药物的选择 （★）	为预防移植后排异反应，接受肾移植的患者均应终身服用免疫抑制药 常用的免疫抑制药有：环孢素（CsA）、他克莫司（FK506）、吗替麦考酚酯（MMF）等 为减少不同药物的不良反应、节省费用及临床病情的变化，常常是三种不同作用途径的药物联合应用，即二联、三联、短期四联用药，方案如下： 二联用药：① CsA 或 FK506 或硫唑嘌呤（Aza）+ 泼尼松或 CsA；② FK506+Aza 三联用药：CsA 或 FK506+Aza 或 MMF+ 泼尼松 四联用药：CsA 或 FK506+Aza 或 MMF+ 泼尼松 + 短期使用生物制剂 目前最常用的抗排异药物是 CsA 和糖皮质激素。经济条件许可时，可用 FK506 替代 CsA

历年考点串讲

常考的细节有：

1. 慢性肾小球肾炎药物治疗机制及治疗药物的选择。

2. 急性肾小球肾炎急性期宜限制盐、水、蛋白质摄入。

3. 慢性肾小球肾炎：①限盐：低盐饮食 < 3g/d；②低蛋白饮食：蛋白质摄入量限制在 0.6 ~ 0.8g/（kg·d），一般提供优质蛋白，并加用必需氨基酸疗法。

4. 肾病综合征药物治疗原则和治疗目标。

5. 急性肾衰竭治疗药物的选择。

第十三节　血液系统疾病的药物治疗

一、缺铁性贫血

药物治疗原则 （★★）	缺铁性贫血的治疗原则是补充足够的铁，直到恢复正常铁贮存量，以及去除引起缺铁的病因
治疗药物 的选择 （★★）	铁剂适用于预防或治疗各种原因引起的缺铁，铁剂的选择以口服亚铁制剂为首选 注射铁剂临床应用于以下几种情况：①口服铁剂后胃肠道反应严重而不能耐受者；②口服铁剂而不能奏效者，如脂肪泻、萎缩性胃炎及胃大部切除术后等有胃肠道铁吸收障碍者，及胃大部分切除术后；③需要迅速纠正缺铁，如妊娠后期严重贫血者；④严重消化道疾患，口服铁剂可能加强原发病者，如溃疡性结肠炎或局限性肠炎；⑤不易控制的慢性出血，失铁量超过肠道所能吸收的铁量；⑥肌内注射铁剂在注射完总量后就应停用，肌内注射铁剂反应较多
治疗药物 的相互作用 （★★）	铁剂药物的相互作用：①口服铁剂与制酸药如碳酸氢钠、磷酸盐类及含鞣酸的药物或饮料同用易产生沉淀而影响吸收；②本品与西咪替丁、去铁胺、胰酶、胰脂肪酶等同用可影响铁的吸收；与铁剂合用可影响四环素类药、氟喹诺酮类、青霉胺及锌剂的吸收；③与维生素 C 同服可增加本品吸收，但也易致胃肠道反应

二、再生障碍性贫血

治疗原则 （★★）	①一般治疗原则：对获得性再生障碍性贫血寻找致病原因，并立即脱离接触，积极防治出血和感染，必要时可成分血输注。加强支持治疗是再生障碍性贫血患者治疗的重要组成部分 ②药物治疗原则：慢性或轻型再生障碍性贫血以雄激素治疗为主，急性或重型再生障碍性贫血应以免疫抑制剂为主
常用药物 作用特点 （★★）	雄激素为治疗慢性再生障碍性贫血的首选药物，严重再生障碍性贫血无效。常用的雄激素有四类：① 17α-烷基雄激素类：如司坦唑酮（康力龙）、甲氧雄烯醇酮、氟甲睾酮等；②睾丸素酯类：如丙酸睾酮、庚酸睾酮、十一酸睾酮和混合睾酮酯等；③非17α-烷基雄激素类：如苯丙酸诺龙等；④中间活性代谢产物：如本胆烷醇酮和达那唑
	免疫抑制剂适用于年龄大于40岁或无合适供髓者的严重型再生障碍性贫血。最常用的是抗胸腺球蛋白（ATG）抗淋巴细胞球蛋白（ALG）。环孢素（CsA），相对方便、安全。现代强烈免疫抑制治疗指 ALG/ATG 和 CSA 联合治疗，已成为严重型再生障碍性贫血的标准治疗

三、巨幼细胞贫血

病因和发病机制 （★）	主要是由于体内缺乏维生素 B_{12} 或叶酸
药物治疗原则 （★★）	一般治疗原则：①治疗基础疾病，去除病因；②纠正偏食及不良的烹调习惯，加强营养知识教育；③补充叶酸、$VitB_{12}$ 等造血原料 药物治疗原则：①对于叶酸缺乏性巨幼细胞贫血，血红蛋白恢复正常即可，不需维持治疗；②对于恶性贫血或胃全部切除的维生素 B_{12} 缺乏性巨幼细胞贫血者，需终生维生素 B_{12} 维持
治疗药物的选择 （★★）	①补充治疗：维生素 B_{12} 缺乏可应用肌内注射维生素 B_{12}，叶酸缺乏者可口服叶酸，对肠道吸收不良者也可肌内注射亚叶酸钙 3~6mg/d。如不能明确是哪一种缺乏，也可以维生素 B_{12} 和叶酸联合应用 ②其他辅助治疗：上述治疗后如贫血改善不满意，要注意有否合并缺铁
治疗药物的相互 作用（★★）	铁剂药物相互作用：同缺铁性贫血 叶酸作用相互作用 ①维生素 C 与叶酸同服——可抑制叶酸在胃肠中吸收，大量的维生素 C 会加速叶酸的排出，故摄取维生素 C 在 2g 以上者必须增加叶酸的量 ②正使用苯妥英钠，或是服用雌激素、磺胺类药物、苯巴比妥、阿司匹林时，应该增加叶酸的摄取量 ③甲氨蝶呤、乙胺嘧啶等对二氢叶酸还原酶有较强的亲和力，能阻止叶酸转化为四氢叶酸，中止叶酸的治疗作用 ④抑制二氢叶酸还原酶的药物如甲氨蝶呤、甲氧苄啶和干扰叶酸吸收的药物如某些抗惊厥药、口服避孕药都能降低叶酸的血浆浓度，严重时能引起巨幼细胞贫血

历年考点串讲

常考的细节有：
1. 缺铁性贫血治疗药物的选择。
2. 再生障碍性贫血常用药物作用特点。
3. 巨幼细胞贫血治疗药物的相互作用。
4. 缺铁性贫血治疗药物的相互作用。

第十四节　常见恶性肿瘤的药物治疗

常用抗肿瘤药物	细胞毒类药	作用于DNA化学结构的药物	①烷化剂：如氮芥、环磷酰胺和噻替派等 ②铂类化合物：如顺铂（DDP） ③蒽环类：如柔红霉素（DNR）、放线菌素D（ACD）等
		干扰核酸生物合成的药物（抗代谢药）	①二氢叶酸还原酶抑制剂（抗叶酸剂）：如甲氨蝶呤（MTX） ②胸苷酸合成酶抑制剂（抗嘧啶剂）：如氟尿嘧啶（5FU）等 ③嘌呤核苷酸互变抑制剂（抗嘌呤剂）：如巯嘌呤（6MP），6-硫鸟嘌呤（6-TG）等 ④核苷酸还原酶抑制剂：羟基脲（HU） ⑤DNA多聚酶抑制剂：如阿糖胞苷（AraC）等
		作用于核酸转录药物	如放线菌素D、阿克拉霉素、普拉霉素
		拓扑异构酶抑制药	①拓扑异构酶I抑制药：依立替康、拓扑替康、羟喜树碱 ②拓扑异构酶II抑制药：依托泊苷、替尼泊苷
		干扰有丝分裂的药物	①影响微管蛋白装配的药物：如长春新碱（VCR）、长春碱（VLB）、紫杉醇及秋水仙碱等 ②干扰核蛋白体功能、阻止蛋白质合成的药物：如三尖杉酯碱 ③影响氨基酸供应、阻止蛋白质合成的药物：如门冬酰胺酶
	改变机体激素平衡而抑制肿瘤的药物		包括雌、孕、雄激素和拮抗药（如他莫昔芬）
	生物反应调节剂		
	单克隆体		
应用原则			①权衡利弊，最大获益；②目的明确，治疗有序；③医患沟通，知情同意；④治疗适度，规范合理；⑤熟知病情，因人而异；⑥不良反应，谨慎处理；⑦临床试验，积极鼓励
白血病治疗原则及药物治疗（★）			白血病的一般治疗原则： ①支持疗法：包括防治感染、纠正贫血、控制出血、防治高尿酸血症肾病、维持营养等 ②化疗：目的是达到完全缓解并延长生存期。多采用联合化疗，诱导缓解后巩固强化治疗。不同类型白血病的化疗方案不尽相同 ③造血干细胞移植

历年考点串讲

常考的细节有：

1. 常用抗肿瘤药物。

2. 白血病的治疗原则及药物治疗。

第十五节　常见自身免疫性疾病的药物治疗

一、类风湿关节炎

抗类风湿药物的分类（★★）	①改善病情的抗风湿药（DMARDs） ②非甾体抗炎药（NSAIDs） ③糖皮质激素 ④生物制剂	
常用 NSAIDs 类药物的用法及不良反应（★★★）	布洛芬	注意事项及禁忌证：需检测水钠潴留情况；长期用药检查血象、肝肾功能；儿童日最大剂量为 2.0g 不良反应：消化道症状常见
	洛索洛芬	注意事项及禁忌证：不宜空腹服药；避免长期使用同一药物 不良反应：①严重不良反应：休克、溶血性贫血等；②其他不良反应：皮疹、胃肠道反应等
	萘普生	注意事项及禁忌证：可导致水钠潴留；对阿司匹林或其他非甾体抗炎药过敏者可对本品有交叉过敏反应；长期用药检查肝肾功能、血象、血压、眼科；有凝血机制或血小板功能障碍者慎用；孕妇及哺乳期妇女尽量避免使用；轻度肾功能不全者可使用最小有效剂量并密切监测肾功能和水钠潴留情况 不良反应：消化道症状常见
	双氯芬酸	注意事项及禁忌证：可导致水钠潴留；轻度肾功能不全者可使用最小有效剂量并密切监测肾功能和水钠潴留情况；长期用药应检查肝肾功能、血象、血压；孕妇及哺乳期妇女尽量避免使用；服药期间禁止驾车或操纵机器 不良反应：消化道症状常见
	吲哚美辛	注意事项及禁忌证：消化性溃疡、溃疡性结肠炎及其他上消化道疾病病史者慎用；癫痫、帕金森病和精神病患者使用后可使病情加重；本品能导致水钠潴留，心功能不全及高血压患者应慎用；本品经肝脏代谢、肾脏排泄，对肝肾均有一定毒性，肝肾功能不全时应慎用；本品可使出血时间延长，加重出血倾向，故血友病及其他出血性疾病患者应慎用；本品对造血系统有抑制作用，再生障碍性贫血、粒细胞减少等患者慎用 不良反应：消化道症状常见
	美洛昔康	注意事项及禁忌证：本品出现胃肠道溃疡和出血风险略低于其他传统 NSAID；从最小有效剂量开始服用；＞65 岁定期检查肝肾功能
	萘丁美酮	注意事项及禁忌证：有类似阿司匹林过敏反应；消化性溃疡病史的患者应定期检查；餐后或晚间服用；老年人应维持最低有效剂量；肾功能损害的患者应考虑减少剂量或禁用；有心力衰竭、水肿、高血压的患者应慎用本品 不良反应：胃肠道反应、神经系统包括头晕头痛等、皮肤出现皮疹和瘙痒及皮肤水肿
	塞来昔布	注意事项及禁忌证：适用于有消化性溃疡、肠道溃疡、胃肠道出血病史者；有心血管风险者慎用；本品长期服用可引起血压升高、钠潴留、水肿等，故长期服用宜监测血压、血象、肝肾功能；在使用本品前要询问患者是否对磺胺类药过敏；有支气管哮喘病史、过敏性鼻炎、荨麻疹病史者慎用；有中度肝、肾损害者本品剂量应减低而慎用 不良反应：胃肠道反应、少见口炎、偶见 ALT、AST 升高、罕见味觉异常、非常罕见癫痫恶化

续表

常用NSAIDs类药物的用法及不良反应（★★★）	对乙酰氨基酚（轻中度关节炎的首选药物）	注意事项及禁忌证：对阿司匹林过敏者，一般对本品不发生过敏反应；肝病者尽量避免长期使用；肾功能不全者建议减量使用；孕妇及哺乳期慎用；3岁以下儿童慎用；长期大剂量用药应定期进行肝、肾功能和血象检查；不宜大量或长期用药 不良反应：常规剂量下的不良反应很少，少见恶心呕吐等、罕见过敏性皮炎等
常用的药物治疗方案（★★）		①金字塔模式RA初发患者；①下台阶模式病情较重RA患者；②锯齿型模式RA一旦确诊，早期使用DMARDs
治疗药物的相互作用（★★）		①NSAIDs与小剂量阿司匹林（保护心脏）同服会增加胃肠道出血，必须用NSAID者应加服质子泵抑制剂（PPI）或米索前列醇，或选用对乙酰氨基酚 ②布洛芬不宜与服用小剂量阿司匹林者同用，会降低阿司匹林的心脏保护作用 ③不宜同时服用一种以上的NSAIDs，会增加其不良反应 ④选药个体化

二、系统性红斑狼疮（SLE）

治疗方法	目前还没有根治的办法
药物治疗原则（★）	早期诊断和早期治疗，避免或延缓不可逆的组织脏器的病理损害。糖皮质激素和免疫抑制药物是治疗SLE的主要药物；选择时需权衡治疗的风险与效益之比，制定具体的治疗方案 ①轻型SLE：虽有狼疮活动，而无明显内脏损害者，给予非甾体类抗炎药（NSAID）、抗疟药 ②中度SLE：糖皮质激素+免疫抑制剂（甲氨蝶呤、硫唑嘌呤） ③重型SLE：诱导缓解→糖皮质激素（日≥1mg/kg）+免疫抑制剂（环磷酰胺、霉酚酸酯、环孢素）；巩固治疗→糖皮质激素（日≤10mg）+免疫抑制剂（调整剂量和类别） ④狼疮危象的治疗：挽救生命、保护受累脏器、防止后遗症，通常需要大剂量甲泼尼龙冲击治疗，并密切观察有无感染发生

历年考点串讲

常考的细节有：
1. 类风湿关节炎常用NSAIDs类药物的用法及不良反应。
2. NSAIDs与小剂量阿司匹林（保护心脏）同服会增加胃肠道出血，必须用NSAID者应加服质子泵抑制剂（PPI）或米索前列醇，或选用对乙酰氨基酚。
3. 不宜同时服用一种以上的NSAIDs，会增加其不良反应。

第十六节 病毒性疾病的药物治疗

一、病毒性肝炎

病因（★）	病因：是由几种不同的嗜肝病毒所引起的肝脏损伤和炎症的传染性肝病 甲型、戊型通过粪-口途径传播，起病急、病程短、能够自愈，不会转变为慢性肝炎 乙型、丁型、丙型通过输血、血制品、注射和母婴间传染，起病时症状不明显，可转化为慢性肝炎

续表

慢性肝炎的抗病毒治疗药物选择（★★）	慢性乙肝的抗病毒治疗	（1）干扰素 ①种类：主要有 α、β 两种。国内常用的主要是 α，常用的有 α-lb（赛诺金等）、α-2a（罗扰素等），α-2b（安福隆等），疗效相似。还有组合干扰素（干复津），长效干扰素（派罗欣），疗效也基本类似 ②优缺点 优点：既有抗病毒作用，又有免疫调节作用。应用后疗效相对比较巩固，可有 30%～40% 长期疗效 缺点：不良反应大，需注射，禁忌证较多，疗效与血清转氨酶高度密切相关 ③适应证：凡 HBV-DNA（+），ALT ≥ 正常上限 2 倍，无干扰素禁忌证者均可用 ④禁忌证：血象不允许（WBC PLT 太低），失代偿性肝硬化或抑郁 （2）核苷类似物 ①种类：拉米夫定（贺普丁）、阿德福韦（贺维力、代丁等）、恩特长韦 ②优缺点： 优点：口服，一般不良反应较少，对病毒抑制较强 缺点：对病毒清除作用较差，故需长期用药，甚至终身 ③适应证：凡 HBV-DNA（+）者均可应用 ④禁忌证：较少，基本没有 HBsAg 携带者：可不治疗，但是需定期复查（6个月复查：肝功、B超、甲胎蛋白） 慢性乙型肝炎干扰素有效延长至 1 年或更长 肝炎肝硬化：只要有病毒复制，就应当应用核苷类似物，时间越长越好 重型肝炎：只要有病毒复制，就应当应用核苷类似物
	丙型肝炎的抗病毒治疗	目前唯一有效的治疗药物：干扰素 + 利巴韦林

二、艾滋病

病因（★）		HIV 感染者和艾滋病患者是本病的唯一传染源
艾滋病的抗病毒治疗药物选择（★★）	艾滋病及其药物治疗	①病原体：人免疫缺陷病毒（HIV） ②首选药物：齐多夫定、司他夫定、依非韦仑、奈韦拉平 ③次选药物：去羟肌苷 ④说明：艾滋病的抗病毒治疗一定要至少 3 种药物联合使用。未接受抗病毒治疗患者的一线方案：齐多夫定或司他夫定 + 拉米夫定 + 奈韦拉平；对奈韦拉平不能耐受或禁忌的患者选用齐多夫定或司他夫定 + 拉米夫定 + 依非韦仑
	艾滋病的常见机会性感染及其药物治疗	（1）病毒感染 ①巨细胞病毒感染 首选药物：更昔洛韦 次选药物：膦甲酸钠 说明：当给予抗艾滋病病毒治疗后 CD4+T 细胞数大于 100/μl 且达 6 个月以上时，可以停止预防治疗 ②单纯 / 带状疱疹病毒感染 首选药物：阿昔洛韦 （2）分枝杆菌感染 ①结核分枝杆菌感染 首选药物：异烟肼、利福平、吡嗪酰胺、乙胺丁醇 ②鸟分枝杆菌复合体感染 首选药物：克拉霉素 + 乙胺丁醇

续表

| 艾滋病的抗病毒治疗药物选择（★★） | 艾滋病的常见机会性感染及其药物治疗 | （3）真菌感染
①肺孢子菌肺炎
首选药物：复方磺胺甲噁唑片（急性期）
②念珠菌感染
口腔炎首选药物：氟康唑、伊曲康唑、口服克霉唑、制霉菌素
食道炎首选药物：氟康唑、伊曲康唑、伏立康唑、卡泊芬净、米卡芬净
外阴阴道炎首选药物：制霉菌素、氟康唑、伊曲康唑
③新型隐球菌感染：隐球菌脑膜炎
首选药物：两性霉素 B、脂质体两性霉素、氟胞嘧啶
④组织胞浆菌感染
肺组织胞浆菌病初始预防：伊曲康唑；严重播散：两性霉素 B、脂质体两性霉素 B；次严重播散：伊曲康唑
脑膜炎首选药物：两性霉素 B、脂质体两性霉素 B、伊曲康唑
（4）原虫感染：弓形虫感染
首选药物：急性期：乙胺嘧啶 + 磺胺嘧啶；维持期：乙胺嘧啶、亚叶酸 |

三、带状疱疹

治疗机制（★）	①镇痛药：非甾体抗炎药镇痛和抗炎的作用机制是抑制炎症时前列腺素 PG 的合成 ②抗病毒药：阿昔洛韦作用机制是在感染细胞中经病毒的胸腺激酶及细胞中的激酶催化，生成三磷酸无环鸟苷，干扰病毒 DNA 多聚酶而抑制病毒的复制
带状疱疹神经痛的治疗药物选择（★★）	带状疱疹神经痛治疗 止痛药：对乙酰氨基酚、吲哚美辛、卡马西平 严重：普鲁卡因局部封闭 神经营养素：维生素 B_1、B_{12}
急性带状疱疹治疗药物选择（★★★）	急性带状疱疹治疗 抗病毒治疗：阿昔洛韦、阿糖腺苷、聚肌胞

历年考点串讲

常考的细节有：

1. 甲型、戊型通过粪 - 口途径传播，起病急、病程短、能够自愈，不会转变为慢性肝炎。乙型、丁型、丙型通过输血、血制品、注射和母婴间传染，起病时症状不明显，可转化为慢性肝炎。

2. 慢性肝炎的抗病毒治疗药物选择。

3. 艾滋病的抗病毒治疗药物选择。

4. 带状疱疹神经痛的治疗药物选择。

第十七节　精神病的药物治疗

一、精神分裂症

药物治疗机制 （★）	抗精神病药根据作用机制可分为第一代和第二代抗精神病药物。第一代抗精神病药物主要通过阻断中脑－边缘系统通路和中脑－皮质通路多巴胺 D_2 受体而发挥抗精神病作用，代表药物有氯丙嗪、氟哌啶醇等；第二代抗精神药物主要阻断脑内 $5-TH_2$ 受体和 D_2 受体，代表药物氯氮平、利培酮等		
药物选择、 药物常见副 作用及处理 （★★）	药物选择	①幻觉、妄想等阳性症状者可选用一代或二代，疗效相当 ②淡漠退缩、主动性缺乏等阴性症状者首选第二代 ③兴奋、激动选用一代或二代＋苯二氮䓬类 ④伴有抑郁症状选用二代或一代的舒必利、硫利达嗪，也可合用抗抑郁药物 ⑤伴有躁狂症状首选二代，或合用心境稳定剂（碳酸锂、丙戊酸钠或卡马西平） ⑥以紧张症状群（木僵状态）为主首选舒必利 ⑦复发患者——首选既往治疗反应最好的药物和有效剂量	
	药物常见副 作用及处理	锥体外系反应	①帕金森病：用苯海索对抗 ②急性肌张力障碍：用东莨菪碱、地西泮或异丙嗪对抗 ③静坐不能：用普萘洛尔对抗 ④迟发性运动障碍：无有效治疗药物，用抗胆碱药治疗反使之加重
		过度镇静和嗜睡	一般不必处理
		恶性综合征	一旦发现应立即停药，并给予对症治疗和支持治疗
		内分泌与代谢 不良反应	①催乳素分泌增加；②糖代谢障碍；③脂代谢障碍与体重增加无相应治疗措施，可换药
		自主神经 系统反应	①抗胆碱能不良反应：表现为口干、视力模糊，严重者可引起尿潴留，可用新斯的明 1mg 肌内注射 ②抗肾上腺素能不良反应：表现体位性低血压、反射性窦性心动过速，严重者用去甲肾上腺素、间羟胺等升压，但禁用肾上腺素
		其他	①粒细胞减少与缺乏：用药前和用药期间应定期做白细胞计数检查，一旦发现立即停用 ②肝损害：轻者不必停药，重者或出现黄疸者应立即停药，并采取保肝治疗 ③过敏反应：应立即停药并积极处理 ④惊厥与癫痫：必要时加用抗癫痫药
		过量中毒	中毒症状多表现为嗜睡、进行性意识障碍直至昏迷，同时血压下降、心动过速体温降低，如不及时抢救，可致呼吸循环功能衰竭 处理：首先反复洗胃、大量输液利尿，同时用去甲肾上腺素升压、吸氧、抗感染维持水、电解质及酸碱平衡

二、焦虑症

药物治疗机制（★）	概述	抗焦虑药物是用于减轻或消除恐惧、紧张、忧虑等焦虑症状的药物
	分类	主要包括苯二氮䓬类、阿扎哌隆类、具有抗焦虑作用的抗抑郁药、β受体阻断药、具有抗焦虑作用的非典型抗精神病药
	治疗机制	苯二氮䓬类的主要药理作用是抗焦虑、镇静催眠、抗惊厥、中枢性肌松作用，其中枢抑制作用是通过与中枢神经系统苯二氮䓬受体结合，从而增强中枢 GABA 能神经的功能而产生的
治疗药物的选择（★★）	苯二氮䓬类药物	选药原则为 ①根据焦虑特征和药物作用时间长短效药；发作性焦虑选用短、中效药物，持续性药物则多用中、长效药物；入睡困难者选用短、中效药物，易惊醒或早醒者选用中、长效药物 ②根据临床症状和药物作用特点选药：抗焦虑作用以氯硝西泮、阿普唑仑为主 ③根据患者个体情况和药物的药动学特点选药；肝病或老年患者常选用不需在肝脏代谢的劳拉西泮和奥沙西泮 苯二氮䓬类应从小剂量开始给药，对有药物依赖的患者，最好不选用苯二氮䓬类，应首先考虑其他种类的抗焦虑药
	丁螺环酮	用于广泛性焦虑障碍，能缓解同时存在的抑郁症状。严重肝、肾疾病、青光眼、重症肌无力、孕妇禁用
	抗抑郁药物	SSRIs、SNRIs
	β-受体阻断药	对减轻焦虑症伴有的躯体症状如心悸、震颤等有较好疗效。禁用于窦性心动过缓、严重心功能不全、重度房室传导阻滞、支气管哮喘患者

三、心境障碍

药物治疗机制（★）	抗抑郁药物能有效缓解抑郁心境及伴随的焦虑、紧张和躯体症状，作用机制可能是通过不同的途径增强中枢 5-HT 能神经和（或）NA 能神经的功能
治疗药物的选择（★★）	①伴有明显激越者可优先选用有镇静作用的抗抑郁药，如帕罗西汀、氟伏沙明、米塔扎平、曲唑酮、文拉法辛、阿米替林、氯米帕明 ②伴有强迫症状者可优先选用 SSRIs 和氯米帕明 ③伴有精神病性症状者可优先选用阿莫沙平，不宜使用安非他酮，且往往需要在抗抑郁药的基础上合用舒必利、利培酮、奥氮平等抗精神病药 ④伴有明显失眠和焦虑症状者宜选用 TCAs，也可合用苯二氮䓬类 ⑤伴有明显精神运动性迟滞者选用丙咪嗪、吗氯贝胺为佳 ⑥非典型抑郁者可选用 MAOIs、SSRIs ⑦伴有躯体疾病者和老年患者可优先选用安全性高、不良反应少、耐受性好和药物相互作用少的抗抑郁药如 SSRIs、文拉法辛、吗氯贝胺 ⑧既往用药史对复发患者的选药尤其重要，治疗曾经有效、后因减量或停药而导致复发者，用原药大多仍有效；曾经足量足疗程应用仍无效或充分的维持治疗仍不能阻止复发者，应更换药物

历年考点串讲

常考的细节有：

1.幻觉、妄想等阳性症状者可选用一代或二代抗精神病药，疗效相当。

2.伴有抑郁症状选用二代或一代的舒必利、硫利达嗪，也可合用抗抑郁药物。

3.药物常见副作用锥体外系反应、过度镇静和嗜睡、恶性综合征、内分泌与代谢不良反应、自主神经系统反应等。

4.苯二氮䓬类应从小剂量开始给药，对有药物依赖的患者，最好不选用苯二氮䓬类，应首先考虑其他种类的抗焦虑药。

5.β-受体阻断药对减轻焦虑症伴有的躯体症状如心悸、震颤等有较好疗效，但对减轻精神焦虑和防止惊恐发作效果不大。禁用于窦性心动过缓、严重心功能不全、重度房室传导阻滞、支气管哮喘患者。

第十八节　疼痛的药物治疗

一、疼痛治疗的基础知识

疼痛的测定和评估（★★）	①口诉言词评分法(VRS)：通过患者描述自身感受的疼痛状态，一般将疼痛分为四级，每级1分 0级(1分)：无痛 1级(2分)：轻微疼痛，虽有疼痛但仍可忍受，并能正常生活，睡眠不受干扰 2级(3分)：中度疼痛，疼痛明显，不能忍受，要求服用镇痛药物，睡眠受干扰 3级(4分)：剧烈疼痛，疼痛剧烈，不能忍受，需要镇痛药物，睡眠受到严重干扰，可伴有自主神经功能紊乱表现或被动体位 此法虽很简单，患者也易理解，但不够精确 ②视觉模拟评分法(VAS)：方法是在纸上画一条直线，长度为10cm，两端分别标明"0"和"10"字样。"0"端代表无痛，"10"端代表最剧烈的疼痛。让患者根据自己所感受到的疼痛程度。在直线上标出相应的位置，然后用尺量出起点至记号点的距离长度，即评分值，值越高，疼痛的程度越重。目前临床上多采用VAS疼痛定量方法 ③数字分级法（NRS）：用0~10的数字代表不同程度的疼痛，"0"为无痛，"10"为极度痛，让患者圈出一个最能代表自己疼痛程度的数字。并将记分大致分为三级：1~3为轻度疼痛，4~6为中度疼痛，7~10为重度疼痛
疼痛的诊断及评价（★）	①掌握正确的评估方法：临床上对疼痛的评价和记录要求客观、准确、直观、便捷，对疼痛患者的初始评价内容包括：疼痛病史及疼痛对社会、职业、生理和心理功能的影响；既往接受的诊断评估方法其他来源的咨询结果和结论以及手术和药物治疗史；药物精神疾病和物质滥用史，评估合并疾病或其他情况；有目的地进行体格检查 ②定期再评价：关于再评价的时间间隔，不同诊断、不同疼痛强度以及不同治疗计划都有不同要求，但一般来讲，对慢性疼痛患者应该每个月至少进行1次评价，内容包括治疗的疗效与安全性（如主观疼痛评价、功能变化、生活质量、不良反应情绪的改善）、患者的依从性

疼痛的治疗（★★）	①制定疼痛治疗计划：治疗计划的制定需要考虑疼痛强度、疼痛类型、患者的基础健康状态、合并疾病以及患者对镇痛效果的期望和对生活质量的要求。规范化疼痛处理的原则包括：有效消除疼痛，最大程度减少药物不良反应，把疼痛及治疗带来的心理负担降到最低，全面提高患者的生活质量。规范化治疗的关键是遵循用药和治疗原则 ②处理不良反应：要重视对不良反应的处理及对心理精神问题的识别与处理 ③采取有效的治疗：包括采用多种形式综合疗法治疗疼痛。一般应以药物治疗为主，除此之外还有非药物疗法。药物疗法的主要镇痛药物为非甾体抗炎药和阿片类药物。对于中、重度慢性非癌痛患者，采用其他常用镇痛方法无效时即可采用阿片类药物，对于需要使用强阿片类药物的慢性非癌痛患者，可以参考《强阿片类药物治疗慢性非癌痛使用指南》
疼痛控制的标准（★★）	数字评估法的疼痛强度<3或达到0；24h内突发性疼痛次数<3；24h内需要镇痛药的次数<3次
药物治疗的基本原则（★★）	①选择适当的镇痛药物和剂量：选择适当药物是基于每个疼痛患者的疼痛类型和疼痛强度与目前治疗的相互作用而定。如癌痛属长期治疗计划，应按WHO的三阶梯治疗方案来指导使用镇痛药 ②选择给药途径：首选给药途径为口服或无创给药，此类方法简单，易于掌握，患者愿意接受。有吞咽困难和芬太尼透皮贴剂禁忌证的患者可舌下含化或直肠给药，对于口服或皮肤用药后疼痛无明显改善者，可肌内注射或静脉注射给药 ③制定适当的给药间期：根据药物不同的药动学特点，制定合适的给药间期 ④调整药物剂量：在疼痛治疗之初有一个药物剂量调整过程。如果突发性疼痛反复发作，需频繁追加药物剂量则可能存在药物剂量不足，此时可适当增加剂量增加幅度一般为原用药剂量的25%~50%，最多不超过100%，以防各种不良反应造成的危害 ⑤镇痛药物的不良反应及处理：长期使用阿片类药物可因肠蠕动受抑制而出现便秘，可选用中药软化和促进排便；阿片类所致的呕吐可选用氟哌啶醇类镇静镇吐；对阿片类药引起的呼吸抑制等并发症，可采用阿片受体拮抗药纳洛酮进行治疗 ⑥辅助治疗：辅助治疗的方法和目的应依不同病种、不同类型的疼痛而定

二、慢性疼痛的药物治疗

药物治疗原则（★★）	①口服给药：口服为最常见的给药途径。对不宜口服患者可用其他给药途径，如吗啡皮下注射、患者自控镇痛，较方便的方法有透皮贴剂等 ②按阶梯用药：指应当根据患者疼痛程度，有针对性地选用不同强度的镇痛药物。例如轻度疼痛可选用非甾体类抗炎药物（NSAID）；中度疼痛可选用弱阿片类药物，并可合用非甾体类抗炎药物；重度疼痛可选用强阿片类药，并可合用非甾体类抗炎药物 ③按时用药：指按规定时间间隔规律性给予止痛药 ④个体化给药：指按照患者病情和癌痛缓解药物剂量，制定个体化用药方案 ⑤注意具体细节：对使用止痛药的患者要加强监护，密切观察其疼痛缓解程度和机体反应情况，注意药物联合应用的相互作用
治疗药物的选用（★★★）	①非甾体类抗炎药物：非甾体类抗炎药的日限制剂量为布洛芬2400mg/d，对乙酰氨基酚2000mg/d，塞来昔布400mg/d。用药剂量达到一定水平以上时，增加用药剂量并不能增强其止痛效果（封顶效应），此时应考虑更换为阿片类止痛药；如为联合用药，则只增加阿片类止痛药用药剂量 ②阿片类药物：是中、重度疼痛治疗的首选药。应把预防和处理阿片类止痛药不良反应作为止痛治疗计划的重要组成部分。便秘可以加强通便药物，严重时灌肠治疗；恶心及呕吐可用甲氧氯普胺、昂丹司琼；尿潴留应按时排尿，会阴热敷，膀胱区按摩，导尿等 ③辅助用药：神经病理性疼痛、骨痛、内脏痛常需要辅助治疗。如抗惊厥类药物卡马西平、加巴喷丁、普瑞巴林；三环类抗抑郁药阿米替林、度洛西汀、文拉法辛等

历年 考点串讲

常考的细节有：

1.WHO 癌痛药物止痛治疗的五项基本治疗原则：口服给药；按阶梯用药；按时用药；个体化给药；注意具体细节。

2. 口服为最常见的给药途径。对不宜口服患者可用其他给药途径，如吗啡皮下注射、患者自控镇痛，较方便的方法有透皮贴剂等。

第十九节　中毒解救

一、急性中毒的诊断

病史 （★）	详尽的病史询问应包括患者起居情况，平时健康状况，从事何种工作，如职业、工种、生产过程中有无接触毒物，毒物的种类、量及可能入侵的途径等
临床表现 （★★）	①神经系统表现：昏迷、惊厥、谵妄、肌纤维颤动、瘫痪、精神失常 ②心血管表现：表现为心律失常、心脏骤停、休克等心肌损害 ③呼吸系统表现：如呼吸气味、呼吸加快、呼吸减慢、肺水肿 ④消化系统表现：毛果芸香碱、槟榔碱、毒扁豆碱、有机磷、毒蕈等中毒可引起流涎；抗胆碱类药物麻黄碱等可致口干 ⑤泌尿系统表现：急性中毒肾实质及肾小管受损，出现少尿或者无尿 ⑥血液系统表现：可见溶血性贫血，白细胞减少或者出血 ⑦皮肤黏膜表现：皮肤可出现发绀，如果遭强酸强碱腐蚀，皮肤及口腔黏膜可被灼伤 ⑧瞳孔表现：可表现为瞳孔扩大或缩小

二、催眠药、镇静药、阿片类及其他常用药物中毒

中毒药物 确认的方法 （★★）		详细询问病史；认真查体；检验（毒物鉴定）；试验治疗
急性 中毒特征 （★★）	苯二氮䓬类药物中毒症状	①肌肉：肌无力，肌张力低下，共济失调，发音困难 ②中枢神经系统抑制：嗜睡，个别患者发生兴奋躁动、脉搏快速、尿少、休克；昏迷、血压降低、呼吸抑制、心动缓慢
	三环类抗抑郁药中毒症状	①中枢症状：中毒早期表现为激动、躁动、幻觉及精神错乱，继而出现嗜睡、昏迷及休克等 ②躯体症状：有瞳孔扩大、血压升高或降低、尿潴留或失禁、肌肉震颤、癫痫发作等 ③心血管系统：心律失常、心力衰竭，可发生心脏停搏而猝死
	抗癫痫药物中毒症状	①口服过量：眼球震颤，复视，共济失调及昏睡昏迷状态 ②静脉注射过速：可引起心律失常，低血压 ③轻度中毒时：胃肠道反应：恶心、呕吐、呕血；轻度神经系统反应：头痛、头晕、心悸、言语不清等

续表

急性中毒特征（★★）	阿片类药物中毒症状	①急性中毒：出现恶心、呕吐、头晕、无力、呼吸浅慢，瞳孔极度缩小，各种反射减弱或消失，而后完全昏迷，潮式呼吸，最终呼吸衰竭而死亡 ②慢性中毒：表现为食欲不振、便秘、消瘦、早衰等症状。戒断药物时可有精神萎靡、打哈欠、流泪、失眠或意识丧失等症状
	巴比妥类药物中毒症状	中枢神经系统抑制症状：嗜睡、言语不清，各种反射消失，瞳孔缩小，呼吸困难，严重者可出现昏迷、呼吸衰竭及休克
救治措施（★★）		①苯二氮䓬类：误服大量此类药物应立即催吐、洗胃、硫酸钠导泻，以排出药物 ②三环类抗抑郁药中毒：未出现意识障碍时口服吐根糖浆催吐，高锰酸钾洗胃，硫酸钠导泻 ③抗癫痫药物苯妥英钠中毒：清醒患者，催吐，鞣酸洗胃，硫酸镁导泻。静滴10%葡萄糖，加速排泄 ④抗癫痫药物卡马西平中毒：出现休克或血压下降，用升压药；严重呼吸抑制者给予吸氧并作插管和人工呼吸 ⑤阿片类药物中毒：洗胃、导泻；静滴葡萄糖生理盐水，促进排泄，防止脱水 ⑥巴比妥类药物中毒：采取催吐、洗胃、导泻、利尿；5%碳酸氢钠100～125ml静脉滴注，碱化尿液，加速排泄
常用解毒药和拮抗药的作用机制、选择和临床应用（★★）		①苯二氮䓬类药物中毒：氟马西尼为特效解毒药 ②三环类抗抑郁药中毒：对抗三环类抗抑郁药物引起的抗胆碱能症状选用毒扁豆碱（中毒早期）；对抗心律失常，可用普鲁卡因胺或利多卡因；对抗心力衰竭应用毒毛花苷K或毛花苷C ③抗癫痫药物中毒：严重中毒出现呼吸抑制者可用烯丙吗啡；血压下降者用升压药；有心动过缓或传导阻滞者用阿托品；谷氨酸及γ-氨基丁酸：对抗惊厥并促进大脑功能障碍的恢复；口服叶酸、维生素B₆、利血生，防止其对造血系统影响 ④阿片类药物中毒：解毒药为纳洛酮和烯丙吗啡及早应用；保持呼吸道畅通，有呼吸抑制时，可行人工呼吸；辅助治疗方法为交替给予戊四氮和尼可刹米等呼吸兴奋剂 ⑤巴比妥类药物中毒：昏迷或呼吸衰竭患者可选用中枢兴奋剂如哌甲酯、安钠咖及贝美格（美解眠）等，但它们不是解毒药，一般不作常规用药。大量反复使用可使中枢过度兴奋，加重中枢衰竭。在中毒严重时才考虑使用兴奋剂；中毒严重或肾功能不全患者可考虑行血液和腹膜透析

三、有机磷、香豆素类杀鼠药、氟乙酰胺、氰化物、磷化锌以及各种重金属中毒时的解毒药和拮抗药

有机磷农药中毒	中毒症状	①毒蕈碱样症状：内脏平滑肌、腺体等兴奋，腹痛、腹泻、支气管痉挛、视力模糊等 ②烟碱样症状：肌肉震颤、抽搐、肌无力、心跳加速、血压升高等 ③中枢神经系统症状：烦躁不安、惊厥、昏迷等
	解救原则	①清洗皮肤、脱离毒源；②及早给予阿托品解除M样症状；③与胆碱酯酶复活剂合用解除N样症状

有机磷农药中毒	治疗药物	胆碱酯酶复活剂的应用：碘解磷定、氯解磷定 ①作用机制：与磷酰化胆碱酯酶中的磷酰基结合，将其中胆碱酯酶游离，恢复其水解乙酰胆碱的活性；与血液中有机磷酸酯类直接结合，成为无毒物质从尿排出 ②临床应用：在中毒早期使用较好，如酶已老化，酶活性难以恢复。该药对有机磷类中毒的解毒作用有一定的选择性；对马拉硫磷、对硫磷中毒效果较好，对敌百虫、敌敌畏疗效较差；该药治疗慢性中毒无效；对轻度中毒，可单独应用本品或以阿托品控制症状，中度、重度中毒则必须合用阿托品 ③注意事项：缓慢注射；据病情反复给药；忌与碱性药物配伍；加温振摇促其溶解；避光保存；对碘过敏者禁用本品，改用氯解磷定
拟除虫菊酯类药物中毒	中毒表现	①口服中毒：其首发症状多为恶心、呕吐及上腹部疼痛 重度中毒可出现频繁性四肢抽搐、角弓反张，伴意识丧失；呼吸困难，口鼻分泌物增多，发绀，皮肤散在性紫癜；瞳孔改变，对光反射消失；脑水肿、肺水肿 ②吸入中毒：呼吸道吸入者，先表现为呛咳、流涕等黏膜卡他症状，随之出现神经系统和消化系统症状，与口服中毒症状相似
	治疗原则	①冲洗被污染局部，消除毒物。口服中毒者用碱性溶液反复洗胃，用 50% 硫酸镁或硫酸钠导泻 ②皮肤、眼部局部用药保护 ③吸入中毒者，给予半胱氨酸雾化吸入
	对症治疗	①抗流涎症状药物：阿托品，一般用量不宜大 ②抗运动症状药物：及早使用中枢性肌松剂，如美索巴莫、地西泮、巴比妥类药物 ③β 受体阻断剂：普萘洛尔可阻滞体内儿茶酚胺含量升高，减轻抽搐等症状
氨基甲酸酯类中毒	中毒症状	毒蕈碱样症状、烟碱样症状、中枢神经系统症状、皮肤黏膜刺激症状。轻度中毒者一般只表现较轻的毒蕈碱样症状，重度中毒者则出现烟碱样症状，重度中毒者有呼吸困难、肺水肿、脑水肿、休克等
	解救原则及药物治疗	①脱离中毒环境，肥皂水或 2% 碳酸氢钠清洗染毒部位；对口服中毒者，立即用 2% 碳酸氢钠溶液洗胃，然后用 50% 硫酸钠 50ml 导泻 ②阿托品应用法：轻者可不用或少用且不必达阿托品化，重者应静脉给药，尽快达阿托品化，但总量不必过大，0.5 ~ 1mg ③东莨菪碱对该类药物中毒的疗效优于阿托品 ④严重中毒者可选用糖皮质激素 ⑤单纯氨基甲酸酯类中毒禁止使用碘解磷定、氯解磷定、双复磷等
香豆素类杀鼠药中毒	中毒表现	恶心、呕吐、出血、凝血时间延长，皮肤紫癜的特点为斑丘疹及疱疹状、圆形及多形性红斑
	中毒解救	①及早催吐、洗胃和导泄。注意洗胃禁用碳酸氢钠溶液 ②特效解毒药：静脉滴注维生素 K_1 ③给予大量维生素 C 可促进止血
氟乙酰胺中毒	中毒表现	中枢障碍和心血管系统障碍为主的两大症候群。前者称神经型，后者称心脏型
	中毒解救	①抽搐症状：用琥珀酰胆碱控制 ②心律失常、心室纤颤：口服普鲁卡因胺 ③使用大剂量维生素 B_1，有助于病程恢复 ④青霉素预防肺部感染 ⑤氟乙酰胺中毒的有效解毒剂是解氟灵

续表

亚硝酸盐中毒	中毒症状	①主要为组织缺氧的表现：上唇发绀、全身发紫、指端呈紫蓝色、全身寒战、四肢发冷 ②由于血管扩张：可致头痛、头晕、耳鸣、眼前发黑、全身冷汗、血压下降、心动过缓或心悸、呼吸困难
	救治原则及药物治疗	①迅速催吐、洗胃，导泻 ②小剂量应用特效解毒剂亚甲蓝 ③给予大剂量维生素 C ④惊厥者：予以地西泮、水合氯醛或苯巴比妥治疗 ⑤血压下降时：可使用收缩血管升压药，如间羟胺 ⑥心力衰竭时：可给予毒毛花苷 K 或毛花苷丙 ⑦呼吸困难者：给氧及呼吸兴奋剂，必要时行人工呼吸 ⑧必要时输新鲜血或换血
氰化物中毒及解救	中毒症状	流涎、恶心等
	救治原则及药物治疗	①催吐/洗胃：用硫代硫酸钠溶液洗胃，或口服硫酸亚铁溶液 ②特效解毒药包括：亚硝酸异戊酯、亚甲蓝、亚硝酸钠、硫代硫酸钠、钴化物 ③葡萄糖溶液：紧急静脉滴注 25% ~ 50% 葡萄糖溶液 100 ~ 200ml ④抽搐者给予地西泮、苯巴比妥、苯妥英钠及水合氯醛等药治疗 ⑤呼吸困难者给氧及呼吸兴奋剂，必要时做人工呼吸 ⑥恢复期可使用大剂量的维生素 C 或者细胞色素 C，使产生的高铁血红蛋白还原为血红蛋白

四、一般救治措施

毒物的排出（★★）		①催吐：对神志清醒者，最好方法是催吐。可嘱病人先饮适量温清水或盐水，再催吐，反复进行，直到吐出液体变清为止。中枢抑制药中毒、休克和昏迷的患者，对惊厥未控制者禁用。药物催吐首选吐根糖浆，其次为阿扑吗啡 ②导泻及灌肠：25% 硫酸钠 30 ~ 60ml 或 50% 硫酸镁 40 ~ 50ml。中枢神经系统抑制时忌用硫酸镁
特殊解毒剂的应用（★）	金属中毒解毒剂	①依地酸钙钠（解铅乐、EDTA Na-Ca）：尤以铅中毒疗效好，也可用于镭、钚、铀、钍中毒的治疗 ②二乙烯三胺五乙酸（DTPA）：铅中毒；与依地酸相似，但促排铅的效果更好 ③二巯丙醇：砷、汞、金、铋及酒石酸锑钾中毒 ④二巯基丙磺酸钠（Na-DMPS）：作用与二巯丙醇相似，但疗效高，不良反应较少 ⑤二巯丁二钠（Na-DMS）：锑、铅、汞、砷的中毒治疗，并预防镉、钴、镍的中毒 ⑥青霉胺（D-盐酸青霉胺）：铜、汞、铅中毒的解毒，但非首选。其优点是可以口服
	高铁血红蛋白血症解毒剂	亚甲蓝用于治疗苯胺、硝基苯、三硝基甲苯、亚硝酸钠、硝酸甘油、硝酸银等中毒引起的高铁血红蛋白症
	氰化物中毒解毒剂	氰化物中毒一般采用亚硝酸盐 - 硫代硫酸钠疗法
	有机磷农药中毒解毒剂	阿托品、胆碱酯酶复活剂等

续表

特殊解毒剂的应用（★）	特殊解毒剂使用的注意事项	①抓紧时机，早期使用：有机磷和氨基甲酸酯农药中毒解毒药宜尽量早服用，但汞中毒用巯基类络合剂治疗是要恰当，过分积极反而可能加强汞对肾脏的毒性作用 ②注意剂量：阿托品用于有机磷中毒时宜大剂量；而用于氨基甲酸酯中毒时只宜小至中等量；亚甲蓝用于高铁血红蛋白血症应小剂量（1～2mg/kg）；亚甲蓝用于氰化物中毒要大剂量（10mg/kg），且不能不足，也不能过量，以防造成解毒剂中毒 ③要熟知其适应证及禁忌证：阿托品宜用于有机磷、氨基甲酸酯类农药、乌头类生物碱、拟胆碱药及锑等中毒，但禁用于五氯酚钠中毒；解磷定宜用于有机磷中毒，却忌用于氨基甲酸酯类农药
支持对治疗（★）		①卧床休息、保暖、密切观察生命体征 ②输液或鼻饲以维持营养、纠正水、电解质及酸碱平衡紊乱 ③昏迷患者注意保持呼吸道通畅，定期翻身以免发生肺炎和压疮 ④根据具体情况，适当选用抗生素预防和治疗继发感染 ⑤低血压患者如中心静脉压偏低，充分补液是最好的方法 ⑥对于心律失常的患者应根据不同的心律失常类型选用药物 ⑦中毒性脑病主要由亲神经药物引起 ⑧急性呼吸衰竭是由于毒物抑制中枢神经系统而导致肺换气不足及二氧化碳潴留所致 ⑨中毒性高温必须物理降温。如果没有禁忌可考虑同时用氯丙嗪化学降温 ⑩中毒性肾衰竭患者的主要措施就是尽早进行血液透析或腹膜透析，透析同时还可清除体内的毒物

历年考点串讲

常考的细节有：

1. 对神志清醒者，最好的方法是催吐，压迫舌根或咽后壁。可嘱患者先饮适量温清水或盐水，再催吐，反复进行，直到吐出液体变清为止。中枢抑制药中毒、休克和昏迷的患者，对惊厥未控制者禁用。

2. 中枢神经系统抑制时忌用硫酸镁；当毒物严重腹泻不导泻。

3. 氰化物中毒一般采用亚硝酸盐－硫代硫酸钠疗法。

4. 有机磷和氨基甲酸酯农药中毒解毒药宜尽量早服用，但汞中毒用巯基类络合剂治疗是要恰当，过分积极反而可能加强汞对肾脏的毒性作用。

经典例题

1. 药物治疗选择药物的首要标准是

　A. 经济性　　　　　　　　B. 规范性

　C. 安全性　　　　　　　　D. 有效性

　E. 持续性

2. 影响药物治疗有效性的药物因素是

　A. 药品的理化性质　　　　B. 药品的毒副作用

　C. 药品的包装　　　　　　D. 药品的价格

　E. 药品的规格

3. 制定给药方案时首先要确定的是

　A. 目标血药浓度范围　　　B. 药物中毒剂量

　C. 病人体重数据　　　　　D. 药物半衰期

　E. 病人生理状况

4. 某药物半衰期小于30分钟，治疗指数低，此药物一般的给药方式是

　A. 口服给药　　　　　　　B. 静脉滴注

　C. 肠道给药　　　　　　　D. 舌下含服

　E. 经皮给药

5. 下列不属于重度不良反应的是

　A. 致畸、致癌

B. 致出生缺陷

C. 导致住院时间延长

D. 重要器官或系统功能中度损害

E. 导致永久的人体伤残

6. 我国对新药不良反应监测的规定是

　　A. 重点监测上市 5 年以内的产品

　　B. 重点监测上市 2 年以内的产品

　　C. 重点监测上市 3 年以内的产品

　　D. 重点监测上市 1 年以内的产品

　　E. 重点监测上市 4 年以内的产品

7. 在酸性尿液中弱酸性药物

　　A. 解离少, 再吸收多, 排泄慢

　　B. 解离多, 再吸收多, 排泄快

　　C. 解离多, 再吸收少, 排泄快

　　D. 解离多, 再吸收多, 排泄慢

　　E. 排泄速度不变

8. 以下有关酶诱导作用的叙述中, 不正确的是

　　A. 苯妥英合用利福平, 结果癫痫发作

　　B. 氨茶碱合用利福平, 结果哮喘发作

　　C. 服用喷他唑辛, 吸烟致镇痛作用降低

　　D. 抗凝血药合用巴比妥类, 抗凝作用增强

　　E. 口服避孕药者服用卡马西平, 结果作用降低, 可致突破性出血和避孕失败

9. 美国 FDA 的妊娠期药物安全索引分类中属于毒性分级为 A 级药物是

　　A. 维生素 B_2　　　　B. 亚胺培南 – 西司他丁等

　　C. 青霉素类、头孢类等　　D. 氨基糖苷类

　　E. 利巴韦林等

10. 关于妊娠期药动学特点的说法, 正确的是

　　A. 妊娠时口服药物吸收加速

　　B. 妊娠期药物分布容积减小

　　C. 妊娠期生物利用度下降

　　D. 妊娠期间药物游离部分减少

　　E. 妊娠期主要经肾排出的药物消除率减慢

11. 当肝功能不全时, 肝药酶活性降低, 此时

　　A. 药物清除率下降, 半衰期缩短

　　B. 药物清除率上升, 半衰期缩短

　　C. 药物清除率下降, 半衰期不变

　　D. 药物代谢减慢, 清除率上升

　　E. 药物代谢减慢, 半衰期延长

12. 肾衰时蛋白质流入及摄入减少, 引起低蛋白血症时, 属于对药物药动学的影响是

A. 药物血浆蛋白结合率降低, 游离药物浓度降低

B. 药物血浆蛋白结合率降低, 游离药物浓度增高

C. 药物血浆蛋白结合率增高, 游离药物浓度增高

D. 药物血浆蛋白结合率增高, 游离药物浓度降低

E. 药物总浓度降低, 游离药物浓度增高

13. COPD 症状加重、痰液增加且呈脓性时应给予的药物为

　　A. 利尿药　　　　　　　B. 祛痰药

　　C. 抗菌药　　　　　　　D. 支气管舒张剂

　　E. 糖皮质激素

14. 男性, 54 岁, 既往有哮喘及冠心病史, 咳嗽咳痰喘息来急诊室。体检: BP 140/90mmHg, HR 105 次 / 分, R 29 次 / 分, 双肺散在性哮鸣音。诊断为支气管哮喘急性发作。下列治疗措施错误的是

　　A. 肌注吗啡　　　　　　B. 静注氨茶碱

　　C. 吸入沙丁胺醇　　　　D. 静脉滴注氢化可的松

　　E. 氧疗

15. 下列药物中, 按常用剂量口服, 易产生 "首剂效应" 的药物是

　　A. 普萘洛尔　　　　　　B. 肼屈嗪

　　C. 利血平　　　　　　　D. 哌唑嗪

　　E. 硝苯地平

16. 男性, 78 岁, 高血压病病史 7 年, 血压最高可达 190/110mmHg, 间断应用苯磺酸氨氯地平片, 血压一般控制在 160/100mmHg 左右, 既往吸烟 50 年。针对该患者的诊疗中说法不正确的是

　　A. 应劝其戒烟

　　B. 可加用一种降压药物以使其血压达标

　　C. 嘱其规律用药, 以实现血压平稳达标

　　D. 血压控制满意后仍需长期用药

　　E. 其降压目标应为 < 130/80mmHg

17. 脑出血患者控制血压的原则叙述错误的是

　　A. 先降颅内压再降压

　　B. 血压越低对治疗越有利

　　C. 收缩压在 170 ~ 200mmHg, 暂时尚可不必使用抗高血压药

　　D. 血压降低幅度不宜过大

　　E. 收缩压 < 165mmHg, 不需降血压治疗

18. 患者女, 63 岁, 进行性加重的记忆力减退, 缓慢行走, 交谈能力减退, 常付错钱。诊断为阿尔茨海默病。经询问该患者患心绞痛病史 10 年。应禁忌的药物是

A. 多奈哌齐　　　　　　　B. 利斯的明

C. 石杉碱甲　　　　　　　D. 加兰他敏

E. 维生素 E

19. 患者男，63 岁，诊断为消化性溃疡病，医生为其开具了抗菌药物。该患者应用抗菌药的目的是

　　A. 保护胃黏膜　　　　　B. 抗幽门螺杆菌

　　C. 抑制胃酸分泌　　　　D. 清除肠道寄生菌

　　E. 减轻溃疡病的症状

20. 患者女，40 岁，间断上腹痛 1 个月，伴反酸、胃灼热，无呕血、黑便等，既往未行胃镜检查，无药物过敏史。查体：上腹部压痛，无反跳痛，肝脾未及。B 超示肝胆胰脾未见异常。胃镜检查提示胃窦部可见一约 0.3cm×0.5cm 大小的黏膜缺损，覆薄白苔，周围黏膜充血水肿，未见活动性出血。胃镜诊断为胃溃疡（A1）。快速尿素酶试验阳性。临床诊断为胃溃疡。首选治疗方案为

　　A. 埃索美拉唑肠溶片 + 西咪替丁 + 甲硝唑

　　B. 克拉霉素片 + 甲硝唑 + 多潘立酮

　　C. 阿莫西林胶囊 + 红霉素 + 氢氧化铝凝胶

　　D. 埃索美拉唑 + 头孢克洛 + 阿莫西林

　　E. 埃索美拉唑 + 克拉霉素 + 阿莫西林

21. 起效迅速，可用于甲状腺危象抢救的药物是

　　A. 丙硫氧嘧啶　　　　　B. 甲巯咪唑

　　C. 卡比马唑　　　　　　D. 碘剂

　　E. 普萘洛尔

22. 有代谢综合征或伴有其他心血管疾病危险因素糖尿病患者优先选用

　　A. 吡格列酮　　　　　　B. 阿卡波糖

　　C. 二甲双胍　　　　　　D. 格列本脲

　　E. 那格列奈

23. 男性，25 岁，3 周前咽痛，近 1 周面部浮肿、尿少，尿蛋白（++），尿红细胞 10～20 个 /HP，红细胞管型 0～1 个 /HP，颗粒管型 0～1 个 /HP。诊断为急性肾小球肾炎。该患者主要的治疗是

　　A. 休息和加强营养　　　B. 抗凝疗法

　　C. 用激素与免疫抑制剂　D. 休息和对症治疗

　　E. 透析疗法

24. 急性肾小球肾炎的一般治疗原则叙述错误的是

　　A. 水肿、血压高者用低盐饮食

　　B. 水肿重且尿少者限水

C. 有氮质血症者限制蛋白质摄入

D. 小儿于短期内应用优质蛋白

E. 限制糖类物质的摄入

25. 男性，75 岁，疲劳、面色苍白、无力。诊断为"缺铁性贫血"，给予口服铁剂治疗。其注意事项不包括

　　A. 忌饮茶水　　　　　　B. 可于餐后服用

　　C. 减少口服铁剂剂量　　D. 多食含铁丰富的食物

　　E. 多食富含维生素 C 的酸性食物

26. 男性，60 岁，胃癌行胃大部切除术后 5 年，喜素食，近半年出现皮肤苍白、乏力和心悸等症状。诊断为"巨幼细胞贫血"。其药物治疗原则最正确的是

　　A. 终生 VitB$_{12}$ 维持

　　B. 补充叶酸至血红蛋白恢复正常

　　C. 补充 VitB$_{12}$ 等至血红蛋白恢复正常

　　D. 纠正不良的饮食习惯，加强营养知识教育

　　E. 联合补充叶酸、VitB$_{12}$ 等至血红蛋白恢复正常

27. 女性，25 岁，哺乳期，牙龈出血伴低热半个月，经骨髓穿刺诊断为"急性淋巴细胞白血病"，给予 VP 方案化疗。关于长春新碱的叙述，正确的是

　　A. 一次剂量不超过 1mg

　　B. 可致四肢麻木、外周神经炎

　　C. 可使血钠、血及尿的尿酸升高

　　D. 对周围血象、肝肾功能等影响小

　　E. 干扰核蛋白体功能，阻止蛋白质合成的药物

28. 阿托品对下列有机磷酸酯类中毒症状无效的是

　　A. 腹痛腹泻　　　　　　B. 流涎出汗

　　C. 骨骼肌震颤　　　　　D. 瞳孔缩小

　　E. 小便失禁

29. NSAIDs 与下列哪种药物合用会增加胃肠出血

　　A. 西咪替丁　　　　　　B. 阿司匹林

　　C. 抗菌药物　　　　　　D. 甲泼尼龙

　　E. 吲哚美辛

30. 女性，20 岁，发热两周，继而出现膝关节疼痛，诊断为系统性红斑狼疮（轻型），该患者的药物治疗可选择

　　A. NSAIDs+ 羟氯喹　　　B. 羟氯喹 + 抗菌药物

　　C. 泼尼松 + 环磷酰胺　　D. 环磷酰胺 + 抗菌药物

　　E. NSAIDs+ 抗菌药物

31. 下列属于肝炎病毒种类中，通过粪 – 口途径传播且不会转变为慢性肝炎的是

A. 乙型　　　　　　　　B. 丙型

C. 丁型　　　　　　　　D. 戊型

E. 己型

32. 艾滋病的传播途径不包括

A. 性行为　　　　　　　B. 同吃同饮同住

C. 静脉注射吸毒　　　　D. 母婴传播

E. 人工受精

33. 目前抗焦虑药物应用最广泛的是

A. 阿扎哌隆类　　　　　B. 抗抑郁药

C. β 受体阻断药　　　　D. 苯二氮䓬类

E. 丁螺环酮

34. 氯丙嗪中毒引起的低血压不能用肾上腺素治疗，
因为

A. 肾上腺素会使血压进一步降低

B. 肾上腺素只有产生短暂的升压作用

C. 肾上腺素能使蛋白结合部位的氯丙嗪释放出来

D. 氯丙嗪能通过对其对血管运动中枢的作用维持低
血压

E. 有诱发高血压危象的危险

35. 下列药物中，属于癌症治疗第三阶梯止痛药物的是

A. 对乙酰氨基酚　　　　B. 二氢可待因

C. 羟考酮　　　　　　　D. 可待因

E. 曲马多

36. WHO 癌痛三阶梯止痛的原则错误的是

A. 能口服尽量口服　　　B. 用药个体化

C. 按阶梯给药　　　　　D. 按需给药

E. 按时给药

37. 巴比妥类药物重度中毒的表现为

A. 患者嗜睡，对外界有一定的反应

B. 患者深睡，对外界几乎没有反应

C. 患者昏迷，瞳孔对光有反射，有呼吸循环障碍

D. 患者昏迷，反射存在或消失，且有呼吸循环障碍

E. 患者昏迷，呼吸衰竭及休克

参考答案

1.D　2.A　3.A　4.B　5.D　6.A　7.A　8.D　9.A　10.C

11.E　12.B　13.C　14.A　15.D　16.E　17.B　18.C

19.B　20.E　21.D　22.C　23.D　24.E　25.C　26.A

27.B　28.C　29.B　30.A　31.D　32.B　33.D　34.A

35.C　36.D　37.E